ÉLÉMENTS

DE

MÉDECINE PRATIQUE.

T. I.

ÉLÉMENTS

DE

MÉDECINE PRATIQUE

DE CULLEN,

Traduits de l'anglais sur la dernière édition, et accompagnés de notes dans lesquelles se trouve refondue la Nosologie du même auteur;

PAR BOSQUILLON.

NOUVELLE ÉDITION, REVUE

PAR A. J. DE LENS,

Docteur en Médecine de la Faculté de Paris, Médecin du bureau de Charité du 7e arrondissement, Membre de la Société de Médecine de Paris et de la Société médicale d'Émulation, Secrétaire général de l'Athénée de Médecine, etc.

TOME PREMIER.

A PARIS,

Chez MÉQUIGNON-MARVIS, Libraire pour la partie de Médecine, rue de l'École de Médecine, n° 3.

1819.

TABLE DES CHAPITRES

DU TOME PREMIER.

———

PREMIÈRE PARTIE.

Des Pyrexies, ou *maladies fébriles.*

LIVRE PREMIER.

Des Fièvres.

LIVRE II.

Des Inflammations, ou *Phlegmasies.*

AVIS

SUR CETTE NOUVELLE ÉDITION.

LE sort des ouvrages écrits sous la dictée de l'expérience, est de survivre à toutes les théories, à celles même de leurs propres auteurs. Le temps n'existe pas pour eux. Comme la nature est immuable, que les mêmes phénomènes sont toujours, dans des circonstances semblables, le résultat de causes identiques, les vérités de fait sont de tous les siècles : elles survivent constamment à ces doctrines hasardées qui changent, se succèdent, se détruisent les unes les autres, et qui, après avoir tout éclairé en apparence, laissent tout dans une obscurité que parvient seul à dissiper enfin le flambeau de l'expérience.

Tel est le sort de la Médecine pratique de Cullen, de cet ouvrage où le célèbre professeur d'Edimbourg a montré dans l'étude des phénomènes des maladies ce sage et judicieux scepticisme qui donne tant de prix à sa matière médicale. Non – seulement elle survit à cette doctrine subtile du spasme des extrémités artérielles que Frédéric Hoffmann a le premier établie, et qui, adoptée par Cullen, rendue par lui plus intelligible, perfectionnée par une étude plus profonde du système nerveux, de son influence dans tous les actes physiologiques ou pathologiques, et des rapports qu'il établit entre le physique et le moral de l'homme, n'a pu s'établir pourtant d'une manière durable; mais elle a vu passer aussi plusieurs autres systèmes plus séduisants peut-être, défendus d'ailleurs avec plus d'enthousiasme ou même de violence (1); et l'on peut dire avec confiance qu'elle survivra à toutes les théories, tant que celles-ci ne seront pas réduites à n'être plus que la simple expression des faits.

La disposition des matériaux dont se compose cet ouvrage a subi, à la vérité, dans des écrits plus récents et non moins recommandables, d'importantes mo-

---

(1) Qu'il me soit permis à ce sujet de puiser dans la *Nosologie naturelle* de M. Alibert un de ces rapprochements piquants qui plaisent tant à l'esprit, et dans lequel se trouve une leçon frappante sur l'instabilité des systèmes en médecine. « Cullen eut pour adversaire Jean Brown, qui avait été son » élève, mais qui brisa à son égard le lien sacré de la recon- » naissance, et montra l'alliance bizarre d'un esprit vaste » et pénétrant, avec un cœur froid et dépravé. Ce dernier » s'enivra d'un fol orgueil, et, dans l'excès de son arro- » gance, osa défier son bienfaiteur. Doué d'un physique » robuste et vigoureux, cet homme, que l'histoire raconte » avoir été un des plus forts boxeurs de l'Angleterre dans » sa première jeunesse, avait conservé toute la rudesse des » individus qui se livrent à de pareils jeux. Il fut indécent » dans la dispute, et entra dans la science comme un gla- » diateur.... Cullen d'ailleurs, dans la lutte qu'il eut à » soutenir contre ce redoutable antagoniste, conserva toute » la dignité de son caractère, et n'opposa à l'injustice de » ses prétentions, que les idées calmes d'une raison philo- » sophique. » (Considérat. prélim., pag. 67.)

dification (1). Les coupes principales ne sont plus toutes les mêmes; les véritables espèces des maladies se sont multipliées; parce qu'on a cessé de les confondre entre elles, et la plupart de ces changements sont une heureuse conséquence de l'étude de l'anatomie pathologique et de la physiologie médicale, vers laquelle se dirigent enfin le plus grand nombre des médecins. Mais quoi qu'il en soit de ces progrès de la science, les résultats de la saine observation n'en demeurent pas moins les mêmes; et si l'ouvrage de Cullen n'est plus si propre à diriger les étudiants dans la carrière médicale, il reste toujours entre les mains des praticiens un guide aussi sûr que fidèle.

Il serait donc superflu d'insister en ce moment sur les différences qui existent, sous le rapport de la classification, entre la médecine de Cullen et les ouvrages qu'on suit maintenant dans nos écoles. Ce ne serait d'ailleurs que répéter ce qui fait le sujet de plusieurs des remarques que j'ai jointes à cette édition; mais qu'il me soit permis de dire un mot de la *Nosologie méthodique* du même auteur, entièrement refondue dans les notes de M. Bosquillon. On sait que sans adopter la classification de Sauvages, Cullen l'a pourtant imitée en ceci, qu'il a établi, comme *espèces* de maladies, une multitude d'états pathologiques que

---

(1) Le Traité de Médecine pratique de Robert Thomas de Salisbury, que vient de traduire M. H. Cloquet, est une preuve cependant qu'en Angleterre la classification de Cullen n'est pas encore totalement abandonnée.

l'on regarde aujourd'hui comme de simples variétés d'une même affection. Toutefois, hâtons-nous de l'observer, le reproche qu'on a fait à Sauvages et que Cullen semblerait mériter, est moins réel qu'il ne paraît l'être : c'est la valeur des mots plus encore que les idées qui ont changé, surtout à l'égard de ce dernier auteur, qui, en établissant une démarcation tranchée entre les maladies et les symptômes, a si heureusement réduit le nombre des genres et des espèces de Sauvages. Nul doute, en effet, qu'il ne considérât ce qu'il appelle des *espèces* que comme de légères nuances, de véritables variétés d'une seule et même affection, qu'il qualifiait, il est vrai, du nom de *genre*, mais à laquelle il n'attachait pas d'autre idée que celle que nous avons du mot *espèce*. Ce qui le prouve, c'est sa Médecine pratique, dans laquelle, laissant de côté tout ce luxe nosologique, il se borne à faire l'histoire des maladies bien caractérisées, et particulièrement des maladies dont il avait l'expérience, et qu'une fréquente observation lui avait appris à connaître.

Toutefois, il n'était pas sans quelque utilité de conserver en note dans cette nouvelle édition l'énumération des espèces de la Nosologie de Cullen, et même le caractère de chacune d'elles, conformément à l'état des connaissances et aux idées reçues à l'époque où écrivait l'illustre médecin écossais. Il en résultait, comme on le verra, l'avantage précieux de renfermer en un seul corps d'ouvrage sa Médecine pratique, sa Nosologie méthodique, l'extrait de ses leçons orales, et même des vues puisées dans sa physiologie ou dans sa matière médicale, et par-là de le faire mieux et plus complétement connaître.

C'est ce qui m'a déterminé, en entreprenant la révision de l'ancienne édition, à respecter scrupuleusement toutes les notes que M. Bosquillon avait puisées dans les leçons ou dans les ouvrages de son modèle; et, quelque étendues, quelque nombreuses qu'elles soient, quiconque aura pesé ce motif, ne pourra, ce me semble, le désapprouver, quoiqu'il m'ait conduit souvent à rappeler des divisions et des explications absolument surannées. J'ai pensé en effet que le lecteur, dût-il faire un choix, tiendrait à retrouver dans cette édition tout ce qui avait fait le succès de l'édition précédente, c'est-à-dire, ce qui appartient réellement à Cullen, et qu'il m'aurait su mauvais gré de choisir moi-même.

J'ai agi avec moins de scrupule à l'égard des notes presque aussi nombreuses qui étaient exclusivement propres à M. Bosquillon. Un partage, motivé sur leur degré d'importance, sur leur caractère plus ou moins original, et sur le but éminemment pratique de l'ouvrage auquel elles se trouvaient annexées, était généralement regardé comme nécessaire : j'ai dû supprimer en conséquence beaucoup de discussions théoriques, de notes biographiques, et des additions qui ne servaient que de commentaires à un texte dont les idées ne manquent pas de clarté : c'est ce qu'on peut voir au sujet de la goutte, en comparant l'ancienne édition à la nouvelle. Mais au contraire j'ai eu soin de conserver les notes qui servaient à remplir quelque lacune essentielle, celles qui contenaient ou des faits pratiques, ou des remarques intéressantes, ou des vues particulières au traducteur : telles sont ses idées sur la rage, sur la fièvre puerpérāle, ses recherches sur la lèpre, etc. Quelquefois aussi j'ai mis à contribution pour ce travail un exemplaire *annoté* de la main de M. Bosquillon, et dans lequel il m'eût été facile de trouver la matière de plusieurs nouveaux volumes, si mon dessein n'avait été de diminuer le nombre des notes de cet ouvrage, bien loin de l'accroître. C'est donc avec la plus grande réserve que j'en ai usé, nonobstant l'intention marquée de l'auteur de le faire servir à une nouvelle édition de son ouvrage.

Malgré les suppressions nombreuses que je viens de signaler, et qui s'élèvent au tiers environ de la totalité des notes, peut-être me reprochera-t-on encore de n'avoir pas été assez sévère. Ce reproche paraîtra surtout applicable à la classe des fièvres, qui n'a subi, il est vrai, que peu de modifications. Mais cette matière est encore si obscure, si débattue, que j'ai cru devoir laisser subsister, au moins comme pièces à consulter, toute la partie descriptive du travail de M. Bosquillon, après l'avoir d'ailleurs purgée autant que possible des vues théoriques dont elle était surchargée. Opérer plus de changements n'eût servi qu'à dénaturer son ouvrage, à le travestir, en voulant l'habiller à la moderne, et ne l'eût pas mis au niveau de la science. Au reste, j'ai mieux aimé pécher par trop de retenue, que par une hardiesse qui peut-être eût paru inconvenante, et dont m'eussent blâmé les praticiens auxquels cet ouvrage est surtout destiné.

Quelques changements de rédaction, soit dans le texte, soit dans les notes, m'ayant paru nécessaires, j'ai d'autant moins balancé à les effectuer, qu'en cela j'ai cru suivre les intentions du traducteur, qui, sans doute, n'aurait pas manqué de les opérer lui-même, s'il eût présidé à cette nouvelle édition. Néanmoins, je me suis strictement borné à ce que semblait exiger le style, sous le rapport de la clarté, sans prétendre à une élégance qui eût entraîné trop de changements, et qui d'ailleurs eût pu nuire à l'exactitude. Mon principal soin en effet a dû être de n'apporter aucune espèce de modification dans les idées, soit de l'auteur, soit du traducteur; la seule licence que j'ai prise avec ce dernier, ayant été de retrancher de ses notes tout ce qui était généralement regardé comme devenu inutile.

D'un autre côté, il m'a paru nécessaire d'ajouter, entre parenthèses, dans cette édition, l'évaluation en degrés de l'échelle de Réaumur, des degrés du thermomètre de Farenheit, adopté par Cullen et par M. Bosquillon. J'ai donné aussi la synonymie chimique des noms des médicaments que fournit le règne minéral; en me gardant toutefois de suivre à cet égard la nomenclature la plus récente, qui eût paru trop obscure aux praticiens, et qui n'offre pour eux aucun avantage.

Une dernière remarque, purement grammaticale,

est relative aux mots *metritis*, *gastritis*, *peritonitis*, *enteritis*, et à quelques autres expressions tirées des langues étrangères; toujours je les ai mis au masculin, et d'ailleurs en caractères italiques, lorsque je m'en suis servi sans les franciser. Plusieurs personnes, il est vrai, croient, lorsqu'elles emploient ces mots en français, devoir les rapporter au genre qu'ils possèdent dans l'idiome dont ils émanent : mais si l'on fait attention que certaines langues n'ont point de genres, que d'autres ont un genre de plus que la nôtre, qu'il est d'ailleurs impossible de les posséder toutes, pour être sûr d'appliquer aux expressions qui en proviennent le genre qui leur appartiendrait réellement, la règle générale que nous avons suivie pourra paraître et plus simple et en même temps plus exacte.

Je dirai, en terminant, que le nouvel éditeur désire moins être jugé sur les additions qu'il a faites, que sur les retranchements qu'il a cru devoir opérer. S'il s'est plus servi de la *serpe* que de la plume, il s'est appliqué du moins à ce qu'on ne pût jamais la trouver entre ses mains *instrument de dommage*.

La nécessité de prévenir toute confusion a contraint d'indiquer par les initiales (D. L.) les notes qui sont propres au nouvel éditeur.

Les notes de M. Bosquillon, ajoutées dans cette édition, sont désignées de la manière suivante, (B.) Quant aux anciennes notes, elles ne portent aucune marque, si l'on en excepte celles qui ont été littéralement traduites de la *Nosologie méthodique*, et que distinguent les lettres N. C.

Toutes les fois que M. Bosquillon cite Cullen sans renvoyer à aucun des ouvrages imprimés de cet auteur, c'est de ses leçons manuscrites qu'il s'agit. (Voyez pag. 31 du Disc. prélim.)

Moins étendu que l'édition précédente, l'ouvrage que nous publions se trouve néanmoins plus volumineux : mais si l'on se rappelle combien était fatigant le caractère de cette édition vraiment compacte, combien étaient épais et disproportionnés entre eux les deux volumes dont elle se composait, l'explication de ce fait deviendra facile et tout à l'avantage du nouveau travail.

DISCOURS

DISCOURS PRÉLIMINAIRE

DU TRADUCTEUR (1).

(Edition de 1785.)

L'ART de conserver la santé, et de la rétablir lorsqu'on l'a perdue, constitue proprement la médecine pratique.

On a de tout temps senti la nécessité de cet art, et même les difficultés de le perfectionner. On a fait différentes tentatives pour en rendre l'étude plus facile : les uns ont cru qu'il était important de considérer la nature en grand, et de rassembler beaucoup de faits sous un même point de vue ; en conséquence, ils se sont particulièrement occupés de la recherche des causes des maladies, persuadés qu'il ne fallait que connaître ces causes pour en arrêter les effets ; c'est ce qui a donné lieu aux différentes théories : mais plusieurs s'étant aperçus que ces théories ne s'accordaient pas toujours avec l'observation, et, n'ayant pas assez de courage ou de génie pour en créer de nouvelles, ont cru devoir les rejeter toutes, et s'attacher uniquement à l'expérience. Cette diversité d'opinions a engendré quantité de dogmes particuliers, dont les plus anciens paraissent avoir beaucoup influé, même sur la pratique actuelle de la médecine ; c'est pourquoi j'ai cru

---

(1) Quelque imparfaite que soit l'esquisse historique placée en tête de ce discours, nous avons cru devoir la conserver, parce qu'elle est en partie extraite, soit des leçons de Cullen, soit de la préface de sa Nosologie. Nous eussions pu, il est vrai, la compléter ; mais il eût fallu la refondre en totalité, et lui donner une étendue que ne comporte point le cadre où elle se trouve placée : ce travail d'ailleurs existe, et fort bien fait, en tête du Dictionnaire des sciences médicales, ouvrage qui est entre les mains de tout le monde. (D. L.)

1.   I

devoir en donner l'histoire abrégée, et remonter ici, comme M. Cullen avait coutume de le pratiquer dans ses leçons, jusqu'aux siècles les plus reculés. Ce sera le moyen de mettre le lecteur en état de juger comment cet art est parvenu au point de perfection où il est actuellement. Ce n'est qu'en s'occupant de connaître les tentatives inutiles de ceux qui nous ont précédés, que l'on pourra éviter leurs erreurs, et distinguer ce qui est dû à l'opinion et à la vénération pour les anciens, de ce qui a pour base l'expérience.

On ne peut douter que l'origine de cet art ne remonte à l'antiquité la plus reculée, si l'on considère que le corps de l'homme est constitué de manière à être facilement altéré par les différents changements de l'atmosphère, par les travaux, les excès en tout genre, et les accidents fortuits, tels que les chutes, les aliments de mauvaise qualité, les poisons. Le mouvement même, d'où dépend la vie, tend continuellement à la détruire ; les fibres, qui, dans l'enfance, jouissent de la plus grande souplesse, perdent leur flexibilité à mesure que le corps croît ; elles acquièrent plus de roideur, et résistent davantage à la circulation des fluides ; les petits vaisseaux s'obstruent et s'oblitèrent insensiblement ; toutes les sécrétions diminuent, et les fluides retenus dans la masse du sang y acquièrent des qualités propres à jeter le trouble dans les différentes fonctions de l'économie animale, ce qui donne lieu à la vieillesse et aux infirmités qui en sont inséparables.

La nécessité a donc dû porter naturellement l'homme souffrant à tenter différents moyens de dissiper ou de modérer les maux dont il était accablé. Ses premières tentatives ont été nécessairement très-imparfaites, faute de pouvoir exactement distinguer les maladies et de connaître l'action des remèdes que le hasard seul portait communément à mettre en usage. Ce ne fut qu'après une longue suite d'observations que l'on put reconnaître les effets nuisibles ou salutaires d'un petit nombre de médicaments ; c'est pourquoi l'art de guérir parut à tous les peuples anciens si difficile et si digne de respect, qu'ils eurent la plus grande vénération pour ceux qui s'en occupèrent : ils les regardèrent comme particulièrement favorisés du ciel, et leur rendirent même des honneurs divins, en considération des services qu'ils en avaient reçus.

Chez plusieurs peuples, chacun avait droit de pratiquer la médecine; on exposait même les malades dans les places publiques, et les passants étaient obligés de s'informer de leur état et de leur indiquer les remèdes qu'ils avaient vus réussir en pareil cas; mais on s'aperçut bientôt de l'insuffisance d'une pareille pratique : elle ne pouvait être que d'une médiocre utilité; car on se bornait à indiquer les remèdes qui frappaient le plus par leur forme externe, ou ceux que l'on croyait avoir été offerts en songe par la Divinité. Communément ces remèdes n'avaient d'autre mérite que de ne pas troubler l'action de la nature. A mesure que les expériences se multiplièrent, on reconnut la nécessité de charger du soin des malades quelques hommes qui en fissent leur unique occupation : alors la médecine commença à éprouver moins de variations, à devenir plus utile et à être réduite en art. Les Egyptiens furent les premiers qui crurent avoir un assez grand nombre d'observations pour former une espèce de code ou *Livre sacré*, que les médecins devaient suivre dans le traitement des maladies, sous peine d'être condamnés comme homicides, si le malade mourait quand ils s'en étaient écartés (1). Ce code, dont il nous reste quelques fragments, contient une infinité de puérilités et de superstitions qui font honte à l'humanité. Il prouve qu'il y a eu de tout temps des malades dupes d'effets séduisants ou

---

(1) Diodore de Sicile dit même qu'on les punissait de mort, quelle que fût l'issue de la maladie. (D. L.)

des prestiges de l'imagination ; car on leur vantait des agents imaginaires auxquels on attribuait un pouvoir merveilleux ; on séduisait, par de prétendus oracles, des personnes dont les sens étaient affaiblis par de longues maladies, et auxquelles le désir de guérir avait tourné la tête ; l'espoir le plus-léger, et même la moindre bluette, les rendaient souvent comme des énergumènes. Il n'y avait pas de fourberies et d'impostures auxquelles les prêtres n'eussent recours pour faire illusion à des malheureux dont la confiance était portée à l'excès, et s'enrichir à leurs dépens. Il y avait des statues qui prédisaient l'avenir, et qui, quand on en approchait, donnaient ou guérissaient les maladies. Il serait à souhaiter que l'on pût perdre jusqu'au souvenir de pareilles absurdités : mais, ce qui étonnera toujours les philosophes, c'est que, chez tous les peuples, les prêtres chargés du soin des malades, paraissent avoir été obligés, pour leur faire illusion, et donner plus de confiance dans leurs remèdes, de recourir à la charlatanerie, et de mettre en usage les charmes et les enchantements. De tout temps il y a eu un très-grand nombre de simples qui n'étaient affectés que de ce qui leur paraissait étonnant et miraculeux : il fallait absolument leur présenter des faits qui s'éloignassent des lois ordinaires de la nature ; les Grecs en étaient tellement persuadés, qu'ils en ont fait un proverbe (1). Les personnes dont l'imagination est vive, et dont le système nerveux est d'une sensibilité extrême, sont celles qui se laissent le plus facilement séduire par de semblables chimères ; et toutes les fois qu'il s'en trouvera un grand nombre de réunies, on verra des maladies d'esprit épidémiques gagner les hommes de proche en proche avec une rapidité étonnante. Le seul moyen d'en arrêter les progrès paraît être de réduire à un petit nombre les assemblées de ces sortes de malades, comme

---

(1) Θαύματα μώροις, *miracula fatuis.*

l'ont pratiqué les Romains, au rapport de Tite-Live ; car ils avaient observé qu'en voulant combattre de front cette espèce d'épidémie, on ne faisait que l'étendre. Il semble même que les prêtres égyptiens n'ont employé les charmes, que parce qu'ils étaient persuadés que la vérité seule ne serait pas capable d'attirer la confiance de peuples grossiers et barbares : l'expérience leur avait appris que, pour se faire entendre du vulgaire et lui être utile, il fallait nécessairement se mettre à sa portée, lui parler son langage, et sembler en quelque sorte adopter ses préjugés. En effet, on a toujours vu les peuples abandonner les médecins instruits, qui ne connaissent que le langage de la vérité, pour les charlatans, qui les amusent et les séduisent par leurs singeries ou par leurs inepties. Ce qui me confirme dans l'idée que les prêtres égyptiens étaient animés par de semblables motifs, c'est qu'ils paraissent avoir compté beaucoup sur l'abstinence, les lavements, les vomitifs et les purgatifs. Ces remèdes sont les plus puissants que nous connaissions ; mais leur simplicité les aurait fait rejeter du vulgaire, si on ne les lui avait prescrits avec un appareil capable de le séduire : j'observerai que l'on était très-réservé sur l'usage des purgatifs ; car il était défendu aux médecins de purger avant le quatrième jour dans les maladies aiguës.

Hermès, qui est le Mercure des Grecs, et peut-être le même que Chanaan, un des premiers patriarches, fut le premier qui cultiva la médecine chez les Égyptiens, et qui fit usage de la mercuriale. A Hermès succéda Apis, connu aussi sous le nom d'Osiris, prêtre égyptien dont Esculape fut le disciple. Dans ces siècles reculés, ceux qui étaient revêtus des premières dignités se faisaient un devoir de s'occuper des moyens de soulager les malades : la reine Isis s'acquit particulièrement la vénération des peuples par les guérisons qu'elle fit, et après sa mort on lui éleva des temples où les malades allaient, comme dans ceux d'Esculape,

avec l'espoir d'y être délivrés de leurs maux. Cette reine
instruisit aussi de cet art Horus ou Apollon qui cultiva
particulièrement la botanique, et passa chez les Grecs pour
l'inventeur de la médecine. Il ne faut cependant pas le confondre avec l'Apollon des poëtes, qui est un personnage
feint, par lequel ils ont voulu désigner le soleil, dont la
chaleur peut produire la santé ou la maladie, suivant la
manière dont elle agit sur le corps. On croit que c'est vers
ce temps, c'est-à-dire deux mille ans avant Hippocrate,
qu'Athotis, roi de la première dynastie des Thinites, s'occupa de la médecine, et composa même des livres d'anatomie. Il y eut aussi alors, chez les Chinois, deux rois, savoir Ciningo et son successeur Hohamtl, qui écrivirent sur
les vertus des plantes et sur le pouls. Les rois de Judée
cultivèrent également la médecine, et Salomon fut le plus
célèbre de-tous; mais on croit qu'Ezéchias supprima les
livres que ce prince avait composés, parce qu'ils étaient
remplis de choses superstitieuses qu'il tenait des Gentils.
Plus de trois cents ans après Salomon, on trouve chez les
Egyptiens Néchepsus et Pétosiris, qui firent des livres sur
la magie, l'astrologie et la médecine. On parle aussi d'Ia-
chen, qui avait écrit sur les amulettes et les enchantements,
et s'était rendu tellement célèbre en arrêtant les progrès
d'une peste, qu'on lui éleva un tombeau magnifique et un
temple. Les prêtres allaient dans ce temple lorsqu'il régnait
quelque maladie épidémique; après y avoir fait les sacri-
fices accoutumés, ils prenaient du feu de dessus l'autel, et
en allumaient des bûchers disposés en divers endroits de la
ville, pour purifier l'air et arrêter le cours de la maladie (1).

———————

(1) Si l'influence de ces grands foyers de combustion sur la salubrité de l'atmosphère dans les cas d'épidémies contagieuses, était
aussi bien constatée qu'elle l'est peu, on pourrait supposer qu'ils
agissent en augmentant le mouvement de l'air et en facilitant son

Ce que nous venons de dire suffit pour prouver que tous les peuples ont eu une médecine naturelle, qui fit à la vérité peu de progrès, parce qu'elle consistait particulièrement dans des charmes, dans des amulettes et dans un petit nombre de remèdes qui se transmettaient de père en fils. Les prêtres seuls s'en occupaient, et il paraît qu'elle fit pendant long-temps une partie de leur revenu. Le même usage s'introduisit chez les Grecs, et s'y est conservé long-temps. Dans des siècles d'ignorance, où les maladies internes étaient regardées comme l'effet de la colère des dieux, parce qu'on en ignorait la cause, rien ne paraissait plus naturel que de recourir aux oracles, et d'implorer la protection de la divinité.

Ce fut vers le temps du siége de Troie que la médecine, qui était alors fort en honneur en Egypte, commença à être cultivée chez les Grecs. Le hasard fit découvrir au

---

renouvellement, en formant des centres de convergence où la composition de ce fluide se trouve modifiée par la dispersion ou la destruction des miasmes pestilentiels qui l'infectent ; on comparerait ces résultats à ceux qu'ont obtenus pour l'assainissement des vaisseaux qu'ils commandaient, le célèbre Cook, dans ses longs et heureux voyages, et l'infortuné La Peyrouse ; on se garderait surtout de tenir compte, avec quelques modernes, de la consommation de gaz oxigène et de la production de gaz acide carbonique qui a lieu, phénomènes dont l'influence doit être nulle à l'égard d'une combustion qui se fait à l'air libre. Malheureusement l'expérience n'autorise point, et semble même se prononcer fortement contre l'adoption de cette pratique. Ainsi, sans parler de cette remarque de Mercuriali, que les artisans qui travaillaient le plus au feu furent atteints les premiers de la peste de Venise, Hodges assure qu'il est mort à Londres, à cause des grands bûchers allumés pendant trois jours consécutifs, quatre mille hommes dans une nuit, au lieu de quatre cents au plus qui mouraient ordinairement ; et, au rapport de Mead, l'expérience de ce moyen n'a pas été plus heureuse durant la peste de Marseille. (D. L.)

berger Mélampe la vertu de l'ellébore noir : ayant remarqué que les chèvres qui mangeaient de cette plante étaient purgées , il donna de leur lait aux filles du roi Prœtus , qui se croyaient changées en vaches ; et il les guérit par ce moyen , en y réunissant les charmes et les bains. Mélampe fut aussi le premier qui employa un médicament tiré du règne minéral. Il recommandait la rouille de fer contre la stérilité ; mais , pour donner plus de confiance à son remède , il raclait la rouille de dessus un couteau qui avait été enfoncé dans un chêne sacré. Le centaure Chiron, qui a donné son nom à la centaurée, s'occupa particulièrement de la guérison des plaies et des ulcères, et il s'acquit une telle réputation, que les princes quittèrent leurs palais pour venir s'instruire dans la grotte qu'il avait choisie pour retraite. Il eut un grand nombre d'élèves illustres, tels qu'Aristée , Hercule , Thésée , Télamon , Teucer , Jason , Pélée et Achille. Aristée fit le premier usage du suc du *silphium* ou *laser*. Achille guérit Télèphe avec une espèce de mille-feuille , et inventa l'usage du vert-de-gris pour les emplâtres. Il paraît que dans ces temps héroïques , la médecine faisait une partie de l'éducation des princes ; tous les grands hommes tâchèrent de mériter l'estime et la reconnaissance des peuples , en cherchant les moyens de les soulager dans leurs infirmités ; et l'art de guérir était un des plus beaux ornements de la royauté (1). Ainsi Palamède fut moins recommandable par sa valeur que par les soins qu'il prit de préserver le camp des Grecs de la peste qui ravageait l'Hellespont. Il prescrivit alors de manger peu , de faire beaucoup d'exercice , et de s'abstenir particulièrement de toute nourriture animale. Phocus , petit-fils de Sisyphe , guérit Antiope d'une espèce de manie , et l'épousa ensuite. Homère

---

(1) *Voyez* l'Histoire de la médecine de Daniel Le Clerc , dont j'ai beaucoup profité.

nous représente Patrocle faisant les fonctions de médecin ,
puisque Eurypile le prie de lui faire une incision à la cuisse
pour en retirer le dard qui l'avait blessé, et, après avoir
lavé la plaie avec de l'eau, d'y appliquer un médicament
qui enlève la douleur.

Mais il paraît que dans ces temps il suffisait de connaître
quelques simples pour être réputé médecin : ainsi Diane ,
que les Grecs appelaient Artémis, est mise au rang des
médecins , pour avoir fait usage de l'armoise; Pallas , pour
avoir découvert la matricaire ; Cybèle, pour avoir enseigné
quelques remèdes contre les maladies des enfants ; Hélène ,
pour avoir connu le népenthès, qui paraît être notre opium (1).
Mais , de toutes les femmes qui s'occupèrent de la médecine , aucune n'a fait plus de bruit que Circé (2). Elle passait pour rajeunir les vieillards, opinion qui était fondée ,
sans doute, sur ce qu'elle connaissait l'art de teindre les
cheveux blancs en noir. Elle fut aussi la première qui re-
commanda les bains chauds pour rendre le corps plus souple
et plus agile, et pour guérir diverses maladies; ce qui fit
que le peuple, qui voyait cet appareil de chaudières, d'eau
et de bois , sans en connaître l'usage, publia qu'elle faisait
bouillir les personnes qui se mettaient entre ses mains ; et
la mort du vieillard Pélias contribua à accréditer cette fable.

Le médecin le plus célèbre chez les Grecs, vers le temps
du siége de Troie , fut Esculape, qui est différent de l'élève

---

(1) M. le docteur Virey, à qui nous devons sur ce sujet une sa-
vante dissertation , insérée dans le 5e volume du Bulletin de Phar-
macie , rapporte le népenthès dont Homère a parlé, à l'*hyosciamus
Datora* de Forskalh, qui est l'*hyosciamus betæfolius* de M. La-
marck (D. L.)

(2) Daniel Le Clerc, auquel ce passage est emprunté, attribue ,
avec tous les auteurs, à Médée, ce que M. Bosquillon dit ici de la
sœur de cette magicienne. (D. L.)

d'Hermès, connu onze siècles avant sous ce nom chez les Egyptiens. Cet Esculape, s'il a existé réellement, succéda au centaure Chiron, et le surpassa. Galien prétend qu'il fut le premier qui fit usage de la musique pour calmer les accès de folie; mais il paraît qu'il tenait cet art d'Apollon, dont il était fils, et de Chiron son maître, qui semblent avoir été meilleurs musiciens que médecins. Il est certain que la musique a été regardée, dans la plus haute antiquité, comme un remède universel, capable de guérir la plupart des maux du corps et ceux de l'esprit. C'était un des moyens les plus puissants d'exalter l'imagination des malades, de se rendre maître de leur esprit, de les faire entrer dans une espèce d'enthousiasme, et de leur inspirer une confiance qui n'avait pas de bornes : jamais on n'employait les charmes ni les autres remèdes sans la musique. Ulysse ayant été mordu à la cuisse par un sanglier, on eut recours à la musique pour arrêter plus sûrement le sang qui coulait de sa plaie. On vantait ce moyen particulièrement dans la sciatique et dans l'épilepsie. Caton l'ancien, à qui Rome doit une partie de son lustre, recommandait la musique et les amulettes contre les luxations; ce qui prouve qu'il n'y a pas d'absurdités que la superstition et l'enthousiasme ne puissent faire adopter à des personnes estimables d'ailleurs. On ne peut douter que la musique ne puisse calmer quelques maladies de l'esprit, comme on en voit un grand nombre d'exemples chez les anciens; mais c'est une erreur grossière que de compter uniquement sur ses effets. Esculape même ne paraît avoir fait usage des enchantements que pour s'accommoder à la manie de son siècle; car Pindare nous apprend qu'il ne négligeait pas les autres moyens curatifs; il donnait différents breuvages, faisait des incisions, et appliquait des remèdes externes. Galien dit qu'il ordonnait à ses malades de monter à cheval, de prendre de l'exercice étant armés, et qu'il leur marquait les différents mouvements qu'ils devaient faire, et la manière dont ils devaient s'armer. Par conséquent il fut, non-seulement l'inventeur de la médecine clinique, comme on le croit, mais même de la gymnastique. Son talent fut tel qu'il passa pour avoir rappelé à la vie Hippolyte, et Androgée fils de Minos ; ces résurrections prouvent que ses principales cures étaient chirurgicales, puisque Hippolyte avait eu les membres fracassés ou déchirés lorsque ses chevaux l'entraînèrent sur les rochers. Les guérisons que firent ses deux fils, Podalire et Machaon, pendant le siége de Troie, furent de la même nature ; d'où il est évident que les médecins s'occupèrent alors principalement de la guérison des plaies, contre lesquelles ils employaient l'eau seule et quelques plantes.

Les connaissances d'Esculape et les cures qu'il fit parurent si étonnantes, qu'après sa mort le peuple le mit au rang des dieux et lui éleva des temples qui furent long-temps célèbres par les guérisons que les prêtres y firent : pendant un intervalle de plus de sept cents ans, il n'y eut pas d'autres médecins. En examinant la manière dont ces prêtres se comportèrent, on verra qu'à l'exemple de ceux d'Egypte, ils avaient recours aux superstitions pour en imposer au peuple, mais que quand ils avaient des maladies guérissables à traiter, ils donnaient les remèdes dont la tradition et l'expérience leur avaient appris l'efficacité : la force de l'imagination pouvait aussi beaucoup contribuer à la guérison des malades, quand elle était naturellement possible. Ils étaient d'ailleurs si soumis, que l'on en a vu s'abstenir pendant quinze jours de boire, lorsque cela leur était ordonné. On n'entreprenait pas de traiter ceux qui ne joignaient point aux médicaments un bon régime de vivre ; d'où il paraît que les prêtres comptaient plus sur la diète que sur la puissance du dieu qu'ils servaient. On ne peut douter que c'est à eux que l'on est redevable de l'emploi des remèdes actifs : ils écrivaient sur des tablettes votives les maladies de ceux qui s'étaient adressés à eux, et les moyens de guérison qui avaient réussi ; de manière qu'au bout d'un certain temps, ils eurent un recueil immense d'observations qui contribuèrent, il est vrai, à établir un empirisme aveugle pendant quelque temps, mais donnèrent lieu aux descendants d'Esculape, connus sous le nom d'asclépiades, de jeter les fondements de la véritable médecine.

Les prêtres s'étaient particulièrement bornés aux maladies chroniques ; les asclépiades firent une étude particulière de toutes les maladies internes : quoique la connaissance en soit très-difficile, ils y firent des progrès rapides, et fondèrent en Grèce trois écoles célèbres qui, par une noble émulation, travaillèrent à l'envi à perfectionner un art aussi utile au genre humain. La plus ancienne de ces écoles fut celle de Rhodes, qui manqua la première par le défaut de cette branche de successeurs d'Esculape ; la seconde était celle de Cos, et la troisième celle de Cnide, qui fleurirent en même temps que celle d'Italie, dont Pythagore jeta les fondements. Il y en eut aussi une à Cyrène et à Crotone. Cette dernière ville fut la patrie de Démocède, qui s'acquit d'abord une grande célébrité dans Egine et chez les Athéniens ; de là il passa à Samos, où il guérit d'une maladie fort grave Polycrate, roi de cette île : comblé de richesses et de gloire, il semblait ne rien manquer à sa prospérité, lorsqu'il fut fait prisonnier par les Perses. En vain il voulut d'abord leur cacher sa profession, ses talents furent bientôt connus, et on l'obligea d'entreprendre la guérison de Darius, que les médecins égyptiens traitaient pour une luxation de l'astragale, et faisaient beaucoup souffrir depuis huit jours. Démocède y appliqua des calmants, et le guérit en peu de jours ; ce qui semble indiquer que la maladie n'était qu'une entorse. Il fut aussi heureux dans le traitement d'Atossa, femme du même roi, qu'il traita d'une tumeur inflammatoire au sein. Ces guérisons lui acquirent le plus grand crédit : le premier usage qu'il en fit fut de demander la grâce des médecins égyptiens, que Darius avait condamnés à mort, parce qu'ils avaient tenté inutilement de le guérir. Démocède, quoique comblé de faveurs et de riches présents, quoique admis à la table même de Darius, se regardait comme malheureux, parce qu'il était retenu dans un pays ennemi et éloigné de sa patrie. Il prit le prétexte d'une négociation secrète pour y retourner, et s'y fixa.

Il paraît que l'on se borna long-temps dans ces écoles à observer avec soin, et à donner des résultats généraux d'observations, sans s'occuper beaucoup du raisonnement. Ainsi Hippocrate nous apprend que les médecins cnidiens se contentaient de faire une énumération exacte des symptômes des maladies, sans en rechercher les causes, ni s'attacher au pronostic. Ils ne se servaient que d'un petit nombre de remèdes, tels que l'élatérium, le lait, le petit-lait, etc.

Ce fut cependant dans ce siècle que l'on vit briller une foule de philosophes célèbres, qui semblaient se réunir pour tenter de perfectionner chaque partie de la médecine. Cet art qui jusqu'alors n'avait consisté que dans un empirisme aveugle, commença à s'allier étroitement à la philosophie. Thalès étonna l'Ionie par ses connaissances étendues dans la physique; et eut l'art de la faire goûter de tous ceux qui l'eurent pour maître. Phérécyde marcha sur ses traces, et de plus, s'occupa particulièrement de l'hygiène. Epiménide, animé d'un zèle outré pour la botanique, vécut un grand nombre d'années retiré dans les montagnes, pour en faire son unique étude. Enfin Pythagore, non moins célèbre par ses connaissances que par ses vertus, après avoir parcouru l'Egypte et tous les pays renommés parmi les philosophes, vint se fixer en Italie, où il répandit à pleines mains les connaissances qu'il avait acquises par ses voyages, et fonda une école célèbre, qui fit pendant plusieurs siècles l'admiration de tous les peuples. On doit le regarder comme le premier qui ait joint réellement l'étude de la médecine avec la physique. Il éclipsa tous ceux qui l'avaient précédé par son génie sublime et l'étendue de ses connaissances; mais il ne fut pas à l'abri de la superstition, comme le prouvent sa doctrine des nombres, les écrits qu'on lui a attribués sur les vertus magiques des plantes, et même le cas particulier qu'il faisait du chou. Jamais la frugalité et la continence n'ont été plus en honneur que dans les écoles de ce philosophe; il les regardait comme la base de la santé et de toutes les vertus sociales.

Empédocle eut le talent de marier les idées sublimes qu'il avait puisées dans l'école de Pythagore, avec le langage harmonieux de la poésie. Il composa six mille vers sur la médecine; et il ne parlait jamais de cet art, dont il faisait le plus grand cas, qu'avec enthousiasme : il prétendait que les médecins, de même que les poëtes et les devins, laissaient loin derrière eux les autres hommes et approchaient beaucoup des dieux. Quoique livré à la magie, il ne négligeait pas les agents physiques. Il rendit la salubrité à plusieurs contrées, ravagées par des maladies épidémiques, en faisant abattre des forêts, ou dessécher des marais aux vapeurs desquels il en attribuait l'origine. Il guérit une femme attaquée d'un accès hystérique, que l'on croyait morte. On peut lui reprocher d'avoir dans ses écrits philosophiques, cherché plutôt à éblouir par des comparaisons spécieuses, qu'à persuader par des observations tirées de la nature des objets qu'il traitait. Le premier il créa le dogme des quatre éléments, qu'adoptèrent ensuite un grand nombre de philosophes, et particulièrement Alcméon de Crotone, qui le premier aussi s'occupa de l'anatomie des animaux et admit le siége de l'âme dans le cerveau ; il prétendit que le fœtus se nourrissait par tous les pores de son corps , et fit des recherches sur le goût et l'odorat.

On a mis aussi Héraclite et Démocrite au rang de ceux qui ont contribué à la perfection de la médecine. Le premier, connu par son humeur atrabilaire et misanthrope , fuyait le commerce des hommes , et s'occupait de l'étude de la physique. Il regardait le feu comme le principe de toutes choses. Etant devenu hydropique , il tenta inutilement de se guérir en s'enfermant dans une étable , et se couvrant tout le corps de fumier. Démocrite mettait le souverain bien dans la tranquillité de l'esprit et l'amour de l'étude ; il se retirait dans de sombres sépulcres , éloignés des villes, pour y étudier la nature ; il a écrit sur la physiologie , sur le pronostic et le régime , sur les causes des maladies , et particulièrement sur celles de la folie. Il paraît s'être occupé sérieusement de la physique expérimentale et de la chimie , dont les prêtres de Memphis lui avaient donné quelque connaissance. On dit qu'il passa sa vie à disséquer des animaux , à faire des expériences sur les pierres et les plantes , qu'il eut le secret de l'émail , qu'il trouva le moyen d'amollir l'ivoire et de faire des émeraudes avec les cailloux.

Néanmoins tous ces philosophes , entraînés par une imagination vive , ont peu contribué aux progrès de la médecine pratique , parce qu'ils ne se sont pas assez attachés à considérer les phénomènes de la nature , comme l'observa Acron, d'Agrigente , qui s'éleva vivement contre eux, et crut devoir suivre une route opposée. Ce médecin se rendit célèbre dans le temps de la guerre du Péloponèse , lorsque la peste ravageait Athènes. Ce fut lui qui conseilla , d'après l'usage adopté en Egypte, d'allumer de grands feux dans les rues pour purifier l'air (1).

____

(1) *Voyez* la note 1 , pag. 6.

Un grand nombre d'autres médecins se sont rendus dignes
de la reconnaissance de la postérité, en s'occupant particulièrement de certains objets qui leur parurent pouvoir
contribuer aux progrès de l'art. Ainsi Diagoras s'aperçut
de l'abus que l'on faisait de l'opium, surtout dans les douleurs d'oreille et les inflammations des yeux ; Ægimius
étudia le premier le pouls ; Euryphon multiplia l'usage des
cautères : il en couvrait en quelque sorte le corps de ses
malades, surtout dans la phthisie pulmonaire, et ne
comptait avec raison sur les avantages de ces suppurations
artificielles, qu'autant qu'elles étaient considérables et
multipliées. Iccus, renommé par sa sobriété, réduisit en
principes la gymnastique médicinale, et fraya la voie à
Hérodicus, qui porta cet art à son plus haut point de
perfection.

Dans le temps où les philosophes s'efforçaient de donner
un nouveau lustre à la médecine, c'est-à-dire, environ
cinq siècles avant l'ère chrétienne, Hippocrate naquit dans
l'île de Cos, et fit son unique étude de la médecine pratique, dont on peut le regarder comme le créateur. Il fut
le premier qui ait réuni l'expérience au raisonnement. C'est
pourquoi il passe pour être le chef des médecins dogmatiques. C'est à lui qu'il était réservé de dissiper les ténèbres
obscures dont la médecine était couverte, d'en bannir les
remèdes superstitieux, et de persuader que toutes les maladies étaient dues à des causes naturelles. Doué d'un génie
sublime et d'une merveilleuse sagacité, il embrassa d'abord
toutes les parties de la philosophie ; il paraît même avoir
tenu le premier rang entre les philosophes, de même
qu'entre les médecins. Platon a adopté tous ses sentiments ;
et les écrits d'Aristote ne sont que des commentaires de la
philosophie du père de la médecine. Mais Hippocrate s'a-
percevant que chaque partie de la philosophie suffisait pour
occuper la vie d'un homme, en sépara la médecine, et

n'en retint que ce qui était nécessaire pour porter plus de justesse dans ses raisonnements. Il s'attacha surtout à observer la nature avec une attention scrupuleuse, à recueillir les observations de ses prédécesseurs, et celles que l'on conservait dans les temples : ses ouvrages sont en conséquence le résultat d'une quantité étonnante de faits ; mais accoutumé à considérer toujours la nature en grand, souvent il ne donne que des aperçus difficiles à saisir par ceux qui n'ont pas le courage de méditer ses ouvrages, ou qui n'ont pas vieilli dans la pratique. Je ne chercherai point à le défendre des contradictions que l'on remarque dans ses écrits, parce qu'elles dépendent certainement de ce qu'on lui a attribué beaucoup de livres qui ne sont pas de lui.

La physiologie d'Hippocrate avait pour base la doctrine des quatre éléments. Il reconnaissait en outre un principe général, qu'il désignait sous le nom de nature, et auquel il attribuait le plus grand pouvoir. Toutes les autres facultés d'où dépendent la vie, le mouvement et le sentiment, étaient subordonnées à ce principe. Il admettait aussi une affinité entre les différentes parties, d'où résultaient un concours, une sympathie et une conspiration mutuelle, tant dans l'état de santé que dans celui de maladie. Il paraît qu'il n'entendait par nature que ce que nous appelons aujourd'hui principe vital, dont nous ne connaissons que les effets : il désignait quelquefois ce principe universel sous le nom de chaleur innée.

De toutes les parties de l'anatomie, l'ostéologie était celle qu'il connaissait le mieux, comme on peut en juger d'après les descriptions qu'il donne des différentes articulations, dans ceux de ses traités qui roulent sur les maladies des os : les viscères lui étaient aussi très-bien connus ; mais il paraît avoir fait peu de cas de la myologie.

Hippocrate attribuait les causes internes des maladies aux changements des humeurs, qui peuvent pécher par leur

quantité ou par leurs qualités. Il regardait comme causes externes ou éloignées, tout ce qui peut agir sur le corps de
l'homme d'une manière quelconque ; mais l'air et les aliments étaient, suivant ce grand homme, les causes externes
auxquelles le médecin devait faire le plus d'attention. Aussi
sa méthode curative roule particulièrement sur la qualité et
la quantité des aliments, et sur le temps où l'on doit les
permettre : tout ce qu'il a écrit sur cet objet mérite d'être lu
avec soin. Malgré toutes les observations minutieuses des
modernes, on n'a rien ajouté aux principes généraux qu'il a
donnés sur l'influence des variétés de l'atmosphère dans les
maladies ; ce qui prouve qu'il y a certains effets de la nature
qui demandent à être considérés en grand.

Ce qui a surtout attiré à Hippocrate l'admiration de l'antiquité, c'est l'attention qu'il apporta pour distinguer les signes particuliers à chaque maladie, et la certitude avec laquelle il en annonçait l'événement. Il a décrit presque toutes
celles que nous connaissons aujourd'hui, et il parle même
de plusieurs qui nous sont inconnues. Il a indiqué tous les
remèdes principaux sur lesquels est fondé leur traitement.
Il ordonnait même les narcotiques dans la fièvre quarte, d'où
l'on peut remarquer que c'est à tort que quelques modernes
ont recommandé l'opium comme un remède nouveau dans
les fièvres intermittentes. Mais ils sont encore plus blâmables
de l'avoir considéré comme spécifique.

La chirurgie d'Hippocrate était presque la même qu'aujourd'hui (1). Il a pratiqué les opérations les plus hardies,

---

(1) Quelque respect que l'on doive au divin vieillard, on ne
peut méconnaître combien est exagéré l'éloge que fait ici de sa pratique chirurgicale M. Bosquillon. La connaissance profonde de
l'anatomie humaine et des fonctions de nos organes, est la vraie
base de la chirurgie, et elle ne pouvait exister à une époque où la
dissection du cadavre de l'homme n'était point permise, où même
la présence du sang dans les artères était ignorée. (D. L.)

excepté la lithotomie, dont quelques personnes s'occupaient spécialement chez les Grecs, de même que la famille des Colots a été long-temps en France en possession de cette opération. Les traités d'Hippocrate, surtout sur les luxations et les fractures, prouvent l'étendue de ses connaissances dans cette partie. Mais il paraît que les cautères n'ont jamais été plus en usage que de son temps. Dans la goutte et la sciatique, par exemple, il cautérisait ou brûlait les doigts des pieds et des mains et la hanche avec le lin cru. Il faisait usage du cautère dans presque toutes les maladies chroniques ; dans l'hydropisie naissante, il en appliquait huit vers la région du foie dans huit endroits différents. Dans les céphalalgies, il recommandait d'en appliquer autant; savoir, deux vers les oreilles, deux sur le derrière de la tête, deux à la nuque et deux près des angles des yeux. Lorsque ces moyens ne réussissaient point, il faisait autour du front une incision en forme de couronne, dont il entretenait la suppuration pendant quelque temps ; et si les douleurs étaient violentes ou opiniâtres, il avait recours au trépan. Dans l'empyème, après avoir tenté inutilement les remèdes ordinaires, il ouvrait hardiment la poitrine. Il n'épargnait pas non plus les incisions ni les cautères dans les maladies des yeux. Il avait en même temps recours aux ventouses, à des saignées énormes, aux purgatifs et aux vomitifs les plus énergiques. Cette esquisse de la pratique d'Hippocrate prouve qu'il ne restait pas toujours dans l'inaction, comme un grand nombre de modernes le prétendent. Néanmoins on ne peut disconvenir qu'il admettait pour axiome général, que la nature guérit elle-même les maladies, et que l'objet du médecin doit être de l'aider lorsque ses efforts sont impuissants : ce plan, exécuté avec jugement, était certainement préférable à l'empirisme.

Tous les médecins qui succédèrent à Hippocrate furent dogmatiques, et n'évitèrent pas cependant l'abus de la théorie ; ce qui les rendit extrêmement timides dans leur pratique, et les empêcha de se fier à l'expérience, lorsqu'ils auraient pu le faire sans danger. Néanmoins il y en eut deux qui s'écartèrent de ce plan ; savoir, Erasistrate et Hérophile. Erasistrate fit de grandes découvertes dans l'anatomie et la médecine ; mais plusieurs n'étaient que conjecturales, et ne pouvaient s'appliquer à la pratique ; ce qui contribua aussi à le rendre trop timide. Il rejeta, d'après sa théorie, la saignée et les purgatifs, deux des plus puissants remèdes que nous connaissions. Des fautes de ce genre lui firent perdre tous les avantages qu'il aurait pu retirer de ses connaissances, et prouvent qu'il faut éviter de s'attacher trop fortement à quelque théorie que ce soit.

Hérophile fut un célèbre anatomiste, et s'attacha particulièrement à la connaissance du pouls. Quoique dogmatique, il tint peu à la théorie qu'il avait adoptée, et s'occupa vivement de la recherche des remèdes efficaces ; ce qui le porta à négliger l'étude de la nature des maladies, et donna naissance à la secte des empiriques dont Philinus de Cos, son disciple, est regardé comme le chef.

Les empiriques (1) rejetèrent toute théorie, sans cependant altérer la pratique qui avait été adoptée par les dogmatiques : malgré les avantages qu'ils prétendaient retirer des lumières de l'expérience, ils n'introduisirent aucun remède nouveau ou actif, et ne déterminèrent avec précision, ni l'usage, ni les vertus d'aucun. Ils connaissaient encore moins le caractère particulier de chaque maladie ; c'est pourquoi ils tombèrent dans le mépris, et furent confondus avec les charlatans.

Asclépiade, natif de Prusia, ville de Bithynie, après s'être occupé infructueusement de donner des leçons d'élo-

______

(1) Ce qui suit est extrait en grande partie des leçons de M. Cullen, ou de la préface qui est en tête de sa Nosologie.

quence, tourna ses vues vers la médecine. Il rejeta la pratique des anciens et en créa une particulière. Il fut le premier médecin grec qui sut gagner les faveurs des Romains : il savait qu'Archagatus, qui était venu cent ans avant à Rome, en avait été chassé, parce que les cautères, les opérations de toute espèce, et les médicaments actifs qu'il employait, avaient inspiré la plus grande horreur au peuple romain. Il suivit en conséquence une route entièrement opposée ; il s'attacha à plaire par son éloquence et par des remèdes agréables, qu'il avait l'art de varier suivant le goût et les désirs des malades ; il sut enfin tellement se faire considérer, qu'on le regarda comme un dieu. On peut conclure de ses succès, que la méthode qu'il adopta est le seul moyen de réussir dans les grandes villes, surtout lorsque le peuple y est énervé par le luxe et la débauche.

La théorie d'Asclépiade était subtile et tirée de Lucrèce, son contemporain. Thémison abrégea son système et forma la secte des méthodistes, qui adopta la pratique d'Asclépiade, ce qui dura jusqu'au temps de Galien.

Celse, qui écrivit après Asclépiade, ne paraît pas avoir pratiqué la médecine ; c'est pourquoi il ne s'attacha à aucune secte. Néanmoins il ne secoua pas entièrement les préjugés de son siècle et de son pays. Il suivit particulièrement la pratique de ceux qui l'avaient précédé.

Arétée, de Cappadoce, fut méthodiste ; mais la théorie qu'il adopta n'influa pas sur sa pratique ; il a décrit les maladies avec exactitude, et proposé des remèdes nouveaux et actifs : sa pratique était hardie. Il vécut certainement avant Galien.

Jusqu'alors la médecine fut dans un changement continuel, sans beaucoup se perfectionner. Elle devint plus constante quand Galien parut ; mais elle fit peu de progrès, à cause de l'attachement servile que l'on eut pour les opinions de ce médecin distingué. Il prétendit suivre Hippocrate, et fit cependant beaucoup de changements ; il employa

les remèdes les plus efficaces et en inventa quelques-uns. Sa
théorie était très-mal fondée et très-bornée : elle consistait
spécialement dans l'intempérie des fluides.

La médecine resta au même point pendant quatorze
cents ans ; il parut quelques hommes célèbres , mais leur
plan ne différait pas de celui de Galien ; ils s'occupèrent
particulièrement à commenter et à éclaircir ses écrits , ou
à en faire des extraits. Alexandre de Tralles fut pendant
tout ce temps le seul qui adopta un plan particulier. La
littérature commença dans le dixième siècle à reprendre
une certaine vigueur chez les Arabes , mais la médecine en
reçut peu d'avantage , parce que tous , excepté Rhases ,
s'écartèrent peu des Grecs.

On suivit servilement la doctrine des Arabes en Europe,
depuis le douzième jusqu'au quinzième siècle où l'étude
du Grec reprit quelque vigueur. Il se forma alors un schisme ,
et il s'éleva un grand nombre de controverses qui produisirent quelque changement (1).

Au commencement du seizième siècle parut Paracelse ,
qui combattit d'une manière outrageante la doctrine d'Hippocrate , de Galien et de Celse ; et s'appliqua le premier
à faire des recherches chimiques.

____

(1) Tous les anciens médecins ont exercé la chirurgie jusque vers
la fin du douzième siècle , où le pape Alexandre III défendit , sous
peine d'excommunication , aux prêtres et aux moines , d'aller entendre les *physiciens*, ainsi nommait-on en ce temps-là les médecins
qui enseignaient dans les places publiques ; ce qui, ayant fait retirer la plus grande partie de leurs auditeurs, obligea les plus savans
d'eux qui avaient de l'honneur, de la réputation et l'âme religieuse,
de demeurer en leurs maisons, où les malades les allaient trouver
pour avoir guérison : si bien qu'on ne vit plus au coin des rues les
théâtres fournis que de charlatans, ignorans esprits, gens sans expérience. (*Voyez* de La Martinière, l'Heureux Esclave, pag. 412,
Paris, 1674.) (B.)

Au commencement du dix - septième siècle , Bacon et Galilée introduisirent le raisonnement expérimental et dogmatique : la circulation du sang , découverte par G. Harvey en 1628 , détruisit la théorie fondée sur les fonctions du foie. La chimie prit faveur , elle contribua à détruire la vénération que l'on avait eue pour l'antiquité , et succéda au galénisme et à l'aristotélisme dont elle produisit la chute.

Néanmoins les chimistes n'avancèrent pas de beaucoup la médecine , ils en arrêtèrent même les progrès et se détournèrent totalement de son étude , parce qu'ils s'attachèrent aux acides et aux alcalis , s'occupèrent uniquement de rechercher des remèdes nouveaux qu'ils employaient sans discernement, et rejetèrent la saignée et autres remèdes actifs comme inutiles ; d'où l'on peut conclure que les galénistes , en observant avec soin la marche de la nature , rétablirent plus de malades que les chimistes avec leurs remèdes puissants.

Il est aisé de voir , d'après ce que nous venons de dire , pourquoi la médecine fit peu de progrès depuis le quinzième siècle , quoique l'Europe fût éclairée du flambeau de la littérature. On s'aperçut que les anciens avaient rassemblé une infinité de faits précieux qui ne se trouvent que dans leurs écrits ; mais au lieu de suivre la marche qu'ils avaient tenue en observant la nature , on ne s'occupa que d'éclaircir leur théorie , ou d'en substituer d'autres ; on ne s'attacha qu'à distinguer les symptômes principaux des maladies ; on négligea la recherche des causes prochaines dont la connaissance est essentielle , parce qu'il arrive fréquemment que des maladies dont les symptômes se rapprochent, sont de nature différente et exigent souvent des remèdes différents et même opposés.

Cet état de la médecine dura jusqu'au temps où Sydenham parut ; ce médecin célèbre uniquement occupé à observer la marche de la nature, ne se laissa séduire par aucun préjugé ; il se créa un système particulier fondé sur la doctrine de l'autocratie , c'est-à-dire, sur la puissance de la nature ; et quoiqu'il eût une théorie , il ne s'y attacha jamais au point de ne pas l'abandonner toutes les fois qu'il ne la trouvait pas d'accord avec l'observation et l'expérience ;. étant doué de beaucoup de jugement et de pénétration , il s'aperçut facilement que les phénomènes des maladies demandaient à être observés avec plus de soin et d'exactitude. Il fut le premier qui s'en occupa sérieusement, et il a, en conséquence , décrit plusieurs maladies beaucoup mieux que tous ceux qui l'avaient précédé.

Plusieurs médecins célèbres s'efforcèrent d'imiter Sydenham dans la manière de décrire les maladies ; mais il reste encore un grand nombre d'erreurs à détruire , et il est possible de mettre plus d'exactitude dans les descriptions que nous avons, parce que les uns se sont particulièrement occupés de faire valoir la théorie qu'ils avaient adoptée ; d'autres ont voulu donner du crédit à certains remèdes qu'ils avaient découverts, ou qui étaient en vogue ; plusieurs, aveuglés par les préjugés , n'ont pas aperçu la vérité, ou l'ont altérée par des allégations fausses; ou, pour se faire un nom, ils ont forgé dans leur cabinet des observations extraordinaires , qu'ils ont données pour véritables. Quelques-uns, séduits par le merveilleux, ont fait tous leurs efforts pour rendre probable ce qu'ils avaient adopté trop facilement.

D'autres ont décrit les maladies avec beaucoup de fidélité, mais n'ont pas distingué , comme ils le devaient , les symptômes qui s'observent constamment et qui sont inséparables de chaque maladie, de ceux qui n'y surviennent que rarement et qui ne sont qu'accidentels ; c'est pourquoi l'on s'est souvent plaint, en lisant les descriptions des maladies de ne pouvoir y reconnaître le petit nombre de symptômes pathognomoniques qui en constituent véritablement le caractère.

On ne peut convenablement distinguer les symptômes

pathognomoniques, qu'en établissant une bonne nosologie méthodique. Deux médecins célèbres, Sydenham et Baglivi, l'avaient désirée, en annonçant que, pour distinguer avec plus de facilité et de certitude toutes les maladies, il était nécessaire de les réduire en genres et en espèces, et d'en désigner les caractères particuliers, à l'exemple des botanistes. Les médecins les plus célèbres ont adopté cette idée, mais ils en regardaient l'exécution comme très-difficile. L'illustre de Sauvages est le premier qui l'a tentée en 1762, après trente ans de lecture et de méditation. Linné et Vogel l'ont suivi de près; mais leurs tentatives ont peu perfectionné la nosologie, parce qu'ils se sont attachés trop servilement à suivre le plan de celui qui leur avait servi de modèle. Ces auteurs ne peuvent être utiles qu'à ceux qui ont beaucoup d'expérience : néanmoins M. Cullen a fait imprimer leurs nosologies avec la sienne, et il y a même joint celle de Sagar, qui a paru à Vienne en 1768, parce qu'il a cru que la comparaison de ces différentes nosologies pourrait contribuer à faire mieux reconnaître chaque maladie.

Je vais exposer en peu de mots les raisons qui ont déterminé M. Cullen à adopter une méthode différente, et donner une idée de son plan, afin que le lecteur puisse mieux juger de sa nosologie, qu'il trouvera refondue dans les notes qui sont jointes à l'ouvrage dont je donne la traduction.

Les premiers nosologistes se sont trop pressés d'établir des genres et des classes; ils auraient dû s'attacher d'abord à bien distinguer les espèces, parce que la nature ne connaît que ces dernières, et que les genres sont une invention de l'art (1). En conséquence, toutes nos tentatives seront

____

(1) Linné a prétendu le contraire, lorsqu'il a dit dans sa PHILOSOPHIA BOTANICA : *Scias characterem non constituere genus,*

incertaines, sujettes à l'erreur, et même inutiles, toutes les fois que nous n'aurons pas une parfaite connaissance des espèces, ou que nous les perdrons de vue. Ainsi, quoique la nosologie ne soit pas encore au point de perfection que l'on peut désirer, elle contribuera à faire mieux connaître les espèces, à jeter plus de jour sur la pathologie et sur l'histoire des maladies, et elle sera un moyen d'apercevoir et d'éviter un grand nombre d'erreurs.

On doit particulièrement s'occuper de découvrir et de reconnaître les différentes espèces de maladies, en observant avec soin leur marche chez les malades mêmes, comme l'a fait M. Cullen; c'est pourquoi il a rarement parlé de celles qu'il n'a pas eu occasion d'observer. Il n'est guère possible de définir les maladies, sans indiquer le genre auquel elles appartiennent; et comme les nosologistes ont souvent, d'une seule espèce, fait plusieurs genres, M. Cullen s'est particulièrement attaché à distinguer les genres, sans cependant négliger les espèces, et il croit que l'on pourra toujours facilement distinguer ces dernières, d'après les caractères qu'il a donnés des premiers.

Il a diminué le nombre des genres, ce qui les rendra plus faciles à reconnaître aux commençans, qui d'ailleurs y rapporteront aisément ceux qui auraient pu être oubliés. Il s'est déterminé à agir ainsi, parce qu'il a remarqué que plusieurs genres que l'on a regardés comme différents, doivent être compris sous le même titre; en outre, il n'a admis que ceux qui sont idiopathiques et primitifs, persuadé que l'on doit rejeter ceux qui ne sont qu'accidentels ou produits par sympathie, tels que l'*éternuement*, la *lassitude*, l'*anxiété*, etc.

---

sed genus characterem; mais cet étrange principe, qui n'est pas plus vrai en botanique qu'en médecine, n'a pu s'établir, malgré l'imposante autorité de son auteur. (D. L.)

Il n'a pas parlé des difformités, parce qu'elles appartiennent plutôt à la pathologie ou à l'histoire générale des maladies, qu'à la nosologie. Il a omis non-seulement les genres, qu'il n'a pas eu occasion d'observer, mais même ceux dont l'histoire est tellement imparfaite qu'il n'a pu leur assigner ni un lieu ni un caractère convenables.

Il a suivi particulièrement Sauvages pour les espèces; mais il en a beaucoup diminué le nombre. Il convient que l'on doit infiniment à cet auteur célèbre; mais il ne dissimule point qu'on y rencontre souvent des erreurs considérables. Par exemple, Sauvages a fréquemment parlé des mêmes espèces sous des noms différents, et les a en conséquence regardées comme distinctes; d'autres fois il a confondu les espèces sympathiques avec celles qui sont idiopathiques, et en a, par ce moyen, singulièrement augmenté le nombre. M. Cullen a évité ce défaut; il a aussi rejeté toutes les espèces qui ne sont que symptomatiques; mais comme il est utile de les connaître, il en a fait mention séparément; il a, pour la même raison, cru devoir indiquer les espèces de Sauvages, qu'il met au rang des variétés.

On doit considérer comme des variétés de la même espèce, toutes les maladies dont le caractère spécifique est le même, quoiqu'elles diffèrent par leur degré, ou par l'absence de quelques symptômes qui ne sont pas essentiels, ou qu'elles soient accompagnées de quelques symptômes accidentels et même extraordinaires.

Une légère différence dans la cause des maladies, ne suffit pas pour en changer l'espèce, lorsque les symptômes se ressemblent beaucoup.

Les espèces varient à raison du siége de la maladie; néanmoins on doit mettre au nombre des variétés les espèces qui affectent diverses parties dont la structure et les fonctions diffèrent peu.

Deux causes peuvent contribuer à rapprocher les maladies qui affectent différents individus :

1°. On doit regarder comme semblables les maladies qui dépendent nécessairement d'une seule et même cause, lorsque cette cause agit toujours à peu près de la même manière sur tous ceux qui y sont exposés, comme on l'observe à l'égard de la plupart des maladies contagieuses et des exanthèmes, qui ne paraissent différer qu'à raison des circonstances où se trouve chaque malade, et ne constituent pas proprement des espèces différentes. Sydenham paraît avoir adopté une opinion contraire ; mais le temps seul déterminera les limites que l'on doit mettre à cette proposition.

2°. On peut regarder comme semblables les maladies qui affectent différents individus, mais qui se guérissent par les mêmes remèdes ; car leur ressemblance est particulièrement fondée sur la cause prochaine : or, comme les remèdes ne guérissent qu'en détruisant cette dernière, il s'ensuit que les maladies qui exigent les mêmes moyens curatifs doivent être de la même nature. Ce raisonnement peut beaucoup contribuer à faire reconnaître la nature, tant du phlegmon que des fièvres intermittentes, dont les unes exigent les saignées et les autres l'usage du quinquina. Néanmoins, quoique cette doctrine soit quelquefois utile, tant dans la pratique que dans la nosologie, il ne faut en faire usage qu'avec précaution, parce qu'elle peut induire en erreur (1).

____

(1) Cette restriction est de la plus grande importance ; et l'on ne tombe que trop souvent dans l'erreur, en regardant l'épreuve du traitement comme toujours propre à dévoiler la nature des maladies. Si l'on réfléchit même qu'un grand nombre d'affections tendent à guérir spontanément, et disparaissent quels que soient les agens qu'on leur oppose ; que les spécifiques, s'il en est, sont aussi, dans beaucoup d'autres maladies, des moyens d'une grande

Quant à la méthode que M. Cullen a suivie pour établir les caractères des maladies, j'observerai que, 1° il a toujours préféré ceux qui tombent facilement sous les sens et qui sont aisés à saisir, à ceux qui dépendent de l'état interne des parties, qu'il est toujours difficile de connaître avec certitude ; 2° il a particulièrement caractérisé chaque maladie d'après les symptômes qui l'accompagnent le plus constamment ; 3° lorsque la maladie ne peut se reconnaître que par le concours de plusieurs symptômes, il ne s'attache qu'à ceux qui sont absolument essentiels ; 4° la plupart des nosologistes ont donné en général des descriptions trop courtes, et même défectueuses : M. Cullen craint qu'on ne lui reproche le défaut contraire ; mais il a mieux aimé courir les risques d'être diffus, que de rien oublier d'important, parce qu'il sera plus aisé de retrancher ce qu'il a dit de trop, que de suppléer à ce qu'il aurait pu oublier ; 5° il a évité toutes les distinctions douteuses et trop subtiles ; 6° il a enfin tâché de conserver, autant qu'il était possible, les dénominations généralement reçues ; et il reproche avec raison à Linné et à Vogel d'avoir défiguré leurs nosologies par quantité de termes nouveaux qui ne signifient rien et sont inutiles.

Il ne me reste plus, pour terminer cette introduction, qu'à donner une idée de l'auteur de l'ouvrage que j'ai traduit, et à exposer les raisons qui m'ont décidé à ajouter des notes.

La célébrité que M. Cullen s'est acquise depuis plus de quarante ans qu'il exerce la médecine, le grand nombre d'élèves qui, de toutes les parties de l'Europe, ont fait le voyage d'Edimbourg pour pouvoir profiter de ses leçons,

---

efficacité ; que dans toutes d'ailleurs les circonstances individuelles et les influences atmosphériques nécessitent dans le traitement des modifications essentielles, on demeurera convaincu que le principe énoncé plus haut n'est jamais ou presque jamais applicable. (D. L.)

la rapidité avec laquelle se sont enlevés ses ouvrages, sont de sûrs garants de son mérite. Il a combattu avec succès un grand nombre de préjugés fortement enracinés et adoptés par la plupart des médecins, ce qui le met, à beaucoup d'égards, au-dessus du célèbre Boerhaave même ; car ce dernier, quoique doué d'une érudition étonnante et d'un jugement exquis, a été forcé, en rassemblant tout ce qu'on avait écrit avant lui, d'adopter plusieurs erreurs généralement reçues, faute d'avoir un assez grand nombre d'expériences pour pouvoir les connaître ou les combattre : aussi sa théorie est quelquefois obscure et à peine supportable, comme le prouve la manière dont il explique la cause prochaine des fièvres et des inflammations. Ces erreurs étaient en quelque sorte inévitables, parce que ce grand homme a vécu dans un temps où la physique était encore loin du point de perfection où nous la voyons aujourd'hui.

Les erreurs des hommes célèbres qui l'ont précédé, et les obstacles qui se présentaient de toutes parts, n'ont pas rebuté M. Cullen : l'amour de l'humanité, le désir de secourir ses semblables, ont été pour lui des motifs puissants qui l'ont porté à faire de nouvelles tentatives capables de contribuer à la perfection d'un art si utile au genre humain. Il a senti que ce n'était qu'à force de conjectures et d'expériences réitérées, que l'on pouvait parvenir à la découverte de la vérité. Quoique l'étude de la physique du corps humain présente de grandes difficultés, et que les ressorts secrets d'où dépendent la vie et le mouvement semblent couverts d'un voile impénétrable, les précieuses découvertes que l'on doit à un grand nombre de médecins célèbres, lui ont prouvé qu'il était possible de rendre la médecine d'une utilité plus générale et plus certaine. Il a, en conséquence, tenté une théorie nouvelle, qui, étant simple et uniquement fondée sur les faits, est préférable à toutes celles qui ont été adoptées jusqu'ici. On y reconnaît un homme uniquement occupé du soin d'instruire ses lecteurs, et de les mettre à l'abri de l'erreur : jamais il ne propose ses opinions qu'avec la plus grande circonspection ; et loin de pallier les défauts de sa théorie, toutes les fois qu'il ne la trouve pas claire et évidente, il en avertit avec une bonne foi qui caractérise son zèle pour la vérité. Mais ce qui l'élève particulièrement au-dessus de ceux qui l'ont précédé, c'est l'exactitude et la précision avec lesquelles il décrit chaque genre de maladie, et distingue les symptômes qui lui sont propres de ceux qui ne sont qu'accidentels. En outre, aucun auteur n'a mieux indiqué les causes prochaines, mais il ne s'arrête qu'à celles qui sont claires et évidentes, autrement il s'en tient aux faits, dont tous ses raisonnements ne sont que des conséquences. Sa méthode curative est toujours fondée sur la cause prochaine ; il indique, avec beaucoup de prudence et de jugement, les vertus particulières des médicaments ; il expose clairement leur manière d'agir et les cas où ils conviennent, sans se perdre dans des raisonnements subtils, ou dans des détails minutieux.

Ainsi on est redevable à M. Cullen d'une meilleure théorie, jointe à plus de circonspection dans l'usage de cette théorie, et à beaucoup d'attention à l'expérience et à l'observation, ce qui rend ses *éléments de médecine pratique* de la plus grande utilité.

Cet ouvrage n'a été publié par M. Cullen, que pour servir de texte à ses auditeurs, ce qui l'a obligé d'omettre plusieurs objets essentiels, ou de n'en donner qu'une notion imparfaite ; pour y suppléer, je me suis déterminé à extraire de ses leçons manuscrites que j'ai connues et méditées depuis douze ans, tout ce qui pouvait contribuer à jeter quelque jour sur l'ouvrage dont je donne la traduction, et j'y ai joint les observations que vingt années d'expérience m'ont donné occasion de faire ; je n'ai négligé aucun des écrivains modernes, qui ont contribué par leurs travaux à perfectionner le diagnostic et la curation des maladies; mais j'ai cru devoir, en général, préférer ceux qui sont le moins connus en France, et dont il n'y a pas de traduction. Comme il est très-utile de mettre sous les yeux de ceux qui commencent à étudier, les différentes espèces de maladies et leurs variétés, j'ai refondu dans les notes, toute la Nosologie de M. Cullen, qui est un ouvrage séparé des Éléments de médecine pratique, mais qui leur est naturellement lié. Afin de mettre ce livre plus à la portée de tous les lecteurs, et de ne pas les rebuter par une nomenclature aride, j'y ai ajouté la description de chaque espèce de maladie, lorsque je l'ai jugé nécessaire. Je n'ai rien négligé de tout ce qui pouvait contribuer à la perfection de l'ouvrage; j'ai donné des traités abrégés des genres dont l'auteur n'a pas cru devoir parler, ou qu'il n'a fait qu'indiquer rapidement; on trouvera, par exemple, des descriptions particulières de la fièvre inflammatoire, de la fièvre lente nerveuse, des fièvres particulières aux nouvelles accouchées, sans parler d'un grand nombre d'observations importantes sur le choix des médicaments et sur les indications curatives. Le dernier volume sera terminé par un chapitre extrait en entier des leçons de M. Cullen, qui roule sur la méthode d'étudier la médecine, et dont l'objet est d'indiquer les auteurs que l'on doit consulter pour s'y perfectionner.

Quelques médecins blâment ceux qui écrivent sur leur art en langue vulgaire; je conviens que les livres de ce genre devraient, en général, être écrits dans la langue des savants; mais il semble qu'il est avantageux de mettre une partie du public à même de pouvoir lire quelques livres élémentaires, c'est un moyen de laver la médecine des reproches que lui font quelques personnes peu instruites, de rester dans un état stationnaire; c'est contribuer en même temps, en multipliant la masse des connaissances, à détruire une infinité de préjugés funestes à l'humanité ; car on ne peut nier que les hommes, dont les lumières sont bornées, tiennent plus à leurs opinions relativement à la médecine, que ceux dont les connaissances sont étendues. Ce n'est qu'à l'ignorance ou à une sensibilité portée à l'excès, et qui tient aux maladies nerveuses, que l'on peut attribuer cet engouement presque général pour des chimères, qu'il est étonnant de voir prises pour des réalités dans un siècle aussi éclairé que le nôtre. Je pardonne aux anciens d'avoir avancé que Pyrrhus, connu par les cruautés qu'il exerça au siége de Troye, avait la vertu de guérir les hypochondriaques, en les touchant uniquement avec le gros orteil de son pied droit. Mais je ne puis sans étonnement voir de nos jours des hommes éclairés ajouter foi à ceux qui prétendent que l'extrémité de leurs doigts jouit d'une vertu semblable, qu'ils peuvent communiquer à d'autres corps. (1)

---

(1) Les raisons par lesquelles M. Bosquillon s'excuse dans ce dernier paragraphe d'avoir écrit en français, ne sont pas à l'abri de toute objection. Quelle que soit la langue dans laquelle seront écrits les livres de médecine élémentaire, *le public* ne les lira point. Ce ne sont pas de bonnes descriptions de maladies qui peuvent le tenter ; leur étude serait pour lui trop longue et trop pénible : il lui faut des recettes banales avec lesquelles il puisse combattre au hasard le nom des maux qu'il croit avoir reconnus. Ce n'est point non plus en *vulgarisant* la science, s'il est permis de s'exprimer ainsi, qu'on la justifiera aux yeux des personnes *peu instruites* qui l'accusent de rester stationnaire. Comment en effet apercevraient-ils les pas qu'elle a pu faire, ceux qui ignorent le point d'où elle est partie ? Quant aux *préjugés* qui règnent parmi les gens du monde relativement à la médecine, on peut les remplacer, mais non pas les détruire. Le peuple des médecins, qui fait toujours la majorité, n'en est lui-même que trop imbu ; et l'on sait qu'il est peu de préjugés qui n'aient eu long-temps cours en médecine comme des

vérités, avant de devenir populaires. Il en est tout autrement du magnétisme animal, auquel fait allusion en terminant M. Bosquillon. C'est du peuple aux médecins que cherche à s'élever ce moderne *pythisme* qu'une ardente philanthropie s'efforce d'accréditer, mais dont les miracles, toujours évidents pour ceux que favorise une foi robuste, s'évanouissent constamment devant la sage incrédulité des hommes les plus éclairés. (D. L.)

PRÉFACE

DE L'AUTEUR.

DONNER un corps de doctrine et de préceptes capables de diriger dans la pratique de la médecine, me paraît être une entreprise remplie de grandes difficultés ; et malgré une expérience de plus de quarante ans, jointe à beaucoup de lecture et de réflexions, ce n'est qu'avec une extrême méfiance que je me suis déterminé à mettre la main à un ouvrage de ce genre. Néanmoins j'ai cru que mon devoir, en qualité de professeur, exigeait que je fisse cette tentative, et je m'y suis engagé par les mêmes motifs que l'illustre Boerhaave a exprimés dans la préface de ses Institutions, de la manière suivante : *Simul enim docendo admotus eram, sensi, propriorum cogitatorum explicatione docentem plus proficere, quàm si opus ab alio conscriptum interpretari suscipit. Sua quippè optimè intelligit, sua cuique præ cæteris placent, undè clarior ferè doctrina, atque animata plerumque sequitur oratio. Qui verò sensa alterius exponit, infelicius sæpĕ numero eadem assequitur ; quumque suo quisque sensu abundat, multa refutanda frequenter invenit, undè gravem frustra laborem aggravat, minusque incitatâ dictione utitur.* On sait qu'il est non-seulement fort utile, mais même nécessaire aux étudiants qui veulent écouter les leçons d'un professeur, d'avoir un livre élémentaire : j'en ai désiré un pour moi-même; outre les raisons qui me sont communes avec le docteur Boerhaave, je me suis trouvé dans quelques circonstances particulières, qui ont été pour moi des motifs de plus d'entreprendre cet ouvrage.

Avant d'être nommé professeur de médecine pratique

3.

dans l'université d'Edimbourg ; j'avais donné des leçons cliniques dans l'hôpital royal, qui m'avaient mis à portée d'exposer les idées qui me paraissaient les mieux fondées, tant sur la nature que sur le traitement des maladies que j'avais eu occasion d'observer. Mais je m'aperçus bientôt que l'on regardait ma doctrine comme une doctrine nouvelle, et qui m'était particulière ; en conséquence, elle fut sévèrement critiquée par ceux qui ayant été long-temps avant élevés dans le système de Boerhaave, continuaient de croire que ce système n'exigeait aucun changement et ne pouvait être perfectionné. Je m'aperçus aussi que mes principes étaient fréquemment rejetés par des personnes qui n'en avaient que des notions imparfaites, ou qui ne paraissaient pas les comprendre parfaitement; c'est pourquoi dès que je fus chargé de donner un cours plus complet de médecine pratique, je crus qu'il était nécessaire de publier un livre élémentaire, autant pour l'avantage de mes auditeurs que pour mettre le public à même de me donner son opinion avec plus de connaissance de cause, et pouvoir d'après le jugement qu'il porterait, défendre ma doctrine ou la rectifier : tels furent les motifs qui m'ont déterminé à hasarder les premiers volumes que j'ai déjà publiés ; l'utilité dont ils ont été à mes auditeurs, comme le prouve l'expérience de plusieurs années, me détermine aujourd'hui à donner une nouvelle édition de cet ouvrage : j'ose espérer qu'il sera non-seulement plus correct dans beaucoup de parties, mais même plus complet et plus concis dans tout son ensemble.

J'avais particulièrement destiné la première édition de cet ouvrage à l'usage de ceux qui suivaient mes leçons ; néanmoins je lui ai donné dès lors, pour les raisons que j'ai exposées ci-dessus, plus d'étendue que n'en ont communément les livres élémentaires; et dans les différentes éditions que j'ai eu occasion de publier depuis, j'ai toujours tenté de le rendre plus complet et de comprendre beaucoup de choses en peu de mots. A cet égard, j'ai lieu de croire que l'on trouvera cette nouvelle édition plus convenable pour l'usage général, et plus capable de satisfaire tous ceux qui croient encore pouvoir s'instruire par la lecture de pareils traités.

En donnant mon ouvrage ainsi perfectionné, avec l'espoir qu'il ne sera pas moins utile au public qu'à mes élèves, je dois observer qu'il offre un système nouveau à beaucoup d'égards. Je crois, en conséquence, qu'il est non-seulement convenable, mais même nécessaire, d'expliquer ici sur quel fondement et d'après quelles considérations je me suis déterminé à embrasser ce système.

Je pense, en premier lieu, que, dans toutes les sciences où l'on acquiert journellement de nouveaux faits, d'où résultent de nouvelles réflexions propres à rectifier les principes qui étaient adoptés avant, il est nécessaire de réformer et de renouveler de temps en temps la doctrine entière, afin d'y joindre toutes les additions et les corrections qu'on y a faites, et dont elle est devenue susceptible. Or, quiconque pense véritablement d'après lui-même, et connaît les systèmes qui ont été généralement admis jusqu'à présent, sera facilement convaincu que la médecine se trouve actuellement dans ce cas. Mais, tandis que je fais des tentatives pour opérer cette réforme, je pense qu'on me permettra, et qu'il est même nécessaire, de faire quelques remarques sur les principaux systèmes de médecine qui ont été particulièrement adoptés en Europe de nos jours : je crois aussi devoir donner une idée de l'état actuel de la médecine, et examiner quelle influence ont eue sur elle ces différents systèmes. J'espère que ces remarques pourront être de quelque utilité à ceux qui tâchent de perfectionner leurs connaissances par la lecture.

La pratique de la médecine est-elle susceptible de rai-

sonnement, ou doit-elle être uniquement fondée sur l'expérience ? Cette question a été depuis long-temps un objet de
dispute, et n'est pas encore décidée; néanmoins je ne m'en
occuperai pas ici, parce que j'ose assurer que presque dans
tous les temps, la pratique de la médecine a été et est encore chez tous les hommes, fondée plus ou moins sur certains principes qui sont des conséquences du raisonnement.
C'est pourquoi, en essayant de tracer le tableau de l'état actuel de la médecine, je me bornerai à rendre compte des
opinions qui ont servi de base aux principes les plus généralement admis dans les derniers temps, ou qui peut-être le
sont encore en Europe.

Après plusieurs siècles de ténèbres, qui avaient presque
entièrement détruit l'ancienne littérature, lorsque les sciences fleurirent de nouveau dans le quinzième siècle, des causes
que personne n'ignore firent que les médecins ne connurent
que le système de Galien seul; et, pendant le cours du
siècle suivant, leur étude fut presque entièrement bornée à
expliquer et à confirmer cette doctrine (1). Il est vrai que,
dès le commencement du seizième siècle, le fameux Paracelse jeta les fondements du système chimique diamétralement opposé à celui de Galien : l'efficacité des médicaments
employés par Paracelse et ses sectateurs, détermina un grand
nombre de médecins à adopter leur système; mais les sys

_____

(1) Les principales et presque les seules connaissances médicales
que l'on ait eues en Europe jusqu'à cette époque, y avaient été apportées par les Arabes. Lors de la prise de Constantinople, vers
le milieu du quinzième siècle, plusieurs Grecs lettrés, en se réfugiant en Italie, firent naître dans cette contrée, et bientôt dans
toute l'Europe, le goût de leur langue et le désir de connaître leurs
écrivains. Les ouvrages de Galien fixèrent alors l'attention des
médecins : ils s'étonnèrent d'y retrouver toutes les connaissances
médicales dont jusque-là ils faisaient honneur aux Arabes, et ne
ardèrent pas enfin à adopter sa doctrine. (B.)

tématiques continuèrent à suivre particulièrement Galien, et restèrent en possession des écoles jusqu'au milieu du dix-septième siècle. Il est inutile d'entrer ici dans un plus grand détail relativement au sort qu'eurent ces deux sectes opposées ; car il n'y a qu'une seule circonstance qui les concerne qui me paraît mériter d'être indiquée ; c'est que dans les écrits que chacun de leurs différents partisans publia, les raisons qu'ils donnent pour tâcher d'expliquer les phénomènes que présenté la santé ou la maladie, roulent entièrement sur l'état des fluides.

Tel fut l'état de la médecine jusque vers le milieu du dix-septième siècle ; alors la circulation du sang commença à être généralement connue et admise. Cette découverte, conjointement avec celle du réservoir du chyle et du canal thorachique, anéantit enfin le système galénique. Vers la même époque, il s'était fait une grande révolution dans le système de la philosophie naturelle. Pendant le cours du dix-septième siècle, Galilée introduisit le raisonnement mathématique ; et le chancelier Bacon proposa la méthode de l'induction, ce qui détermina à observer les faits et à faire des expériences. On pourrait croire que ces nouvelles manières de philosopher influèrent promptement sur l'état de la médecine ; néanmoins ses progrès furent lents. La connaissance de la circulation conduisit nécessairement à examiner le système organique dans les animaux, et à en donner une idée plus juste ; ce qui ensuite donna lieu d'appliquer la mécanique à l'explication des phénomènes de l'économie animale. On adopta en conséquence cette manière de raisonner sur cet objet, et elle a continué à être de mode jusqu'à nos jours. On peut encore, à plusieurs égards, en faire usage ; mais il est aisé de démontrer qu'elle ne peut, et que jamais elle ne pourra, servir généralement à expliquer les phénomènes de l'économie animale. C'est pourquoi je vais considérer les autres

circonstances qui ont le plus contribué à former le système
actuel de la médecine.

On peut, dans cette vue, remarquer que, jusqu'à l'époque dont je viens de faire mention, chaque médecin, soit
galéniste, soit chimiste, était tellement accoutumé à considérer l'état et la condition des fluides, tant comme cause
des maladies, que comme servant de fondement pour expliquer l'action des médicaments, que la *pathologie*, que l'on
peut nommer *humorale*, continua encore à constituer une
grande partie de chaque système ; néanmoins on s'aperçut
bientôt que la chimie promettait des explications bien plus
satisfaisantes que ne l'avaient fait la philosophie galénique
ou péripatéticienne. C'est pourquoi, dès que l'on eut entièrement abandonné la dernière, on adopta partout les raisonnements fondés sur la chimie. Le chancelier Bacon avait
observé long-temps avant, avec sa sagacité ordinaire, que
la chimie promettait un grand nombre de faits, et il lui
avait donné par-là du crédit. La philosophie corpusculaire,
rétablie en même temps par Gassendi, s'alliait facilement
avec les raisonnements des chimistes ; et celle de Descartes
s'accordait fort bien avec ces deux différentes doctrines :
toutes ces circonstances contribuèrent à faire adopter une
pathologie humorale, et particulièrement chimique, qui
domina presque généralement jusqu'à la fin du dernier siècle, et qui a même continué jusqu'à nos jours à avoir la plus
grande part dans les systèmes dominants.

Il faut cependant observer ici que, vers le commencement de ce siècle, où chaque partie de la médecine acquit
plus de perfection et devint plus correcte, on vit dans les
écrits de Stahl, d'Hoffmann et de Boerhaave, trois systèmes
de médecine nouveaux et fort différents, lesquels ont depuis
beaucoup influé sur la manière de se conduire dans la pratique. C'est pourquoi, afin de donner une idée plus juste
de l'état actuel de la médecine, je vais faire quelques re-

marques sur ces trois systèmes , tâcher d'indiquer les avantages ainsi que les inconvénients de chacun, et le crédit dont ils jouissent encore, ou que, suivant ma manière de voir, ils peuvent mériter.

Je commencerai par le système de Stahl, qui, je crois, parut le premier, et fut long-temps le système le plus en vogue en Allemagne.

Le premier principe de ce système, et celui qui en fait la base, c'est que l'âme rationnelle de l'homme gouverne toute l'économie de son corps. Les médecins ont observé de tout temps qu'il existe en nous une puissance ou un état particulier, à l'aide duquel, dans beaucoup de cas, la machine résiste aux injures qui la menacent, et qui, dans quantité d'occasions, corrige ou écarte également les désordres qui y sont produits par une cause externe, ou qui y prennent naissance. Les médecins ont très-anciennement attribué, d'après une idée vague, cette puissance à un agent existant dans la machine, qu'ils ont désigné sous le nom de *nature ;* et depuis les temps les plus reculés jusqu'à ce jour, on a continué de se servir dans les écoles de médecine de cette expression: *Vis conservatrix et medicatrix naturæ (puissance conservatrice et médicatrice de la nature).*

Il est évident que Stahl a fondé son système sur la supposition, que la puissance de la nature, dont on a tant parlé, réside entièrement dans l'âme rationnelle. Il suppose que l'âme agit souvent indépendamment de l'état du corps, et que, sans aucune nécessité physique dépendante de cet état, elle agit par sa seule intelligence ; dès qu'elle s'aperçoit qu'une puissance délétère menace le système, ou qu'il s'y forme quelque maladie, elle excite tout à coup dans le corps des mouvements capables d'arrêter les suites nuisibles ou pernicieuses qui pourraient avoir lieu. Plusieurs de mes lecteurs penseront peut-être qu'il était à peine nécessaire de faire mention d'un système fondé sur une hypothèse aussi imaginaire ; mais souvent on reconnaît tellement l'apparence d'une intelligence et d'un dessein marqué dans les opérations de l'économie animale, que beaucoup de personnes célèbres, telles que Perrault en France, Nichols et Mead en Angleterre, Porterfield et Simson en Ecosse, et Gaubius en Hollande, ont soutenu cette opinion avec vigueur ; en conséquence, elle mérite certainement quelque attention. Mais il n'est pas nécessaire que j'entreprenne ici de la réfuter. Hoffmann l'a fait complétement dans son commentaire, *de differentiâ inter Hoffmanni doctrinam medico-mechanicam et G. E. Stahlii medico-organicam* ; de plus, Boerhaave et Haller, sans être partisans du matérialisme, ont soutenu une doctrine fort opposée à celle de Stahl.

J'ai fait quelques objections contre cette même doctrine dans ma Physiologie ; je me contenterai d'ajouter ici, que, si l'on considère ce qu'ont dit Nichols, dans son discours *de animâ medicâ*, et Gaubius, dans quelques endroits de sa Pathologie, on s'apercevra qu'en admettant un gouvernement de l'économie animale aussi capricieux que ces auteurs le supposent dans quelques cas, cela nous conduirait tout à coup à rejeter les raisonnements physiques et mécaniques dont on pourrait faire usage, pour expliquer les différentes fonctions du corps humain. Stahl lui-même paraît l'avoir prévu ; car dans la préface qu'il a ajoutée au *Conspectus therapeiæ specialis* de Juncker, il reconnaît que son principe général n'est nullement nécessaire ; ce qui est réellement avouer qu'il n'est compatible avec aucun corps de doctrine propre à nous diriger dans la pratique. J'aurais pu, d'après cela, rejeter tout d'un coup le principe de Stahl ; mais j'ajouterai qu'il est même dangereux de mettre un pareil principe en avant. Car, malgré ce que Stahl a dit dans le passage que je viens de citer, j'ai observé que ce médecin et ses sectateurs s'étaient particuɖèrement dirigés dans toute leur pratique , d'après leur principe général. Pleins de confiance dans l'attention constante et dans la sagesse de la nature , ils ont proposé *l'art de guérir par expectation*, et n'ont, en conséquence, indiqué, en général, que des remèdes frivoles et sans action; ils se sont vivement opposés à l'usage de quelques-uns des plus efficaces, tels que l'opium et le quinquina ; enfin ils ont été très-réservés sur l'emploi des remèdes généraux, tels que la saignée, les vomitifs, etc.

Ces remarques, sur un système que l'on peut regarder aujourd'hui comme abandonné ou négligé , pourront paraître superflues ; mais, j'ai voulu en donner cette esquisse afin de pouvoir porter mes vues un peu plus loin , et saisir cette occasion d'observer que, de quelque manière que nous expliquions ce qu'on appelle les opérations de la nature, il me semble que la doctrine générale de *la nature médicatrice* , la méthode hippocratique de guérir si vantée (1), a souvent eu de très-pernicieuses influences sur la pratique de la médecine ; elle a conduit ceux qui l'ont adoptée à suivre une pratique faible et sans action, ou les a déterminés à y persister ; elle les a en même temps découragés ou elle a arrêté toutes leurs tentatives. Huxham observe, avec raison , que cette doctrine a produit cet effet sur Sydenham lui-même. Il est vrai qu'elle peut quelquefois arrêter les imprudences des praticiens hardis et ignorants ; mais il est certain qu'elle est l'origine de cette circonspection outrée et de cette timidité , qui de tout temps ont déterminé les médecins à s'opposer à l'introduction des remèdes nouveaux et efficaces. L'opposition que les médicaments tirés de la chimie ont éprouvée dans le seizième et

---

(1) *Voyez* la note du § XXXVIII, et la page 19 du discours préliminaire.

le dix-septième siècle, et la célèbre condamnation de l'antimoine par la faculté de médecine de Paris (1), doivent

____

(1) Ce que dit M. Cullen du décret de la Faculté de médecine de
Paris, relativement à l'antimoine, prouve qu'il est du nombre de
ceux qui ne sont pas bien au fait des contestations qui se sont élevées à ce sujet ; j'ai cru, en conséquence, devoir en tracer ici l'histoire. J'ai consulté M. de Villiers, mon confrère, généralement
connu par l'étendue de ses connaissances, pour avoir la notice des
différentes pièces qui la concernent ; il s'est prêté à ma demande
avec un zèle qui caractérise son amour pour l'art qu'il professe, et
son attachement pour le corps dont il est membre. Il m'a donné
une note très-savante et très-détaillée, qu'il ne m'a pas été possible
d'insérer en entier, parce qu'elle est trop longue ; mais je vais en
donner un extrait qui suffira, à ce que je crois, pour remplir l'objet
que je me propose.

L'usage interne du régule d'antimoine (antimoine des chimistes
modernes) a été inconnu aux anciens ; peut-être ont-ils quelquefois employé l'antimoine natif (sulfure d'antimoine), comme on
pourrait le conjecturer d'après ce que dit Galien du tetragonon
d'Hippocrate, et d'après ce que l'on trouve dans Dioscoride, qui
rapporte que l'on mêlait l'antimoine avec l'élatérium et le sel en
suffisante quantité pour noircir le mélange, que l'on unissait avec
de l'eau pour en former des bols.

Il nous suffit d'observer que Basile Valentin, bénédictin alle-
mand, est le premier qui, dans le quatorzième siècle, a vanté les
vertus purgatives de l'antimoine, et que Paracelse, long-temps
après, prétendit en avoir découvert une préparation fort active,
dont il fit un secret. Néanmoins, d'après les observations que rapporte Matthiole, liv. v, chap. LIX, il est constant que cette découverte, qui n'était autre chose que le verre d'antimoine (oxide
d'antimoine sulfuré vitreux), fut bientôt connue ; car dans le temps
où il écrivait, c'est-à-dire dans le milieu du seizième siècle, ce remède était déjà recommandé par un grand nombre de médecins,
dans la manie, la mélancolie, les coliques et les maladies les plus
rebelles. Handschius s'étant guéri de la peste, en prenant trois

particulièrement être attribuées à ces préjugés, que les médecins français n'ont entièrement secoués qu'environ

---

grains de cette préparation, en fit de grands éloges à André Gallus, Médecin de Trente, et le détermina à en prendre la même dose, mêlée avec du sucre rosat et du mastic, pour une seule prise, ce qui le fit évacuer énormément et le guérit d'une maladie qui avait résisté à tous les remèdes connus. Matthiole ajoute qu'en 1562 et 1563, la Bohême étant ravagée par la peste, on y employa fréquemment ce remède avec succès. Il vit même un mélancolique à qui l'on en prescrivit douze grains, et qui guérit, quoique cette dose fût énorme, comme il l'observe : un grand nombre de médecins employaient en Italie la même préparation. Elle fut aussi dès lors administrée à Paris, où, suivant le rapport de Grevin, on la prenait de toutes mains.

Louis de Launay, médecin de la Rochelle, est le premier connu dans l'histoire de cette fameuse querelle qui dura cent vingt ans ; il essuya, en 1560, la censure de la Faculté, au rapport de M. l'avocat-général Servin, suivi de l'arrêt contre Paulmier. De Launay écrivit en 1564, pour se défendre des fausses accusations dont on l'avait chargé. Jacques Grevin le réfuta en 1566, et prétendit que l'antimoine, *dans l'état où on le donnait*, était un poison : il parlait du verre d'antimoine, et avec connaissance de cause, parce qu'en ayant pris trois grains, il avait manqué d'en être la victime. Il convenait que ce remède avait guéri beaucoup de monde ; mais il ajoutait qu'il en avait aussi tué beaucoup, d'où il concluait, avec raison, qu'il fallait trouver une meilleure manière de le préparer. Ces mêmes motifs déterminèrent le décret de la Faculté de Paris. De Launay fit une réplique à Grevin, qui y répondit en rapportant le sentiment de plusieurs médecins célèbres contre l'antimoine, et le décret dont nous venons de parler, qui avait été rendu le 30 juillet 1566, et dans lequel il est fait mention d'un mémoire présenté à M. l'avocat du roi ; ce qui a donné lieu de croire, mal à propos, que ce décret avait été confirmé par un arrêt du parlement.

Les troubles occasionés par l'antimoine cessèrent jusqu'en 1603 ; alors Joseph Duchesne, connu sous le nom de Quercetan, donna son livre *De priscorum philosophorum veræ medicinæ materiâ*.

cent ans après ; il faut aussi remarquer la'réserve que cette
méthode produisit chez Boerhaave , relativement à l'usage

Plusieurs médecins célèbres, et surtout Riolan père, furent indi_
gnés de s'y voir traités avec beaucoup de familiarité. L'antimoine
et Paulmier eurent à en souffrir : ce dernier s'était déjà attiré un
décret en 1591, pour avoir voulu faire des leçons aux apothicai-
res, et il donna lieu à un second, le 13 août 1603, dans une as-
semblée tenue contre ceux qui consultaient avec les charlatans et
les spagiriques, en avouant qu'il consultait avec Duchesne , son
ami , qui était regardé comme spagirique.

Quelques jours après parut le livre de Riolan père, intitulé
Apologia, où l'antimoine et Duchesne étaient maltraités : il fut
réfuté par Seguyn , Akakia, Hautin et Martin, qui se masquèrent
sous différents noms. Duchesne donna sa réponse en 1604, et elle-
fut suivie de plusieurs écrits pour et contre. L'émétique, quoique
proscrit, fut alors remis en vogue; mais on substitua au verre
d'antimoine donné en poudre, le vin émétique, comme il paraît
par ce que dit Riolan fils, pag. 8 de la préface de ses curieuses recherches sur la Faculté. Les frères de la Charité, qui, en 1602,
étaient venus d'Italie s'établir à Paris, furent alors les seuls qui
employèrent hardiment le verre d'antimoine, mêlé avec du sucre
en poudre ou en tablettes, pour guérir la colique des peintres ;
mais ils le déguisaient sous le nom de *mochlique* ou de *macaroni*,
peut-être à cause des disputes qui s'étaient élevées à son sujet.

Riolan père étant mort en 1606, les esprits furent tranquilles :
Duchesne s'était même réconcilié avec la Faculté ; mais, en 1609,
Paulmier publia son *Lapis philosophicus*, qui lui attira un décret
qui l'obligeait de se rétracter , sous peine d'être rayé. Loin d'y ac-
quiescer, il y répondit par une satire très - mordante et très-inju-
rieuse. La Faculté, ainsi maltraitée par un de ses membres, en de-
manda justice, et obtint un arrêt du parlement, le 6 juillet 1609,
qui mit l'appellation de Paulmier au néant. Ce docteur ne fut donc
pas rayé pour l'antimoine, mais pour son entêtement et son im-
pudence , et pour avoir manqué à la parole qu'il avait donnée à la
Faculté , lors du décret du 13 août 1605, de se conformer à ses
volontés.

du quinquina. On à publié dernièrement, sous le titre de *Constitutiones epidemicæ*, des notes posthumes sur la pra-

---

Néanmoins on s'était, pendant ce temps, occupé de recueillir des observations sur l'antimoine, et la préparation du vin émétique fut mise dans la première édition du Codex ou Pharmacopée publiée par la Faculté de Paris en 1638. Ce vin se préparait avec une once de foie d'antimoine * fait avec parties égales de nitre (nitrate de potasse) et d'antimoine (sulfure d'antimoine) détonnés , infusée dans deux livres de vin. On retrouve cette préparation dans l'édition de 1645. Ce ne fut qu'en 1648 que Gui Patin renouvela la querelle en faisant une critique outrée de l'antimoine, dans la traduction française qu'il donna de la thèse de Charles Guillemeau sur la saignée. Il suscita un procès à Jean Chartier, ce dernier gagna et eut la pluralité des voix de la Faculté pour lui. Il parut alors une foule d'écrits pour et contre avec une rapidité étonnante ; ce qui dura jusqu'en 1666, qu'intervint l'arrêt du parlement du 10 avril, en faveur du vin émétique, d'après le suffrage de quatre-vingt-douze docteurs sur cent deux énoncés dans le décret du 29 mars 1666. Blondel, le plus ardent ennemi de l'antimoine, voulut vainement s'opposer à l'arrêt; la Faculté en obtint un second, confirmatif du premier, le 8 mai 1668.

On doit conclure de cet exposé que 1° la Faculté a dû proscrire, en 1566, le verre d'antimoine, qui avait produit un grand nombre d'accidents funestes : il y a même lieu d'être étonné que l'on n'ait pas été plus circonspect sur l'usage de l'émétique jusqu'en 1734, où Claude-Joseph Geoffroy a donné, dans un mémoire lu à l'Académie royale des sciences, la première préparation que l'on puisse regarder comme constante et sûre.

2° La Faculté n'a défendu ce remède que pour arrêter les abus étonnants que l'on en faisait dans le public. Chacun de ses membres le prescrivait en particulier lorsqu'il le croyait absolument nécessaire. Grevin lui-même en avait pris avant 1566. En 1603, il n'y avait que Riolan père contre l'antimoine. La plupart le préparaient et le donnaient eux-mêmes à leurs malades. Bineteau

---

* Mélange de sulfate et de sulfure de potasse avec l'oxide d'antimoine sulfuré. (D. L.)

tique particulière du baron van Swieten ; l'éditeur observe, avec raison, que l'on y voit très-rarement le quinquina employé dans les fièvres intermittentes ; et nous savons très-bien d'où venait cette réserve de van Swieten.

Je pourrais aller plus loin, et montrer combien l'attention
à l'*autocratie*, adoptée sous une forme quelconque par les
différentes sectes, a été préjudiciable à la pratique de tous
les médecins, depuis Hippocrate jusqu'à Stahl. Il est donc
suffisamment évident, et ce sera ma dernière observation sur
ce sujet, que, quoiqu'on doive nécessairement reconnaître
comme un fait la *puissance médicatrice de la nature*, on ne
peut jamais admettre ce principe, sans jeter de l'obscurité
sur notre système ; et nous ne devons l'adopter dans la pratique, que lorsque l'impuissance de notre art est très-évidente et très-considérable.

Je finirai mes remarques sur le système de Stahl, par

---

1 (dans sa *Saignée réformée*, imprimée en 1656), a voulu parier que
Gui Patin, l'ennemi le plus outré de l'antimoine, en donnait se-
crètement ; et la Faculté dit avoir prouvé ce fait au parlement,
dans sa deuxième défense de 1663. Il n'est pas possible de soupçonner la Faculté d'avoir admis le vin émétique dans son Codex,
sans l'avoir bien connu, et sans qu'il ait eu la pluralité des suf-
frages. Mais ce qui doit surprendre, c'est que des médecins de la
Faculté aient osé donner l'émétique, à des doses effroyables, cent
cinquante ans avant d'en connaître la bonne préparation. On trouve,
page 28 de la seconde défense de la Faculté contre Blondel, qu'ils
ajoutaient communément à une médecine purgative, pour une seule
prise, deux onces de vin d'antimoine, et même jusqu'à trois ou
quatre onces. Or, on sait que cette préparation est très-infidèle ; la
dose du crocus (oxide d'antimoine sulfuré) ou du verre d'antimoine
qui s'y dissout ne peut s'apprécier, parce qu'elle dépend de la
quantité du tartre du vin (tartrate acidule de potasse), qui varie
d'une année à l'autre. On devrait, en conséquence, rejeter le vin
émétique de toutes les pharmacopées.

observer, en peu de mots, que sa doctrine n'était pas uniquement fondée sur l'*autocratie*, mais qu'elle supposait encore une disposition particulière du corps et des maladies
qui les rendait susceptibles de remèdes, lesquels, étant su-
bordonnés à la puissance et à la direction de l'ame, agissaient sur l'organisation et sur les parties constituantes du
corps, de manière à procurer la guérison. D'après ces idées,
la pathologie de Stahl roulait entièrement sur la pléthore et
la cacochymie. C'est relativemént à la première, que les Stah-
liéns firent particulièrement une application vraiment extra-
vagante de leur doctrine de l'*autocratie*. Quant à la cacochymie, ils se sont enveloppés dans une pathologie humorale, de même que les médecins systématiques qui les ont
précédés, et ils y ont joint une théorie tellement défectueuse
qu'elle ne mérite pas aujourd'hui que l'on y fasse la moindre
attention. Néanmoins, avant que de finir mes observations
sur le système de Stahl, je dois remarquer que les partisans
de ce système étudiaient avec beaucoup de soin la marche
de la nature, qu'ils ont été, en conséquence, très-attentifs
à observer les phénomènes des maladies, et que leurs écrits
contiennent beaucoup de faits que l'on ne trouve pas ailleurs.

La doctrine de Stahl était généralement reçue dans l'université de Halle, lorsque Hoffmann, professeur dans la même
université, proposa un système très-différent, dans lequel il
admettait un grand nombre de principes mécaniques, carté-
siens et chimiques, tirés des systèmes qui avaient paru avant
le sien. Il est, à cet égard, inutile d'observer de quelle manière il modifia les principes de ses prédécesseurs; car les
améliorations qu'il y fit ne furent nullement considérables,
et il n'en reste rien aujourd'hui. La valeur réelle de ses ouvrages, si l'on en excepte les passages que je vais citer, consiste entièrement dans la grande quantité de faits qu'ils contiennent. Le mérite d'Hoffmann et de ses écrits est d'avoir fait,
ou plutôt suggéré une addition au système médical qui mérite

singulièrement notre attention. Je ne puis en rendre compte plus clairement, qu'en rapportant les paroles même de l'auteur. Dans sa médecine rationnelle systématique, t. 3, § 1, chapitre iv, il a donné sa *genealogia morborum ex turbato solidorum et fluidorum mechanismo ;* et dans le quarante-septième et dernier paragraphe de ce chapitre, il résume sa doctrine dans les termes suivants : *Ex hisce autem omnibus uberius hactenus excussis, per quam dilucidè apparere arbitror, quod solus spasmus et simplex atonia, æquabilem liberum ac proportionatum sanguinis omnisque generis fluidorum motum, quibus excretionum successus et integritas functionum animi et corporis proximè nititur, turbando ac pervertendo, universam vitalem œconomiam subruant ac destruant ; atque hinc universa pathologia longè rectiùs atque faciliùs ex vitio motuum microcosmicorum in solidis, quàm ex variis affectionibus vitiosorum humorum, deduci atque explicari possit, adeòque omnis generis ægritudines internæ, ad præternaturales generis nervosi affectiones sint referendæ. Etenim læsis quocumque modo, vel nervis per corpus discurrentibus, vel membranosis quibusvis nervosis partibus, illico motuum anomaliæ, modò leviores, modò graviores subsequuntur. Deindè attenta observatio docet, motus quosvis morbosos principaliter sedem figere et tyrannidem exercere in nervosis corporis partibus, cujus generis præter omnes canales, qui systaltico et diastaltico motu pollentes, contentos succos tradunt, universum nimirum intestinorum et ventriculi ab œsophago ad anum canalem, totum systema vasorum arteriosorum, ductuum biliariorum, salivalium, urinariorum et subcutaneorum, sunt quoque membranæ nerveo-musculares cerebri et medullæ spinalis, præsertim hæc, quæ dura mater vocatur, organis sensoriis obductæ, nec non tunicæ illæ ac ligamenta, quæ ossa cingunt, artusque firmant. Nam nullus dolor, nulla inflammatio, nullus spasmus, nulla motûs et sensûs impo-*

*tentia , nulla febris , aut humoris ullius excretio , accidit ,
in quâ non hæ partes patiantur. Porrò etiam omnes , quæ
morbos gignunt causæ , operationem suam potissimùm per-
ficiunt in partes motu et sensu præditas , et canales ex his
coagmentatos , eorum motum , et cum hoc fluidorum cursum
pervertendo ; ita tamen , ut sicuti variæ indolis sunt , sic
etiam variè in nerveas partes agant , iisdem noxam affri-
cent. Demum omnia quoque eximiæ virtutis medicamenta ,
non tam in partes fluidas , earum crasin ac intemperiem
corrigendo , quàm potiùs in solidas et nervosas , earumdem
motus alterando ac moderando , suam edunt operationem :
de quibus tamen omnibus , in vulgari usque eo recepta morborum doctrina , altum est silentium.*

Il est vrai que le docteur Willis avait déjà posé les fondements de cette doctrine dans sa pathologie du cerveau et
des nerfs ; et Baglivi avait proposé un système de ce genre
dans son *specimen de fibrá motrici et morbosá.* Mais ces
auteurs n'avaient pas appliqué ce système d'une manière
étendue aux maladies , ou il était encore tellement enveloppé d'erreurs physiologiques, que l'on y fit peu d'attention.
Hoffmann fut le premier qui donna, sur ce sujet , un
système assez simple et clair , ou qui indiqua les moyens
d'en faire une application étendue, pour rendre raison des
maladies.

Il n'est pas douteux que les phénomènes de l'économie
animale , tant dans l'état de santé que dans celui de maladie , ne peuvent s'expliquer qu'en considérant l'état et
les affections des puissances motrices qui impriment le mouvement à toute la machine. Il me paraît étonnant que les
médecins aient été si long-temps sans s'en apercevoir ;
c'est, à mon avis , une obligation particulière que nous
avons à Hoffmann, de nous avoir mis sur la voie convenable pour observer ; et il paraît que les médecins sentent
de jour en jour la nécessité de suivre de plus en plus sa

méthode. C'est, sans doute, ce qui engagea le docteur Abraham-Kaauw Boerhaave à publier son ouvrage, intitulé : *Impetum faciens* ; et le docteur Gaubius à donner sa pathologie du *solidum vivum*. C'est aussi dans la même vue, que le baron van Swieten a cru nécessaire de faire, au moins dans un cas particulier, un changement considérable à la doctrine de son maître, comme on peut le voir dans son commentaire sur l'aphorisme 755. Le docteur Haller a beaucoup perfectionné cette partie de la physiologie, par ses expériences sur l'irritabilité et la sensibilité. Ces exemples, et beaucoup d'autres, particulièrement les écrits de M. Barthez, professeur de Montpellier, sont des preuves des progrès que l'on a faits dans l'étude des affections du système nerveux, et suffisent pour faire apercevoir combien nous sommes redevables à Hoffmann d'en avoir posé les fondements d'une manière si convenable. Néanmoins, ce sujet est rempli de difficultés : les lois du système nerveux, dans les différentes circonstances de l'économie animale, ne sont nullement déterminées ; ce travail même a paru, à un grand nombre, un mystère impénétrable, faute d'y apporter une attention suffisante, et faute d'observer dans la vue de former un corps de doctrine sur cet objet. Par conséquent, il ne faut pas être étonné que, dans une matière aussi difficile, le système d'Hoffmann soit resté imparfait et défectueux, et qu'il ait eu moins d'influence qu'on ne devait l'espérer sur les écrits et la pratique des médecins qui ont paru depuis. Hoffmann même n'a pas donné à sa doctrine fondamentale, dans l'application qu'il en a faite, une étendue aussi considérable qu'il aurait pu le faire ; et il y a partout entremêlé une pathologie humorale qui n'est ni moins défectueuse, ni moins hypothétique qu'aucune autre. Il différait de Stahl, son collègue, dans les principes fondamentaux de son système ; mais il n'est que trop évident qu'il était vivement infecté des erreurs de Stahl, sur la pléthore et la cacochymie, comme on peut l'observer dans tout le cours de son ouvrage, et particulièrement dans son chapitre *de morborum generatione ex nimiâ sanguinis quantitate et humorum impuritate.*

Il est inutile de m'arrêter plus long-temps sur le système d'Hoffmann. Je vais proposer quelques remarques sur celui de Boerhaave, contemporain des deux premiers et qui s'est fait une plus grande réputation dans toute l'Europe, et notamment dans la partie du monde que nous habitons.

Le docteur Boerhaave était un homme d'une érudition universelle : en s'appliquant à la médecine, il en a si soigneusement étudié les branches auxiliaires, telles que l'anatomie, la chimie et la botanique, qu'il excella dans chacune. Il paraît avoir étudié avec beaucoup de courage et d'assiduité, tous les écrits des médecins anciens et modernes, pour donner un corps de doctrine ; et, sans se laisser prévenir en faveur d'aucun système, il a fait ses efforts pour choisir, avec candeur et vérité, ce qu'il y avait de meilleur dans chacun. Doué d'un génie propre à rassembler un grand nombre de faits sous un même point de vue, il donna un système supérieur à tous ceux qui avaient paru jusqu'alors. La vaste étendue de son plan, la liaison parfaite que l'on crut apercevoir dans toutes les parties de son système, donnèrent lieu de croire qu'il avait enrichi et perfectionné tout ce qui avait été dit avant lui. L'extrême clarté et l'élégance avec lesquelles il développait sa doctrine dans ses leçons, lui acquirent bientôt la plus grande réputation, et aucun système ne fut plus généralement adopté depuis le temps de Galien. Quiconque considérera les talens de Boerhaave, et pourra comparer son système avec ceux des écrivains qui l'ont précédé, sera contraint de reconnaître qu'il était très-digne de la réputation qu'il avait acquise, et que son système méritait, relativement au temps où il a écrit, la considération dont il a joui.

Mais on ne devait pas s'attendre qu'aucun système pût se soutenir aussi long-temps que l'a fait celui de Boerhaave, dans le cours d'un siècle occupé de recherches en tout genre, et rempli d'activité. Le savant commentaire de van Swieten, sur le système pratique de Boerhaave, n'a été fini que depuis quelques années ; mais quoique ce commentateur ait ajouté un grand nombre d'observations, et fait quelques corrections, il n'a nullement perfectionné l'ensemble de la doctrine, si ce n'est dans le passage que nous avons cité plus haut. Il est même étonnant que Boerhaave, qui a vécu quarante ans après avoir publié son système, y ait à peine, pendant tout ce temps, fait quelques corrections ou quelques additions. Le changement le plus remarquable, est le suivant, qui se trouve dans l'aphorisme 755 : les paroles, *forte et nervosi*, *tam cerebri quam cerebelli cordi destinati inertia*, ne se lisent pas dans les trois premières éditions. Tout médecin doit sentir quel changement l'on pouvait faire d'après cette idée dans la théorie de Boerhaave.

Lorsque je commençai à me livrer à l'étude de la médecine, le système de Boerhaave fut le seul auquel je m'appliquai. Je le trouvai même dans sa plus grande vigueur, lorsque je fus nommé professeur dans l'université d'Edimbourg. Comme j'ai lieu de croire qu'il conserve encore ailleurs son crédit, et que l'on n'en a présenté au public aucun autre qui jouisse de quelque réputation, il me paraît indispensable d'indiquer en particulier les imperfections et les défauts de la théorie de Boerhaave, afin de prouver combien il est convenable et nécessaire de tenter d'en former une nouvelle.

L'exécution de cette entreprise, si je voulais m'étendre, autant que ce sujet peut le comporter, m'entraînerait dans un détail dont cette préface n'est guère susceptible, et qui d'ailleurs, serait, je pense, superflu, parce que tout homme instruit, qui a une légère connaissance de l'état actuel de la médecine, doit, dans beaucoup de cas, s'apercevoir des imperfections de cette théorie. Je ne m'arrêterai donc qu'aux grands principes du système de Boerhaave, et j'ose me flatter que les remarques que je vais présenter au lecteur, suffiront pour faire sentir les erreurs et les défauts qui règnent dans tous ses ouvrages.

Le traité de Boerhaave, sur les maladies des solides simples, est, en apparence, très-clair et très-conséquent, et il est certain qu'il le regardait comme sa doctrine fondamentale ; mais autant que je puis en juger, il n'est ni exact, ni susceptible d'une application étendue. Je ne dirai rien de son opinion futile, et peut-être erronnée, sur les solides qu'il prétend être composés de terre et de gluten ; je ne m'arrêterai pas à son erreur sur la structure des membranes composées ; ni au peu d'attention qu'il a fait à l'état du tissu cellulaire : il est évident que toutes ces circonstances rendent sa doctrine imparfaite ; j'insisterai seulement sur ce que l'ensemble ne peut que très-imparfaitement servir à expliquer les phénomènes que l'on observe dans l'état de santé ou de maladie. Le relâchement, ou la rigidité de la fibre simple, a véritablement lieu dans différentes périodes de la vie, et peut même, dans certaines occasions, devenir une cause de maladie : mais je présume que l'état de la fibre simple n'est susceptible de changement, ou ne change réellement, que dans un petit nombre de cas ; et qu'il y en a quatre-vingt-dix sur cent, où les phénomènes attribués à un pareil changement, dépendent certainement de l'état du *solidum vivum* : circonstance qui paraît avoir échappé à Boerhaave, car il n'en fait mention dans aucun de ses ouvrages. Il est inutile de m'arrêter à prouver combien ceci met en évidence les défauts et les imperfections de son système. L'ouvrage du savant docteur Gaubius, que j'ai cité plus haut, et un grand nombre d'autres traités écrits depuis peu, indiquent suffisamment les défauts et les imperfections de Boerhaave, relativement à cet objet.

Boerhaave a tenté, après avoir considéré les maladies des solides, d'expliquer les affections les plus simples des fluides. La doctrine qu'il a donnée à ce sujet sur l'acide et l'alcali, est plus exacte que celle qu'on avait proposée avant lui: néanmoins, on y trouve beaucoup d'imperfections en l'examinant de près. Il est vrai que nous avons acquis depuis une connaissance plus exacte de la digestion, qui suffit au moins pour nous convaincre qu'il en faut encore une beaucoup plus étendue, pour nous mettre en état de comprendre comment les aliments se transforment en fluides animaux. Quoique le docteur Boerhaave ne soit tombé dans aucune erreur considérable, relativement à l'acidité morbifique contenue dans l'estomac, il ne lui était pas possible d'être complet sur cet objet; et il semble s'être entièrement trompé dans l'idée qu'il avait des effets de l'acidité sur la masse du sang: cette dée ne s'accorde même nullement avec ce qu'il a dit ailleurs.

Sa doctrine sur l'alcali est un peu mieux fondée; mais il l'a peut-être portée trop loin. La disposition à l'alcalescence et à la putréfaction, ainsi que les autres changements qui peuvent avoir lieu dans les fluides animaux, sont des objets particuliers couverts de ténèbres profondes, sur lesquels on pourra par conséquent disputer encore long-temps.

Un autre point particulier sur lequel la doctrine de Boerhaave me semble imparfaite et peu satisfaisante, est relatif à ce qu'il a dit, *de glutinoso spontaneo*. Les causes qu'il en assigne ne sont nullement vraisemblables, et il est rare qu'on en puisse réellement prouver l'existence. Quelques-unes des preuves qu'il rapporte pour démontrer l'existence du *phlegma calidum*, sont évidemment fondées sur une erreur relative à ce qu'on appelle la croûte inflammatoire (*voy.* le commentaire de van Swieten, pag 96); et les nombreuses observations que cite Boerhaave, pour prouver l'existence du *glutinosum* dans le corps humain (*voyez* aph. 75), ne sont toutes que des exemples d'amas ou de concrétions, que l'on trouve hors du cours de la circulation.

On sera, je crois, forcé de convenir que le système de Boerhaave est non-seulement défectueux et imparfait, mais même erronné et propre à induire en erreur, si l'on considère en outre l'insuffisance de sa doctrine, concernant l'état des fluides animaux et les changements différents qu'ils subissent, et si l'on examine combien de fois ce médecin et ses sectateurs ont supposé l'acrimonie ou la lenteur des fluides, tant comme causes de maladies, que pour diriger leur traitement. Néanmoins, on ne peut nier que les fluides du corps humain n'éprouvent différents changements morbifiques, d'où peuvent primitivement dépendre les maladies; mais on me permettra de soutenir que l'on connaît rarement la nature de ces changements, et que l'on sait encore moins quand ils ont lieu. Les raisonnements, relatifs à ces changements, ont été presque tous purement hypothétiques; en conséquence, ils n'ont nullement contribué à perfectionner la pratique médicale, et ils y ont souvent introduit des erreurs. Leurs funestes effets ont été particulièrement de détourner notre attention des mouvements du système animal, et de nous empêcher de les étudier. C'est cependant de la nature de ces mouvements, que dépendent les causes les plus certaines et les plus générales des phénomènes des maladies. Si l'on considère enfin que Boerhaave n'a presque fait aucune attention à l'état des puissances motrices, et qu'il a donné la préférence à une pathologie humorale hypothétique, qui se reconnaît évidemment dans toutes les parties de son système, on sera nécessairement convaincu des grands défauts de ce système, et on reconnaîtra la nécessité d'en chercher un autre plus correct (1).

---

(1) Les grands progrès de la chimie dans ces derniers temps, n'ont fait que confirmer ce jugement de Cullen sur Boerhaave; et quoiqu'ils aient beaucoup ajouté à nos connaissances sur la nature des changements que produisent dans la composition des fluides du

Après cet aperçu général de la doctrine de Boerhaave, il est inutile d'entrer dans des détails particuliers. J'ajouterai qu'il n'y a presque pas de pages dans les aphorismes, où il ne se trouve quelque erreur ou quelque chose à désirer : néanmoins, on doit peut-être les attribuer plutôt au temps où il a vécu, qu'à Boerhaave lui-même ; car l'observation et l'expérience nous ont fait connaître depuis un grand nombre de faits nouveaux. C'est là certainement la raison la meilleure et la plus solide que l'on puisse donner de la nécessité de tenter un nouveau corps de doctrine : car quand on a acquis un grand nombre de faits qui étaient inconnus , il est nécessaire de les incorporer dans un système : c'est le moyen , non-seulement de perfectionner les objets particuliers, mais même d'en rendre l'ensemble plus complet, plus conséquent et plus utile ; car tout système doit être estimé à proportion du grand nombre de faits qu'il embrasse et rassemble sous un même point de vue ; et M. Quesnay ne pouvait faire un plus grand éloge du système de Boerhaave , qu'en disant qu'il présentait la *médecine collective*.

On m'objectera peut-être que le seul ouvrage utile que l'on puisse faire sur la médecine , est de rassembler tous les faits relatifs à l'art ; c'est-à-dire, tout ce que l'expérience nous a appris sur le traitement des maladies. Je suis entièrement de cet avis; mais je doute que l'on puisse convenablement exécuter ce plan , sans tenter de former un corps de principes, en tirant de justes conséquences des faits, et en les généralisant convenablement. Au moins je suis persuadé que c'est le moyen non-seulement le plus certain , mais même le plus utile pour y parvenir. Mais ce n'est qu'après avoir fait des essais , que l'on pourra décider cette question.

---

corps humain les diverses maladies, ils sont encore nuls , et le seront toujours sans doute, pour l'établissement d'une bonne théorie médicale. (D. L.)

Je sais que feu M. Lieutaud a fait un ouvrage, dont le but était de rassembler des faits sans se permettre aucun raisonnement sur leurs causes ; et avant de quitter le tableau que j'ai tenté de tracer sur l'état présent de la médecine, je crois devoir offrir quelques remarques sur le célèbre *Précis de la médecine*, composé par le premier médecin d'une nation éclairée et spirituelle.

Il y a dans cet ouvrage plusieurs faits et beaucoup d'observations que l'auteur a donnés d'après sa propre expérience, lesquels peuvent être utiles à ceux qui ont acquis d'ailleurs quelques connaissances et du discernement ; mais on y remarque partout un tel défaut de méthode, d'ordre, de vues générales, ou une telle indécision, que ce livre, autant que mes lumières me permettent d'en juger, ne peut être que d'une faible utilité à ceux qui commencent à étudier, et il doit même les embarrasser beaucoup. Je crois que, pour établir un plan quelconque de médecine, soit dogmatique, soit empirique, on doit nécessairement commencer par distinguer les genres des maladies, s'attacher à connaître leurs espèces et même leurs variétés. Ces distinctions ne se trouvent que fort rarement dans l'ouvrage de M. Lieutaud, et il nous dit, dans sa préface, qu'il a évité tout *détail minutieux* (1). Certainement la manière dont il a traité son sujet doit nécessairement interrompre et retarder tout plan de nosologie méthodique. Il a négligé toute espèce d'affinité dans le tableau qu'il donne des maladies, et il les a rangées de la manière la moins importante et la moins instructive, en suivant la partie du corps qu'elles affectent : celles dont il traite sous le nom de *maladies générales et qui n'ont aucun siége déterminé*, n'ont presque pas de rapport entre elles ; *le rhumatisme, l'affection hypochondriaque, l'hydropisie*, se suivent. Il ne tente jamais de donner des principes généraux, que long-

―――――――――

(1) On lit dans le texte latin, *arguta sedulitas*.

temps après s'être occupé d'objets particuliers qui sont épars
çà et là dans tout l'ouvrage. Il s'efforce, dans chaque chapitre, de faire l'énumération de tous les symptômes que l'on
a jamais pu observer dans la maladie dont il parle; et il le
fait sans chercher à distinguer les symptômes essentiels de
ceux qui ne sont qu'accidentels, ni à indiquer les différentes
combinaisons sous lesquelles ils se manifestent le plus communément, lorsque les maladies suivent un cours très-régulier.
Le concours des symptômes accidentels occasione souvent
dans la même maladie des variétés considérables, qui doivent
embarrasser ou jeter dans l'incertitude les jeunes praticiens;
et il me paraît étonnant qu'après une expérience de trente
ans, et une pratique étendue, on ne puisse rien faire pour
les aider.

M. Lieutaud a encore augmenté la confusion qui devait
résulter de ce défaut de distinctions, en considérant comme
maladies primitives, ce qui me paraît n'être que des symptômes, des effets et des suites d'autres maladies. On peut
citer pour exemples, *l'échauffement*, *l'épuisement*, *les
douleurs*, *la stagnation du sang*, *la suppuration interne*,
le tremblement, *l'insomnie*, *l'enrouement*, *la suffocation*,
la vomique, *l'empyème*, *le hoquet*, *le vomissement*, *la
douleur d'estomac*, *le ténesme*, qui sont tous autant de
symptômes traités sous des titres séparés. Une symptoma-
tologie générale pourrait être un ouvrage très-utile, dans
la vue de former un corps de pathologie; mais si l'on en
fait l'application à la pratique, sans admettre aucun autre
système, elle doit avoir des effets pernicieux; car elle ne
peut conduire qu'à une cure palliative, et empêcher de
faire les efforts convenables pour obtenir la guérison radicale. M. Lieutaud même, en tentant de présenter les
symptômes énoncés ci-dessus comme autant de *maladies
primitives*, a rarement réussi : car il reconnaît communément, en parlant des moyens propres à les combattre, qu'il

est nécessaire de les considérer comme symptômes, et il ne le fait pas sans admettre, implicitement ou explicitement, quelque théorie, relativement à leurs causes prochaines. On peut citer pour exemple son chapitre *des douleurs*. Il est aisé d'après cela, de juger jusqu'à quel point de pareils traités peuvent être réellement utiles.

Rien n'a plus contribué à établir une bonne pathologie, que l'ouverture des cadavres de ceux qui sont morts de maladie. M. Liéutaud s'en est beaucoup occupé, et ses travaux en ce genre l'ont rendu très-recommandable. Il a tenté, dans son Précis de médecine, de nous communiquer ses connaissances sur cet objet ; mais j'ose dire qu'il l'a rarement fait d'une manière à pouvoir être utile. Car, de même qu'il a décrit les symptômes des maladies sans suivre aucun ordre avantageux ; de même aussi, en exposant les changements morbifiques qui paraissent dans le cadavre après la mort, il a fait mention de tous ceux que l'on a pu observer après la maladie dont il traite, et il les a confondus d'une manière étrange, sans indiquer ceux qui appartiennent à tel ou tel ordre de symptômes ; et, en les considérant collectivement, il n'a fait aucune tentative pour distinguer les causes des maladies des causes de la mort. Il est néanmoins reconnu que le défaut de pareilles distinctions, est la source de toutes les erreurs dans lesquelles on est tombé sur cet objet. Je prendrai pour exemple, la description des changements qu'il a observés dans le cadavre après l'hydropisie : il y fait l'énumération des apparences morbifiques qu'il a trouvées dans chaque partie du corps, dans chaque cavité, et même dans chacun des viscères contenus dans ces cavités; mais il ne nous dit pas quels sont, entre ces changements morbifiques, les plus fréquents ou les plus rares, ni ceux qui sont plus particulièrement liés avec les différentes causes de la maladie, ou avec les différents symptômes dont il a d'abord fait l'énumération, et il ne nous met pas à même

de pouvoir nous instruire sur ces objets. En un mot, l'ouverture des cadavres, à la suite des maladies, a été, et
peut être très-utile ; mais il faut, pour cet effet, suivre
une méthode différente de celle que nous trouvons dans le
Précis de la médecine pratique, ou même dans l'*Historia
anatomico-medica* de M. Lieutaud.

Je dois encore observer, avant de quitter ce sujet, qu'un
des principaux avantages de la dissection des cadavres morts
de maladie, est de nous mettre sur la voie de découvrir les
causes prochaines des maladies ; et c'est avec raison que le
grand et estimable ouvrage de l'illustre Morgagni est intitulé, *de Sedibus et causis*. Il doit donc paraître étonnant
que Lieutaud ait pensé que *les causes prochaines et immédiates des maladies se dérobaient toujours à nos recherches* (1), et qu'il n'ait jamais eu l'idée de faire usage de ses
observations anatomiques pour déterminer au moins quelques-unes de ces causes.

Jetons actuellement un coup d'œil sur la méthode curative, qui est la partie la plus importante de tout ouvrage
de pratique de médecine, et par conséquent du *Précis* de
M. Lieutaud.

L'auteur y suit encore le même plan que dans son histoire des maladies ; sa méthode curative consiste à faire
dans chaque chapitre, l'énumération de tous les remèdes
qui ont jamais été employés pour les maladies dont il parle.
Il ne désigne pas les espèces de la maladie, ni les circonstances dans lesquelles ces remèdes, de nature fort différente,
et quelquefois même opposée, pourraient particulièrement
convenir. Au sujet de l'asthme, il observe fort sagement
que les médecins ont eu tort de confondre, sous ce titre,
presque toutes les espèces de difficultés de respirer ; et il

---

(1) L'édition latine porte, *de causis morborum proximis, atrâ
caligine mersis, ne verbum quidem protuli.*

regarde , avec raison , l'asthme comme une maladie distincte de toutes les autres indispositions où la respiration
est laborieuse ; néanmoins il considère l'asthme comme une
maladie qui comprend beaucoup d'espèces différentes, qui
tirent leur origine d'un grand nombre de causes variées
que nous ne pourrons tenter de détruire que quand elles
nous seront mieux connues (1). Malgré tout cela, il indique
ensuite un traitement très-général. *Peu s'en faut , dit-il,
qu'on ne puisse regarder comme spécifiques, les pectoraux,
les vulnéraires et les incisifs* (2). Mais en parlant de la
sorte , il ne donne aucune idée claire ; et son énumération
des médicaments ne peut servir à diriger avec certitude dans
le traitement de la maladie. *Les baies de genièvre , la
gomme adragant , la gomme ammoniaque , le savon, l'eau
de goudron , la térébenthine , etc. , tous ces remèdes , comme
on le pense bien , demandent un choix , et les circonstances de la maladie doivent le régler.* C'est avec beaucoup
de raison , sans doute , qu'il ajoute que *ces remèdes demandent un choix ;* mais, dans cet endroit , comme dans
beaucoup d'autres , il ne nous donne aucune espèce de
secours.

D'après les efforts , quoique souvent inutiles, que l'auteur
a faits , pour abandonner tout système , les règles de pratique qu'il donne , sont en général présentées d'une manière très-indécise ; ou bien , ce qui revient au même ,
elles sont tellement conditionnelles , qu'il est toujours difficile , et souvent même impossible , à un jeune praticien

---

(1) L'édition latine dont s'est servi M. Cullen , porte, *è præfatis
colligitur arduam esse asthmatis curationem , cum multiplici
causâ in cimmeriis tenebris ut plurimum demersâ progignatur.*

(2) Cela a été changé dans l'édition française donnée en 1775 ;
M. Lieutaud y dit seulement : « Le miel enfin , est peut-être le
» meilleur remède que l'on puisse employer contre cette maladie. »

de les suivre. Je prends pour exemple son traitement de l'hydropisie. « La saignée peut être utile au commencement
» de la maladie, dans certains cas ; *mais dans d'autres,*
» *on n'en peut attendre que de mauvais effets.* Si on l'ap-
» plique aux oppressions, on soulage pour un temps le
» malade ; *mais on rend son état plus fâcheux et plus re-*
» *belle.* Je ne dois pas cependant laisser ignorer qu'on cite
» quelques guérisons opérées par les nombreuses saignées,
» ou par les hémorrhagies spontanées : sans révoquer en
» doute ces faits, *on peut leur opposer l'observation cons-*
» *tante de tous les praticiens, qui voient tous les jours de*
» *très-mauvais effets de la saignée* (1). »

Il parle de la même manière des vomitifs, des purgatifs, des sudorifiques, et de l'usage des eaux minérales. Je suis forcé d'avouer qu'il n'a jamais dissipé aucun de mes doutes, ni éclairci aucune de mes difficultés, et qu'il les a même quelquefois augmentés. Il dit que l'on doit recommander les hépatiques (2), ou les apéritifs, tels que la *scolopendre*,

---

(1) J'ai suivi l'édition française déjà citée ; mais comme M. Cullen s'est servi de l'édition latine, je vais en donner ici le texte : « *Avenæ*
» *sectione auspicari licet curationem, si.... aliàs haud citra peri-*
» *culum celebrari posse crediderim.* Inducias sanè fert urgente
» spirandi difficultate ; *sed morbus.... dein exasperatur, contumà-*
» *ciorque evadit.* Subticendum tamen non est haud deesse non
» nulla exempla curationum à repetitis venæ sectionibus, vel spon-
» taneis hemorrhagiis peractarum, *sed ab hoc inopportuno præsi-*
» *dio fatum in pluribus accelerari,* satis superque etiam no-
» tum est. »

(2) Tout ce que M. Cullen rapporte depuis ce mot jusqu'à la fin du paragraphe, a été supprimé dans l'édition française du *pré-cis de la Médecine pratique* donnée en 1776, et de laquelle M. Lieu-taud a lui-même proscrit une infinité d'idées et de faits qui étaient adoptés d'un grand nombre de vieux praticiens, lorsqu'il a donné son ouvrage pour la première fois, mais dont il reconnut ensuite la fausseté.

les *capillaires*, etc. ; mais il ajoute que quand la maladie est parvenue à un certain degré, on observe *communément qu'ils sont inutiles*. Il remarque que la poudre de crapaud, donnée dans du vin à la dose d'un scrupule, ou même plus, a réussi chez plusieurs malades.

Tel est le plan que suit communément M. Lieutaud, dans sa méthode curative, *d'après une pratique longue et même très-heureuse, longiori et forte felicissimâ praxi edoctus.*

Je craindrais d'ennuyer mes lecteurs, si je me laissais entraîner dans le détail où pourrait me conduire la critique de cet ouvrage, qui n'est ni méthodique, ni instructif; mais si les bornes de cette préface me le permettaient, je m'occuperais particulièrement de prouver qu'il s'en faut de beaucoup qu'il soit exempt des raisonnements que l'auteur prétend avoir évités, et qu'il affecte même de mépriser. Car il tient encore à l'ancienne doctrine de la *coction et de l'évacuation critique de la matière morbifique* ; doctrine qui est fondée sur une théorie subtile, et qui, suivant moi, ne peut nullement être regardée comme un fait généralement reconnu. M. Lieutaud tient aussi beaucoup au plan adopté des anciens, qui est de suivre la nature ; c'est ce qui est cause que souvent il adopte une pratique faible et sans action. Les *humectants*, les *délayants*, les *adoucissants* et les *tempérants*, sont ses remèdes les plus universels, et souvent les seuls qu'il recommande.

Ceci pourrait me conduire à donner une notice du second volume de M. Lieutaud, dans lequel il promet *de ne choisir que les remèdes adoptés par les meilleurs praticiens, ou dont il s'est servi lui-même* (1), et de faire une grande réforme sur cet objet : mais cette réforme est tellement au-dessous des

----

(1) Tels sont les termes dont s'est servi M. Lieutaud dans son édition française : on trouve dans l'édition latine *ab insulsa remediorum farragine alienus.*

idées des médecins anglais, qu'il est inutile que je fasse aucune remarque à ce sujet. Quant à sa liste des médicaments simples, un apothicaire anglais ne pourrait s'empêcher de rire en la lisant. Je pense que ses *médicaments officinaux* ne se trouvent que dans le *Codex medicamentarius* de Paris (1) ; et les doses de ses remèdes magistraux sont si médiocres, que nos plus timides praticiens s'y tiendraient à peine, et qu'aucun de ceux qui ont de l'expérience ne voudraient y compter. En un mot, l'ouvrage entier, soit relativement aux simples spéculations qui n'y sont pas épargnées, soit pour les faits qu'il contient, ne me paraît mériter aucune critique sérieuse. Mais en voilà assez sur cet objet ; je me contenterai d'ajouter que cet ouvrage, tel que je viens d'en donner l'idée, est composé par un médecin qui tient le premier rang dans sa profession. C'est pour cette raison même que je l'ai choisi de préférence pour donner un exemple d'un corps de doctrine, dont le plan serait de ne rapporter que les faits, en évitant d'étudier les causes, ou même d'y faire attention ; mes lecteurs décideront du succès avec lequel ce plan est exécuté.

J'ai adopté, dans le traité suivant, une marche différente ; j'ai tâché de rassembler les faits relatifs aux diverses maladies qui affectent le corps humain, autant que la nature de cet ouvrage et les bornes que j'ai été obligé de me prescrire, l'ont permis ; mais je ne me suis pas contenté de donner les faits, j'ai essayé, par leur moyen, de rechercher les causes prochaines, et de fonder sur ces causes une méthode curative plus certaine et mieux déterminée. En tâchant de parvenir à ce but, je me flatte d'avoir évité les hypothèses,

____

(1) Il est difficile de dire quelle pharmacopée Lieutaud a eue en vue : il ne paraît pas qu'il se soit borné à celle de Paris ; car il cite souvent des remèdes qui ne s'y trouvent pas, tels que les trochisques de Gordon, dont il parle dans sa première section, etc.

et toutes les spéculations uniquement fondées sur l'imagination. J'ai, il est vrai, tenté d'établir plusieurs principes généraux, tant physiologiques que pathologiques; mais je puis dire, avec confiance, que je n'ai fait que généraliser les faits, ou tirer, avec beaucoup de circonspection, des conséquences de ceux qui m'ont paru les mieux prouvés : de manière qu'on ne peut refuser d'admettre mes principes généraux, ou s'y opposer directement, à moins que de prouver que j'ai mal exposé les faits, ou que je me suis trompé en les admettant et en en faisant l'application. J'ai extrêmement craint moi-même de commettre quelquefois des erreurs de ce genre; mais j'ai toujours tenté, autant qu'il m'a été possible, d'en prévenir les suites, en prouvant que les causes prochaines que j'ai assignées sont vraies dans le fait, ainsi que les conséquences que j'en ai tirées par les raisonnements dont j'ai pu faire usage. De plus, afin d'éviter toute erreur dangereuse, j'ai toujours eu le plus grand soin, en proposant une méthode curative, d'indiquer celle qui me paraissait confirmée par l'expérience, et être la conséquence des principes généraux que j'avais adoptés.

J'ai tenté, d'après ce plan général, de former un corps de médecine, dans lequel seraient contenus tous les faits relatifs à cette science; j'ose espérer qu'on les trouvera rassemblés et rangés dans un meilleur ordre que celui qui a été adopté jusqu'ici; j'indiquerai particulièrement ceux qui manquent encore pour établir des principes généraux. Le travail que j'ai entrepris pourra, de même que les autres systèmes, souffrir par la suite des changements; mais je suis persuadé que nous sommes aujourd'hui plus à même de faire de nouvelles découvertes, que ne l'étaient les médecins qui vivaient avant le siècle d'Hoffmann. Les différents changements qu'éprouvent les mouvements et les puissances motrices de l'économie animale, doivent certainement être la base de nos recherches dans l'étude des maladies qui affectent le

5.

corps humain. Cette étude peut être très-difficile ; mais il faut tenter de s'y livrer, ou abandonner entièrement cet objet. C'est pourquoi j'ai adopté les principes généraux d'Hoffmann, tels qu'ils sont exposés dans le passage que j'ai rapporté plus haut : je me suis proposé de les rendre plus corrects, et de leur donner plus d'étendue dans l'application que j'en ai faite ; j'ai évité, surtout, d'admettre un grand nombre de principes hypothétiques de la pathologie humorale, qui défigurent le système d'Hoffmann, et tous ceux qui ont régné jusqu'à ce jour : j'espère, si j'ai rempli ces objets, qu'on m'excusera d'avoir embrassé un système qui, à bien des égards, paraîtra peut-être nouveau.

Edimbourg, nov. 1783.

ÉLÉMENTS

DE

MÉDECINE PRATIQUE.

INTRODUCTION.

—

1. En donnant des préceptes de *médecine pratique*, on doit se proposer d'indiquer les moyens de *connaître*, *distinguer*, *prévenir* et *guérir* les maladies, telles qu'elles se manifestent dans chaque individu.

2. Pour acquérir l'art de *connaître* et *distinguer* les maladies (1), il faut observer scrupuleusement tous leurs phéno-

---

(1) Le vulgaire s'imagine que le nom seul de la maladie suffit pour la faire reconnaître, et qu'il n'y a plus qu'à chercher le remède convenable; mais il s'en faut de beaucoup que cela soit ainsi. Si l'on ne connaît pas parfaitement le genre et l'espèce de maladie que l'on traite, un remède qui a été utile, employé dans des circonstances semblables en apparence, ne sera suivi d'aucun succès, ou deviendra même nuisible : c'est parce que les distinctions et les définitions des maladies sont encore très-imparfaites, que l'on n'a qu'un très-petit nombre d'observations utiles. Très-peu d'auteurs ont distingué les symptômes propres à chaque maladie, de ceux qui ne sont qu'accidentels : les descriptions qu'on en a données ne présentent le plus souvent que des idées vagues, qu'il est très-difficile de rectifier par la vue du malade; c'est pourquoi l'on est fréquemment embarrassé pour déterminer le genre de la maladie ou le remède qui lui convient. Comme toutes les tentatives que l'on a faites jusqu'ici pour perfectionner la pratique de la médecine ont été infructueuses, il paraît que l'on ne pourra y parvenir

mènes tels qu'ils se présentent réunis ou tels qu'ils se succèdent, et faire des efforts constants pour distinguer le concours particulier et inséparable des symptômes, afin de pouvoir établir une *nosologie méthodique*, ou un ordre de maladies suivant leurs genres et leurs espèces, fondé sur l'observation seule, et séparé de tout raisonnement. C'est ce que j'ai tenté dans un autre ouvrage (1) auquel je renverrai fréquemment dans le cours de celui-ci.

3. L'*art* de *prévenir* les maladies dépend de la connaissance de leurs causes éloignées, dont une partie est exposée dans la pathologie générale, et l'autre sera l'objet de ce traité.

4. La *cure* des maladies est particulièrement et presque uniquement fondée sur la connaissance de leurs causes prochaines, ce qui exige que l'on soit au fait des instituts de médecine; c'est-à-dire, que l'on connaisse la structure, l'action et les fonctions des différentes parties du corps humain, les changements qu'il peut subir, et les différents pouvoirs qui peuvent l'altérer (2). Nous n'avons encore, de

---

qu'en distinguant avec précision les maladies en genres et en espèces. Mais comme c'est une loi de l'économie animale, que toute maladie tend sans cesse, non-seulement à s'aggraver, à se modérer ou à changer de type, mais même à prendre un caractère entièrement opposé à celui qu'elle avait d'abord manifesté, de là un obstacle invincible à l'exactitude de nos classifications et à l'emploi des termes génériques pour la désignation exacte des maladies particulières. (B.)

(1) Synopsis Nosologiæ methodicæ.

(2) Aucun art n'exige des connaissances plus étendues que la médecine; chacune de ses parties peut occuper la vie d'un homme : c'est parce que l'on veut communément les embrasser toutes, que plusieurs sont restées imparfaites. Hippocrate recommande, avec raison, de s'en occuper dès l'enfance, afin de pouvoir l'exercer avec succès. La physique, l'anatomie, la botanique, la chimie,

ces objets particuliers, qu'une connaissance imparfaite, douteuse à beaucoup d'égards, et qui a été souvent cachée sous le voile de l'ignorance et de l'erreur. C'est pourquoi la doctrine des causes prochaines, fondée sur cette connaissance, doit être fréquemment précaire et incertaine. Il est cependant possible qu'un médecin judicieux évite ce qu'on appelle vulgairement théorie, c'est-à-dire, tout raisonnement fondé sur une hypothèse, et qu'il se mette à l'abri d'un grand nombre d'erreurs répandues depuis long-temps dans les instituts de médecine. Quiconque a une connaissance étendue des faits relatifs à l'économie animale, tant dans l'état de santé que dans celui de maladie, peut aussi établir, d'après une induction sage et complète, beaucoup de principes généraux, à l'aide desquels il dirigera sûrement ses raisonnements. Un médecin doué de ces qualités, qui n'admet, comme base de la pratique, que des raisonnements simples, faciles à saisir et certains, et qui, en général, ne regarde comme causes prochaines que celles qui sont reconnues plutôt comme autant de faits que comme des conséquences du raisonnement, peut former, avec beaucoup d'avantage, un système de médecine pratique (1), fondé particulièrement sur la connaissance des

---

l'histoire naturelle, et, avant tout, l'étude des langues anciennes, sont les objets par où le jeune médecin doit commencer; et la jeunesse est le seul temps propre à s'en occuper; car, à mesure que l'âge avance, l'activité pour les sciences diminue, et, quoique le jugement acquière plus de maturité, l'on n'y fait plus que peu de progrès.

(1) On ne peut acquérir de connaissances étendues dans un art quelconque, sans généraliser les faits, ce qui exige un plan dogmatique. C'est pourquoi il n'y a aucun médecin qui n'ait admis une théorie : Sydenham même n'en était pas exempt. Tous les hommes y ont naturellement recours, et ne diffèrent entre eux que parce que les uns en usent mieux que d'autres. On saigne un homme,

causes prochaines. Mais lorsqu'on ne peut parvenir à ce but avec une certitude suffisante, le médecin prudent et judicieux a recours à l'expérience seule, et se tient néanmoins toujours en garde contre l'empirisme, qui jusqu'ici a été imparfait, et a induit en erreur.

5. Dirigé, dans tout le cours de ce traité, par ces ob-

---

parce qu'on le croit pléthorique ; on le fait vomir pour vider l'es-tomac ; on purge pour évacuer les intestins ; mais tout théoricien, dont les conclusions ne sont pas établies sur des faits certains, ou qui n'a que des connaissances bornées, commet nécessairement des erreurs grossières ; c'est pourquoi rien n'est plus absurde que les raisonnements du commun des hommes sur les objets qui concernent leur santé. Les uns croient avoir l'estomac plein, tandis qu'il n'est affecté que par sympathie ; d'autres prétendent avoir une âcreté dans le sang, parce qu'il paraît une éruption sur la peau, etc. Cependant ces erreurs, qui sont une suite nécessaire de l'ignorance, ne doivent pas nous arrêter ; ce n'est que par un grand nombre de conjectures et d'expériences réitérées que nous pouvons parvenir à découvrir la vérité. Il est possible, en observant avec plus de soin, d'éviter les erreurs des anciens, et de rassembler un plus grand nombre de faits capables de perfectionner la pratique de la médecine. On objectera peut-être que la théorie est inutile, en ce que les dogmatiques suivent la même méthode que ceux qui n'en ont aucune, et en ce que la pratique a toujours été la même depuis plusieurs siècles, quoique la théorie ait beaucoup varié. On peut répondre à cela 1°. que, dans tous les âges, il y a eu peu d'hommes qui aient pensé d'après eux-mêmes, et que ceux qui ne peuvent penser, ou qui, faute d'expérience, n'osent s'en rapporter à leur propre jugement, retiennent les préceptes de leurs maîtres. 2° Qu'il y a des maladies dont le traitement est si généralement connu et admis, qu'aucun système ne peut le changer. Mais s'il survient un nouveau symptôme, alors le système doit influer sur la pratique. La mort de van Helmont prouve combien il est pernicieux de se laisser aveugler par la théorie ; il mourut de la pleurésie, parce qu'il ne voulut pas être saigné, et crut pouvoir se guérir par un peu de sang de bouquetin.

servations, je vais parler des maladies en particulier, en suivant l'ordre que j'ai établi dans ma nosologie méthodique (1).

---

(1) M. Cullen a divisé sa Nosologie en quatre classes, dont les trois premières sont fondées sur la distinction des actions en vitales, animales et naturelles. Les pyrexies ou maladies fébriles constituent la première classe ; les maladies nerveuses, la seconde ; et les cachexies, la troisième. La quatrième renferme les maladies locales ; elle est moins régulière que les autres, comme l'observe l'auteur, et purement chirurgicale. Chaque classe est divisée en plusieurs ordres. La première renferme : 1º les *fièvres* ; 2º les *phlegmasies* ; 3º les *exanthèmes* ; 4º les *hémorrhagies* ; 5º les *flux*. La seconde contient : 1º les *comata* ; 2º les *adynamies* ; 3º les *spasmes* ; 4º les *vésanies*. La troisième : 1º les *marcores* ; 2º les *intumescences* ; 3º les *impetigines*. La quatrième : 1º les *dysæsthésies* ; 2º les *dyscinésies* ; 3º les *apocénoses* ; 4º les *épischèses* ; 5º les *tumeurs* ; 6º les *ectopies* ; 7º les *dialyses*.

Dans cet ouvrage, l'auteur ne parle que des maladies comprises dans les trois premières classes. Il n'a admis qu'un petit nombre de genres, ce qui jette un très-grand jour dans sa Nosologie ; car ceux qui l'ont précédé ont mis le lecteur dans un grand embarras, en multipliant trop les espèces ; et ils sont tombés, en agissant ainsi, dans le défaut qu'Hippocrate reprochait aux médecins cnidiens, qui avaient multiplié les maladies à l'infini. Il est évident que l'on doit rejeter plusieurs des classes admises par *Sauvages*, *Linné*, *Vogel* et *Sagar*, telles que celles des *vitia*, des *anhelationes*, des *dolores*, etc.

PREMIÈRE PARTIE.

Des Pyrexies, ou maladies fébriles.

---

6. Les pyrexies ou maladies fébriles se distinguent par les caractères suivans : elles commencent par un frisson, après lequel la chaleur augmente, et le pouls devient plus fréquent ; différentes fonctions sont interrompues et affectées, et il y a surtout une diminution de force dans les fonctions animales.

7. J'ai formé de ces pyrexies une classe, que j'ai subdivisée en cinq ordres, savoir les *fièvres*, les *inflammations*, les *maladies éruptives*, les *hémorrhagies* et les *flux*. Voyez le *Synopsis Nosologiæ methodicæ*, edit. 3. 1780.

LIVRE PREMIER.

Des Fièvres.

CHAPITRE PREMIER.

Des Symptômes des fièvres.

8. On désigne particulièrement sous le nom de *fièvres*, les maladies accompagnées des symptômes généraux de pyrexie (1), sans aucune affection locale essentielle et primitive,

---

(1) Ces symptômes sont l'état de langueur, le sentiment de lassitude et autres signes de faiblesse.

L'auteur convient, dans sa Nosologie, qu'il y a quelques py-

telle qu'on l'observe constamment dans les autres ordres de pyrexies (1).

---

rexies qui ne sont pas précédées de frisson, et d'autres où le pouls n'est pas plus fréquent, ni la chaleur plus considérable que dans l'état naturel ; mais, comme ces cas sont rares, il n'a pas cru devoir caractériser autrement cette classe, en ce qu'il n'est pas nécessaire que tous les caractères d'une classe se rencontrent dans chaque espèce ; mais il suffit que le plus grand nombre de ces caractères s'y trouvent.

Il est absolument nécessaire de tirer le caractère propre d'une maladie du concours de plusieurs symptômes ; car on ne peut, avec les anciens, regarder la chaleur seule comme constituant le caractère propre de la fièvre, ni la seule fréquence du pouls, comme l'ont fait Sylvius de le Boe, et Boërhaave, en ce qu'il y a des fièvres où le pouls n'est pas plus fréquent que dans l'état naturel : d'ailleurs, plusieurs causes externes peuvent l'accélérer, sans qu'il y ait aucune lésion de fonctions. M. Cullen avoue qu'il n'a pas été aussi heureux dans le caractère qu'il a donné des autres classes ; mais il lui a suffi de pouvoir l'appliquer à la plupart des espèces ; un petit nombre d'exceptions ne l'a pas arrêté. Il ajoute que son but, en général, a été d'être utile sans espérer d'être parfait en tout.

(1) La plupart des écrivains emploient comme synonymes les mots *fièvre* et *pyrexie*, ou du moins ils n'étendent l'acception de ce dernier terme qu'aux fièvres essentielles et aux phlegmasies, parmi lesquelles, il est vrai, sont maintenant rangées les maladies éruptives. Il importe donc, pour l'intelligence de ce livre, de tenir soigneusement note du sens bien plus général que lui attribue Cullen.

Quoique jusqu'à ces derniers temps les pyrétologistes aient traité presque tous sous le nom de fièvres des mêmes affections, la base des divisions qu'ils ont établies entre elles n'en a pas moins été très-variable. Les uns, sans égard pour leur état de simplicité ou de complication, ont regardé comme fièvres particulières et ont désigné par des noms spéciaux les pyrexies qui se présentent dans la pratique avec un appareil de symptômes toujours à peu près le même, et dont la cause locale n'est point évidente. D'autres ont

9. Comme les fièvres diffèrent par le nombre et par la variété de leurs symptômes, c'est avec beaucoup de raison

---

cru pouvoir ramener ces maladies à un petit nombre d'espèces primitives, et, à titre de variété ou de complication, ils ont fait correspondre les diverses combinaisons dont elles sont susceptibles, à presque toutes les espèces des premiers auteurs ; tel est M. le professeur Pinel, qui ne reconnaît que six ordres de fièvres primitives : les fièvres inflammatoire, bilieuse, muqueuse, adynamique, ataxique, et la peste.

Le partage des fièvres en continues et intermittentes, adopté par Cullen, et celui en continues, intermittentes et rémittentes, suivi par beaucoup d'autres pathologistes, a été rejeté par l'auteur de la *Nosographie philosophique*, qui ne regarde le type que comme d'une importance secondaire dans l'étude des fièvres.

Quelques médecins ont été plus loin encore dans l'analyse de ces maladies, soit en admettant des *états* inflammatoire, bilieux, muqueux, adynamique et ataxique, comme préludes ordinaires de la fièvre, et comme servant d'intermédiaires entre la santé et la maladie ; soit en admettant l'existence d'une fièvre simple, qui constitue, par sa combinaison avec ces divers états, les différentes espèces de fièvres admises par les auteurs.

Un professeur de l'école de Montpellier a pensé qu'on pouvait réduire l'étude des maladies à celle des affections simples ou *éléments* dont elles sont formées ; et cette doctrine, appliquée d'abord par son auteur aux maladies chroniques, a été reproduite et généralisée dans l'article *Eléments* du Dictionnaire des Sciences médicales.

Toutes ces vues, tous ces travaux, n'ont pas été, malgré leur discordance, sans quelque utilité. Ils ont appelé l'attention des praticiens sur les divers points de l'étude des fièvres ; ils ont servi à les mieux distinguer de quelques autres maladies avec lesquelles on pouvait les confondre. L'absence de toute *affection locale essentielle et primitive*, comme caractère distinctif de cette classe de maladies, est même devenue, dans ces derniers temps, le sujet de discussions fort animées et très-intéressantes. Les efforts qu'ont faits MM. Caffin et Broussais pour démontrer la co-existence cons-

qu'on les a divisées en différents genres et en différentes espèces (1). Mais je pense qu'il y a des symptômes communs à toutes les maladies comprises dans cet ordre, qui, par conséquent, sont essentiels à la fièvre, et en constituent proprement la nature. Nous devons spécialement, et avant tout, nous occuper de la recherche de ces symptômes, que je crois trouver dans la manière dont se forme le plus communément le paroxysme ou l'accès de la fièvre intermittente (2).

---

tante des symptômes fébriles avec quelque lésion locale, sans porter la conviction dans tous les esprits, ont du moins fait naître, dans des cas équivoques, des doutes salutaires : déjà la non-existence de l'ataxie et de l'adynamie, comme affections particulières, a été consacrée, dans l'article *Fièvre*, du Dictionnaire des Sciences médicales; et cette innovation paraît compter un grand nombre de partisans.

Toutefois, il faut en convenir, quelque jour que tende à porter sur la connaissance des fièvres le conflit d'opinions que nous venons de signaler, la nature de ces maladies est loin encore d'être démontrée. Les hommes dont le jugement est assez sain pour séparer, des vérités qui ont l'observation pour base, les théories plus ou moins spécieuses qu'enfante l'imagination, peuvent seuls aborder sans danger l'examen de ces hautes questions; et, jusqu'au moment où une main habile viendra rétablir l'ordre dans cette partie de la science, tout esprit sage doit suspendre son jugement; quiconque enfin n'a point mûri par l'expérience et la réflexion, le fruit de ses études, doit se borner à consulter les bons observateurs, dont les ouvrages toujours utiles, quelle que puisse être l'explication ultérieure des faits qu'ils contiennent, ont déjà survécu à un grand nombre de théories. (D. L.)

(1) Dès la plus haute antiquité, l'on a connu la nécessité de diviser les fièvres. Mnésithée, athénien, est, suivant Galien, *lib.* 1, *cap.* 1, *ad Glaucon.*, le premier qui a divisé et subdivisé les fièvres suivant leurs genres et leurs espèces.

(2) *Caractère des fièvres intermittentes.*

Ces fièvres sont produites par le miasme des marais; elles consis-

10. Les phénomènes que l'on observe dans ce paroxysme, sont les suivans : d'abord le malade est affecté de langueur ou d'un sentiment de faiblesse (1) ; il éprouve une paresse ou un certain malaise à exécuter les différents mouvements ; il a des bâillements fréquents et des pandiculations. La face et les extrémités deviennent pâles, les traits du visage se retirent, les parties externes diminuent de volume, la peau de toute la surface du corps paraît resserrée comme si elle avait été saisie par le froid. Dès que ces symptômes commencent, l'on peut s'apercevoir par le toucher d'un froid des extrémités, auquel le malade ne fait que peu d'attention (2). Ce n'est qu'au bout d'un certain temps qu'il éprouve lui-même une sensation de froid, qui commence communément dans le dos, et bientôt se communique à tout le corps ; alors la peau paraît chaude au toucher. Lorsque le sentiment de froid s'accroît, il produit un tremblement dans tous les membres avec des secousses ou des frissons de tout le corps (3). Lorsque ce sentiment de froid et ses effets ont continué quelque temps, ils deviennent moins violents, et sont alternativement remplacés par des bouffées de chaleur qui produisent des rougeurs du visage. Insensiblement

---

tent en plusieurs paroxysmes, entre lesquels il y a une apyrexie, ou au moins une rémission évidente. Elles n'ont qu'un paroxysme par jour, qui est accompagné d'un redoublement marqué, et communément de frisson. N. C.

(1) Il est plus sensible que de coutume au froid de l'air.

(2) Cependant il arrive quelquefois que la chaleur naturelle subsiste, ou même augmente pendant le frisson. Les anneaux tombent des doigts ; les veines disparaissent ; les papilles, d'où sortent les petits poils qui sont sur la peau, deviennent plus sensibles, et forment ce qu'on appelle la chair de poule ; ce qui prouve la diminution de volume des parties externes.

(3) Le tremblement commence par les parties qui sont le moins en équilibre, telles que la mâchoire inférieure.

le froid se dissipe entièrement; une chaleur, plus considérable que dans l'état naturel, domine et se répand sur tout
le corps. Alors la peau reprend sa couleur, et il paraît particulièrement sur le visage une rougeur extraordinaire.
Pendant que la chaleur et la rougeur surviennent, la peau
se relâche et est plus douce au toucher, mais elle conserve
sa sécheresse quelque temps. Les traits du visage et les autres parties du corps reprennent leur volume ordinaire, et
même se gonflent davantage. Quand la chaleur, la rougeur
et la turgescence ont augmenté et continué quelque temps,
il paraît une légère humidité sur le front; cette humidité se
change par degrés en une sueur qui gagne insensiblement
les parties inférieures, et se répand sur toute la surface du
corps. A mesure que cette sueur coule, la chaleur tombe;
la sueur elle-même, après avoir duré quelque temps,
diminue par degrés; le corps reprend sa température habituelle, et la plupart des fonctions se rétablissent dans leur
état ordinaire : la faiblesse seule reste.

11. L'ordre dans lequel ces symptômes se succèdent,
donne lieu de diviser le paroxysme en trois états ou accès
différents, que l'on nomme l'accès de *froid*, celui de *chaud*,
et celui de la *sueur*.

Pendant le cours de ces accès, il arrive, dans l'état de
chacune des autres fonctions, des changements considérables
dont je vais parler.

12. Aux premières approches de la langueur, le pouls
est quelquefois plus lent, et toujours plus faible qu'avant;
mais, à mesure que le sentiment de froid gagne, il devient
plus petit, très-fréquent, et souvent irrégulier. A proportion que le froid diminue, et que la chaleur le rem-
place (1), le pouls devient plus régulier, plus dur, et plus
plein. Sa régularité, sa dureté, et sa plénitude deviennent

______

(1) Pendant la chaleur, le pouls conserve encore un peu de fréquence, et l'artère est sensiblement contractée.

plus sensibles jusqu'au moment où les sueurs paraissent.
Dès que les sueurs coulent, le pouls acquiert plus de mollesse et est moins fréquent; lorsqu'elles sont entièrement
dissipées, il revient à son état naturel.

13. La respiration éprouve aussi quelques changements :
pendant l'accès de froid, elle est petite, fréquente et même
laborieuse, et se fait avec anxiété (1) ; quelquefois même
elle est accompagnée de toux : à mesure que l'accès de chaud
approche, elle devient plus pleine et plus libre, mais elle
continue d'être fréquente et difficile, jusqu'à ce que la sueur
coule ; et dès que cette dernière cesse, la respiration se rétablit dans son état ordinaire.

14. Il y a aussi des changements dans les fonctions naturelles. A l'approche de l'accès de froid, le désir pour les
aliments cesse, pour ne revenir que quand le paroxysme
est dissipé, ou que la sueur a coulé quelque temps. Il y
a en général, pendant tout le paroxysme, non-seulement
défaut d'appétit, mais aversion pour tous les aliments solides, et particulièrement pour les nourritures animales.
Quand l'accès de froid s'accroît, il survient fréquemment
un malaise et une nausée, qui souvent augmentent jusqu'à produire le vomissement d'une matière qui est en grande
partie bilieuse. Ce vomissement met communément fin à
l'accès de froid, et amène celui de chaud : à mesure que
ce dernier augmente, la nausée et le vomissement diminuent, et, en général, ils cessent entièrement, lorsque la
sueur paraît.

15. On éprouve communément un degré considérable de
soif dans tout le cours du paroxysme. Pendant l'accès de
froid, la soif paraît être produite par la sécheresse et l'état
pâteux de la bouche et du gosier ; mais pendant l'accès de

---

(1) Le malade exprime cette gêne de la respiration, en disant
qu'il éprouve un serrement considérable de la poitrine.

chaud, elle semble être l'effet de la chaleur qui domine dans tout le corps : à mesure que la sueur coule, la bouche s'humecte, et la soif diminue par degrés, avec la chaleur (1).

16. Pendant le cours d'un paroxysme, il se fait souvent un grand changement dans l'état des sécrétions. Ce changement se remarque dans la sécrétion de la salive et du mucus qui humecte l'intérieur de la bouche ; mais il est encore plus sensible à l'égard des urines. Pendant l'accès de froid, l'urine est presque sans couleur et sans nuage, ou sans sédiment : elle est souvent supprimée. Dans l'accès de chaud, elle prend une couleur très-foncée, mais elle ne dépose pas encore. Lorsque la sueur a coulé abondamment, on voit dans l'urine un sédiment, communément briqueté, et elle continue à en déposer un semblable, quelque temps après que le paroxysme est dissipé.

17. Excepté certains cas extraordinaires où la diarrhée accompagne la fièvre, il est rare que le malade aille à la garde-robe avant la fin du paroxysme ; alors il survient communément une selle qui, en général, est liquide (2).

____

(1) La soif que ressent le malade dans les accès de chaud et de froid du paroxysme, semble une espèce d'instinct, et on l'a donné comme une preuve de la force médicatrice de la nature. Le paroxysme se termine par une sueur abondante ; cette sueur ne peut être produite sans que la fluidité de nos humeurs diminue. La nature semble donc, en excitant la soif, s'occuper des moyens de fournir la quantité de fluide nécessaire pour produire la transpiration, d'où dépend la guérison de la maladie. (B.)

(2) L'expression de l'auteur est un peu louche ; le sens de ce passage est que, rarement il survient des selles dans les deux premiers temps du paroxysme, si l'on en excepte quelques cas particuliers accompagnés de diarrhée, et que s'il survient une selle vers la fin du paroxysme, elle est communément liquide. La diarrhée spontanée augmente toujours la violence des symptômes, et rend la maladie plus rebelle. D'où l'on voit combien est absurde

18. On doit regarder comme analogue aux changements qui se font dans les sécrétions, l'affaissement subit et considérable qu'éprouvent souvent pendant le froid de la fièvre, les tumeurs qui existaient sur la surface du corps; mais généralement ces tumeurs reprennent leur premier volume lorsque la sueur coule. Les ulcères quelquefois se dessèchent par la même raison, pendant l'accès de froid, et coulent de nouveau, lorsque la sueur paraît, ou que le paroxysme est dissipé.

19. On remarque aussi certains changements dans les sensations et les pensées. Pendant l'accès de froid, la sensibilité est souvent beaucoup diminuée (1); mais, lorsque l'accès de chaud est formé, elle se rétablit, et même augmente à un point considérable.

20. Quant aux fonctions intellectuelles, lorsque l'accès de froid survient, l'attention et la mémoire deviennent plus difficiles; ce qui dure plus ou moins pendant tout le paroxysme. C'est pourquoi l'on observe dans les idées quelque confusion, qui souvent augmente jusqu'à produire le délire. Ce délire quelquefois vient au commencement de l'accès de froid, mais le plus fréquemment il ne paraît que quand l'accès de chaud est formé.

21. C'est ici le lieu de remarquer que l'accès de froid commence quelquefois par un assoupissement et une stupeur, qui souvent augmentent jusqu'à un degré que l'on peut appeler comateux ou apoplectique.

---

l'usage de prescrire des purgatifs dans les fièvres intermittentes. Ces purgatifs ne manquent jamais d'aggraver les paroxysmes, et de prolonger leur durée; donnés même six et sept jours après le paroxysme, ils ont souvent produit des rechutes. Si les fèces accumulées dans le colon ou le rectum produisent du malaise, on peut y remédier par des lavements émollients. (B.)

(1) Quelquefois la sensibilité est diminuée au point que le malade n'éprouve aucune douleur de l'application même du feu.

22. Nous ajouterons encore que quelquefois, dès le commencement de l'accès de froid, le mal de tête survient; mais que le plus communément les malades ne le ressentent que quand l'accès de chaud est formé, et qu'alors il est ordinairement accompagné d'une pulsation des artères temporales. Le mal de tête subsiste jusqu'à ce que la sueur paraisse et se dissipe par degrés, à mesure qu'elle coule plus librement. Tant que le mal de tête subsiste, les malades ressentent communément des douleurs dans le dos, et dans quelques-unes des grandes articulations; ces douleurs suivent la même marche que le mal de tête.

23. Tels sont, à peu près, tous les symptômes, ou au moins les principaux symptômes qui se manifestent le plus constamment dans le paroxysme de la fièvre intermittente. Nous avons indiqué la manière dont ils se combinent et se succèdent ordinairement; néanmoins, quant à leur ensemble, il faut observer que, dans différents cas, chacun de ces symptômes parvient à différents degrés; que l'ordre qu'ils observent est plus ou moins parfait, et que les accès gardent différentes proportions entre eux, relativement à leur durée (1).

---

(1) La durée du paroxysme s'étend depuis cinq heures jusqu'à vingt; pendant un espace de temps aussi long, il doit survenir des différences considérables dans chacune de ses parties. Ainsi quelquefois l'accès de froid est à peine sensible; d'autres fois il continue plusieurs heures : dans certaines fièvres il n'y a pas d'accès de chaud, et la sueur succède immédiatement au froid; dans d'autres, l'accès de chaud n'est pas suivi de sueurs.

Il est bon de remarquer que, quand la maladie est mortelle, la mort survient pendant l'accès de froid; quelquefois cependant l'accès de chaud commence avant, mais alors il ne parvient jamais à un degré considérable. M. Cullen dit n'avoir vu mourir aucun malade, lorsque l'accès de chaud était complétement formé; ce qui confirme l'observation des anciens, qu'il n'y a pas de danger tant que le

24. Il est très-rare que la fièvre ne consiste qu'en un seul paroxysme, tel que celui que nous venons de décrire ; le plus généralement il arrive qu'au bout d'un certain temps, les mêmes symptômes se renouvellent et observent la même marche qu'avant. Ces états de *fièvre* et d'*apyrexie* continuent souvent à se succéder alternativement pendant long-temps. Dans ces cas, l'espace de temps qui est entre la fin d'un paroxysme et le commencement d'un autre, s'appelle *intermission* ; et l'on nomme *intervalle* le temps qui s'écoule depuis le commencement d'un paroxysme jusqu'au commencement de celui qui lui succède.

25. Lorsque la maladie consiste en un certain nombre de paroxysmes, on observe généralement que leurs intervalles sont presque égaux ; mais ces intervalles sont de différentes longueurs dans différents cas. Le plus ordinaire est de quarante-huit heures, et constitue la période *tierce*. Celui qui ensuite est le plus commun, est de soixante-douze heures, et se nomme la période *quarte*. On observe encore d'autres intervalles, particulièrement celui de vingt-quatre heures, appelé en conséquence la période *quotidienne* : ce dernier est assez fréquent ; mais tous les autres intervalles, plus longs que celui de la période quarte, sont extrêmement rares, et ne sont probablement que des variétés de la période tierce ou quarte (1).

---

pouls est plein et fort, comme on le remarque dans l'accès de chaud ; mais lorsqu'il devient petit et précipité, il y a fort à craindre, et le pouls vermiculaire est avant-coureur de la mort.

(1) La fièvre quarte peut se changer en quintane, si un accès est retardé par une cause quelconque ; ainsi van Swiéten a vu la fièvre quarte prendre la forme de quintane pendant quelque temps : mais ces changements ne constituent que des variétés. Quant à la fièvre menstruelle de Vogel, et à l'annuelle de Baillou, elles étaient dues à des causes particulières, et ne devaient pas être mises au rang des intermittentes.

26. Les paroxysmes de la vraie fièvre intermittente finissent toujours en moins de vingt-quatre heures : cependant il y a des fièvres qui consistent en un certain nombre de paroxysmes réitérés, entre lesquels on n'aperçoit aucune intermission; mais, dans ces cas, quoique les accès de chaud et de sueur d'un paroxysme ne cessent pas entièrement avant vingt-quatre heures, à compter du moment où ils ont commencé, on observe, avant ce temps, une diminution ou une *rémission* considérable dans leur violence; et lorsque la période quotidienne reparaît, il survient, sous une forme quelconque, un nouveau paroxysme qui suit la même marche qu'avant. C'est ce qui constitue ce que l'on appelle *fièvre rémittente* (1).

27. Lorsque, dans cette dernière, la rémission est considérable, et que le retour du nouveau paroxysme est distinctement marqué par les symptômes de l'accès de froid dès son commencement, la fièvre s'appelle alors strictement *rémittente*. S'il arrive, comme on le voit dans certains cas, que la rémission ne soit pas considérable, qu'elle soit même sans sueur, et que le retour du paroxysme ne soit pas

---

(1) M. Cullen a mis dans le même ordre les fièvres rémittentes et intermittentes, en ce que, 1° elles sont produites par la même cause; savoir, le miasme des marais; 2° elles règnent conjointement d'une manière épidémique, dans les mêmes lieux et dans la même saison de l'année; 3° elles se guérissent par les mêmes remèdes; 4° souvent la fièvre prend, chez la même personne, tantôt le type de rémittente, tantôt celui d'intermittente. Ces changements ont porté Sydenham à croire que les fièvres continues de juillet, qui se changeaient en intermittentes, étaient réellement telles dès leur commencement. On voit également les intermittentes se changer fréquemment en rémittentes, comme l'a observé Cleghorn. Ces deux espèces de fièvres présentent tant de variétés, qu'il est difficile d'en déterminer exactement les limites : de là l'origine des différents noms sous lesquels on les a désignées.

marqué par les symptômes les plus ordinaires de l'accès de froid, mais particulièrement par l'augmentation ou l'*exacerbation* de l'accès de chaud, la maladie s'appelle *fièvre continue*.

28. Dans quelques cas de fièvre continue, les rémissions et les exacerbations sont si faibles, qu'il n'est pas aisé de les observer ou de les distinguer : c'est ce qui a donné lieu aux médecins d'imaginer qu'il existait une espèce de fièvre qui subsistait plusieurs jours de suite, et qui paraissait ne consister qu'en un seul paroxysme. Ils ont appelé cette fièvre, *fièvre continente;* mais, dans le cours de quarante ans de pratique, je n'ai pas eu occasion d'observer une semblable maladie.

29. Il faut néanmoins remarquer que les fièvres dont le type est continu, doivent se distinguer les unes des autres; car quelques-unes, qui ont réellement ce type, appartiennent à la section des fièvres intermittentes; d'autres, qui consistent en paroxysmes distincts et réitérés, mais qui diffèrent, par leurs causes et par les circonstances qui les accompagnent, des intermittentes, doivent en être entièrement distinguées, s'appeler plus rigoureusement *continues,* et être considérées comme telles. La plupart des fièvres que l'on regarde communément comme *continentes,* et celles qui ont été simplement nommées *continues* par le plus grand nombre des écrivains, sont de ce genre. J'ai néanmoins employé ce terme pour le titre d'une section, afin de distinguer ce genre de celui des *intermittentes.*

Je vais ajouter ici les signes qui peuvent servir à distinguer, dans la pratique, ces différentes espèces de fièvres continues les unes des autres.

Les fièvres de forme continue, qui appartiennent cependant encore à la section des intermittentes, peuvent se reconnaître à ce qu'elles ont passé de la forme intermittente ou rémittente, à celle de continue; à ce qu'elles montrent quelque tendance à devenir intermittentes, ou au moins rémittentes; à ce que l'on sait qu'elles ont été produites par les miasmes des marais, et que le plus généralement elles n'ont qu'un paroxysme, ou une exacerbation et une rémission dans l'espace de vingt-quatre heures.

D'un autre côté, les fièvres continues, qui méritent le plus rigoureusement ce nom, peuvent se distinguer en ce que, dans tout leur cours, et particulièrement après avoir duré une semaine, elles montrent peu de tendance à devenir intermittentes ou rémittentes, en ce qu'elles ont été occasionées par la contagion d'un autre homme, ou au moins par d'autres causes que les miasmes des marais; et enfin, en ce qu'elles ont assez constamment deux exacerbations et deux rémissions dans l'espace de vingt-quatre heures. Dans l'un et l'autre cas, la connaissance de la nature de l'épidémie régnante peut beaucoup contribuer à déterminer la nature de la fièvre particulière.

30. Quant à la forme ou au *type* des fièvres, on peut, de plus, observer que la fièvre quarte, qui a le plus long intervalle, a aussi le plus long et le plus violent accès de froid; mais qu'en général son paroxysme est plus court; que la fièvre tierce, qui a un intervalle plus court que la fièvre quarte, a en même temps un accès de froid plus court et moins violent, mais un paroxysme plus long; et enfin, que la quotidienne qui a l'intervalle le plus court, a le plus petit accès de froid, mais le paroxysme le plus long.

31. Le type des fièvres change quelquefois pendant leur cours. Lorsque ce changement arrive, il se fait, en général, de la manière suivante : les fièvres tierces et les fièvres quartes se changent en quotidiennes, les quotidiennes en rémittentes, et ces dernières deviennent souvent des continues très-marquées. Dans tous ces cas, les paroxysmes de la fièvre se prolongent plus que de coutume, avant que de se changer en un type où les accès sont plus réitérés.

32. De tout ceci on peut présumer que chaque fièvre consiste en paroxysmes réitérés, et ne diffère des autres que par les circonstances qui l'accompagnent, et par la répétition plus ou moins fréquente de ses paroxysmes. C'est pourquoi nous avons cru pouvoir prendre le paroxysme d'une vraie fièvre intermittente pour un exemple et un modèle de tous les accès de fièvre.

CHAPITRE II.

De la cause prochaine de la fièvre (1).

33. La cause prochaine de la fièvre (2) semble avoir échappé jusqu'à présent aux recherches des médecins. Je ne prétends pas la déterminer de manière à ne laisser aucune difficulté ; mais je ferai mes efforts pour approcher du but : j'espère qu'ils pourront être de quelque utilité pour diriger le médecin praticien dans le traitement de cette maladie, et en même temps pour faire éviter plusieurs erreurs, qui jusqu'ici ont généralement été adoptées sur ce sujet.

34. Comme l'accès de chaud de la fièvre est constamment précédé de celui de froid, nous présumons que le dernier est la cause du premier, et que, par conséquent, la cause de l'accès de froid est celle de tous les symptômes

---

(1) L'auteur, dans ce chapitre, développe sa doctrine favorite du spasme universel. Elle n'est pas nouvelle, comme il l'avoue lui-même, puisqu'elle est prise d'Hoffmann ; mais M. Cullen a fort enchéri sur l'idée primitive et a donné à ce système un degré de perfection qui lui a fait une grande réputation parmi les médecins. (B).

(2) La cause prochaine est ce qui dispose tellement le corps à recevoir la maladie, que, cette cause étant détruite, l'on obtient la guérison.

qui surviennent dans le cours du paroxysme. *Voyez Boerh.*
aph. 755.

35. Pour découvrir la cause de l'accès de froid dans les
fièvres, on peut observer qu'il est toujours précédé de marques qui indiquent sensiblement qu'une faiblesse générale
domine dans le système. La petitesse et la faiblesse du pouls,
la pâleur et le froid des extrémités, joints à la diminution de
volume de tout le corps, démontrent suffisamment que l'action du cœur et des grosses artères est extrêmement affaiblie
pendant ce temps. En outre, l'état de langueur, le défaut
d'activité et la faiblesse des mouvements animaux, l'imper-
fection des sensations, le sentiment de froid, pendant que
le corps est réellement chaud, et quelques autres symptômes, prouvent également que l'énergie du cerveau est extrêmement affaiblie; la faiblesse même de l'action du cœur,
qui ne peut guère être attribuée à d'autres causes, est aussi,
à ce que je présume, une preuve de la diminution de
l'énergie du cerveau.

36. Je tâcherai de prouver par la suite, que les causes
éloignées les plus connues de la fièvre, telles que la contagion,
les miasmes, le froid, et la peur, sont de nature sédative;
ce qui rend probable que la faiblesse domine. Lors même
que les paroxysmes de la fièvre ont cessé, ils peuvent se renouveler de nouveau, et se renouvellent le plus communément par l'application de tout ce qui peut affaiblir le
système. En outre, la faiblesse qui subsiste dans les mou-
vemens qui dépendent de l'âme, et dans les autres fonctions,
pendant tout le cours de la fièvre, est une preuve assez
certaine que des pouvoirs sédatifs ou capables d'affaiblir,
agissent sur le corps.

37. Il est par conséquent évident qu'il y a trois états qui
ont toujours lieu dans la fièvre, savoir l'état de faiblesse,
celui de froid et celui de chaleur; et comme ces trois états
se succèdent régulièrement et constamment dans l'ordre où

nous les avons indiqués, il est à présumer qu'ils sont à l'égard
les uns des autres une suite de causes et d'effets. Nous
regardons ceci comme un fait, quoique nous ne puissions
pas même expliquer de quelle manière ou par quel moyen
mécanique chacun de ces états se produit mutuellement.

38. Il est peut-être aisé de concevoir comment l'état de
faiblesse produit quelques-uns des symptômes de l'accès de
froid ; mais je ne puis expliquer comment il les produit
tous, qu'en rapportant ce fait à une loi générale de l'économie animale, d'après laquelle il paraît que les pouvoirs
qui tendent à altérer et à détruire le système, excitent souvent des mouvements capables de prévenir les effets du pouvoir délétère. C'est ce qui constitue la *force médicatrice de
la nature*, si fameuse dans les écoles de médecine, et il
est probable qu'un grand nombre des mouvements excités
dans la fièvre sont les effets de cette force.

39. Les médecins ont pendant long-temps pensé que la
force augmentée du cœur et des artères, qui a lieu pendant
l'accès de chaud des fièvres, devait être considérée comme le
résultat des efforts que fait la nature pour opérer la guérison ;
et je suis disposé à assurer qu'une partie de l'accès de froid
peut être attribuée à ces mêmes efforts. J'en juge ainsi, parce
que cet accès (1) paraît être un moyen universel de produire

---

(1) On pourra objecter, 1° qu'il y a des pyrexies qui viennent
sans être précédées de frisson ; 2° qu'il y en a qui ne sont pas précédées de faiblesse, comme il arrive dans les hémorrhagies et les inflammations, et qu'en conséquence cette théorie ne peut se soutenir. On peut lire, relativement à la première objection, la note 1re
du § 8 ; et lorsque l'on verra ce que l'auteur dit de l'inflammation
et de l'hémorrhagie, on concevra comment on peut expliquer la
manière dont elles se forment, ou plutôt on sera persuadé qu'il y
a, dans ces cas, quelque chose d'analogue à la faiblesse. D'ailleurs,
quand la faiblesse ne précéderait pas ces maladies, on ne pourrait

la chaleur, et que le froid, appliqué extérieurement, produit souvent des effets semblables : j'adopte cette opinion avec d'autant plus de confiance, qu'il semble que l'accès de chaud accélère plus ou moins la fin du paroxysme, et qu'il produit une solution plus complète et une intermission plus longue, en proportion du degré de tremblement qui a paru pendant l'accès de froid (1). *Voyez* § 3o.

---

nier qu'elle existe dans les fièvres en faisant attention aux symptômes qui annoncent le spasme.

(1) On doit en général considérer, avec Gaubius, le tremblement comme l'effet de la faiblesse ou de la paralysie ; il survient quand nous voulons mouvoir une partie qui ne jouit pas de sa force ordinaire : mais il paraît dû aux efforts du sensorium et à la faiblesse, qui se succèdent alternativement ; car il y a plusieurs exemples de mouvements qui dépendent de l'énergie du cerveau, sans que la volonté y ait aucune part : tel est le mouvement de la mâchoire inférieure, qui donne lieu au claquement des dents pendant l'accès de froid des fièvres, ce qui vient de ce que la mâchoire n'est soutenue que par ses muscles ; en conséquence, dès que leur force est diminuée, elle doit tomber par son propre poids. Afin de prévenir cet effet, le cerveau fait des efforts continuels, et il s'y produit une réaction pour soutenir la mâchoire. Le tremblement est donc moins un signe de faiblesse qu'un effet de la réaction ; car plus le tremblement est grand, plus la réaction est considérable. Il est de fait, par exemple, qu'il est plus grand dans les intermittentes, qui ont un paroxysme plus court, que dans les continues. C'est pourquoi les intermittentes ont une solution plus générale que les fièvres continues, où l'énergie du cerveau n'est pas si puissante, et où le frisson et le spasme sont plus considérables. Ces circonstances sont très-importantes pour distinguer les fièvres et former le pronostic. Dans la peste, on n'a pas fait assez d'attention à ce tremblement ; Dunster observe qu'elle est accompagnée d'un léger tremblement, et d'un sentiment de froid considérable, ce qui peut aider à rendre raison du danger de cette maladie. Dans les fièvres les plus perni-

40. Il faut particulièrement observer que, pendant l'accès de froid, il paraît qu'un spasme général affecte les extrémités des artères, et spécialement celles de la surface du corps (1) ; ce qui semble évident par la suppression de toutes les excrétions, et par la diminution du volume des parties externes : cela pourrait s'attribuer, en partie, à la faiblesse de l'action du cœur à pousser le sang dans l'extrémité des petits vaisseaux. Cependant, comme ces symptômes continuent souvent lorsque l'action du cœur est rétablie, on est fondé à croire que la constriction spasmodique a lieu, qu'elle subsiste quelque temps, et qu'elle entretient l'accès de chaud ; car cet accès cesse dès que la sueur coule, et que les autres excrétions se rétablissent ; ce qui annonce le relâchement des vaisseaux qui étaient avant dans un état

---

cieuses, le froid n'est pas accompagné d'horripilation et de tremblement ; ce qui montre que le cerveau a peu d'énergie, qu'il ne peut vaincre la cause de la faiblesse, et procurer la solution de la fièvre.

(1) On peut regarder la cause de la fièvre comme un poison qui diminue l'énergie du système nerveux, et l'empêche d'agir, comme de coutume, sur le cœur et les artères : En conséquence, les fluides n'étant plus poussés dans les vaisseaux capillaires avec la même force, ces derniers se contractent par leur élasticité naturelle, et produisent un sentiment de froid. Mais lorsque la constriction est portée à un certain point, elle devient un stimulant pour le cerveau. Cet organe agissant sur le cœur et les artères, rétablit leur action ; la constriction se dissipe et la sueur survient. Ainsi l'accès de froid est composé des états de faiblesse et de spasme, qui concourent à produire tous les symptômes de la fièvre. Ce spasme peut même avoir lieu lorsque la faiblesse n'est pas très-évidente : il peut être produit par l'action du froid, insuffisante pour agir comme sédative, mais néanmoins assez forte pour donner lieu à une constriction capable d'exciter une réaction. Cette réaction s'étend sur toutes les parties du système, mais particulièrement sur le système sanguin.

de constriction. *Voyez* Hoffmann, *Med. rati. System. tom. IV, p. I, sect. I, c. I, art.* 4 (1).

41. D'après ceci, l'idée que l'on peut se former de la fièvre, est qu'elle consiste dans un spasme de l'extrémité des petits vaisseaux, produit par une cause quelconque, qui irrite le cœur et les artères, et que cette irritation continue jusqu'à ce que le spasme soit diminué ou détruit. Il y a beaucoup de symptômes qui viennent à l'appui de cette opinion, et l'on ne peut guère douter qu'il existe un spasme qui irrite le cœur, et doit par conséquent être considéré comme constituant la partie principale de la cause prochaine de la fièvre. Néanmoins, il restera toujours une question à résoudre, savoir quelle est la cause de ce spasme? Est-il directement produit par les causes éloignées de la fièvre, ou n'est-il qu'une partie de l'action de la nature, qui tâche d'opérer la guérison?

42. Je suis disposé à embrasser la dernière opinion, par les raisons suivantes. *Premièrement*, quoiqu'il soit certain que la faiblesse est la cause de la fièvre, on ne voit pas facilement de quelle manière la faiblesse produit le spasme, ni comment elle augmente l'action du cœur et des artères, qui semble être l'effet de ce spasme. *Secondement*, dans tous les cas où la nature fait un effort pour guérir, cet effort commence presque toujours par un accès de froid et par le spasme des vaisseaux capillaires. Voyez *Gaubius, Path. Medicin. art.* 750.

43. On doit donc présumer que cet accès de froid et ce spasme qui surviennent au commencement de la fièvre, sont une partie des efforts que fait la nature pour opérer la guérison; mais en même temps il me paraît probable que, durant tout le cours de la fièvre, l'atonie subsiste dans les

---

(1) Hoffmann regarde comme un fait la constriction spasmodique des fibres musculaires pendant le frisson.

petits vaisseaux, et que lé spasme ne peut diminuer que quand le ton et l'action de ces vaisseaux se rétablissent.

44. Ceci peut être difficile à expliquer ; mais je pense qu'on peut l'admettre comme un fait, en considérant les symptômes qui ont lieu, relativement aux fonctions de l'estomac, dans les fièvres ; tels sont l'anorexie, la nausée et le vomissement (§ 14).

Il est assez constant, d'après un grand nombre de circonstances, qu'il y a une sympathie entre l'estomac et la surface du corps ; et dans tous les cas où il y a sympathie entre des parties éloignées, il est à présumer qu'elle est due à la connexion du système nerveux et que la sympathie qui se manifeste entre les fibres sensitives et motrices de deux parties, est telle que, quand un certain état domine dans l'une, il se communique bientôt à l'autre.

A l'égard de l'estomac et de la surface du corps, leur sympathie se manifeste particulièrement par la connexion que l'on observe entre l'état de la transpiration insensible et l'appétit des personnes qui jouissent de la meilleure santé. Or, si l'on peut présumer que l'appétit dépend du ton des fibres musculaires de l'estomac, il s'ensuivra que la connexion qui existe entre l'appétit et la transpiration insensible, est due à la sympathie des fibres musculaires de l'estomac avec celles des petits vaisseaux de la surface du corps, ou avec l'organe de la transpiration.

Une autre preuve de la connexion qui existe entre l'appétit et la transpiration, et même des circonstances dont dépend cette connexion, c'est que l'action du froid sur la surface du corps est toujours un puissant moyen d'exciter l'appétit, lorsqu'il n'arrête pas la transpiration, mais qu'il agit comme stimulant à son égard.

Après avoir ainsi démontré la connexion ou la sympathie qui existe entre des parties éloignées, nous concluons que l'anorexie, la nausée, et le vomissement dépendent évidemment, dans beaucoup de cas, d'un état de faiblesse ou de la perte de ton des fibres musculaires de l'estomac : on peut, en conséquence, présumer que, dans le commencement de la fièvre, ces symptômes sont dus à l'atonie des fibres musculaires des petits vaisseaux de la surface du corps, qui se communique aux fibres musculaires de l'estomac.

Une observation de Sydenham paraît particulièrement prouver que la faiblesse de l'estomac, qui produit le vomissement dans le commencement des fièvres, dépend réellement de l'atonie des petits vaisseaux de la surface du corps. Dans l'attaque de la peste, il survient un vomissement, qui empêche qu'aucun médicament ne reste dans l'estomac ; et Sydenham rapporte que, dans ces cas, il ne put faire cesser ce vomissement qu'en appliquant à l'extérieur des moyens capables d'exciter la sueur ; c'est-à-dire, de ranimer l'action des vaisseaux de la surface du corps.

Cette même sympathie, qui existe entre l'état de l'estomac et celui des petits vaisseaux de la surface du corps, est encore évidente par le vomissement qui survient si fréquemment pendant l'accès de froid des fièvres, cesse communément aux approches de la chaleur, et toujours dès qu'il y a apparence de sueur (§ 14). Il est très-probable que le vomissement qui s'observe dans l'accès de froid des fièvres, est un moyen que la nature emploie pour rétablir la détermination des humeurs vers la surface du corps. Il y a encore une circonstance qui confirme ce que je viens d'avancer, et qui en même temps démontre la connexion générale qui existe entre l'estomac et la surface du corps, c'est que les émétiques qui sont introduits dans ce viscère, et qui y exercent leur action pendant l'accès de froid, font communément cesser ce dernier, et accélèrent celui de chaud.

Une autre preuve de cette même connexion, c'est que l'eau froide, introduite dans l'estomac, produit une augmentation de chaleur sur la surface du corps, et est très-souvent un moyen convenable et efficace de déterminer la sueur.

D'après tout ce que nous venons de dire sur ce sujet, je pense qu'il est assez probable que l'anorexie, la nausée et le vomissement dépendent de l'atonie des petits vaisseaux de la surface du corps, et en sont une preuve ; en conséquence, cette atonie que l'on doit maintenant regarder comme un fait, peut être considérée comme la circonstance principale qui constitue la cause prochaine de la fièvre (1).

____

(1) Il paraît hors de doute que le spasme de la surface, combiné surtout avec la faiblesse, produit le vomissement : on doit en conséquence, rejeter l'opinion généralement reçue, que la nausée et le vomissement sont les effets de la bile qui est versée dans le duodenum, et qui reflue dans l'estomac ; car on ne peut nier 1° que, dans beaucoup de cas, la nausée et le vomissement se dissipent par des moyens qui n'agissent pas en expulsant une matière quelconque de l'estomac et des intestins; 2° qu'ils sont fréquemment produits par des causes éloignées, en conséquence de la sympathie, ou par différentes affections de l'âme : ainsi le roulis d'un vaisseau, le souvenir de ce qui a fait vomir, excitent la nausée et le vomissement; 3° qu'ils succèdent souvent à la défaillance qui suit la saignée. Cette dernière observation donne lieu de croire qu'ils sont, dans les fièvres, la conséquence d'une faiblesse générale ; car ils surviennent dans celles où l'on aperçoit les marques les plus certaines de faiblesse ; et le danger est souvent proportionné à la violence du vomissement, de la nausée et du malaise. Ces symptômes indiquent toujours que la cause principale de la maladie est très-forte, et ils ne sont jamais favorables.

L'état de malaise qui accompagne le vomissement est dû à la réaction produite par le sensorium commun, pour dissiper la cause de

45. Nous supposons que cette atonie dépend de la dimi-
nation de l'énergie du cerveau, et nous concluons que
cette diminution a lieu dans les fièvres, non-seulement
d'après la faiblesse dont nous avons parlé plus haut (§ 35),
qui domine dans un si grand nombre des fonctions de
l'économie animale, mais principalement d'après les symptômes particuliers au cerveau même. Le délire est un symptôme fréquent de la fièvre; et, comme la physiologie et
la pathologie nous apprennent que ce symptôme dépend
communément de quelque inégalité dans l'action du cerveau ou de l'organe intellectuel (1), nous en concluons que

---

la faiblesse. C'est pourquoi toute matière irritante, introduite dans
l'estomac, excite le malaise jusqu'à ce qu'elle soit rejetée par le
vomissement. Les sédatifs même agissent comme émétiques, et la
faiblesse qu'ils occasionent est aussi suivie de réaction, comme le
prouve l'usage de toutes les plantes narcotiques et du camphre, qui
produisent le vomissement. C'est pourquoi l'opium pris en substance, à grande dose, est rejeté par le vomissement. Je pourrais
en citer plusieurs exemples; mais je me contenterai d'en rapporter
un qui me paraît fort remarquable. Un jeune homme au désespoir
de ne pouvoir jouir d'une personne qu'il aimait éperdument, voulant se délivrer de la vie par une mort douce, prit un gros d'opium
en pilules; il tomba dans un état d'anéantissement considérable,
accompagné de délire, éprouva un malaise qui fut suivi du vomissement d'une grande quantité de matière bilieuse; la sueur survint;
il dormit paisiblement pendant huit heures, se réveilla au bout de
ce temps, en se plaignant d'avoir la tête étonnée, et de ressentir
des douleurs dans tous les membres; au bout de peu de jours, tous
ces accidents se dissipèrent, et il fut même guéri de sa folie.

(1) L'auteur admet deux états du cerveau. Il désigne l'un sous le
nom d'*excitement*, et l'autre sous celui de *collapsus*, que je rendrai
quelquefois par *affaissement*. L'état d'excitement est celui où l'énergie du cerveau se communique à beaucoup de parties du corps, à
différentes périodes et dans diverses proportions. C'est ce qui ar-

le délire dénote dans la fièvre une diminution de l'énergie
du cerveau. Il est vrai qu'il semble dépendre souvent de

rive pendant la veille ; l'état d'affaissement est le contraire, et se
remarque dans le sommeil.

En faisant attention aux phénomènes variés qui accompagnent le
sommeil et la veille, on sera obligé de convenir que les états d'excitement et d'affaissement peuvent exister en même temps dans différentes parties du cerveau à des degrés différents, comme il arrive
quand le sommeil, ou le changement d'excitement en collapsus,
vient par degrés, et qu'il n'affecte que quelques parties : dans ce
cas, les impressions n'agissent que sur une partie des organes de
nos sens, tandis que le collapsus a lieu relativement à d'autres ; alors
il survient un délire passager, qui n'est qu'un mélange de l'excitement et du collapsus. Ce délire se voit fréquemment quand on est
éveillé subitement, avant que l'excitement soit complet, et il n'y
a rien de si commun que d'entendre dire, *j'étais à demi-éveillé*, *je
ne savais où j'étais*. L'auteur pense que le délire consiste dans la
diminution d'excitement, en ce que souvent il se change en coma,
ou le produit. Le collapsus est plus grand relativement aux fonctions animales qu'aux fonctions vitales, et il a lieu dans différents
degrés relativement aux unes et aux autres.

Ces idées jettent un grand jour sur la théorie du sommeil et de la
veille, et il est très-aisé de les appliquer à la doctrine des fièvres.
1° Dans les fièvres l'excitement est inégal, et alors la force de la circulation étant augmentée par la réaction, cette force se communique au cœur et au système artériel, produit en conséquence une
cause d'excitement qui se trouve réuni au collapsus, qui est l'effet
de l'état du système. C'est ce qui donne lieu au délire, comme on
l'observe dans l'accès de chaud des fièvres intermittentes. 2° Quand
l'état d'affaissement est porté à l'excès, et que la cause stimulante
est appliquée subitement, l'excitement doit être inégal, et le délire
survenir, comme il arrive dans l'accès de froid des intermittentes.

Le premier cas, qui est celui d'excitement, dépend de l'effet de
la cause irritante et de la force de la circulation. Le second est celui
d'un affaissement général qui ressemble au sommeil.

Ceci peut s'appliquer également au délire qui survient dans les

l'augmentation de la circulation du sang dans les vaisseaux de ce viscère, et qu'en conséquence il accompagne la phrénésie. Il paraît encore fréquemment, dans l'accès de chaud des fièvres, avec le mal de tête et le battement des artères temporales; mais comme la force avec laquelle le sang se porte dans les vaisseaux de la tête est souvent considérablement augmentée par l'exercice, la chaleur externe, les passions et d'autres causes, sans produire aucun délire; en supposant que la même force excite le délire, dans le cas de fièvre, on ne peut en rendre raison qu'en admettant qu'il y a alors quelque cause qui diminue l'énergie du cerveau, et empêche la libre communication entre les parties d'où dépend l'exercice des fonctions intellectuelles. Je suppose aussi, d'après le même principe, qu'il y a une autre espèce de délire (1), qui dépend plus parfaitement de la diminu-

---

fièvres continues, indépendamment d'inflammation du cerveau, ou d'aucune affection locale.

Il y a d'autres cas où le système nerveux peut être affecté. Les affections locales peuvent aussi produire le délire; mais cette dernière espèce est plus rebelle; l'auteur en parlera dans le cours de cet ouvrage.

Il est aisé de voir, d'après tout ce qui a été dit, que le défaut et l'excès de sommeil ne dépendent pas des organes de la circulation, comme l'a pensé Boërhaave, mais de l'état du système nerveux; car toutes les fois que son énergie est considérablement diminuée, le coma survient, comme on le voit au commencement des fièvres. Or il est constant que le coma dépend uniquement de la fièvre, et que cette dernière consiste dans une faiblesse ou un état d'affaissement considérable, qui est certainement l'effet du défaut d'énergie du cerveau. Néanmoins le sommeil et la veille peuvent être quelquefois produits par une affection locale, comme on le verra par la suite.

(1) Ces deux espèces de délire, dont l'un est produit par l'excès d'excitement, et l'autre par l'excès de collapsus, exigent la plus grande attention dans la pratique. Dans la première espèce, la cir-

tion de l'énergie du cerveau, et qui, par conséquent, peut survenir lorsque la force de la circulation du sang n'est pas augmentée, plus que de coutume, dans les vaisseaux du cerveau : tel paraît être le délire qui survient au commencement de l'accès de froid des fièvres, ou dans l'accès de chaud de celles qui s'annoncent par des marques très-évidentes de faiblesse dans tout le système.

46. D'après tout ce que je viens de dire, notre doctrine des fièvres se réduit évidemment aux principes suivants. Les causes éloignées (§ 36) sont certaines puissances sédatives, appliquées au système nerveux, qui, diminuant l'énergie du cerveau, produisent, en conséquence, la faiblesse dans

---

culation du sang est accélérée, le pouls est fort et plein, le visage rouge, les yeux étincelants, la peau brûlante. Dans la seconde, le pouls est petit et fréquent, le visage est fort pâle, la peau conserve sa chaleur naturelle. Comme, dans ce dernier cas, le délire est l'effet de l'excès de faiblesse, on ne peut le modérer que par les stimulants. M. Cullen avait coutume de rapporter dans ses leçons, qu'il avait vu un malade qui, dans un cas semblable, buvait quatre pintes de vin par jour, et chez qui le délire revenait dès qu'on lui en diminuait la quantité. J'ai été témoin d'un pareil délire chez un homme accoutumé à l'usage immodéré des liqueurs spiritueuses : deux copieuses saignées n'avaient procuré aucun soulagement ; la fureur était augmentée au contraire au point que quatre hommes robustes pouvaient à peine contenir le malade. La faiblesse du pouls me détermina à m'opposer à la saignée de la jugulaire, que le chirurgien voulait faire. Je prescrivis une potion qui contenait une grande quantité de laudanum liquide ; peu de temps après les accès se modérèrent, et ils cessèrent entièrement en continuant le même remède pendant quelques jours : on avait voulu en diminuer la dose dès le second jour ; mais les accidents reparurent. Ces observations prouvent que l'état du cerveau peut être altéré sans que la circulation soit accélérée. D'ailleurs, dans l'atrophie, les facultés intellectuelles s'exercent comme dans l'état de santé, quoique la force de la circulation soit considérablement affaiblie.

toutes les fonctions (§ 35), et particulièrement dans l'action des petits vaisseaux de la surface (§ 43, 44). Cependant, telle est en même temps la nature de l'économie animale (§ 38), que cette faiblesse devient un stimulant indirect pour le système sanguin : ce stimulant, à l'aide de l'accès de froid et du spasme qui l'accompagne (§ 39, 40), augmente l'action du cœur et des grosses artères (§ 40), et subsiste ainsi (§ 41) jusqu'à ce qu'il ait pu rétablir l'énergie du cerveau, communiquer cette énergie aux petits vaisseaux, ranimer leur action, et surtout détruire, par ce moyen, leur spasme : ce dernier étant dissipé, la sueur et tous les autres signes du relâchement des conduits excréteurs se manifestent (1).

____

(1) D'après cette théorie, la fièvre dépend donc de la vélocité du pouls ou de l'action augmentée du cœur et des artères ; mais cela ne suffit pas pour constituer la fièvre, à moins que le spasme et la faiblesse, que l'on doit considérer comme ses causes prochaines, n'aient précédé. Hoffmann est de ce sentiment, *v.* ì, *p.* 3o1. Il regarde la fièvre comme un changement produit dans le mouvement des fibres motrices, et dit que sa cause prochaine est le spasme des artères capillaires, joint à l'état des fluides qui sont uniquement affectés par le système nerveux. Boërhaave même a adopté cette opinion pour les fièvres qui viennent de causes internes. On doit, en conséquence, rejeter l'opinion de Sylvius de le Boe, de Boërhaave et de plusieurs autres qui ont regardé la fréquence du pouls comme le signe pathognomonique de la fièvre, et qui ont supposé que tous les stimulants qui agissaient directement sur le cœur, étaient la cause immédiate de la fièvre ; car il y a un grand nombre de stimulants de cette espèce qui augmentent l'action du cœur sans produire la fièvre ; tels sont les exercices violents, les substances âcres, les aromatiques, etc., qui souvent accélèrent considérablement le pouls. Si les fièvres étaient dues aux stimulants, il suffirait, pour les guérir, de diminuer la vélocité du sang ; ce qu'il est très-aisé de faire ; mais il y a plusieurs cas où il faut au contraire ranimer la circulation. Il est donc nécessaire d'admettre d'autres circonstances pour constituer la fièvre.

47. Cette doctrine servira, à ce que je crois, à expliquer non-seulement la nature de la fièvre en général, mais même ses variétés. Néanmoins, avant que d'aller plus loin, il convient d'indiquer les opinions, ou plutôt, suivant ma manière de voir, les erreurs qui ont été jusqu'ici le plus généralement adoptées sur cet objet.

48. On a supposé que la cause de l'accès de froid des fièvres et ses suites était une lenteur ou une viscosité (1) qui dominait dans la masse du sang, et restait en stagnation dans les petits vaisseaux. Mais rien ne prouve l'existence d'une pareille viscosité dans les fluides avant la fièvre, et il

---

(1) Cette opinion a été introduite par Bellini, que Boërhaave a suivi; ils ont prétendu que l'acrimonie, ou la lenteur, était la cause de la fièvre, et que la cure consistait à émousser l'acrimonie, dissoudre la viscosité, et à les évacuer. Boërhaave a senti que la viscosité ne suffisait pas pour expliquer la manière dont se forme la fièvre; il a été, en conséquence, obligé d'admettre une cause composée, et il dit qu'une partie de cette cause produit l'accès de froid, pendant que l'autre agit sur le cœur, et augmente son action; mais ni ce célèbre médecin, ni son savant commentateur, n'ont expliqué cette matière d'une manière supportable; ils ne disent pas comment l'accès de froid est produit, ni comment il détermine celui de chaud. On remarque même dans leur théorie des contradictions manifestes. Boërhaave, après avoir regardé la viscosité du sang comme la cause prochaine de la fièvre, est obligé, dans le §. 755, de recourir à l'inertie du fluide nervéux, pour expliquer les phénomènes de la fièvre intermittente. Van Swieten convient que la manière dont la fièvre attaque subitement un homme qui paraît jouir de la meilleure santé, que le sentiment de lassitude, la faiblesse, le tremblement, le froid, les contractions plus fréquentes et plus faibles du pouls, et les autres symptômes de la fièvre, ne peuvent s'expliquer en admettant la viscosité du sang comme cause primitive; il avoue que ces symptômes prouvent que le fluide nerveux ne se porte pas avec la même égalité que de coutume dans les muscles. Ces difficultés ont obligé les sectateurs même de Boërhaave à abandonner sa théorie des fièvres.

n'est nullement probable que cet état des fluides puisse se
ormer tout à coup. Or, la promptitude avec laquelle les
paroxysmes surviennent, donne lieu de croire, avec beaucoup plus de vraisemblance, que les phénomènes de la
fièvre dépendent de quelque cause qui agit sur le système
nerveux, ou sur les puissances qui donnent le premier mouvement à l'économie animale. *Voyez* van Swieten *apud
Boerh. aph.* 755.

49. Une autre opinion, qui a été presque généralement
adoptée, est qu'une matière nuisible, introduite ou engendrée dans le corps, constitue la cause prochaine de la fièvre,
et que l'action augmentée du cœur et des artères, qui forme
une très-grande partie de la maladie, est un effort que fait
la nature pour chasser cette matière morbifique, et particulièrement pour la changer ou en opérer la coction, de manière à la rendre totalement incapable de nuire, ou, au
moins, propre à être expulsée plus facilement du corps.
Cette doctrine est aussi ancienne qu'aucun des traités qui nous
restent aujourd'hui sur la médecine, et a été adoptée dans
presque toutes les écoles de médecine (1) : cependant elle

---

(1) Quoique l'auteur rejette la doctrine d'Hippocrate, elle me
paraît s'adapter mieux que toute autre à sa théorie. Hippocrate
semble avoir indiqué l'action des puissances motrices ; il regardait
la coction ou le rétablissement des excrétions dans leur état naturel, ainsi que les crises, comme des signes qui annonçaient la force
de la nature, c'est-à-dire, comme une preuve de l'énergie du sensorium commun. Il ne pensait pas que toutes les fièvres fussent
produites par une humeur ; mais il regardait toutes les évacuations
vraiment critiques comme favorables : lui seul a tâché de déterminer les signes qui les indiquent communément : il a décrit la manièr
dont se forme la fièvre, et a regardé le frisson comme la cause de
autres symptômes qui lui succèdent ; *v. lib. de Flat.*, n° 10, 11
et 13. Il a même considéré les changements qui surviennent dans le
uides comme des effets de la fièvre qui aggravent la maladie.

me paraît appuyée sur une base très-incertaine ; il y a des fièvres produites par le froid, la peur et autres causes, qui sont accompagnées de tous les symptômes essentiels à la fièvre, et qui se terminent par la sueur, sans que l'on puisse y apercevoir aucune marque évidente de matière morbifique, ni même la soupçonner.

On a vu des fièvres guéries tout-à-coup par une hémorrhagie si modérée, qu'elle ne pouvait entraîner une portion considérable de la matière morbifique répandue dans toute la masse du sang ; et l'on ne peut concevoir comment cette matière peut se ramasser ou être déterminée à sortir par une ouverture telle que celle qui se fait dans le cas dont je viens de parler.

En admettant même la présence de la matière morbifique, on n'explique pas comment la coction s'en fait, et l'on ne prouve pas qu'un pareil changement ait réellement lieu : dans certains cas, il est évident qu'une matière nuisible est introduite dans le corps, et devient la cause de la fièvre ; mais alors même, il paraît que la matière nuisible est chassée sans avoir souffert aucun changement ; que la fièvre se termine souvent avant que cette matière soit expulsée, et que, dans quantité de cas, la fièvre peut se guérir, sans attendre le prétendu terme de la coction, par des remèdes qui ne paraissent point agir sur les fluides, ou produire aucune évacuation.

50. En combattant ainsi l'opinion reçue, que la fièvre est un effort que fait la nature pour opérer la coction de la matière morbifique et la chasser, je ne prétends nullement nier que la cause de la fièvre agisse fréquemment sur les fluides, et particulièrement qu'elle y produise un état de putréfaction. Je conviens que cela arrive souvent ; mais, en même temps, je soutiens que ce changement des fluides n'est pas communément la cause de la fièvre ; qu'ordinairement il n'en est que l'effet, et qu'il n'y a aucune raison pour

croire que la terminaison de la fièvre dépende de l'expulsion de la matière putride.

51. Il me reste encore à faire mention d'une autre opinion qui a été généralement adoptée. Dans les fièvres intermittentes, les malades rejettent communément par le vomissement une grande quantité de bile; et cela arrive si fréquemment, qu'un grand nombre de médecins ont pensé que la cause de ces fièvres consistait dans la surabondance de la bile (1), et peut-être dans la qualité particulière de cette liqueur. Néanmoins, cette opinion ne paraît pas bien fondée; le vomissement, quelle que soit la cause qui le produise, paraît suffire, quand il est souvent réitéré, avec des efforts violents, pour dégorger les conduits biliaires, car il excite communément une évacuation considérable de bile. Cela arrive partout dans les fièvres intermittentes, parce que, pendant l'état de faiblesse et l'accès de froid de ces fièvres,

---

(1) Cette opinion a été celle de tous les médecins depuis deux mille ans. Senac, dans le livre *de reconditâ febrium intermittentium naturâ*, qui contient beaucoup d'idées neuves, l'a aussi admise; mais, outre le faux raisonnement dont il s'appuie, il donne une objection suffisante contre son opinion, en disant que la sécrétion de la bile peut augmenter sans produire la fièvre, ce qui est vrai. La surabondance de bile paraît plutôt donner lieu à la dysenterie, comme il arrive quelquefois; mais la dysenterie n'est pas toujours jointe à la fièvre, et cette dernière se voit plus fréquemment sans la dysenterie. Cleghorn a remarqué que les enfants étaient plus sujets à la dysenterie que les adultes (Cœlius Aurelianus observe le contraire): de là il paraît que ces maladies diffèrent entre elles, quoiqu'il y ait dans l'une et dans l'autre des évacuations abondantes de bile. On ne peut donc pas plus regarder la bile comme cause de la maladie, que toutes les autres évacuations qui surviennent dans la fièvre, et que l'on convient en être l'effet, de même que les larmes sont l'effet du chagrin. D'ailleurs, d'autres causes produisent des vomissements bilieux, sans que la sécrétion de la bile ait été augmentée avant.

le sang n'est pas poussé dans les petits vaisseaux , et particulièrement dans ceux de la surface du corps, en aussi grande quantité que de coutume , mais s'accumule dans ceux des parties internes , et en particulier dans la veine-porte ; de manière que cela peut suffire pour produire une sécrétion plus abondante de bile.

Ces considérations rendent raison, jusqu'à un certain point, de la quantité extraordinaire de bile que l'on observe dans les fièvres intermittentes ; mais la circonstance qui y donne particulièrement lieu , est la chaleur du climat et de la saison. Il est rare que cette cause ne produise pas , dans le corps humain, un état qui dispose la bile à passer, par ses conduits sécrétoires , en plus grande quantité que de coutume ; on peut même soupçonner que cette cause en altère la qualité, comme le prouve le cholera-morbus, qui règne si fréquemment dans les saisons chaudes ; en outre, cette maladie survient souvent sans fièvre. Nous tâcherons de prouver par la suite que les fièvres intermittentes sont , le plus communément , produites par une autre cause, c'est-à-dire , par les vapeurs des terrains humides ; et que, d'une autre part, rien ne démontre évidemment que ces fièvres soient occasionées uniquement par l'état de la bile. Les vapeurs des marais agissent , en général , plus puissamment dans la saison qui donne lieu au changement et à la surabondance de la bile. En conséquence, si l'on fait attention au vomissement et aux autres circonstances des fièvres intermittentes qui se trouvent alors réunies, l'on ne sera pas étonné que les intermittentes automnales soient si souvent accompagnées d'évacuations bilieuses (1).

---

(1) Ces évacuations sont néanmoins un symptôme qui mérite l'attention du médecin, et c'est le plus souvent à juste titre que l'on nomme bilieuses les maladies automnales. Il est aisé d'expliquer pourquoi la sécrétion de la bile est considérablement augmen-

En considérant cet objet sous ce point de vue, on ne doit plus regarder l'état de la bile comme cause des fièvres intermittentes, mais uniquement comme une circonstance qui les accompagne accidentellement, en raison de l'état de la saison où elles règnent. J'examinerai par la suite quelle attention exige cette circonstance dans le traitement de la maladie.

52. D'après ce jugement des principales hypothèses qui ont été adoptées jusqu'à ce jour, relativement à la cause prochaine de la fièvre, il est évident qu'on ne peut l'attribuer à l'altération des fluides ; la plupart des symptômes des fièvres nous portent à croire, au contraire, qu'elles dépendent des changements qui surviennent dans l'état des puissances motrices du système animal. Il ne nous est pas possible d'expliquer toutes les circonstances de la maladie ; mais c'est au moins un avantage d'être mis sur la voie qui peut conduire au but que l'on se propose. J'ai tenté de la suivre, et je vais essayer de faire l'application de la doctrine que je viens d'exposer, pour rendre raison de la différence des fièvres.

---

tée dans cette saison, sans être cependant la cause de la fièvre. Dès que le froid et l'humidité succèdent aux chaleurs considérables de l'été, il se fait une constriction des vaisseaux de la surface du corps, qui y gêne la circulation, donne lieu au sang de s'accumuler dans les gros vaisseaux, et particulièrement dans les viscères, où la circulation est moins libre, même dans l'état de santé ; ce qui n'arrive pas l'hiver, parce que l'équilibre de la circulation s'est rétabli pendant l'automne. C'est à cette diversité d'équilibre que l'on doit attribuer les maladies propres à chaque saison. C'est pourquoi les congestions veineuses internes se remarquent principalement chez ceux qui ont succombé aux fièvres intermittentes. Dans ces cas, Cleghorn a trouvé, par l'ouverture des cadavres, la rate tuméfiée et comme remplie d'un sang grumelé, et les vaisseaux des intestins extraordinairement distendus.

CHAPITRE III.

De la différence des Fièvres, et de leurs causes.

53. JE pense que, pour déterminer la différence des fièvres, il est nécessaire d'observer, premièrement, que toute fièvre qui dure plus d'un jour consiste en paroxysmes réitérés, et en quelque sorte séparés ; et que la différence des fièvres que nous avons indiquée plus haut (§ 25 jusqu'à 30), paraît dépendre de l'état différent des paroxysmes et des circonstances variées qui accompagnent leur retour.

54. J'ai avancé plus haut, comme un fait, que les fièvres consistaient, en général, en paroxysmes distincts, et réitérés en quelque sorte séparément ; mais je vais tâcher présentement de confirmer ce fait, en en assignant la cause.

55. Dans toute fièvre où l'on peut observer distinctement un nombre quelconque de paroxysmes séparés, on voit constamment que chacun d'eux est fini en moins de vingt-quatre heures ; or, comme il ne m'est pas possible de rien apercevoir dans la cause des fièvres qui détermine la durée de chaque paroxysme, je suis obligé de présumer qu'elle dépend de quelque loi générale de l'économie animale. Il me paraît que cette loi est la même qui assujettit, à beaucoup d'égards, l'économie à une révolution diurne. Je ne puis assurer, d'une manière positive, si elle dépend d'une conformation primitive, ou de certains pouvoirs qui agissent constamment sur le corps, et produisent une habitude ; mais le retour du sommeil et de la veille, de la faim et des excrétions, enfin les changements qui surviennent régulièrement dans l'état du pouls, prouvent suffisamment que le corps humain est assujetti à une révolution diurne (1).

____

(1) Le D. Bryan Robinson, de Dublin, est le premier qui, dans son Traité de l'économie animale, a fait attention à ces change-

56. C'est cette révolution diurne qui, comme je le sup-

ments. Il a observé que le matin le pouls était très-lent, et restait dans cet état jusqu'à midi ; qu'alors sa vélocité augmentait ; qu'il baissait de nouveau deux heures après, jusqu'à huit heures du soir ; qu'il se relevait jusqu'au moment où l'on se couche ; que le sommeil produisait alors une légère rémission qui se dissipait, et que le pouls se relevait jusqu'à deux heures du matin, où il était à son plus haut degré d'élévation et de fréquence ; qu'ensuite il baissait le matin jusqu'à sept ou huit heures. Ces changements s'observent chez presque tous les hommes, mais particulièrement chez les personnes faibles, qui sont plus affectées par les variations qui surviennent dans l'atmosphère. Nous voyons, par exemple, quantité de femmes, dont la mobilité nerveuse est extrême, qui ont, aux approches de l'orage, des maux de tête considérables, accompagnés d'anxiété, de malaise, et qui se terminent par la nausée et le vomissement ; ce qui prouve que la diminution de l'élasticité et de la pesanteur de l'air affaiblit l'énergie du cerveau. Or, en admettant que cette faiblesse est la cause prochaine de la fièvre, il est aisé d'expliquer pourquoi les fièvres règnent particulièrement dans les saisons où il survient plus de variations dans l'atmosphère, comme l'a remarqué Hippocrate. De plus, M. Le Changeux, physicien habile, en observant avec une attention scrupuleuse les changements du baromètre, a remarqué que les variations considérables qui surviennent dans l'atmosphère pendant le cours de la journée, se faisaient particulièrement à six heures du matin, à midi, à six heures du soir et à minuit. Ces observations ont été faites à l'aide du barométrographe, instrument inventé par ce physicien, qui indique, par des notes sensibles, les changements qui arrivent dans la pesanteur de l'air, pour chaque instant du jour et de la nuit ; le seul, par conséquent, qui peut constater, d'une manière indubitable, la variation diurne dont il s'agit. On peut, d'après cela, soupçonner qu'il y a une analogie entre les changements que M. Robinson a observés dans le pouls et ceux de l'atmosphère. Il est également constaté que les différents degrés de chaleur varient aux mêmes heures. *

* M. Virey a traité avec talent ce sujet dans sa Dissertation inaugurale, et dans l'article *Ephémérides* du Dictionnaire des Sciences médicales. (D. L.)

pose, détermine la durée des paroxysmes des fièvres; les limites constantes et universelles de ces paroxysmes (comme je l'ai observé § 55), dont on ne peut assigner d'autres causes, rendent suffisamment probable que leur durée est déterminée par cette révolution diurne, et qu'elle en dépend; ce qui prouve encore que les paroxysmes ont une connexion avec la révolution mentionnée, c'est que leurs intervalles varient dans différents cas, et cependant les heures de leur retour sont, en général, fixées à un certain temps de la journée; de manière que les quotidiennes viennent le matin, les tierces à midi, et les quartes après midi.

57. Il faut encore remarquer que les fièvres quartes et tierces se changent facilement en quotidiennes, celles-ci en rémittentes, et ces dernières en continues; et qu'en général on observe tous les jours des redoublements et des rémissions dans les fièvres même dont le type est continu; ce qui prouve tellement le pouvoir de la révolution diurne, que, dans certains cas où l'on ne peut que difficilement distinguer chaque jour les redoublements et les rémissions, on doit cependant présumer que la tendance générale de l'économie animale domine, que la maladie consiste toujours en paroxysmes réitérés, et enfin qu'il n'existe pas de fièvre telle que celle que l'on appelle fièvre continentes dans les écoles. Je pense que ce que je dirai par la suite, sur les mouvements périodiques que l'on observe dans les fièvres continues, servira à confirmer cette doctrine.

58. Après avoir ainsi prouvé que toute fièvre qui dure plus d'un jour, consiste en paroxysmes réitérés, je remarquerai, en second lieu, que leurs retours dépendent des circonstances qui ont accompagné les paroxysmes précédents. D'après ce qui a été observé, § 30 et 31, il paraît que, plus les paroxysmes sont prolongés, plus leur retour est prompt; il faut, en conséquence, chercher la cause de la

fréquence des accès dans la cause qui prolonge les paroxysmes.

59. Je suppose, conformément à ce qui a été dit § 46, et à l'opinion de la plupart des médecins, que, dans toute fièvre, il y a une puissance appliquée au corps qui tend à l'altérer et à le détruire, et qui y produit certains mouvements différents de ceux que l'on observe dans l'état naturel ; je suppose aussi que, dans toute fièvre dont le cours est parfait, il survient, en conséquence de la constitution de l'économie animale, certains mouvements qui tendent à prévenir les effets de la puissance nuisible, ou à les corriger et à les détruire. On doit considérer ces deux espèces de mouvements comme constituant la maladie.

Mais le premier est peut-être strictement l'état morbifique, et le dernier doit être considéré comme l'effet de la *force médicatrice de la nature*, dont la tendance est salutaire : j'appellerai par la suite ce mouvement, la *réaction* du système.

60. En supposant que ces deux mouvements ont lieu dans chaque paroxysme de fièvre, on verra que c'est particulièrement dans le temps de l'accès de chaud que la réaction agit pour dissiper l'état morbifique. C'est pourquoi cet accès sera plus ou moins long, suivant que l'effet de la réaction sera plus ou moins prompt. Mais comme la longueur du paroxysme dépend particulièrement de l'accès de chaud, on doit attribuer la prolongation de cet accès et des paroxysmes, ou à la résistance opiniâtre qu'oppose l'état morbifique, ou à la faiblesse de la réaction salutaire, et il est probable que tantôt l'une de ces circonstances a lieu, et tantôt l'autre.

61. Il semble que ce n'est que par le degré du spasme, que l'on peut juger de la résistance qu'oppose l'état morbifique de la fièvre, et j'observerai, relativement à ce spasme,

que la cause qui le détermine peut varier dans différents
cas , ou que le degré différent d'irritabilité de chaque individu peut donner lieu à un degré de spasme plus ou moins
grand , quoique la cause soit la même ; en conséquence ,
dès que la réaction est commencée dans la fièvre, l'accès de
chaud et tout le paroxysme peuvent être plus ou moins
longs , suivant le degré du spasme qui s'est formé.

62. Il y a une des causes de la durée opiniâtre du spasme,
dans les fièvres, qu'il est aisé de reconnaître. Dans les maladies inflammatoires , il existe une diathèse phlogistique
qui domine dans tout le corps ; je suppose que cette diathèse consiste dans l'accroissement du ton de tout le système
artériel. C'est pourquoi, lorsqu'elle accompagne la fièvre ,
comme il arrive quelquefois, on peut admettre qu'elle donne
lieu au spasme fébrile de se former avec plus de force, et que
c'est ce qui produit des paroxysmes plus longs. C'est pour
cette raison que l'on voit que toutes les fièvres inflammatoires sont du genre des continues (1), et que toutes les
causes de la diathèse inflammatoire ont une tendance à
changer les intermittentes en continues. Or, comme les fièvres continues sont souvent accompagnées de la diathèse
inflammatoire, nous en concluons que , dans beaucoup de
cas , cette diathèse est la cause de leur type continu.

63. Cependant, dans quantité de fièvres, il n'y a aucun
signe évident de la présence de la diathèse inflammatoire,
ni de toute autre cause capable de produire un spasme plus

____

(1) Les *Fièvres inflammatoires rémittentes* ou *intermittentes* ont
été admises par Selle et Huxham. M. Pinel lui-même en cite plusieurs
observations dans la dernière édition de sa nosographie. Enfin,
M. Saint-Laurens a consigné dans le Journal Général de Médecine
(février 1816) quatre faits qui mettent hors de doute leur existence ; et il y a joint des réflexions qui présentent le plus grand
intérêt. (D. L.)

considérable : dans de semblables cas, on doit, en consé
quence, attribuer le prolongement des paroxysmes, et le
type continu de la fièvre, à la faiblesse de la réaction. Nous
jugeons que cette cause a lieu, parce que nous voyons les
symptômes les plus évidents d'une faiblesse générale, dans
quantité de fièvres où les paroxysmes séparés sont fort prolongés et s'observent très-difficilement ; et nous concluons
de là que, dans ces cas, la prolongation des paroxysmes, et
le type continu , dépendent de l'inertie de la réaction ,
qui est due à ce que les causes de faiblesse (1) sont des
plus puissantes, ou à quelques circonstances particulières
à la constitution du malade , qui favorisent l'action de ces
causes.

64. Ces principes nous conduisent à expliquer en général,
avec quelque probabilité , la différence des fièvres ; mais
il faut avouer que l'on rencontre beaucoup de doutes et de
difficultés pour faire l'application de cette doctrine aux cas
particuliers. Elle peut servir à rendre raison , d'une manière
assez supportable, des différents états des intermittentes,

---

(1) Le degré de faiblesse dépend de la cause de la fièvre. Dans
les maladies pestilentielles, la contagion peut produire un degré de
faiblesse assez fort pour donner la mort sans exciter de réaction ;
c'est ce que confirme l'exemple de ceux qui ont péri subitement
dans la peste. D'autres fois la faiblesse occasione le frisson et le
tremblement ; mais le malade meurt avant que la réaction ait été
assez forte pour occasioner la chaleur. Il peut enfin arriver que
le frisson et le tremblement déterminent un certain degré de chaleur,
et que le malade périsse en quelque sorte entre l'accès de chaud et
celui de froid. Ces faits prouvent que la faiblesse est suivie de différents degrés de réaction ; que souvent cette dernière peut stimuler
uniquement le cœur et les artères, mais être trop faible pour que
ses effets s'étendent sur tout le système, et pour dissiper le spasme
de la surface. C'est ce qui donne lieu à la longueur du paroxysme
et produit la fièvre continue.

I.   8

lorsqu'elles sont bien caractérisées , ou qu'elles approchent de plus en plus du type de la fièvre continue : mais il reste encore, quant à plusieurs circonstances des fièvres intermittentes , quelques difficultés ; et ces difficultés sont encore plus grandes , relativement à la différence de ces fièvres continues, que nous avons distinguées , dans notre Nosologie , des intermittentes , et nommées spécialement continues , à raison de leur différence. (Voyez *Syn. Nos. method. P. V. , ch. I , sect. II*) , et dont nous avons donné plus haut une explication plus détaillée (1).

65. D'après l'idée que nous avons donnée (§ 63 et 64) des causes de la prolongation des paroxysmes , et de celles du type des fièvres continues , qui méritent strictement ce nom , il est probable que les causes éloignées de ces fièvres

---

(1) C'est pour ne pas changer les termes , que l'auteur a conservé le nom de fièvre continue; mais il est aisé de juger du sens qu'il lui donne d'après le caractère suivant , extrait de sa nosologie.

Ces fièvres n'ont pas d'intermission , ne sont pas produites par le miasme des marais, mais consistent en rémissions et en redoublements peu sensibles : elles ont deux paroxysmes chaque jour.

Quoique l'auteur s'écarte des définitions reçues , il remarque que l'on pourrait les admettre avec assez de rectitude , et ajoute qu'il y a également deux accès par jour dans les fièvres rémittentes , et dans les intermittentes , auxquelles il pense que l'on doit rapporter toutes les rémittentes des auteurs. Il convient , en conséquence, que le double paroxysme ne suffit pas pour reconnaître les fièvres continues , et que, dans les cas douteux, les rémittentes ne peuvent se distinguer des intermittentes, que par leur cause , leur type , ou la manière dont elles se manifestent. Il demande ensuite à ceux qui ont le plus d'expérience , si l'on ne pourrait pas reconnaître fréquemment, avec certitude, les fièvres continues, à leur cause, qui est souvent évidente et très-fréquente , savoir : la contagion humaine ; d'ailleurs, il laisse à de plus habiles à décider si ses définitions sont exactes, et si l'on peut en substituer de meilleures.

agissent en produisant une diathèse inflammatoire, ou une réaction plus faible; car l'on peut observer que la différence la plus sensible des fièvres continues dépend du degré de force de l'un ou de l'autre de ces deux états.

66. On a admis une grande variété de fièvres continues; mais les médecins n'ont pas réussi à en marquer les différences, ou à les réduire sous des chefs généraux. On ne comprend pas bien les distinctions données par les anciens : quant à celles qu'ils ont tirées, de même que les nosologistes modernes, de la différente durée des fièvres continues, elles sont mal fondées, et on ne peut en faire l'application de manière à les rendre de quelque utilité. Nous pensons qu'il est conforme à l'observation, et aux principes admis plus haut (§ 63, 64), de distinguer les fièvres continues, suivant qu'elles présentent des symptômes d'irritation inflammatoire, ou de faiblesse de la réaction.

67. Cette distinction est celle des fièvres en *inflammatoire* et en *nerveuse* (1), qui est aujourd'hui la distinction la plus

---

(1) Dans la fièvre inflammatoire, il y a une cause irritante qui agit sur le système artériel, et produit une constriction ou un spasme considérable, qui constitue la diathèse inflammatoire. Dans la fièvre nerveuse, au contraire, le sytème nerveux est particulièrement affecté, et elle consiste dans un degré de faiblesse assez fort pour diminuer considérablement l'énergie du cerveau, et empêcher la réaction. Mais il sera aisé de distinguer ces deux maladies d'après les caractères et les descriptions qui suivent, les premiers sont extraits de la Nosologie, et les dernières des leçons de M. Cullen.

Caractère de la fièvre inflammatoire, ou de la Synocha.*

Dans cette fièvre, la chaleur est considérablement augmentée,

* Les fièvres que nous nommons *inflammatoires*, sont les *fièvres bilieuses* des anciens. (La *pleurésie bilieuse* d'Hippocrate se rapporte aussi à notre *pleurésie inflammatoire.*) Ils les avaient ainsi désignées à cause de la croûte particulière dont le sang est alors couvert, et qu'ils croyaient due à la bile. Cela explique comment Galien, dans ses Commentaires sur l'aphorisme 23, liv. 1, conseille de saigner jusqu'à défaillance dans les fièvres bilieuses. (B.)

8.

généralement reçue en Angleterre. J'ai donné à la première, que je regarde comme genre, le nom de *Synocha*;

le pouls est fréquent, fort et dur, l'urine rouge, les fonctions du sensorium sont peu troublées. N. C.

Description de la fièvre inflammatoire.

Cette fièvre règne dans les saisons froides et dans les pays froids ; elle attaque les personnes d'une constitution robuste et sanguine ; elle s'annonce par un sentiment de faiblesse ou de froid léger ; elle est souvent produite par le refroidissement subit de l'atmosphère sans contagion ; elle commence sans beaucoup de frissons ou de tremblement, et l'accès de froid est accompagné de vomissement et de délire.

Pendant l'accès de chaud, qui survient promptement, il y a rougeur et turgescence du visage ; la sueur paraît, la chaleur est universellement répandue par tout le corps ; le pouls est fort, plein, et dur ; il y a battement des artères temporales et des carotides, mal de tête, douleur dans le dos et les extrémités ; la respiration est fréquente, sans être faible ou laborieuse; l'anxiété n'est pas fort considérable ; la nausée est légère ; mais il y a une soif violente, produite par le sentiment de chaleur qu'éprouve le malade ; le ventre est resserré, l'urine haute en couleur et sans sédiment : cette fièvre se termine communément en sept jours par l'hémorrhagie ou la sueur, et alors on observe un sédiment dans l'urine.

Ces symptômes se succèdent communément dans le même ordre qu'ils viennent d'être décrits, et sont tels que tout médecin peut y reconnaître les signes distinctifs de la fièvre inflammatoire : cependant il n'y a qu'Hoffmann qui en ait donné une bonne description. Ces symptômes sont produits par un degré considérable de réaction opposé à un grand degré de spasme et de constriction des petits vaisseaux de la surface du corps. Le sang que l'on tire dans cette maladie est couvert de la croûte inflammatoire ; elle se guérit par la saignée et les autres moyens capables de relâcher le système.

De la fièvre lente nerveuse.

Cette fièvre consiste dans le défaut de réaction du cerveau ; elle

et à la seconde, celui de *Typhus*. Je me suis peu embarrassé de savoir si la signification que je donne à ces termes était

peut survenir, quoiqu'il n'y ait pas un spasme considérable : il suffit, pour la produire, qu'il y ait une très-grande insensibilité du sensorium, qui empêche que la réaction soit assez forte pour dissiper le spasme. En conséquence, tout ce qui affaiblit la réaction donne lieu à la fièvre lente nerveuse; on la reconnaîtra par les signes suivants :

Caractère de la fièvre lente nerveuse.

Cette maladie est contagieuse; la chaleur y est peu augmentée; le pouls est faible, petit, communément fréquent ; l'urine est peu chargée ; les fonctions du sensorium sont fort troublées, il y a une prostration de force extrême. N. C.

Description de la fièvre lente nerveuse.

Les symptômes de cette fièvre se succèdent dans l'ordre où je vais les décrire : elle règne communément dans les pays chauds et dans les saisons chaudes; quelquefois elle est produite par la contagion; elle attaque les personnes d'une faible constitution, et qui sont facilement affectées par le froid; elle vient lentement; elle s'annonce par un sentiment de langueur et de lassitude, et par la perte de l'appétit. Ces symptômes subsistent plusieurs jours, avant que la fièvre se manifeste ; il y a un sentiment de froid qui est particulièrement sensible vers le soir, et qui est accompagné d'un degré léger de frisson et de tremblement ; il survient ensuite une chaleur légère, le sommeil est agité. Ces symptômes se dissipent vers le matin, et reviennent le soir : au bout de trois ou quatre jours, l'accès de chaud augmente sensiblement de la manière suivante : cet accès est plus long; il est accompagné d'un léger degré de chaleur; le pouls n'est ni très-fréquent, ni fort; alors les fonctions animales sont considérablement affaiblies; le malade se plaint d'un accablement extrême ; le défaut d'appétit, la nausée et le vomissement surviennent ; le sommeil est en même temps troublé ; le délire ou la typhomanie se joignent bientôt à ces symptômes ; la chaleur du corps est modérée, mais inégale ,

autorisée par l'usage ; il me suffit que l'on puisse les comprendre par les caractères que j'y ai joints dans ma Nosologie,
qui , à ce que je pense , sont fondés sur l'observation.

68. Si , comme je le crois , on peut , dans la pratique ,
distinguer les fièvres continues par ces caractères , ils serviront de confirmation aux principes admis plus haut (1).

---

car les extrémités sont froides ; le visage est pâle , rarement
rouge ; le ventre est resserré ou disposé à la diarrhée , l'urine
est pâle , limpide et sans sédiment : à mesure que la maladie fait
des progrès , les rémissions deviennent moins sensibles et moins
longues.

Cette fièvre dure fréquemment trois ou quatre semaines , et se
termine , en général , sans crise. Les symptômes qui subsistent pendant tout son cours , tels que le coma , le délire , la typhomanie ,
les soubresauts des tendons , etc. indiquent le trouble des fonctions
du cerveau.

(1) Les phénomènes les plus communs des fièvres continues
sont ceux qui viennent d'être décrits. Néanmoins ils ne sont pas
toujours constants ; souvent ils sont combinés de différentes manières , et les symptômes de la fièvre lente nerveuse sont fréquemment réunis avec ceux de la fièvre inflammatoire ; c'est ce qui en
rend la théorie très-difficile. On peut rendre raison de ces variétés,
en observant que la cause de la fièvre ne conserve pas toujours la
même force. 1º Lorsque la fièvre s'est manifestée , un degré trop
considérable de spasme peut d'abord affaiblir la réaction ; mais
cette dernière , étant souvent réitérée dans le cours de la maladie ,
devient assez forte pour dissiper le spasme et procurer la guérison.
2º La réaction peut être d'abord très-considérable , mais s'affoi-
blir tellement , par des paroxysmes continuellement réitérés ,
qu'elle ne peut plus vaincre le spasme, et, en conséquence , la mort
survient.

La fièvre lente nerveuse peut également succéder à la fièvre inflammatoire , lorsque , dans cette dernière , des paroxysmes très-
violents et souvent réitérés , affaiblissent l'énergie du cerveau. Le
froid du climat peut aussi , en augmentant la constriction , pro-

69. Excepté les différences des fièvres continues dont je viens de parler, je ne suis pas certain d'en avoir observé d'autres, que l'on puisse regarder comme fondamentales. Mais le type le plus commun des fièvres continues, dans le climat que nous habitons, paraît être une combinaison de ces deux genres. C'est pourquoi j'ai admis un genre ainsi combiné, dans ma Nosologie, sous le titre de *Synochus*. Je pense aussi que l'on ne peut que difficilement assigner les limites qui distinguent le synochus et le typhus ; je suis même disposé à croire que le premier est produit par les mêmes causes que le dernier, et qu'il n'en est, en conséquence, qu'une variété.

70. Le typhus semble être un genre qui comprend plusieurs espèces. Néanmoins ces dernières ne sont pas encore bien déterminées par l'observation ; et l'on peut en même

---

duire d'abord les symptômes d'une fièvre inflammatoire, qui, étant bientôt dissipés, sont suivis de ceux de la fièvre lente nerveuse.

Il est aisé, d'après ces principes, de distinguer les fièvres continues ; mais il est difficile d'en faire l'application aux fièvres intermittentes. On demandera, 1° comment les fièvres continues peuvent se changer en intermittentes ; 2° comment les intermittentes deviennent rémittentes et continues. Ces changements peuvent s'expliquer de la manière suivante.

Les fièvres continues se changent en intermittentes, lorsque le spasme cesse d'être inflammatoire, la cause de la faiblesse subsistant toujours, mais à un degré médiocre.

Lorsque le spasme n'est pas considérable, mais augmente dans le cours de la maladie, les fièvres intermittentes se changent en rémittentes et en continues. C'est ce qui paraît arriver dans la fièvre intermittente maligne dont parlent Cleghorn, Mercatus, etc. C'est cette fièvre qui, au rapport de Lind, règne dans les climats chauds, et détruit quantité d'Européens exposés à la chaleur et aux vapeurs des terrains humides. Dans cette maladie, il existe d'abord une cause puissante de faiblesse, à laquelle succède un spasme inflammatoire.

temps s'apercevoir qu'un grand nombre des espèces que l'on a admises, ne renferment aucune différence spécifique, et qu'elles paraissent n'être que de simples variétés, produites par le différent degré de force de la cause de la fièvre, ou par les différentes circonstances du climat ou de la saison dans lesquelles elles surviennent, ou même par des circonstances particulières à la constitution des personnes qui en sont attaquées.

71. Quelques-uns des effets qui résultent de ces circonstances, demandent à être particulièrement développés.

L'un est la quantité extraordinaire de bile que l'on rend pendant le cours de la maladie. Il est possible qu'elle existe dans quelques-unes des fièvres continues, qui portent strictement ce nom ; mais, pour les raisons exposées plus haut, cette surabondance de bile accompagne plus communément les fièvres intermittentes, et nous croyons qu'on aurait pu la mettre au nombre des signes (§ 29) qui distinguent le dernier genre de fièvre du premier. Cependant cette quantité extraordinaire de bile, qui s'observe quelquefois dans les fièvres continues, ne doit être considérée, dans ce cas, de même que dans les intermittentes, que comme un symptôme coïncident, qui est dû à la nature de la saison, et ne constitue aucune espèce différente, ni aucune distinction fondamentale, mais une simple variété de la maladie. Je dois observer ici, qu'il est probable que la plupart des fièvres continues, nommées bilieuses, ne sont réellement que des espèces de fièvres qui appartiennent à la section des intermittentes.

72. L'autre effet des circonstances qui occasionent des variétés accidentelles dans le caractère du typhus, est l'état de putridité des fluides. Les anciens, et même les modernes, qui sont en général très-disposés à suivre les premiers, ont distingué les fièvres en putrides et non putrides : mais les opinions des anciens, sur cet objet, ne sont pas assez

exactes pour mériter de nous y arrêter ; ce n'est que depuis peu que cette matière a été observée avec plus de précision, et mieux développée.

Quelques hommes célèbres ont prétendu que la putridité ne pouvait affecter nos fluides ; cependant je ne doute pas aujourd'hui qu'elle n'existe réellement , jusqu'à un certain point, dans quantité de fièvres ; cela me paraît démontré par plusieurs symptômes , dont je parlerai dans la suite de cet ouvrage, et particulièrement par l'état de dissolution que l'on observe dans le sang tiré des veines (1), ou qui se manifeste par la disposition des globules rouges à s'extravaser et à sortir par différentes voies. Cette putridité (2) accompagne

---

(1) L'analyse chimique invoquée dans ces derniers temps semble contredire sur ce point l'observation médicale ; tel est du moins le résultat des expériences comparatives qu'ont entreprises MM. Deyeux et Parmentier sur le sang des scorbutiques et sur celui d'individus atteints de fièvres putrides et de maladies inflammatoires. (*Voyez* Journal de Physique, tom. I.) (D. L.)

(2) Les miasmes non-seulement produisent les différents symptômes qui viennent d'être décrits , en agissant sur le sensorium ou le système nerveux ; ils peuvent aussi agir comme ferment sur nos fluides , se multiplier, varier les maladies , exciter la putréfaction , et donner lieu à une espèce de fièvre , que l'on a désignée sous le nom de fièvre putride , dont voici le caractère :

Caractère de la fièvre putride ou du Synochus.

Cette maladie est contagieuse ; elle est composée de la fièvre inflammatoire et de la fièvre lente nerveuse ; elle commence par être inflammatoire ; elle se change, pendant son accroissement et vers sa fin, en fièvre lente nerveuse. N. C.

Signes de la putridité.

Ni les anciens ni les modernes n'ont pas encore déterminé d'une manière précise ce que l'on doit entendre par putréfaction. Les

souvent les intermittentes , de même que les fièvres continues, et entre ces dernières , elle se rencontre dans le synochus comme dans le typhus, et, dans toutes ces fièvres ,
elle se manifeste à des degrés très-différents ; de manière
que, quelque attention qu'elle exige dans la pratique,
on ne peut en fixer les limites avec assez de certitude ,
pour établir une espèce sous le titre de *fièvre putride.*

73. Les fièvres ne diffèrent pas seulement par les circonstances dont je viens de faire mention ; elles diffèrent
encore en ce qu'elles sont accompagnées de symptômes qui
appartiennent aux maladies comprises dans les autres ordres
de pyrexies (1). Quelquefois elles sont tellement compli-

---

signes suivants pourront en donner des idées plus nettes, et faire
reconnaître quand elle existe.

Le sang que l'on tire des veines ne se coagule que légèrement; la
sérosité qui se sépare du coagulum, qui est médiocre, ressemble
à de la lavure de chairs. Quoiqu'aucun signe n'indique que la circulation est augmentée, le sang sort des gencives, du nez et des
yeux, etc. ; les malades le crachent sans aucun signe d'affection du
poumon, et il forme des taches violettes et des pétéchies sur la
peau. Ces symptômes , qui indiquent la tendance des fluides à la
putréfaction , sont accompagnés de la fétidité de l'haleine, de déjections et d'urines également fétides ; d'une odeur cadavéreuse
qui s'exhale du corps , de la nausée, etc.

(1) Les observations précédentes serviront à distinguer les fièvres
qui ne sont pas compliquées avec les autres ordres de pyrexies ;
mais elles peuvent encore se combiner avec les maladies inflammatoires. Ainsi la fièvre pleurétique de Sydenham est une fièvre continue compliquée avec l'inflammation de la plèvre.

Il est important, dans la pratique, de pouvoir distinguer la maladie primitive. Il faut , pour cet effet :

1° Faire attention à la saison ; car les inflammations sont plus
fréquentes le printemps, et les fièvres, l'automne.

2° Examiner les symptômes qui paraissent les premiers, et s'assurer si ce sont ceux de fièvre ou ceux d'inflammation.

quées qu'il est difficile de déterminer laquelle des deux maladies est primitive. Néanmoins on peut communément s'en assurer par la connaissance de la cause éloignée, et par

---

3º Considérer quelle est l'épidémie régnante, comme fit Sydenham dans la fièvre mentionnée plus haut.

4º On peut soupçonner que la fièvre est la maladie primitive, si elle subsiste lorsque l'inflammation est dissipée.

5º Les redoublements et les rémissions sensibles indiquent que la fièvre est la maladie primitive.

La fièvre peut être compliquée avec les exanthèmes, et ces derniers être la maladie primitive, comme on le voit dans la petite-vérole et les autres maladies contagieuses de ce genre. Dans d'autres cas, la fièvre est la maladie primitive, et les exanthèmes ne sont que symptomatiques, comme les pétéchies.

Quant à l'éruption miliaire, les médecins ne sont pas d'accord sur sa nature. De Haen a prétendu que les éruptions miliaires n'étaient jamais que symptomatiques, et qu'elles étaient la conséquence d'un régime particulier. Storck, au contraire, dit qu'elles sont idiopathiques, et qu'elles surviennent, quel que soit le régime du malade. Des observations bien constatées, et faites dans toute l'Europe, prouvent que cette éruption est quelquefois idiopathique et contagieuse : mais il n'en est pas moins certain qu'elle dépend fréquemment du régime, de la constitution du malade et d'autres causes. Elle est communément l'effet de causes qui agissent d'une manière sporadique ; elle affecte particulièrement les nouvelles accouchées ; elle paraît rarement sans une sueur pernicieuse, et il y a des personnes chez qui la sueur est suivie de cette éruption.

La fièvre n'est jamais compliquée avec les hémorrhagies actives, de manière à former une espèce particulière. Lorsque l'hémorrhagie survient dans les fièvres, elle est ou symptomatique, ou critique, excepté quelques cas où elle est une marque de putridité.

La fièvre est encore compliquée avec l'ordre des *profluvia*, surtout avec le catarrhe et la dysenterie ; alors il est souvent difficile de distinguer la maladie primitive, et il faut, pour le faire, se conduire d'après ce qui a été dit à l'égard des inflammations.

l'épidémie régnante, ou en observant l'enchaînement des symptômes et l'ordre dans lequel ils se succèdent.

74. Dans la plupart des systèmes de médecine, on a indiqué, comme maladie primitive, une espèce de fièvre nommée *fièvre hectique* ; mais je ne l'ai jamais vue, telle qu'elle est décrite, comme maladie primitive. J'ai constamment observé qu'elle était un symptôme de quelque affection locale, le plus communément de quelque suppuration interne, et je la considérerai ailleurs comme telle.

75. Je n'ai pas donné ici la distinction de plusieurs espèces d'intermittentes, parce que l'on ne peut assigner les causes de leurs différences, et que celles qui s'y remarquent réellement peuvent facilement se connaître d'après ce que j'ai dit plus haut (§ 25, 26, 27). D'ailleurs, on les trouvera d'une manière plus détaillée dans ma Nosologie méthodique, *chap. I, sect. I* (1).

---

(1) Afin de mettre le lecteur en état de distinguer les différentes espèces de fièvres, et de pouvoir lire les auteurs qui en ont parlé, je vais donner ici un extrait du premier ordre de la classe première de la Nosologie de M. Cullen : on verra combien il a simplifié cette matière, et diminué le nombre des espèces qui avaient été admises par quelques modernes. J'ai tâché de rendre cet extrait clair et intéressant, en y ajoutant des notes tirées des leçons de l'auteur, et en y joignant quelques-unes de mes propres observations.

ORDRE NOSOLOGIQUE DES FIÈVRES.

Les fièvres se divisent en deux sections, qui sont : 1º celle des intermittentes ; 2º celle des continues.

SECTION PREMIÈRE.

Des intermittentes.

La fièvre intermittente consiste en un certain nombre de paroxysmes, entre lesquels il y a une apyrexie complète, ou au moins une intermission évidente.

Cette fièvre se divise en trois genres, savoir : 1° la fièvre tierce ; 2° la fièvre quarte ; 3° la fièvre quotidienne.

GENRE I. *De la fièvre tierce.*

La fièvre tierce consiste en paroxysmes semblables, qui reviennent dans l'intervalle de quarante-huit heures, communément à midi.

Cette fièvre se divise en deux espèces. Dans la première, il y a une apyrexie complète ou une intermission évidente, et dans la seconde, il n'y a qu'une rémission.

De l'espèce de fièvre tierce, où il y a une apyrexie complète.

La première espèce de fièvre tierce varie à raison, 1° de la durée des paroxysmes ; 2° de leur retour ; 3° de ses principaux symptômes ; 4° de sa complication avec d'autres maladies ; 5° de sa cause.

I. Les variétés dans la durée des paroxysmes sont la tierce légitime et la tierce bâtarde.

La tierce légitime ou vraie a un accès qui ne dure pas plus de douze heures, et qui revient exactement de deux jours l'un.

On nomme tierce bâtarde celle dont l'accès passe douze heures : quelquefois même il s'étend jusqu'à près de vingt-quatre heures, et la fièvre devient presque continue.

II. Les variétés du retour des paroxysmes sont la double tierce, la tierce doublée, la triple tierce, l'hémitritée.

La double tierce a un paroxysme tous les jours, mais il n'y a que les paroxysmes qui reviennent de deux jours l'un, qui se ressemblent : ainsi le premier correspond au troisième, et le second au quatrième. On remarque fréquemment cette variété dans les tierces produites par la contagion ; souvent même on l'observe dans la vraie fièvre tierce, mais elle disparaît au bout de peu de temps : c'est pourquoi quelques auteurs doutent que l'on doive regarder cette fièvre comme une espèce différente.

La tierce doublée revient de deux jours l'un, et a deux accès chaque jour, un le soir et un le matin.

La triple tierce revient tous les jours ; mais elle a, de deux jours l'un, deux paroxysmes, et il n'y en a qu'un le jour intermédiaire. Quelquefois il y a deux paroxysmes tous les jours, qui se correspondent de deux jours l'un. Dans cette fièvre il n'y a guère d'apyrexie parfaite, quoique la rémission soit considérable. On croit qu'elle est l'hémitritée de Galien.

L'hémitritée revient tous les jours ; mais il y a une rémission qui est plus sensible entre le jour impair et le jour pair, qu'entre ce dernier et le premier. Il y a deux hémitritées : l'une décrite par Hoffmann, l'autre par Celse ; celle d'Hoffmann a un accès tous les jours, qui est double chaque jour impair. Cleghorn l'a regardée comme une triple tierce, et M. Cullen l'a suivi en cela. L'hémitritée de Celse a un accès tous les jours, mais aucun ne se ressemble : elle peut se rapporter à la tierce doublée. Toutes les hémitritées pourraient se rapporter aux fièvres rémittentes ; néanmoins l'auteur ne les a pas séparées des tierces, parce que, comme il en convient, il n'a pu parfaitement en reconnaître les limites.

Il est aisé de voir, d'après cet exposé, que les fièvres doubles tierces, les tierces doublées, les triples, les hémitritées, etc. ne forment pas des espèces distinctes de la vraie tierce. On peut rendre raison de ces variétés de la manière suivante. Il est certain qu'il y a des temps dans la journée plus favorables que d'autres aux attaques de certaines fièvres. Ainsi les fièvres symptomatiques ont communément leurs redoublements le soir, les fièvres quartes à quatre, cinq ou six heures du matin ; celles qui ont un type double, de même que les rémittentes, ont leurs paroxysmes matin et soir. On ne peut attribuer ces différences qu'à l'effet de la révolution diurne : quand l'accès de la fièvre tierce n'est pas complétement fini le matin, il peut donner lieu à un second redoublement le soir, ce qui produit la tierce doublée. En conséquence, en examinant avec plus d'exactitude les diverses périodes de ces fièvres, on sera convaincu que ces différents types ne forment pas des espèces distinctes, et qu'il n'y a uniquement que deux espèces de fièvre tierce, qui sont la tierce légitime et la bâtarde.

III. La fièvre tierce varie à raison de ses symptômes, quand elle est jointe à des affections de la tête, aux spasmes et aux mouvements convulsifs, à des éruptions de la peau, ou à des maladies inflammatoires.

La fièvre tierce est accompagnée d'affections de la tête, lorsqu'il y a assoupissement, hémiplégie, etc. ; mais la plupart de ces symptômes peuvent survenir au commencement de toutes les fièvres intermittentes, et ne constituent pas d'espèces différentes. On doit, par conséquent, ne pas regarder comme une espèce séparée, la fièvre maligne avec assoupissement.

La fièvre tierce est jointe aux spasmes et aux convulsions, lorsqu'elle s'annonce par des accès d'asthme, d'hystéricisme, d'épilepsie, de tétanos, etc. Les fièvres peuvent dépendre de l'affection du système nerveux et se trouver compliquées avec cette affection. Senac parle d'une femme qui, avant le paroxysme, avait un accès de babil considérable. Ce symptôme était produit par une disposition particulière, et non par la maladie.

La fièvre tierce est jointe à des éruptions de la peau, dans la tierce pétéchiale, etc. ; mais cette circonstance ne suffit pas pour former une espèce, parce que les pétéchies sont souvent produites par la sueur ; elle ne diffère de la tierce légitime que par le degré. Cela peut s'appliquer à la tierce miliaire, scorbutique, etc.

La tierce est réunie à l'inflammation dans l'espèce que l'on nomme fièvre tierce pleurétique. D'autres douleurs, dont parlent Cleghorn et Morton, pourraient former également des espèces séparées ; mais on doit regarder toutes ces douleurs comme indépendantes de la fièvre : car, quand l'apyrexie n'est pas parfaite, et qu'il n'y a pas une solution complète du paroxysme, il peut subsister un spasme, et par conséquent de la douleur, dans une partie, qui pourra se faire sentir dans le commencement du nouveau paroxysme ; il peut même arriver que l'action subite du froid donne lieu à une complication de la diathèse inflammatoire avec la fièvre, et produise de semblables douleurs. C'est pourquoi ces douleurs s'observent plus fréquemment dans les intermittentes vernales que dans les automnales, d'où l'on voit que le régime antiphlogistique est souvent nécessaire dans les premières, et très-rarement dans les secondes.

Sous le nom de fièvre arthritique, que l'on peut joindre à cette espèce, il faut entendre la tierce accompagnée de rhumatisme.

IV. Les exemples de la complication de la fièvre tierce avec d'autres maladies, sont la tierce scorbutique, la syphilitique et la vermineuse. Quant au scorbut, nous ne savons pas jusqu'à quel point il peut modifier les fièvres intermittentes. Etmuller et Bartholin , qui ont décrit la tierce scorbutique, connaissaient mal le scorbut. La tierce syphilitique est plutôt une complication de maladies qu'une combinaison de symptômes, et personne n'a encore remarqué que la maladie vénérienne ait produit la fièvre tierce : si ces maladies se trouvaient réunies , il faudrait tenter de guérir d'abord la fièvre tierce ; mais quelques médecins prétendent qu'il est impossible de le faire, et que la salivation guérit les deux maladies. J'ai vu plusieurs fois la fièvre compliquée avec la maladie vénérienne ; la première a guéri sans l'usage du mercure, mais la dernière a été plus grave. J'ai même observé une fièvre double tierce compliquée avec la maladie vénérienne ; il est survenu, pendant le cours de la fièvre, des pustules sur le front, que l'on regardait comme critiques ; la fièvre dissipée , il s'est manifesté une tumeur sur le genou, qui gênait la marche ; il succéda des exostoses au tibia , une carie des os du nez, la chute d'une partie de la mâchoire , enfin la mort. Quoique le malade eût été traité, pendant plusieurs années , par les frictions , et qu'il eût , à chaque traitement , salivé deux ou trois mois, les sudorifiques furent les seuls remèdes dont il ait éprouvé d'abord quelque soulagement ; mais , au bout de peu de temps , de nouveaux symptômes de vérole reparurent.

Il n'y a pas d'apparence qu'il existe une espèce particulière de fièvre qui soit entièrement dépendante des vers , et qui ne puisse se guérir que par les anthelminthiques, comme l'a cru van den Bosch.

V. La fièvre tierce varie , à raison de sa cause , dans celle que l'on nomme, d'après Sydenham , tierce-accidentelle , et dans celle qui est produite par la gale répercutée. La fièvre tierce prend le nom d'accidentelle , quand elle est épidémique, et que la contagion ne suffit pas seule pour la produire. Sydenham observe que cette fièvre se guérit facilement.

Le miasme seul des marais peut produire la fièvre tierce ; mais il n'est jamais assez puissant pour la déterminer , à moins que d'autres causes ne se trouvent réunies : on peut regarder ces dernières comme faisant partie de la fièvre , quoiqu'insuffisantes pour l'occasioner, si elles n'avaient été précédées de l'action du miasme des marais.

De la seconde espèce de fièvre tierce, où il n'y a qu'une rémission.

Cette espèce comprend les fièvres tierces rémittentes et continues ; mais le type et les symptômes de cette fièvre sont si variés , souvent même ils changent tellement de forme chez la même personne , qu'il est difficile de leur donner des dénominations constantes. C'est pourquoi M. Cullen s'est contenté de rapporter ici les fièvres malignes de Torti, les hémitritées, et les fièvres tierces rémittentes. Il y a même joint les fièvres quotidiennes continues, parce que les quotidiennes sont beaucoup plus rares que la tierce , et qu'il est constant que l'économie animale a une tendance particulière au type de la fièvre tierce. Plusieurs fièvres rémittentes ne sont que des variétés de la tierce ; telle est la *tritæophya deceptiva* de Sauvages, qui est une espèce de tierce continue maligne ; car le caractère qu'il en donne ne suffit pas pour la distinguer des autres fièvres. Il dit que, pendant le froid du paroxysme , le malade paraît au toucher avoir chaud , et que le paroxysme du second jour est plus modéré que celui du premier. Il ajoute d'autres signes qui ne sont pas plus décisifs, et cite Torti et Sydenham. Il faut observer que les climats chauds , et les terrains humides et marécageux, produisent fréquemment des miasmes , lesquels donnent naissance à une fièvre, qui , suivant les lois de l'économie animale , prend d'abord le type tierce ; mais la même cause acquérant ensuite plus de force, les symptômes deviennent plus violents , de manière qu'au bout de peu de temps, communément après trois intermissions, la fièvre quittant le type d'intermittente , et même de rémittente , il survient un grand nombre de symptômes fâcheux qui se terminent par la mort, à moins que le type primitif ne reparaisse, et ce type est généralement celui de la fièvre tierce. On peut appliquer ceci à la fièvre d'Amérique, dont Lind donne la description ; à la fièvre de Hongrie, à la fièvre bilieuse ou putride des pays bas et marécageux, décrite par Pringle. Les autres fièvres, telles que la fièvre ardente dont parle Hippocrate , *de morb. vulg. lib. III, sec. III;* la lipyrienne , la suette, la fièvre maligne pestilentielle, celles qui sont accompagnées de sueurs colliquatives, de syncope, d'assoupissement, etc. dépendent toutes de symptômes qui ne constituent pas d'espèces distinctes. On doit encore rapporter ici la fièvre

I.　　　　　　　　　　　　　　　　　9

subintrante des auteurs, espèce de fièvre putride qui, comme l'a observé Sydenham, trompe le médecin sous le masque de fièvre quotidienne.

La fièvre rémittente est aussi symptomatique, comme le prouve la fièvre laiteuse d'Etmuller, qui n'est qu'une combinaison de la fièvre avec un écoulement, et ne mérite pas d'être distinguée de la fièvre ordinaire.

GENRE II. De la Fièvre quarte.

Cette fièvre consiste en paroxysmes semblables, qui reviennent au bout d'environ soixante-douze heures, et paraissent à midi.

Elle se divise aussi en deux espèces : dans l'une, il y a une apyrexie complète ; dans l'autre, il n'y a qu'une rémission.

De la fièvre quarte, où il y a une apyrexie complète.

Cette fièvre varie, 1º par le type ; 2º par les symptômes ; 3º par sa complication avec d'autres maladies.

I. Les variétés du type de la fièvre quarte sont, 1º la quarte légitime ; 2º la quarte doublée ; 3º la quarte triplée ; 4º la double quarte ; 5º la triple quarte.

La quarte légitime est celle où les accès reviennent régulièrement tous les quatre jours, et où il n'y en a aucun les autres jours.

La quarte doublée a deux paroxysmes tous les quatre jours, et aucun les autres jours.

La quarte triplée a trois paroxysmes tous les quatre jours, et aucun les jours intermédiaires.

La double quarte est celle où, sur quatre jours, il n'y a que le troisième sans fièvre, et où les paroxysmes du quatrième jour se ressemblent ; de manière que les paroxysmes du premier et du second jour correspondent à ceux du quatrième et du cinquième. Cette fièvre, de même que la double tierce, n'est formée que par un redoublement du paroxysme naturel qui survient le soir.

La triple quarte revient tous les jours, et il n'y a que les paroxysmes du quatrième qui se ressemblent.

II. Les symptômes qui font varier la fièvre quarte, sont la catalepsie, le coma, l'épilepsie, l'hystéricisme, les douleurs des reins, les métastases, et autres maladies que l'on a eu tort de regarder comme formant des espèces particulières. On ne doit pas non plus distinguer la fièvre quarte d'après l'âge, et il faut, en conséquence, rejeter du nombre des espèces la quarte des enfants. La folie ne constitue pas non plus une espèce particulière de fièvre quarte : elle est quelquefois la suite de cette fièvre, comme l'a observé Sydenham ; mais elle n'en est jamais la cause. On a aussi admis une quarte, que l'on a nommée splénique, qui se distingue par une congestion dans la rate ; ce symptôme peut donner lieu à des retours plus fréquents de la fièvre, et former un obstacle à sa guérison ; mais les engorgements de ce viscère, de même que ceux du foie, ne peuvent être mis au nombre des causes de la maladie, puisqu'ils existent souvent lorsqu'elle est guérie : d'ailleurs les fièvres intermittentes de longue durée produisent assez communément des congestions dans la rate ; on doit donc les regarder comme les effets de la fièvre. On n'a pas été mieux fondé à admettre une quarte métastatique, d'après une observation où la quarte alternait avec l'ophthalmie, de manière que l'une étant guérie, l'autre revenait. On a cru que ce changement était dû à la métastase de la matière morbifique ; mais cette opinion est dépourvue de fondement. Cependant l'observation est curieuse. Toutes les fois qu'il existe de semblables inflammations, elles disposent l'intermittente à devenir continue.

III. La fièvre quarte est souvent compliquée avec d'autres maladies, telles que la vérole, la goutte, le scorbut, etc. mais ces différences ne constituent pas non plus des espèces distinctes.

De la Fièvre quarte, où il n'y a qu'une rémission.

Cette espèce de fièvre quarte, s'appelle quarte rémittente. Elle ne diffère pas essentiellement des intermittentes.

Ses variétés sont, la quarte rémittente simple, ou la quarte continue, la demi-quarte quotidienne, la quarte continue maligne, la quarte continue soporeuse, et enfin celle qui est accompagnée de douleur au foie ou à la rate.

La quarte continue ne diffère pas de la triple quarte qui a un accès tous les jours. Tous les médecins conviennent que c'est une maladie très-rare. Sauvages l'a admise d'après l'autorité de Joel ; mais ce dernier *tom.* 11, *pag.* 63, paraît en nier l'existence, et dit qu'il ne l'a jamais vue, quoiqu'âgé de soixante-dix ans.

La demi-quarte quotidienne est une espèce de fièvre quarte conti-nue jointe à la fièvre tierce, qui est souvent mortelle.

La quarte continue maligne est une fièvre où il y a délire, affec-tion comateuse, pouls petit et très-rare, et autres signes qui indi-quent que l'énergie du sensorium commun est considérablement af-faiblie, mais qui ne peuvent constituer une espèce distincte de fièvre.

Sauvages a admis une fièvre quarte nommée splénalgique, qui est occasionée par l'inflammation de la rate : il dit que Raymond Fort l'appelle la fièvre de Fernel, parce que ce médecin en est mort, mais c'est une erreur ; Raymond Fort ne donne pas ce nom aux fièvres rémittentes, mais à toutes celles qui sont accompagnées de la lésion d'un viscère quelconque, et particulièrement d'une af-fection du foie ; or Fernel est mort d'une inflammation au foie, et Plantius qui a écrit sa vie, ne dit pas que cette maladie eût le type de la fièvre quarte.

D'après ce qui vient d'être dit, il sera aisé de voir que les autres variétés ne constituent pas non plus des espèces distinctes. Je me contenterai d'observer que les fièvres quartes rémittentes sont moins dangereuses que les continues.

Des Fièvres erratiques.

Ce sont des fièvres tierces, dans lesquelles un accès manque, ou des fièvres quartes dont un accès anticipe sur l'autre.

On doit regarder comme des variétés, la fièvre quintane qui re-vient tous les cinq jours, l'hebdomadaire qui revient tous les sept jours, la migraine qui revient tous les huit jours, la fièvre éphémère qui revient deux fois le mois, et que pour cela on a nommée dicho-mène.

Ces variétés sont quelquefois occasionées par quelque vice parti-culier des viscères, ou par des évacuations supprimées ; il y a des fièvres éphémères qui viennent toutes les fois que l'on a pris des aliments indigestes, ou surchargé l'estomac : j'ai vu une fièvre hebdomadaire, produite par la suppression du flux hémorrhoïdal, être guérie par l'application des sangsues à l'anus.

GENRE III. *De la Fièvre quotidienne.*

Cette fièvre consiste en paroxysmes semblables, qui reviennent le matin au bout de vingt-quatre heures.

Elle est extrêmement rare ; Mercurial dit ne pas en avoir observé une dans quarante ans de pratique. Sauvages distingue la fièvre quotidienne par les accès qui se ressemblent tous les jours, et par le froid qui y est très-considérable ; ce qui n'arrive pas dans la double tierce, dont l'accès est faible les jours pairs. On reconnaît aussi la quotidienne par l'accès qui vient le matin, au lieu qu'il vient le soir dans la double tierce. Néanmoins, ce signe n'est pas constant : M. Cullen a vu des intermittentes dont tous les symptômes ressemblaient à ceux de la fièvre quotidienne, et qui, par l'usage du quinquina, sont devenues tierces. La fièvre quotidienne ne se change pas aussi souvent en continue que la double tierce ; ce qui montre un défaut de réaction dans cette dernière.

Il y a deux espèces de fièvre quotidienne ; dans l'une, l'apyrexie est complette, et dans l'autre, il n'y a qu'une rémission.

De la quotidienne, où l'apyrexie est complète.

Cette fièvre est seule, ou compliquée avec d'autres maladies ; elle est universelle ou partielle.

La quotidienne universelle est la quotidienne légitime ou vraie, qui revient tous les matins à la même heure.

La quotidienne partielle est celle qui est bornée à une partie, telle que la tête, l'œil, etc. Van Swieten cite un exemple de ce genre. M. Cullen disait, dans ses leçons, avoir vu une fièvre de cette espèce, qui, après avoir commencé par les pieds, s'est étendue jusqu'aux hanches, et dont les progrès ont été arrêtés par le quinquina. Ces exemples prouvent que les artères ne sont pas seulement élastiques, mais qu'elles jouissent d'une contractilité musculaire et d'une force inhérente. En conséquence, elles peuvent occasioner dans la circulation un changement, qui est indépendant de l'action du cœur.

La fièvre céphalalgique mérite quelque attention ; elle paraît sous la forme de migraine.

Quant aux variétés de la fièvre quotidienne, produites par les maladies dont elle peut être accompaguée, telles que l'épilepsie, la sciatique, etc., il est aisé d'en rendre raison d'après ce qui a été dit à l'égard des fièvres tierces et quartes.

On doit regarder comme symptomatiques la fièvre quotidienne hystérique, et la catarrhale, dont les accès viennent le soir : celle qui accompagne la strangurie mérite attention ; elle prouve que le col de la vessie est plus sujet qu'on ne le pense communément aux affections locales.

Des quotidiennes, où il n'y a qu'une rémission.

Ces fièvres se nomment communément quotidiennes rémittentes et continues ; elles ne se distinguent que par quelques symptômes accidentels, et sont, dans le fond, de véritables tierces. Celle que l'on regarde comme la vraie fièvre quotidienne continue, s'annonce sourdement ; elle a des redoublements insensibles tous les soirs ; le froid des extrémit's est léger ; pendant l'accès de chaud, la chaleur est modérée, mais durable. Cette maladie paraît être une fièvre hectique ; et comme elle dépend d'une affection locale, on doit la mettre au nombre des fièvres catarrhales.

Les autres espèces de fièvres continues rémittentes appartiennent aux fièvres tierces, ou sont symptomatiques et reviennent le soir ; telles sont la fièvre continue catarrhale, ou de rhume, caractérisée par le coryza qui revient le soir, la grippe, la fièvre catarrhale des enfants ou coqueluche, la fièvre secondaire de la petite-vérole, la fièvre miliaire, la fièvre continue arthritique qui paraît toujours le soir ou à minuit.

On ne doit, en général, diviser chaque intermittente qu'en deux espèces ; savoir, 1° la régulière, telle que la vraie tierce, la vraie quarte, et la vraie quotidienne ou la quotidienne simple ; 2° l'irrégulière dont on voit des variétés dans toutes les épidémies.

L'intermittente régulière ne peut pas se diviser en espèces dans la pratique ; l'irrégulière peut l'être, mais toutes les divisions que l'on en a données sont mal fondées. Spigel comprend toutes les intermittentes irrégulières sous le nom d'hémitritées ; d'autres leur donnent le nom de fièvres malignes. Mercatus, Torti, Morton, et Cleghorn, conviennent tous de rejeter les distinctions des espèces tirées des symptômes des fièvres ou des changements de leur type.

On peut admettre deux distinctions des intermittentes : 1° celle où, le type d'intermittente devient, au bout de trois ou quatre paroxysmes, moins sensible, ou se change en celui de fièvre continue ; 2° celle où la fièvre est d'abord continue, et se termine ensuite en intermittente ou en remittente. Dans le premier cas, la cause de la fièvre est de nature putride, combinée avec la diathèse inflammatoire, et cette cause, en augmentant de force, change la fièvre en continue : dans le second cas, la cause diminuant le ton du système artériel, produit une fièvre continue, qui peut ensuite se changer en rémittente tierce ou quarte.

Les continues rémittentes se peuvent distinguer des continues proprement dites, de deux manières. 1° Lorsque le redoublement est accompagné d'un frisson et d'un froid considérables, on peut regarder la fièvre comme intermittente. 2° Lorsque la tierce et la quotidienne ont deux redoublements par jour, on doit les regarder comme continues. Cette distinction est nécessaire dans la pratique, parce que ces fièvres exigent un traitement différent, et ont une terminaison différente.

SECTION II.

Des Fièvres continues.

Sauvages et Linné les ont distinguées par leur durée, mais ce caractère est insuffisant pour reconnaître les fièvres dans leur commencement. En outre, la fièvre lente nerveuse peut être aussi courte que la fièvre-putride, et la suette anglaise ne durait pas plus que la fièvre éphémère. Sauvages a admis beaucoup de genres impropres, et paraît avoir compris toutes les fièvres continues sous le nom de *Synochus*.

On doit distinguer toutes les fièvres en raison du degré plus ou moins considérable de diathèse inflammatoire, ce qui constitue deux genres ; savoir, celui de la fièvre inflammatoire, et celui de la fièvre lente nerveuse. La complication de ces deux genres forme la fièvre putride, qui commence par le type inflammatoire, et se termine par celui de la fièvre lente nerveuse.

De la Fièvre inflammatoire.

Nous avons décrit plus haut cette fièvre : nous allons parler, 1° de ses espèces ; 2° de ses variétés, et 3° des cas où elle est symptomatique.

I. Ses espèces sont la fièvre inflammatoire proprement dite, la fièvre continue non putride de Boërhaave, l'éphémère et la synoque simple, qui, quand elle passe sept jours, constitue la synoque putride des auteurs.

II. On doit mettre au nombre des variétés de la fièvre inflammatoire, la synoque pléthorique, l'éphémère produite par la pléthore, le froid ou la chaleur, la synoque pleurétique et la rhumatisante.

La synoque pléthorique est la même que la fièvre continue non putride de Boërhaave : elle est produite par le froid, et la contagion n'y a aucune part. Lorsqu'on peut s'assurer de l'absence de la contagion, cette fièvre est aisée à distinguer de la fièvre lente nerveuse et de la fièvre putride, qui sont communément produites par la contagion.

L'éphémère pléthorique est une pyrexie qui dépend d'une affection locale, et qui doit être rapportée aux inflammations, de même que la continue péripneumonique, la rhumatisante, etc.

On doit rejeter du nombre des espèces de fièvre éphémère, celles qui sont produites par le froid, ou la chaleur, parce qu'on ne peut convenablement distinguer les maladies d'après leurs causes éloignées. Sauvages admet un grand nombre d'espèces semblables; mais la plupart sont l'effet du froid.

Les causes qui déterminent une affection locale, telles que les stimulants, doivent être rapportées à un autre ordre. L'excès des liqueurs spiritueuses et l'exercice violent, produisent un état de faiblesse qui dispose le corps à être affecté par le froid : on doit, en conséquence, le regarder comme la cause la plus universelle des fièvres; c'est pourquoi il ne peut servir à les distinguer.

La crainte est une des causes de la fièvre : tantôt elle concourt avec le froid et la contagion; tantôt elle agit seule, mais alors on ne peut reconnaître quel genre de fièvre elle produit; suivant van Swieten, la crainte engendre une fièvre intermittente, ou une fièvre lente nerveuse.

III. Les fièvres inflammatoires symptomatiques sont l'éphémère d'indigestion, celle qui est produite par les fractures, la fièvre de lait, la fièvre qui précède l'éruption des règles, la synoque catarrhale, la scorbutique, la céphalalgique.

On croit que l'éphémère d'indigestion est produite par les cru-

dités, et les matières indigestes contenues dans les premières voies.
Il est évident, d'après l'effet que produisent les aliments dans
l'estomac, que ces causes peuvent occasioner de la fréquence
dans le pouls, et même un certain degré de frisson. Mais cette
dépravation des aliments ne donne pas lieu à la fièvre ; elle ne
fait que l'aggraver. On ne doit la regarder que comme une cause
concomitante qui ne produit pas une espèce distincte. En général,
lorsqu'une fièvre simple est occasionée par le froid, il est rare
qu'elle ne produise pas quelque affection locale, comme on le
voit dans la fièvre catarrhale, la rhumatisante, etc., et la fièvre
sera toujours proportionnée à ces affections locales ; ce qui exige
la plus grande attention dans le traitement.

La fièvre qui précède l'éruption des règles est une pyrexie qui
appartient aux hémorrhagies. La fièvre de lait et la synoque catarrhale sont aussi des pyrexies qui appartiennent à l'ordre des
profluvia, et ne constituent pas d'espèces particulières. La synoque céphalalgique ou la céphalalgie vermineuse dépend, suivant
ce que rapporte Sauvages, de vers contenus dans les sinus fron-
taux, et n'est, par conséquent, que symptomatique.

Sauvages admet encore une autre espèce de fièvre, qu'il nomme
synocha tragœda, qui est celle dont furent affectés les Abdéri-
tains présents à la représentation de l'Andromède d'Euripide,
jouée par le poëte Archelaüs, au milieu de la chaleur de l'été. Les
spectateurs, qui, pendant tout le temps que dura la tragédie,
avaient été exposés à l'ardeur du soleil, sortirent avec une fièvre
accompagnée de délire, et coururent les rues en répétant les vers
de l'Andromède d'Euripide ; mais des faits aussi particuliers ne
suffisent pas pour former des espèces distinctes de fièvres.

Du Typhus, ou de la Fièvre lente nerveuse de Huxham.

Les symptômes caractéristiques de cette fièvre doivent se tirer
des marques de faiblesse. Sauvages prétend qu'elle se reconnaît au
pouls qui est aussi lent que dans l'état naturel ; mais cela n'arrive
pas toujours ; ce caractère n'est sensible et fréquent, que quand
les symptômes d'assoupissement se manifestent.

Les maladies qui ne diffèrent que par le degré, ne doivent pas
porter différents noms ; les modernes désignent sous celui de *fièvre
lente nerveuse*, une fièvre qui diffère de toutes les autres. M. Cul-

len adoptant, en quelque sorte, cette opinion, a nommé *typhus modéré* les fièvres lentes nerveuses des modernes, en avouant cependant qu'il n'a pu être fort exact dans le caractère qu'il en a donné, parce qu'il est difficile d'assigner, d'une manière précise, les limites de cette fièvre. Il désigne, sous le nom de *typhus grave*, les fièvres que l'on appelle communément putrides, et prétend qu'aucune fièvre ne devrait porter le nom de putride, parce qu'il y a dans toutes les espèces de typhus une disposition plus ou moins grande à la putridité ; en conséquence, ce symptôme ne peut que varier l'espèce et non la changer.

Il y a deux espèces de typhus : l'un se nomme typhus pétéchial, parce qu'il est souvent accompagné de pétéchies ; l'autre, typhus ictérodes, ou fièvre jaune, qui se distingue par la couleur jaune de la peau.

Du Typhus pétéchial.

Cette espèce varie par le degré ; elle est ou modérée ou grave.

On comprend, sous le nom de typhus modéré, 1º la fièvre maligne hectique ou la fièvre nerveuse convulsive dont parle Willis, qui le premier a donné le nom de nerveuse à une espèce particulière de fièvre ; 2º la fièvre pestilentielle de Fracastor et de Forestus ; 3º la nouvelle fièvre de l'année 1685, décrite par Sydenham ; 4º la fièvre putride nerveuse de Wintringham, 5º la fièvre lente nerveuse d'Huxham ; 6º la fièvre contagieuse de Lind ; 7º la fièvre maligne avec assoupissement ; 8º la fièvre nerveuse rémittente de Manget, qui a, dans son commencement, une apparence d'intermission, en ce que les redoublements du soir sont plus violents que ceux du matin, et n'a d'autre rémission que celle que l'on observe dans la fièvre lente nerveuse.

Le typhus grave comprend, 1º la fièvre maligne pestilentielle ; 2º la fièvre des prisons ou d'hôpital ; 3º la fièvre des camps et des armées ; 4º la miliaire scorbutique ; 5º les fièvres pétéchiales malignes, dont on a observé un grand nombre d'épidémies.

La fièvre des camps et des armées n'a rien qui la distingue de la fièvre des prisons, dont parle Huxham. Cette maladie a été connue des anciens ; mais ce n'est que depuis peu que les modernes l'ont observée avec soin. Pringle a donné une excellente description de cette fièvre : elle est produite par les vapeurs qui s'élèvent du corps de l'homme; cette cause suffit pour la faire reconnaître; car, en examinant les causes éloignées de la fièvre, on verra qu'elle est occasionée par deux espèces de vapeurs; 1° par celles des marais; 2° par celles qui s'élèvent du corps humain. Les premières donnent naissance à la fièvre tierce et à ses différentes espèces; les secondes produisent particulièrement les fièvres contagieuses ou la fièvre des prisons. Lorsque ces deux causes sont réunies, il peut en résulter une fièvre continue du genre du typhus, et il est très-rare que les vapeurs des marais produisent cette fièvre. Les fièvres intermittentes diffèrent donc des continues, en raison de leurs causes, qui affaiblissent plus ou moins l'énergie du cerveau. Les fièvres continues, produites par la contagion, tendent toujours à devenir nerveuses. Souvent leurs symptômes se combinent tellement qu'il est difficile de les distinguer. Par exemple, la fièvre continue maligne, décrite par Prosper Alpin, n'est pas aisée à distinguer de la fièvre tierce maligne, qui est fréquente dans le même climat; et les fièvres nommées tierces malignes, putrides, bilieuses, mésentériques, catarrhales, ne doivent pas être séparées du typhus, dont elles ne sont que des variétés.

Du Typhus ictérodes ou de la Fièvre jaune.

Cette espèce de typhus, qui est accompagnée de la couleur jaune de la peau, est connue sous le nom de fièvre jaune d'Amérique, ou de fièvre maligne des Barbades. Cette maladie est contagieuse; elle attaque une fois seulement tous les mulâtres, excepté les enfants; ceux qui passent des pays froids en Amérique, y sont particulièrement sujets, tandis que les Nègres en sont généralement exempts. Dans cette fièvre, le pouls est très-fort pendant deux ou trois jours; il tombe ensuite sans qu'il survienne aucune évacuation critique; il succède une faiblesse extrême avec un pouls si petit, qu'il disparaît au moindre mouvement : à tous ces symptômes se joint une jaunisse universelle; et il n'y a ni chaleur à la peau, ni fréquence du pouls.

Maladies que l'on peut regarder comme des espèces de Typhus.

Ces maladies sont la suette des Anglais et même celle des Picards, ainsi que la suette miliaire. M. Cullen est fort incertain sur le

CHAPITRE IV.

Des causes éloignées de la fièvre.

76. Après avoir admis que la fièvre consistait principalement dans l'action augmentée du cœur et des artères, les médecins ont supposé que ses causes éloignées étaient certains

caractère de ces deux dernières. Il paraît qu'elles appartiennent réellement à la fièvre lente nerveuse, cependant on y observe d'abord des symptômes d'une réaction considérable, mais ils disparaissent promptement, et sont remplacés par tous les signes d'une faiblesse extrême. En conséquence, la saignée est absolument nécessaire dans le commencement, et devient nuisible quand les signes de faiblesse se sont manifestés.

De la Fièvre putride.

C'est une combinaison de la fièvre lente nerveuse et de la fièvre inflammatoire; elle paraît être produite par la contagion. Boërhaave la nomme fièvre continue putride; ses variétés sont, 1° la synoque sanguine ou la fièvre dépuratoire, observée par Sydenham depuis 1661 jusqu'en 1664; 2° la fièvre continue épidémique du même auteur, observée depuis 1665 jusqu'en 1667; 3° la fièvre ardente de Rivière, dont le caractère se tire du degré de chaleur; cependant la plupart des auteurs semblent avoir voulu désigner sous ce nom le causus ($\varkappa\alpha\tilde{\upsilon}\sigma\sigma\varsigma$) des anciens.

Il est difficile de classer les fièvres varioliques, dysentériques et autres de ce genre. Elles paraissent dépendre de miasmes particuliers à certaines maladies qui, en général, n'attaquent qu'une fois la même personne. Ainsi, chez ceux qui ont eu la petite-vérole, la même cause peut produire une fièvre variolique, sans être suivie d'éruption.

La fièvre putride se complique avec d'autres maladies, telles que le scorbut; ou elle en est un symptôme, comme dans le cas rapporté par Sauvages, ou elle a précédé l'éruption de la gale, qui avait été inoculée au bras par une plaie.

stimulants directs, propres à produire cette augmentation
d'action. Néanmoins, dans beaucoup de cas, rien ne prouve
évidemment l'action de semblables stimulants ; et, dans les
cas où ils agissent réellement, ils ne produisent qu'une fréquence momentanée du pouls, qui ne peut être considérée
comme une maladie ; ou bien, s'ils excitent un état fébrile
permanent, ce n'est que quand il survient une inflammation
locale, qui donne lieu à une maladie différente de celle qui
est strictement appelée fièvre (§ 8).

77. D'ailleurs, il n'est nullement probable que les stimulants directs soient les causes éloignées de la fièvre ; car, en
admettant cette supposition, on ne rend pas raison des symptômes qui accompagnent le commencement des fièvres, et
auxquels on peut assigner, avec plus de certitude, d'autres
causes éloignées.

78. Les fièvres sont si généralement épidémiques, que
leur cause éloignée est probablement une matière suspendue
dans l'atmosphère, et appliquée au corps humain. Les matières qui sont présentes dans l'atmosphère, et qui agissent
ainsi sur l'homme, peuvent être considérées comme *contagions* ou comme *miasmes*. Les contagions sont des vapeurs
qui s'élèvent directement ou originairement du corps de
l'homme attaqué d'une maladie particulière, et qui excitent
le même genre de maladie chez ceux qui sont exposés à leur
action. On donne le nom de miasmes aux vapeurs qui s'élèvent de toute autre substance que du corps de l'homme, et
qui produisent une maladie chez ceux qui sont exposés à leur
action.

79. On a cru que les contagions étaient très-variées : il
est possible que cela soit ; mais la réalité n'en paraît pas
démontrée, d'après tout ce que nous connaissons jusqu'à
ce jour. Les genres et les espèces des maladies contagieuses
connues, renfermés dans la classe des pyrexies, ne sont
pas en fort grand nombre. Ces maladies appartiennent par-

ticulièrement à l'ordre des fièvres, à celui des exanthèmes ou à celui des *profluvia* (1). Il est douteux qu'il y en ait qui tiennent à l'ordre des phlegmasies; et, quand cela serait, le nombre des pyrexies contagieuses n'en serait pas beaucoup augmenté. On a fixé à peu près celui des espèces d'exanthèmes et de *profluvia* contagieux; et la nature de chaque espèce est tellement invariable, que, quoiqu'on les ait observées et reconnues depuis plusieurs siècles, dans quantité de différentes parties du monde, on a toujours remarqué qu'elles conservaient le même caractère général, et qu'elles ne différaient que par des circonstances que l'on pouvait attribuer à la saison, au climat et à d'autres causes externes, ou à la constitution particulière des personnes qui en étaient affectées. Par conséquent, il paraît probable que, dans chacune de ces espèces, la contagion est d'une nature particulière, et que le nombre des exanthèmes ou des *profluvia* contagieux n'est guère plus grand que celui des espèces dont on a fait l'énumération dans les systèmes de nosologie (2).

80. Les exanthèmes et les *profluvia* contagieux étant aussi bornés, si l'on pouvait supposer que les pyrexies contagieuses fussent plus variées et moins limitées, ce devrait

---

(1) Plusieurs de ces contagions, telles que la petite-vérole, la rougeole et autres, produisent, chez les différents individus, une fièvre qui est toujours du même genre. Elles sont si peu variées, que l'on serait tenté de soupçonner qu'elles ne sont que des modifications d'une seule contagion universelle, et elles n'attaquent, en général, qu'une seule fois la même personne dans le cours de la vie; l'on ne peut douter de ce fait qu'à l'égard de la peste, de la dysenterie, et d'un petit nombre d'autres maladies contagieuses.

(2) Dans les différentes nosologies de Sauvages, Vogel, Linné, Sagar et de M. Cullen, on ne trouve que dix genres d'exanthèmes ou de maladies éruptives contagieuses.

être à l'égard des genres et des espèces de fièvres continues. Mais si j'ai eu raison de limiter, comme je l'ai fait, les genres de ces fièvres (§ 67, 70), on conviendra qu'il est vraisemblable que les contagions qui les produisent ne sont pas fort variées ; et l'on en sera convaincu, si nous pouvons rendre probable qu'il y a une source principale, peut-être commune, de ces contagions.

81. Il est aujourd'hui généralement reconnu que les vapeurs qui s'élèvent continuellement du corps de l'homme vivant, long-temps retenues dans le même lieu (1), sans

(1) On s'étonne de voir avec quelle rapidité les vapeurs, qui s'élèvent du corps de l'homme sain, peuvent produire des effets funestes, lorsqu'elles sont renfermées dans un endroit peu spacieux. Le vice-roi du Bengale s'étant rendu maître de la garnison d'un comptoir anglais, y trouva cent quarante-cinq hommes et une femme, tous épuisés de fatigues, et dont plusieurs étaient dangereusement blessés ; il les fit renfermer dans une prison de dix-huit pieds carrés, fermée de fortes murailles, et qui n'avait que deux fenêtres. L'air en peu de temps y devint corrompu et infect, la chaleur y augmentait à chaque minute ; ceux qui étaient les plus éloignés des fenêtres perdirent à l'instant la respiration, entrèrent dans un délire furieux, se plaignirent d'une soif excessive, et demandèrent de l'eau à grands cris ; on leur en fit passer une petite quantité sur laquelle ils se jetèrent avec tant d'empressement et de tumulte, que plusieurs en furent étouffés ; en moins de trois heures le tiers de ces malheureux était déjà mort ; ceux qui restaient étaient réduits à un désespoir affreux, et annonçaient, par leurs plaintes, le besoin où ils étaient de respirer un nouvel air, parce que l'eau que la sentinelle leur avait donnée, loin de les soulager, ne faisait qu'augmenter leur soif. Le vice-roi, instruit de cette scène terrible, consentit enfin à faire ouvrir la porte, et il sortit de ce séjour affreux vingt-trois personnes, reste de cent quarante-six qui y étaient entrées douze heures avant. Ces effets funestes de l'air corrompu sont les mêmes dans tous les pays. On jugea, en 1559, quelques criminels à Oxford, dans une salle où les juges et presque tous les assistans périrent subitement. La même chose arriva à Taunton,

être dispersées dans l'atmosphère, acquièrent une virulence singulière, et que, si elles sont appliquées dans cet état au corps de l'homme, elles deviennent la cause d'une fièvre très-contagieuse.

L'existence de cette cause est complétement prouvée par

---

il y a environ quarante ans, au rapport de Zimmermann, dans son Traité de l'expérience, *t. II, p.* 371. Ceci prouve que les vapeurs qui s'élèvent du corps humain peuvent donner naissance aux différentes espèces de contagion. M. Spallanzani (dans ses recherches sur les animaux et les végétaux enfermés dans l'air, *chap.* 3, *p.* 280), après avoir démontré que là diminution de l'élasticité de l'air n'est et ne peut être la cause de la mort des animaux enfermés avec l'air dans des vases bien clos, observant la promptitude avec laquelle ils périssent quand ils sont exposés aux vapeurs méphitiques, soupçonne, d'après plusieurs expériences, que ces vapeurs agissent comme un poison subtil, qui, en s'insinuant dans les corps animés, attaque tout le système nerveux, et en détruit sur le champ l'énergie ; car les animaux qui peuvent vivre plusieurs heures dans le vide, quoiqu'on leur ait lié ou ôté les poumons, périssent tout-à-coup dans ces exhalaisons pestilentielles. Les vers de terre, les sangsues et autres insectes, qui non-seulement sont sans vrais poumons, mais même n'ont ni stigmates, ni trachées, y meurent avec la même promptitude. D'ailleurs, dans ces cas, les animaux qui ont des poumons ne périssent pas par la contraction de ces viscères, car ils se dilatent extraordinairement, et se chargent d'une grande quantité d'air.—(Les découvertes de la chimie moderne sont demeurées stériles pour l'explication de ces phénomènes. La soustraction d'une portion de l'oxigène de l'air, l'addition d'une certaine quantité de gaz acide carbonique, l'augmentation de sa chaleur et de son humidité, effets constants de l'accumulation des êtres vivants dans un lieu renfermé, peuvent rendre compte de quelques-uns ; mais non de tous. Quant aux miasmes particuliers auxquels on a cru pouvoir les attribuer, leur existence, est encore un problème, puisque leur nature et leurs propriétés physiques sont inconnues. Ce sujet de recherches reste donc encore aussi neuf qu'important ?) (D. L.)

les dernières observations qui ont été faites sur les fièvres des prisons et des hôpitaux. Il est facile de voir que la même matière virulente peut s'engendrer dans beaucoup d'autres endroits, et il est probable que la contagion qui est due à cette cause, n'est pas, de même que plusieurs autres contagions, permanente, et n'existe pas constamment; mais qu'elle est engendrée accidentellement par les circonstances dont j'ai parlé. La nature des fièvres produites par cette cause, dans différentes occasions, rend également probable que la virulence des vapeurs qui s'élèvent du corps humain en est la cause commune; car ces fièvres ne diffèrent qu'à raison de leurs symptômes, et l'on peut attribuer leur différence aux circonstances de la saison, du climat, etc., qui concourent avec la contagion, et modifient son activité.

82. Quant à ces contagions, quoique nous en ayons parlé comme d'une matière qui flotte dans l'atmosphère, il est bon d'observer que jamais on ne les a vues agir que proche des sources d'où elles tiraient leur origine (1), c'est-à-dire,

---

(1) C'est une erreur de croire que la contagion se répand au loin dans l'atmosphère, et se communique par l'air. Si cela était, l'atmosphère serait continuellement infectée, soit par la contagion, soit par les vapeurs qui s'élèvent sans cesse des différentes substances en fermentation, et l'espèce humaine serait bientôt détruite. On a vu des familles entières vivre au milieu des villes où régnait la peste, et en être exemptes en restant renfermées et en ne communiquant pas avec ceux qui approchaient des pestiférés. C'est ce qu'on observa particulièrement en 1718 et 1719, à Alep, où ceux qui vivaient ainsi renfermés, ne craignaient pas de monter le soir sur les terrasses qui recouvraient leurs maisons, et de converser avec leurs voisins, ou de leur parler par les fenêtres qu'ils laissaient ouvertes. Ces personnes respirant un air rempli des exhalaisons des pestiférés, ne gagnaient cependant pas

dans la proximité du corps de l'homme, d'où elles sortaient immédiatement, ou de quelques substances qui avaient été infectées des vapeurs qui s'élevaient des malades; car ces substances ont conservé quelquefois, pendant très-long-temps, ces vapeurs dans un état d'activité.

On peut appeler *foyers* les substances ainsi imprégnées d'une matière active et infecte; et il me paraît probable que les contagions sont plus puissantes quand elles tirent leur

---

la peste, ce qui prouve que la vapeur qui s'élève des malades perd entièrement son action, lorsqu'elle est dispersée dans l'atmosphère; de même que les poisons les plus actifs deviennent innocents lorsqu'ils sont étendus dans un grand volume d'eau. Ainsi les exhalaisons pestilentielles qui s'engendrent dans les souterrains, qui sont restés fermés pendant long-temps, cessent d'être nuisibles dès qu'elles sont répandues dans l'air. La contagion, adhérente même aux marchandises qui viennent des endroits où règne la peste, perd en peu de temps son activité, en exposant ces marchandises au grand air, ou en les lavant dans un grand volume d'eau qui, dans la plus haute antiquité, a été regardée comme un des moyens les plus sûrs d'arrêter les progrès de la contagion. C'est pourquoi, lorsque la peste ravage Constantinople, chaque particulier a un tonneau rempli d'eau à sa porte, dans lequel on plonge tout ce qui vient du dehors. Dans les temps où il règne des maladies épidémiques, nous ne voyons pas plus de malades dans les environs des hôpitaux que dans les autres quartiers. Ces faits, que l'on ne peut nier, démontrent que le principe contagieux est promptement dissipé dans un air libre et agité. L'on peut, en conséquence, assurer avec Lobb, qu'il n'est pas nécessaire d'établir les hôpitaux destinés à recevoir les pestiférés à trois ou quatre milles des villes, et qu'une distance beaucoup moindre suffirait pour la sécurité publique et l'avantage des malades. Enfin, les exemples de maladies épidémiques, qui ne se communiquent que par la réunion d'un grand nombre de circonstances particulières, sont si multipliés, qu'il paraît démontré que l'air ne peut être le véhicule de la contagion.

origine des foyers, que quand elles s'élèvent immédiatement
du corps humain (1).

____

(1) Il paraît certain que la contagion s'accumule autour du
malade, qu'elle adhère à ses vêtements, aux draps, aux couvertures et aux autres substances qui sont à son usage, et même
aux murailles des maisons et au bois des vaisseaux; alors ses
effets sont beaucoup plus pernicieux que ceux qui sont produits
par la vapeur qui s'élève du malade. Ainsi la petite-vérole, qui
fut portée en Amérique par une couverture, dépeupla presque
entièrement une colonie de Nègres. Ceux qui développèrent les
ballots dans lesquels la peste fut apportée à Marseille, furent
beaucoup plus vivement attaqués que les autres habitants. Pendant l'été de 1750, il régna à Londres une fièvre très-dangereuse,
qui se communiquait par le seul contact des habits, et dont plusieurs personnes moururent sur le lieu même. Une des causes
qui propage le plus les maladies épidémiques dans le peuple,
c'est que les pauvres font communément usage de tout ce qui a
servi au malade, sans avoir la précaution de le laver ni même
de l'exposer à l'air; le mari, la femme, les enfants n'ont souvent
qu'un lit commun avec le mourant; alors ils sont, au bout de
peu de temps, attaqués de la même maladie et périssent le plus
souvent, comme j'ai eu des occasions fréquentes de l'observer.
Au contraire, les personnes appelées par leur ministère auprès des
malades, évitent communément l'infection, parce que les vapeurs
qui s'élèvent du corps humain sont peu dangereuses, à moins
qu'elles ne soient rassemblées en grande quantité dans des endroits
où l'on n'a pas soin de renouveler l'air ni d'entretenir une grande
propreté; car ces soins seuls suffisent pour mettre à l'abri des maladies les plus pernicieuses et arrêter les progrès de la contagion. C'est
par ce moyen simple que la fièvre lente nerveuse, si commune
autrefois dans les prisons et les hôpitaux en Angleterre, est devenue aujourd'hui beaucoup moins fréquente. La fièvre miliaire
et les fièvres putrides, accompagnées d'éruptions pourprées, qui
étaient souvent les suites des couches, ont également disparu dans
les hôpitaux où l'on a soin de renouveler l'air. Hulme remarque,
dans son Traité sur la fièvre puerpérale, que, sur mille quatre

83. Les miasmes, que je vais maintenant examiner, peuvent tirer leur origine de sources variées , et être de genres diffé-rents ; mais nous connaissons peu leurs variétés et leurs effets particuliers. Nous n'avons de certitude que sur une seule es-pèce de miasmes, que l'on peut considérer comme la cause de la fièvre ; et cette cause est si universelle , qu'on peut douter s'il en existe d'autres.

84. Le miasme qui produit, d'une manière si universelle, la fièvre, est celui qui , par l'action de la chaleur (1), s'é-

---

cents femmes qu'il a accouchées dans, l'hôpital établi à **Londres** pour les recevoir, il n'en a vu aucune attaquée de ces fièvres. Tout ceci prouve que ce n'est que dans un air calme, chaud et humide, que la contagion peut se propager par l'haleine, la sueur, les excréments et sur-tout par le contact, et que l'on peut en ar-rêter les progrès en renouvelant l'air, et en évitant de faire usage de ce qui a servi aux malades.

(1) La chaleur seule n'engendre jamais ce miasme dans les pays chauds, de même que le froid ne peut seul produire la fièvre dans les pays froids. C'est d'après. cette idée que Lind a formé son plan pour conserver la santé des Européens dans les pays chauds. Il faut aussi remarquer que le concours de la chaleur et de l'humi-dité est absolument nécessaire, et que l'influence seule de l'eau ne suffit pas ; car on voit quantité d'îles environnées de la mer, et des pays couverts d'eau, qui ne sont pas sujets aux épidémies. C'est un fait connu que le débordement du Nil est salutaire, et dissipe les maladies épidémiques. Il parît m ême, d'après plusieurs observations, qu'il faut que la terre humide soit en contact avec l'atmosphère pour produire le miasme. Une grande ville, envi-ronnée d'un lac où l'on jetait toutes les immoudices, était exempte, depuis quarante ans, de maladies épidémiques ; mais les eaux de ce lac étant diminuées au point que la vase était en contact avec l'air, il s'en éleva des vapeurs pernicieuses qui produisirent une fièvre épidémique, semblable à celle qu'engendrent les vapeurs des marais. Cette maladie enleva, en peu de temps, un très-grand nombre d'habitants, au rapport de Senac. dans son livre *de re-*

lève-des marais ou des terrains humides. On a fait, depuis
peu, un si grand nombre d'observations sur cet objet, dans

---

conditâ febrium intermittentium naturâ. M. Cullen avait coutume
de rapporter, dans ses leçons, qu'il avait observé, dans les Indes
occidentales espagnoles où il a demeuré, que les Européens qui
habitaient des maisons dont les rez-de-chaussée servaient de ma-
gasins, jouissaient d'une bonne santé tant que le sol était couvert
de marchandises ; mais, dès qu'elles étaient enlevées, les habitants
étaient attaqués de fièvres intermittentes et de dysenteries, qui
ne pouvaient être produites que par les vapeurs qui s'élevaient
de la terre même, puisque ceux qui étaient à bord des vaisseaux
jouissaient d'une bonne santé. Cette observation a été faite au
onzième degré de latitude. Il suffit de demeurer dans des endroits
bas, peu spacieux et humides, où l'air n'est pas renouvelé, pour
être attaqué de maladies de ce genre ; souvent même, lorsqu'on
entre au printemps dans des chambres par bas, qui sont restées
fermées tout l'hiver, on sent tout-à-coup une gêne considérable
de la respiration ; et, si l'on y demeurait quelques heures, l'on
pourrait gagner une fièvre lente nerveuse. Il est aisé de juger,
d'après ces observations, combien sont pernicieux tous les rez-de-
chaussée humides, où il n'y a pas de courant d'air.

On a attribué les miasmes aux substances animales et végétales
en putréfaction, jetées sur le rivage, dans les cas d'inondation.
On ne peut nier que l'humidité réunie à ces vapeurs, n'augmente
l'activité des épidémies ; mais elle ne suffit pas pour leur donner
naissance, comme le prouvent les bouchers, les tanneurs, les
anatomistes, qui vivent au milieu de semblables vapeurs et jouissent cependant d'une bonne santé, quoique ceux qui n'y sont pas
accoutumés n'en puissent pas même supporter l'odeur. Toutes les
grandes villes, telles que Paris, Londres, Madrid, etc., où les
épidémies sont très-rares, sont environnées de substances animales en putréfaction. L'air, chargé des exhalaisons qui s'élèvent
des terrains humides, dispose, il est vrai, les substances animales
à passer plus promptement à la fermentation putride ; mais, quelle
que soit la nature de ces exhalaisons, il est évident qu'elles ne
deviennent nuisibles que quand elles sont accumulées dans des

tant de régions différentes, qu'on ne peut douter que ce miasme ne soit, en général, la cause des fièvres, et qu'il ne

---

endroits humides, peu aérés, et où il y a sur-tout un certain degré de chaleur. Alors elles produisent toujours un genre particulier de fièvre épidémique, savoir : la fièvre tierce, qui se masque sous différents types, tels que ceux d'hémitritée, de double tiercé, de quarte et même de continue; mais, comme ils sont l'effet d'une seule et même cause, il est probable qu'ils ne changent pas la nature de la maladie, dont la violence est proportionnée au degré de la cause dont elle dépend, telle que la quantité d'exhalaisons, le degré de chaleur et le défaut d'air. On peut donc conjecturer avec Lind que les fièvres rémittentes des Indes orientales, de l'Amérique, de la Guinée, la fièvre des marais de Hongrie et celle des Pays-Bas se ressemblent toutes, et que ces fièvres ne diffèrent nullement de la fièvre tierce décrite par Torti, Senac, Morton, ni même de toutes les tierces automnales. Tous les faits connus nous portent, en conséquence, à reconnaître que toutes les fièvres sont produites par une seule cause générale, et qu'elles ne varient qu'à raison de quelques circonstances particulières; la contagion même est peut-être originairement un miasme qui, introduit dans le corps humain, se communique d'un individu à l'autre. Ainsi les vapeurs des marais peuvent, outre la fièvre tierce, produire la dysenterie, qui sont deux maladies où il se fait un changement considérable dans un de nos fluides, et qui deviennent, en conséquence, contagieuses, quoiqu'elles ne le soient pas originairement. On ne doit donc reconnaître qu'un seul genre d'intermittente, qui est la fièvre tierce. Les fièvres continues pourraient aussi se réduire au typhus, car les autres genres ne paraissent être que des complications de fièvres avec d'autres maladies.

On voit, d'après ce qui vient d'être dit, pourquoi quantité de contrées, qui étaient malsaines, ont cessé de l'être en desséchant les marais voisins ou en donnant un écoulement aux eaux stagnantes. Ce fut par ce moyen qu'Empédocle, disciple de Pythagore, rendit la salubrité aux environs de Salente, où régnaient continuellement des maladies épidémiques. C'est en imitant ce

soit la cause la plus universelle des intermittentes, sous quelque forme qu'elles se manifestent. La conformité du cli-

philosophe que le célèbre Lancisi fit cesser, en peu de temps, les fièvres qui ravageaient une partie des campagnes qu'arrose le Tibre. C'est parce que la terre a toujours été cultivée avec soin dans les climats fort peuplés, et que l'on s'est occupé de favoriser l'écoulement des eaux que la salubrité de l'air paraît avoir toujours été en raison de la population. Ainsi Hérodote, le plus ancien des historiens, observe que l'Egypte était, dans le temps de sa splendeur, un pays très-sain, dont la plupart des habitants parvenaient, sans aucune infirmité, à un âge très-avancé. La Perse, dont la population était étonnante, connaissait à peine les épidémies. On observe aujourd'hui le contraire dans ces contrées, qui sont presque désertes, en comparaison de ce qu'elles étaient anciennement; l'Egypte sur-tout, jadis si renommée pour la salubrité de l'air, est regardée comme le berceau de la peste. Les maladies épidémiques sont rares dans les grandes villes, parce qu'elles sont pavées, et que le feu que l'on entretient continuellement dans les maisons empêche les vapeurs humides de s'accumuler en grande quantité; mais il se passe peu d'années sans que l'on n'en remarque dans les campagnes qui ne jouissent pas des mêmes avantages, et plusieurs citoyens qui s'y retirent pour réparer leur santé, y tombent grièvement malades ou rapportent dans les villes les fièvres intermittentes. Quoiqu'on ait beaucoup parlé de l'insalubrité de l'air des grandes villes, on n'a pas encore déterminé en quoi elle consiste, et l'on n'en a pas même prouvé la réalité. Les maladies y sont trop variées pour être dues à une seule cause. C'est dans les excès en tout genre que l'on en doit rechercher le principe; c'est pour cette raison qu'un grand nombre d'habitants y languissent long-temps et y périssent de maladies chroniques. La nourriture animale paraît aussi contribuer à y rendre les maladies aiguës plus graves et à disposer les fluides à la putréfaction; car Pringle, un des plus célèbres médecins de l'Angleterre, a observé que les fièvres putrides étaient devenues beaucoup plus rares dans ce pays depuis qu'on y faisait un usage plus fréquent des végétaux.

mat, de la saison et du sol, dans les différentes contrées où règnent les fièvres intermittentes, et la ressemblance de ces maladies, quoiqu'engendrées dans des régions différentes, concourent à prouver qu'elles sont dues à une cause commune, qui est le miasme des marais.

Nous ignorons quelle est la nature particulière de ce miasme; nous ne savons pas même avec certitude, s'il y en a différentes espèces ou non : mais il est probable qu'il n'en existe qu'un genre, qui ne varie que par son degré d'activité, ou peut-être par sa quantité, dans un espace donné.

85. Je viens de rendre probable, que les causes éloignées des fièvres (§ 78) sont particulièrement les contagions ou les miasmes, et que ces deux causes ne sont pas fort variées. Nous avons supposé que les miasmes étaient la cause des intermittentes, et que les contagions produisaient les fièvres strictement appelées continues; mais nous ne pouvons nous servir avec exactitude de ces termes généraux : car, comme la cause des fièvres continues peut naître d'un foyer, et s'appeler alors miasme, et que d'autres miasmes peuvent également produire des maladies contagieuses, il est convenable de distinguer les causes des fièvres, en se servant des termes de *vapeurs humaines*, ou *vapeurs des marais*, plutôt que des termes généraux de contagion ou de miasme.

86. Afin de confirmer et de perfectionner notre doctrine sur les fièvres, il est nécessaire d'ajouter que les causes éloignées de la fièvre, savoir, les vapeurs humaines et les vapeurs des marais, semblent être d'une qualité sédative ou capable d'affaiblir l'économie animale. Elles s'élèvent des matières en putréfaction : les circonstances qui favorisent la putréfaction, favorisent également leur naissance, et augmentent leur activité; et souvent ces vapeurs agissent, comme un ferment putréfiant, sur les fluides des animaux. Par conséquent, puisqu'une matière putride est toujours,

pour le corps des animaux, un sédatif puissant, on ne peut guère douter que les vapeurs qui s'élèvent de l'homme et des marais, ne jouissent de la même qualité (1); et ce qui le confirme, c'est que la faiblesse que ces vapeurs produisent toujours, paraît être en proportion des autres signes qui indiquent l'activité de ces causes.

87. Quoique nous ayons tâché de prouver que les fièvres tirent généralement leur origine des vapeurs qui s'élèvent du corps de l'homme, ou des marais, nous ne pouvons, avec aucune certitude, en exclure plusieurs autres causes éloignées, que l'on suppose communément avoir au moins quelque part dans la production de ces maladies. Je vais, en conséquence, faire quelques recherches sur ces causes; la première, qui mérite notre attention, est la puissance du froid sur le corps humain (2).

____

(1) Les vapeurs qui s'élèvent de l'homme acquièrent, comme nous l'avons vu, plus d'activité, lorsqu'elles restent long-temps exposées à la surface et à la chaleur du corps : si elles se trouvent réunies au miasme des marais, elles aggravent la maladie primitive; et lorsque les fièvres intermittentes règnent, ces vapeurs contribuent à les changer en fièvre lente nerveuse ou en dysenterie, comme on l'observe dans les prisons, dans les hôpitaux, dans les camps et dans tous les endroits où il y a une grande quantité d'hommes rassemblés, et où l'air n'est pas suffisamment renouvelé. Les causes de la contagion sont donc beaucoup plus simples qu'on ne l'imagine, elles paraissent toutes tirer leur origine d'une source commune, savoir, les vapeurs humaines; et peut-être même que les contagions particulières, dont le nombre n'est pas considérable, ne sont que des modifications de la contagion générale, qui elle-même ne paraît être qu'une variété du miasme des marais.

(2) Les fièvres sont si communément déterminées par le froid, que, suivant Sydenham, cette seule cause a fait périr plus d'hommes que le fer, la peste et la famine. Il est constant qu'un certain degré de chaleur est absolument nécessaire pour entretenir la vie de tous les animaux, puisqu'il n'en est aucun qu'un froid violent

88. La manière d'agir du froid sur le corps vivant varie tellement, suivant les circonstances différentes, qu'il est difficile de la développer ; et je ne l'ai même entrepris ici qu'avec quelque méfiance.

On peut considérer la puissance du froid comme absolue, ou comme relative.

La puissance *absolue* est celle par laquelle le froid peut diminuer la température du corps auquel il est appliqué. Ainsi, si la température naturelle du corps humain est, comme on le suppose, de 98 degrés du thermomètre de Farenheit, (29°, 33 thermomètre de Réaumur) chaque degré de température, moindre que celui-là, peut

ne puisse faire périr en peu de temps. L'énergie du cerveau, et toutes les fonctions qui en dépendent, telles que la mobilité et la sensibilité nerveuses, sont favorisées et entretenues par une certaine température de l'atmosphère. La chaleur exalte le goût des aliments, rend le tact plus fin et plus délié. Le froid, au contraire, émousse toutes nos sensations, et diminue surtout la sensibilité de la peau. C'est pourquoi les habitants des pays chauds ont les nerfs plus sensibles et l'imagination plus exaltée que ceux des pays froids, et la sensibilité diminue en raison de la violence du froid. Il faudrait écorcher un Moscovite pour lui donner du sentiment : dans les pays chauds, au contraire, le moindre objet excite des sensations très-vives ; les maladies nerveuses y sont, en conséquence, très-fréquentes. Des observations faites dans les pays les plus éloignés prouvent, comme l'a avancé le célèbre Montesquieu, que l'on pourrait distinguer, pour ainsi dire, les climats par les degrés de sensibilité, de même qu'on les distingue par les degrés de latitude. Ces différents degrés de chaleur occasionent des variétés considérables dans les maladies ; elles sont plus vives et plus courtes dans les pays chauds, plus lentes et plus difficiles à détruire dans les pays froids. Dans les unes, la nature excite des crises fréquentes ; dans les autres, elles sont rares et presque toujours imparfaites. Dans les premières, la médecine expectante peut souvent être utile ; dans les secondes, il faut recourir continuellement aux remèdes les plus actifs.

être regardé comme froid relativement au corps humain,
et ce froid, en proportion de son degré, aura une tendance
à diminuer la température naturelle du corps. Mais, comme
le corps humain possède la puissance d'engendrer la chaleur (1), au point qu'il peut conserver sa propre chaleur au

---

(1) Il ne faut pas confondre la température de la surface du
corps avec la température intérieure. La première peut être augmentée ou diminuée considérablement par le mouvement, les vêtements et les changements qui surviennent dans l'atmosphère ;
mais la seconde n'est nullement altérée par ces causes. La chaleur
des urines, du sang et de la bouche, paraît toujours à-peu-près la
même dans les endroits où le thermomètre descend à 70 degrés
(Réaumur) au-dessous de zéro, et même plus bas, comme on l'a
observé dans plusieurs endroits de la Sibérie, dans la Nouvelle-
Zemble, et au Spitzberg, de même que dans ceux où la chaleur
de l'atmosphère est à l'ombre plus grande que celle du sang.
Ainsi à Apamée, au Cap de Bonne-Espérance, elle fait monter
le thermomètre à 36 degrés (Réaumur). Dans la Caroline, le
thermomètre que l'on transporte d'un endroit à l'ombre dans la
bouche d'un homme, y descend. La chaleur interne n'augmente
pas même, quoique le corps soit exposé à une chaleur égale,
ou même supérieure à celle de l'eau bouillante, comme le prouvent les expériences du D. Fordyce, qui a supporté sans peine,
pendant vingt minutes, une chaleur indiquée par le 150e degré
du thermomètre de Farenheit (52°,44 R.) ; pendant dix minutes,
une chaleur de 198 degrés (73°,78 R.) ; pendant huit minutes, une
chaleur de 212 degrés (80°, R.), qui est celle de l'eau bouillante ;
sa respiration n'en souffrit pas pendant sept minutes ; elle devint
plus fréquente à la huitième, mais il attribua cet effet à un grand
dîner qu'il avait fait auparavant ; car il supporta pendant plus
long-temps la chaleur de 220 degrés (83°,33 R.), sans incom-
modité, et un chien ne souffrit pas d'avoir été exposé dans un
panier, pendant 32 minutes, à une chaleur de 360 degrés (145°,78),
Trans. Philos. T. LXV, Part. I. et II. Il est, en conséquence,

degré indiqué ci-dessus , quoiqu'environné par l'air ou par d'autres corps , dont la température est au-dessous de la sienne, il paraît, d'après l'observation , que , dans notre climat, l'air, ou d'autres corps appliqués à l'homme vivant, ne diminuent pas la température de son corps, à moins que celle des corps qui y sont appliqués ne soit au-déssous du 62ᵉ degré (13°, 33 R.); ce qui prouve que la puissance absolue du froid, dans notre climat, n'agit pas sur le corps humain vivant, à moins que le froid qui y est appliqué ne soit au-dessous du degré que je viens d'indiquer.

Il paraît aussi qu'il est nécessaire que le corps de l'homme soit environné d'un air dont la température soit au-dessous de la sienne , afin qu'il conserve celle de 98 degrés (29°, 33 R.), qui lui est naturelle ; car on remarque, dans notre climat, que toute température de l'air au-dessus de 62 degrés , appliquée au corps humain , en augmente la chaleur, quoiqu'elle soit au-dessous de la sienne. D'après tout ceci ; il est évident que la puissance absolue du froid sur le corps humain est très-différente de ce qu'elle est à l'égard des corps inanimés.

89. La puissance *relative* du froid sur le corps humain vivant, est celle par laquelle il y excite une sensation de froid ; et la sensation qui est alors produite, d'après le principe général des sensations (1), n'est point propor-

---

évident que l'on doit entendre de la température intérieure du corps , ce que M. Cullen dit ici de l'augmentation ou de la diminution de la chaleur.

(1) Les impressions produites sur nos sens , d'où résultent nos sensations, peuvent varier par différentes causes, et elles sont toujours relatives aux changements occasionés dans le système nerveux par les impressions antécédentes. Ainsi la plus petite lumière éblouit un homme qui est resté long-temps dans les ténèbres ; la

tionnée à la force absolue de l'impression, mais relative à
la nouvelle impression qui surpasse plus ou moins celle

---

température des caves profondes, quoiqu'à-peu-près la même
pendant toute l'année, nous paraît très-froide l'été, et fort chaude
l'hiver. La même eau échauffée à un certain degré, qui nous paraît d'abord chaude, en y plongeant la main, peut imprimer ensuite un sentiment de froid, si on laisse quelque temps la main
dans de l'eau échauffée à un degré supérieur, avant que de la re-
plonger dans la première. C'est par la même raison qu'une chaleur
de 25 degrés (R.), diminuant tout-à-coup de 4 ou 5 degrés, fait
éprouver un sentiment de froid, qui cesse au bout de peu de temps
et se change en celui de chaleur. L'habitude rend aussi le corps
moins sensible aux diverses impressions de l'atmosphère ; les hommes accoutumés, dès leur enfance, à s'exercer en plein air, deviennent plus robustes, et résistent davantage au changement des
saisons et des climats. La vie molle et efféminée, au contraire,
affaiblit l'énergie du cerveau, rend les hommes plus sensibles au
froid et au chaud, et devient une source intarissable d'infirmités.
Platon assure que, dans sa jeunesse, où les enfants étaient élevés
durement, on ne connaissait pas les noms de rhume et de catarrhe,
qui étaient devenus communs depuis que l'on s'était relâché de la vie
austère des anciens Grecs. Ce philosophe pensait même que l'influence des mœurs sur la santé était telle, que l'on pouvait juger
de leur corruption dans une ville, par le nombre des médecins.
Nous voyons en effet que les hommes dont la vie approche davantage de celle de ceux qui vivent dans l'état primitif de la nature,
sont moins sujets aux maladies que les peuples policés. Les effets
que produisent sur le corps humain les variations de l'atmosphère
ne doivent donc pas être attribués uniquement à la force relative
et momentanée des impressions. Mais, comme l'a observé M. de
la Roche dans son analyse du système nerveux, il faut aussi faire
attention aux effets que peut produire sur le système une longue
suite d'impressions antérieures. Des hommes accoutumés, depuis
leur enfance, à vivre dans un pays voisin du pôle, supporteront
beaucoup mieux un froid plus grand que celui où ils se trouvaient,
que ceux qui ont été élevés près de l'équateur, et ces derniers

qui l'a précédée immédiatement. C'est pourquoi la sensation produite par un degré quelconque de la température de l'air, dépend de la température à laquelle le corps a été exposé immédiatement avant ; de manière que tout degré plus considérable paraît chaud, et tous ceux qui sont au-dessous paraissent froids : par conséquent, les sensations opposées de chaud et de froid peuvent, en différentes occasions, être produites par le même degré de température, indiqué par le thermomètre.

Néanmoins, quoique chaque changement de température donne une sensation de chaud ou de froid, suivant que cette température surpasse plus ou moins celle qui a précédé, il faut observer que la sensation qu'elle produit est, dans différents cas, de différente durée. Si la température du corps est, dans un temps quelconque, au-dessous de 62 degrés (13°, 33 R.), chaque degré supérieur y excitera une sensation de chaleur ; et si l'accroissement de température ne monte pas à 62 degrés, la sensation qui sera produite ne continuera pas long-temps, mais se changera bientôt en une sensation de froid. De même, toute température, appliquée au corps humain au-dessous de la sienne, donne une sensation de froid : cependant, si cette température n'est pas au-dessous de 62 degrés, cette sensation ne continuera pas long-temps, mais se changera bientôt en celle de chaleur.

On verra par la suite que les effets de la sensation du froid sont très - différents, suivant qu'il est plus ou moins permanent.

---

pourront supporter impunément une chaleur plus considérable. Ceux-ci, transportés vers le nord, seront plus sujets que les indigènes aux maladies inflammatoires ; et ceux-là, transportés dans les pays méridionaux, y contracteront plus facilement des maladies putrides.

90. Après avoir ainsi expliqué la manière dont agît la puissance absolue ou relative du froid sur le corps humain, je vais parler des effets généraux qu'il y produit.

1° Il est évident que, dans certaines circonstances, le froid a une puissance *sédative* (1). Il peut anéantir entièrement le principe vital dans une partie, ou dans tout le corps ; et, en considérant combien le principe vital des animaux dépend de la chaleur, on ne pourra douter que la puissance du froid ne soit toujours plus ou moins directement sédative.

On peut dire que cet effet commence à chaque degré de froid absolu ; et, lorsque la chaleur du corps a été, dans une occasion quelconque, extraordinairement augmentée, chaque température inférieure peut être utile pour diminuer l'activité du système ; mais elle ne peut diminuer la vigueur naturelle du principe vital, tant que le froid, appliqué au corps humain, n'est pas au-dessous de 62 degrés (F.);

---

(1) Il faut entendre par puissance sédative du froid, l'effet qu'il produit en diminuant l'énergie du principe vital ; car il est démontré par les expériences de M. Spallanzani, dans ses Opuscules de physique animale et végétale, et par celles de M. Hunter, *Journal de Physique*, *T. IX*, *p.* 294, que le froid ne produit pas la mort, comme on l'a communément cru, en gelant les fluides des animaux, ni en produisant une constriction de la surface, et en occasionant un engorgement du cerveau, suivi d'une léthargie mortelle. Quoique les fluides animaux, hors de l'influence du pouvoir nerveux, se gèlent à un degré peu inférieur à celui de la congélation, ils ne perdent jamais leur fluidité dans un corps vivant, tant que l'énergie du principe vital subsiste, quel que soit le degré de froid ; s'il est vif et long-temps continué, son premier effet est de produire une sensation fort désagréable, à laquelle succède un engourdissement des extrémités, qui s'étend insensiblement à tous les muscles soumis à la volonté : ensuite il survient un penchant au sommeil, qui augmente au point de devenir insurmontable, et qui, si l'on y succombe, produit la mort.

elle ne produira pas même cet effet, à moins que le degré de froid ne soit excessif, ou qu'il n'agisse, pendant un certain temps, sur une portion considérable du corps.

2° Il est également évident que, dans certaines circonstances, le froid est un *stimulant* pour le corps vivant, et particulièrement pour le système sanguin (1).

---

(1) Quand le froid n'est que passager, il agit comme un stimulant non-seulement local, mais même universel; il produit une détermination du sang dans la partie qu'il frappe, et affecte ainsi tout le système sanguin. Néanmoins, on ne peut déterminer si le froid agit comme stimulant, ou si la réaction qu'il occasione est uniquement l'effet de sa qualité sédative. Mais, quoique nous ne puissions pas expliquer sa manière d'agir, il est certain qu'il a la propriété d'augmenter l'action du principe vital. L'énergie même de ce principe est en raison de la violence du froid, et il ne cède à cet agent destructeur qu'après avoir résisté longtemps, surtout lorsqu'il est soutenu par l'exercice. Ainsi, après avoir manié de la neige, on éprouve un sentiment de chaleur considérable; tous les exercices faits en plein air, lorsque le froid est très-vif, augmentent étonnamment la respiration, et excitent un appétit dévorant, que les aliments les plus grossiers peuvent seuls assouvir. Dans les pays où la violence du froid est extrême, on se soustrait plus facilement à ses effets funestes par l'exercice que par tout autre moyen. Entre les Hollandais qui abordèrent au Spitzberg, ceux qui restèrent auprès du feu, quoique dans des endroits petits et bien clos, y périrent de froid; mais ceux qui firent beaucoup d'exercice à l'air libre conservèrent leur santé et leur vigueur. Il paraît donc, comme l'a démontré M. Hunter dans le mémoire cité plus haut, qu'il existe dans tous les animaux, de même que dans tous les végétaux vivants, une puissance particulière d'engendrer la chaleur, qui agit indépendamment de la circulation, de la sensation et de la volonté, et dont l'activité est proportionnée à la santé dont jouit le corps, puisqu'elle diminue en raison de la faiblesse de ce dernier. C'est pourquoi les hommes sains et vigoureux résistent mieux

Cet effet a probablement lieu dans tous les cas où la température, appliquée au corps, produit une sensation de froid; et, comme il dépend uniquement de la puissance relative du froid, il sera proportionné au changement de température.

Il me paraît probable que tout changement de température, depuis le plus haut degré jusqu'au plus bas, est plus ou moins stimulant, excepté le cas où le froid est si violent, qu'il anéantit sur-le-champ le principe vital dans la partie qui y est exposée.

3° Outre les puissances sédative et stimulante du froid, il est encore évidemment un puissant *astringent* ; il produit la contraction des vaisseaux de la surface du corps; il donne lieu à la pâleur de la peau et à la suppression de la transpiration ; et ses effets paraissent être les mêmes, lorsqu'il est appliqué sur les parties internes. Il est également probable que cette constriction, qui est produite particulièrement en raison de la sensibilité des parties sur lesquelles le froid agit, doit se communiquer, jusqu'à un certain point, aux autres parties du corps ; d'où l'on peut conclure que le froid agit comme tonique sur tout le système.

Ces effets de la puissance astringente et tonique semblent être dus aux deux puissances absolue et relative du froid: c'est pourquoi, toutes les fois qu'il agit sur le corps humain, son premier effet est d'être en même temps astringent et stimulant ; souvent cependant la puissance stimulante, en survenant tout-à-coup, empêche que la première ne devienne considérable, ou ne soit permanente.

91. Il est évident que ces différents effets du froid ne peuvent tous avoir lieu en même temps ; mais il est possible

---

au froid que ceux qui sont affaiblis par une cause quelconque ; ce qui donne lieu de croire que le froid agit comme sédatif, et que sa puissance stimulante est l'effet de la réaction.

qu'en se succédant, ils se combinent diversement. Dès que la puissance stimulante agit, elle arrête les effets de la puissance sédative, ou au moins abrège leur durée. J'ai dit plus haut que la même puissance stimulante prévenait les effets de la puissance astringente ; mais les puissances stimulante et tonique du froid sont communément, peut-être même toujours, réunies.

92. Les effets généraux du froid, que je viens d'indiquer, sont quelquefois salutaires, et fréquemment morbifiques ; mais je ne considérerai ici que les derniers, qui paraissent pouvoir se réduire aux cinq chefs suivants.

1° Une disposition inflammatoire générale du système, qui est communément accompagnée de rhumatisme ou d'autres phlegmasies.

2° La même disposition inflammatoire accompagnée de catarrhe.

3° La gangrène de certaines parties (1).

4° La paralysie de quelque membre (2).

5° Une fièvre quelconque, ou la fièvre proprement dite, que le froid produit souvent par sa puissance seule ; mais le plus communément il n'excite la fièvre qu'en concourant avec l'action des vapeurs qui s'élèvent du corps humain ou des marais.

93. Le froid frappe souvent le corps humain sans produire

---

(1) Lorsque le froid est appliqué sur les extrémités, le reste du corps étant échauffé, la gangrène y survient promptement, comme on l'observe souvent dans les pays du nord. Mais cette action du froid est beaucoup plus considérable sur les parties qui sont fort échauffées. La Motte a vu la gangrène survenir tout-à-coup au pied d'un homme qui était descendu, au mois de juillet, dans un puits très-profond.

(2) Galien dit qu'il suffit de rester long-temps sur une pierre froide, ou dans l'eau froide, pour éprouver la paralysie des sphincters de l'anus et de la vessie.

aucun de ces effets morbifiques, et il est difficile de déterminer dans quelles circonstances il agit spécialement de manière à les produire. Il me semble que ces effets du froid dépendent, en partie, de certaines circonstances du froid
même, et, en partié, des circonstances particulières où se
trouve la personne sur laquelle il agit.

94. Les conditions dans lesquelles le froid, appliqué au
corps humain, semble devoir produire des effets pernicieux,
sont, 1° l'intensité ou le degré du froid; 2° la durée de son
action; 3° le degré d'humidité dont il est accompagné; 4° le
cas où il est produit par un vent ou un courant d'air; 5° la
vicissitude ou le changement subit et considérable de température du chaud au froid.

95. Les circonstances qui rendent l'homme plus sujet à
être affecté du froid, semblent être, 1° la faiblesse du système, et particulièrement la diminution de l'activité de la
circulation, occasionée par le jeûne, les évacuations (1),
la fatigue, la débauche récente de nuit, les excès des

---

(1) C'est à cette cause que l'on doit attribuer les maladies qui affectent si fréquemment les femmes à la suite des couches, dans les
pays froids. Si la diathèse inflammatoire domine, elles sont affectées de douleurs rhumatisantes, que le vulgaire nomme lait répandu, ou de fièvres inflammatoires, qui, par l'action des miasmes et de la contagion, ont différents types, mais ne doivent pas
être regardées comme formant des espèces distinctes. Ces maladies
règnent particulièrement dans les mois les plus froids de l'année;
et les nouvelles accouchées, dans les pays froids, sont obligées de
rester long-temps renfermées pour s'en mettre à l'abri. Dans les
climats où la température de l'air est plus chaude, les accouchements ont des suites moins fâcheuses. Ainsi M. Brydone, voyageur
très-éclairé, rapporte que, dans la Sicile, les femmes accouchent
sans douleur, qu'elles se lèvent et reçoivent compagnie le jour
même où elles donnent naissance à un nouvel être, et que c'est un
jour de joie pour elles.

II.

plaisirs de Vénus, les longues veilles, l'étude forcée, le repos immédiatement après un exercice considérable, le sommeil (1), et enfin les maladies qui ont précédé ; 2° la diminution des vêtements, dont le corps ou ses parties ont coutume d'être couverts ; 3° l'exposition d'une partie du corps au froid pendant que les autres conservent leur chaleur ordinaire, ou même une plus considérable.

96. Le pouvoir de ces circonstances (§ 95) est démontré par celles qui mettent l'homme en état de résister au froid. Ces dernières sont une certaine vigueur de la constitution, l'exercice du corps, les passions violentes et l'usage des cordiaux.

Outre ces circonstances, il y en a d'autres qui, en agissant différemment, mettent l'homme en état de résister à l'action du froid ; tels sont, les passions qui déterminent une attention vive sur un objet, l'usage des narcotiques, l'état du corps où la sensibilité est très-diminuée, comme on le voit chez les maniaques. Il faut encore ajouter la puissance de l'habitude relativement aux parties du corps où le froid est plus constamment appliqué ; car elle diminue la sensibilité, et augmente en même temps l'action de la puissance qui engendre la chaleur.

97. Outre le froid, il y a d'autres puissances qui semblent être les causes éloignées de la fièvre, telles que la peur (2),

─────────────────

(1) Lorsqu'on est couché, on est comme dans un bain par l'effet des vapeurs qui s'élèvent du corps ; et quand on se livre à un long sommeil, rien ne relâche davantage les fibres que la chaleur du lit ; tous les animaux paraissent bouffis après avoir dormi long-temps : c'est pourquoi le sommeil dispose à recevoir l'action du froid.

(2) La crainte est une des causes éloignées de la fièvre, qui est la plus remarquable : on ne peut douter qu'elle affaiblisse l'action du cœur et des gros vaisseaux, puisqu'elle occasione la pâleur et

l'intempérance dans la boisson (1) , l'excès de Vé

---

le froid des extrémités et de toute la surface du corps ; elle a même quelquefois produit une faiblesse si considérable , que la mort s'en est suivie sur-le-champ. Lorsque cette puissance sédative de la peur est modérée , il survient communément une réaction légère. Il est , en conséquence , probable que la crainte seule peut produire la fièvre , puisqu'elle occasione la faiblesse et le spasme qui en sont les causes prochaines. Néanmoins cela est fort rare ; la peur concourt communément avec la contagion. Les épidémies le prouvent d'une manière si évidente , que plusieurs médecins, van Helmont sur-tout, s'étaient imaginés que la peur et la contagion étaient une seule et même chose. Gaubius met en doute si les peureux ne sont pas les seuls attaqués des maladies épidémiques , et il dit qu'ils y sont plus sujets que d'autres. On a en effet observé que ces maladies se communiquaient plus facilement et plus vivement aux parents et aux amis de ceux qui en étaient attaqués, qu'à ceux auxquels le sort des malades était indifférent. MM. Didier , Chicoyneau et Bailly , qui furent envoyés à Marseille , lorsque la peste y faisait les plus grands ravages , prouvèrent qu'un des moyens les plus sûrs de résister à la contagion était de ne la pas redouter. Ils s'exposèrent , avec un courage sans exemple , à des dangers continuels ; ils se transportèrent , avec la plus grande activité , chez tous les malades ; ils étaient sans cesse environnés des vapeurs qui s'en élevaient , et échappèrent cependant tous trois aux effets pernicieux de ce fléau. Lorsque la maladie est déclarée , la peur en aggrave le danger ; et , malgré les signes les plus favorables , elle peut donner la mort tout-à-coup.

(1) Il est commun de voir , dans le peuple surtout, les maladies les plus violentes survenir après des excès dans le boire ou le manger. Néanmoins cela peut dépendre aussi de l'état de l'estomac, et ce viscère mérite une attention particulière dans la considération des causes éloignées de la fièvre. Il est certain que la digestion des aliments influe sur tout le système, quoiqu'il soit très-difficile d'expliquer sa manière d'agir. La digestion est accompagnée d'un léger frisson, de la fréquence du pouls et d'un état fébrile. En con-

nus (1), et d'autres circonstances (2) qui affaiblissent évidemment le système. Mais il n'est pas possible de déterminer, d'une manière positive, si quelqu'une de ces puissances sédatives peut être seule la cause éloignée de la fièvre, ou si elles n'agissent que de concert avec les va-

---

séquence, on peut, en quelque sorte, regarder la fièvre comme nécessaire à l'action de l'estomac, et cette fièvre est proportionnée à la quantité et à la qualité des aliments. Il y en a même quelques-uns qui la produisent dans certaines circonstances particulières. Ainsi l'on a vu les concombres, le lait, le poisson, etc. déterminer quelquefois le retour d'un accès de fièvre intermittente.

(1) Diemerbroek a observé que, dans les temps où régnait la peste, les jeunes mariés en étaient plus facilement attaqués que les autres ; cela est vrai à l'égard de toutes les épidémies.

(2) Un des moyens de se mettre à l'abri de l'infection, dans les temps où règnent les épidémies, c'est d'éviter, avec le plus grand soin, toutes ces causes éloignées. Il paraît constant que les vapeurs des marais et la contagion même peuvent être sans action, lorsqu'elles ne se trouvent pas réunies aux causes dont on vient de faire l'énumération. Par exemple, Targioni Tozzetti, médecin italien, rapporte qu'en 1756, il régna une fièvre épidémique, produite par les vapeurs des marais, accompagnée d'exanthèmes, de pétéchies et de taches gangréneuses sur tout le corps, et qui fit périr un très-grand nombre d'hommes. Plusieurs personnes, qui habitaient un air plus pur, donnèrent impunément un asyle aux malades : des moissonneurs qui travaillaient dans la vallée où régnait l'épidémie, revinrent malades dans le sein de leur famille, sans y communiquer la maladie. C'est pour la même raison que l'on voit des villes situées sur des coteaux, dont le centre est à l'abri des épidémies, pendant que les faubourgs en sont dévastés. Ces observations sont de tous les siècles ; Thucydide en avait fait de semblables dans l'Attique ; la peste épargnait ceux qui habitaient des maisons vastes et bien aérées, mais elle attaquait particulièrement les pauvres, qui vivaient retirés dans des chaumières basses et humides.

peurs qui s'élèvent des terrains humides ou du corps de l'homme; ou bien si elles ne font que disposer à l'action du froid. Il est possible que ces puissances produisent d'elles-mêmes la fièvre; mais le plus fréquemment elles agissent en concourant de l'une des deux manières que nous avons indiquées.

98. Après avoir exposé les principales causes éloignées des fièvres, on peut encore observer que ces maladies sont produites plus ou moins promptement, suivant que les miasmes et les contagions dominent plus ou moins, et suivant leur degré d'activité, ou bien en raison de ce que leur action est favorisée par le concours du froid et des autres puissances sédatives (1).

---

(1) Les miasmes et la contagion, ainsi que le froid, diminuent l'énergie du système nerveux : c'est pourquoi ils agissent avec plus de force, lorsqu'il existe un état de faiblesse, tandis qu'on résiste à leur puissance sédative en raison de la vigueur du système. Mais il ne faut pas en juger par les apparences externes, telles que la force, l'appétit, la grosseur des muscles, etc. Cette vigueur peut exister chez l'enfant, de même que chez l'homme le plus robuste.

L'habitude peut modérer, et même détruire, jusqu'à un certain point, les effets des miasmes et de la contagion ; car le corps s'accoutume à toutes les impressions auxquelles il est long-temps exposé, et devient même par là capable de résister à celles qui tendent le plus directement à lui nuire. C'est pourquoi ceux qui vivent dans les prisons gagnent moins facilement la fièvre qui y règne que ceux qui n'y ont jamais demeuré. C'est pour la même raison que la fièvre jaune des Indes occidentales, qui est si funeste aux Européens, n'affecte que rarement ceux qui y sont nés. En général, les maladies contagieuses sont beaucoup moins dangereuses dans les pays où elles sont endémiques que dans ceux où elles sont apportées par quelque accident. Il est très-rare que la peste fasse à Constantinople autant de ravages qu'elle en a fait, dans le 18ᵉ siècle, à Marseille, à Messine et à Moscou. La petite-vérole, qui parmi nous enlève un malade sur trente, et souvent beaucoup moins, a quelquefois emporté les deux tiers ou les trois quarts des habitants des pays où les Européens ont porté la contagion. La violence des épidémies, lorsqu'elles commencent à se manifester, est non-seulement l'effet de la contagion, qui est alors plus active, mais même du défaut d'habitude. On pourrait peut-être rendre raison de ce que certaines épidémies, et plusieurs maladies éruptives, n'attaquent qu'une seule fois la même personne, en disant que l'habitude rend le corps insensible à la contagion et aux miasmes. Il y a, il est vrai, des personnes que la même épidémie attaque deux fois; mais cela est très-rare, et il n'est pas possible d'en rendre raison.

Sydenham croyait que les épidémies de chaque année différaient entre elles, et qu'elles étaient d'une nature particulière. Boërhaave a adopté cette opinion; mais elle n'est pas fondée, car des maladies, qui affectent en même temps un grand nombre de personnes, ne peuvent être produites que par des causes communes à tous les hommes : or, ces causes ne peuvent être, comme l'a observé Hippocrate, que l'air et les aliments. L'air seul paraît capable de les produire ; car les aliments sont insuffisants. C'est pour cette raison que M. Cullen n'en a pas fait mention en parlant des causes éloignées de la fièvre. Néanmoins je crois devoir rapporter ici les preuves qu'il donnait, dans ses leçons, de son opinion. J'y joindrai ses idées sur l'action des différentes qualités de l'air ; elles contribueront beaucoup à diriger ceux qui s'occupent particulièrement des épidémies, et serviront à rectifier les fausses théories que l'on a admises jusqu'ici.

Les aliments sont liquides ou solides. On a cru que les premiers pouvaient produire certaines épidémies ; mais les eaux ne diffèrent pas assez entre elles pour être capables de donner lieu à de semblables maladies.

Ce que l'on a dit des aliments solides est plus important. On a cru qu'ils pouvaient engendrer des épidémies, parce que la peste a succédé souvent à la famine. Linné et Sauvages parlent d'une maladie spasmodique, produite par le seigle ergoté. Ce même aliment a souvent occasioné une espèce de gangrène sèche ; mais, dans les temps de famine, il faut d'autres causes que le défaut d'aliments pour produire la fièvre ; car il y a eu fréquemment des famines considérables sans épidémie. Procope, *livre II, de la Guerre des Goths*, donne l'histoire de la famine la plus terrible que l'on ait jamais vue, qui enleva un très-grand nombre d'hommes ; tous ceux qu'il vit périrent de langueur, avec toutes les marques d'un desséchement extrême ; les maladies furent fort variées, mais aucune ne fut épidémique. Les causes qui, dans les temps de famine, engendrent et propagent la contagion, peuvent se réduire à six chefs principaux, qui sont :

1º La corruption générale des grains, occasionée par l'intempérie de la saison, et le peu de soin qu'on a pris de les conserver.

2º La corruption de la nourriture animale ; car la même constitution de l'air, capable de produire les épidémies, dispose ce genre d'aliments à la putréfaction, et les fluides de ceux qui sont obligés d'en faire usage, acquièrent une tendance à la putridité, qui favorise l'action des causes éloignées, comme on le remarque particulièrement chez les pauvres.

3º Le défaut d'aliments, qui affaiblit tout le système, et le rend plus susceptible d'être affecté par la contagion.

4º Les pauvres, ne pouvant changer de linge ni de vêtements, les vapeurs qui s'élèvent de leur corps, retenues à sa surface, et plus disposées en conséquence à se corrompre, accélèrent et augmentent la contagion.

5º Le défaut de feu et de vêtements favorise l'action du froid, qui, comme on l'a vu, est une des principales causes qui donnent de l'activité à la contagion.

6º Dans les temps de famine, un grand nombre de malheureux se réfugient dans les grandes villes ; ce qui augmente la quantité des émanations nuisibles, et les effets funestes de la contagion.

Toutes ces circonstances peuvent favoriser la contagion générale, mais ne sont pas capables de produire une maladie particulière, différente des autres épidémies.

Les causes des épidémies ne peuvent donc exister que dans l'air, dont on peut diviser les qualités en deux classes, qui sont 1º les qualités sensibles, telles que la chaleur et le froid, la sécheresse et l'humidité ; 2° les qualités insensibles, qui dépendent de substances dissoutes dans l'air comme dans un menstrue, et qui y restent suspendues sous forme de vapeurs.

Nous ne parlerons pas des qualités physiques de l'air, telles que la pesanteur, l'élasticité, etc., parce qu'elles modifient uniquement les épidémies, et ne peuvent les produire.

Quant aux qualités sensibles et insensibles de l'air, les médecins ne sont pas d'accord sur leurs effets. Un grand nombre pensent que les premières contribuent beaucoup à la production des maladies épidémiques. Le docteur Wintringham, d'York, était de cette opinion. Huxham l'a adoptée en partie ; mais il s'est aperçu, par la ressemblance des maladies qui régnaient dans la ville avec celles de la flotte qui était dans le port, que la contagion se combinait avec l'action des qualités sensibles de l'air. On doit donc penser, avec Sydenham, que les contagions doivent particulièrement leur origine aux qualités insensibles de l'air. Les principales qualités de ce genre sont, comme il paraît démontré, les miasmes et la contagion : néanmoins les qualités sensibles de l'air contribuent beaucoup à modifier différemment les fièvres ; c'est pourquoi nous allons examiner en peu de mots leurs effets.

Entre les qualités sensibles de l'air, la chaleur et l'humidité sont les plus actives pour produire la fièvre. Si elles se trouvent combinées avec la chaleur et la sécheresse, leur activité en est uniquement augmentée ou diminuée.

L'action de la chaleur et du froid dépend de leur degré de force ; car on observe que les étés humides, et par conséquent froids, sont plus sains que les étés chauds et secs : l'on voit aussi moins de maladies dans les hivers humides et chauds que dans ceux qui sont très-froids et secs, pourvu que, dans l'un et l'autre cas, il n'y ait point d'épidémie régnante, et que tout soit égal d'ailleurs.

L'humidité modère la chaleur ; mais si elle ne la fait pas tomber au-dessous du degré capable de favoriser la putréfaction, elle augmente la maladie, et retient la contagion dans le corps.

Lorsque l'humidité ne diminue pas le froid, elle augmente sa qualité sédative, et rend ainsi ses effets plus puissants.

La sécheresse de l'air diminue le développement et l'évaporation des exhalaisons nuisibles; c'est pourquoi l'on a observé qu'elle était salutaire dans les pays chauds.

Le froid augmente le ton des solides et des fibres motrices; il modère et détruit la contagion, rend nos corps moins propres à la recevoir et à l'engendrer; mais il produit la diathèse inflammatoire. C'est pourquoi les fièvres inflammatoires sont particulières aux climats froids, règnent l'hiver dans les climats tempérés, et y sont plus fréquentes le printemps, à cause des vicissitudes alternatives de chaud et de froid qui modifient la fièvre.

La chaleur, au contraire, relâche la peau, diminue le ton des fibres, et dissipe la diathèse inflammatoire. C'est pourquoi la chaleur de l'été fait disparaître les maladies inflammatoires du printemps; mais, d'une autre part, elle dispose à la putréfaction, engendre les miasmes des marais, et donne de l'activité aux vapeurs humaines : en outre, quoique la chaleur relâche les fibres, elle agit aussi comme stimulus. C'est par cette raison qu'elle peut changer les intermittentes en rémittentes, et ces dernières en continues. Ainsi les intermittentes du printemps se transforment en fièvres continues aux approches de l'été comme l'a observé Wintringham, et celles de l'été reprennent l'automne leur premier type d'intermittentes, par le défaut du stimulus que produisait la chaleur de l'été. L'on voit aussi, dans ces deux dernières saisons, les fièvres bilieuses et putrides remplacer les maladies inflammatoires qui régnaient au printemps, parce que la chaleur donne plus d'acrimonie à la bile et en augmente la sécrétion. Sydenham dit que les solstices déterminent le commencement et la fin de chacune de ces fièvres; mais cela doit varier suivant les climats.

Il est évident, d'après ces observations, que les épidémies sont beaucoup moins variées qu'on ne l'a cru, et que l'on peut les réduire toutes à deux classes; savoir, 1º les épidémies putrides, qui règnent pendant l'automne, et sont produites par la chaleur; 2º les épidémies inflammatoires, qui sont fréquentes l'hiver et le printemps.

Il n'y a probablement qu'une contagion commune et générale,

CHAPITRE V.

Du Pronostic des fièvres.

99. Les fièvres (§ 60) consistent en deux mouvements et en deux symptômes différents , dont les uns sont pernicieux , et les autres salutaires (1). C'est pourquoi la ten-

qui est celle qui constitue les différentes espèces de fièvres intermittentes. L'origine des contagions particulières est très-difficile à déterminer ; mais leur nombre est très-borné : l'on ne connaît même avec certitude que celles qui produisent les exanthèmes. La contagion commune est susceptible d'un grand nombre de variétés, lesquelles tirent toutes leur origine de deux sources principales , qui sont les vapeurs des marais et les vapeurs humaines. L'action de ces deux causes peut être augmentée par des circonstances variées, et par le concours de différentes causes éloignées. On peut néanmoins rapporter toutes les variétés des épidémies à six chefs; savoir :

1º Les épidémies produites par le froid, telles que les inflammations, l'esquinancie , le rhumatisme, etc. ; 2º celles qui sont produites par le froid, qui affecte les glandes muqueuses, et engendre les maladies catarrhales ; 3º celles qui doivent leur origine aux vapeurs des marais , telles que les fièvres intermittentes ; 4º les épidémies où les vapeurs des marais sont tellement modifiées par la chaleur, qu'elles agissent sur la bile , en augmentent l'acrimonie et la sécrétion, au point qu'elles produisent la dysenterie , et se changent en contagion ; 5º celles qui dépendent de la corruption des substances animales, et forment une nouvelle espèce de fièvre lente nerveuse ; 6º celles qui naissent d'une contagion particulière, et produisent les exanthèmes ou maladies éruptives.

(1) Les fièvres se terminent par le rétablissement de la santé , par la mort ou par quelque autre maladie. Il est , en conséquence, important, pour en pouvoir diriger sûrement le traitement, de

dance de la maladie à une fin heureuse ou funeste; c'est-à-
dire, le pronostic dans les fièvres a été fondé sur l'obser-

---

s'appliquer à connaître leur tendance générale, ce qui constitue
l'étude du pronostic. Les anciens considéraient la fièvre comme
un moyen dont se sert la nature pour diviser la matière morbifique, diminuer son activité, en opérer la coction, et l'expulser du
corps. Quand cela se faisait d'une manière insensible, ils appelaient cette opération de la nature, *solution;* mais, lorsque la
santé se rétablissait tout à coup par une évacuation sensible, cette
évacuation portait le nom de *crise.* Ce terme, suivant Galien, a
passé du barreau à la médecine, et signifie proprement jugement:
comme la crise est souvent précédée de redoublements considérables, le vulgaire, continue Galien, effrayé par les signes qui
annonçaient la fin heureuse de la maladie, croyant qu'il se faisait
alors un combat entre elle et la nature, où la plus forte remportait
la victoire, nomma crise ou jugement l'issue de ce combat. Cette
idée a été généralement adoptée par tous les médecins, et en
l'examinant de près, elle paraît réellement fondée; mais on ne
peut disconvenir qu'elle est sujette à beaucoup de difficultés, lorsqu'on veut en faire l'application aux cas particuliers, parce que
souvent l'on ne peut connaître si les symptômes qui surviennent
sont dûs aux efforts que fait la nature pour vaincre la maladie, ou
si ce sont les effets même de la cause de la maladie qui tendent à la
destruction de l'individu. M. Cullen, d'après ces considérations,
a tenté d'établir une théorie fondée sur la cause principale de la
maladie, et de rendre raison des symptômes d'après l'activité de
cette cause. Ainsi, au lieu de considérer les efforts que fait la nature pour opérer la guérison, il veut que l'on examine particulièrement la tendance de la maladie à la mort, et que l'on s'occupe de
la recherche des causes qui la produisent. Il en admet deux principales; l'une directe, l'autre indirecte. Le pronostic peut devenir
plus aisé et plus sûr à l'aide de cette nouvelle théorie; mais, pour
l'entendre, il faut faire attention aux réflexions suivantes, qui en
sont la base.

La cause de la fièvre réside dans le système nerveux, et non dans

vation du degré de force des symptômes morbifiques ou salutaires : ce qui serait très-convenable, si l'on pouvait

---

les fluides, comme on l'a cru jusqu'ici. Il faut, en conséquence, étudier les lois du système nerveux, pour perfectionner le pronostic. Ces lois sont difficiles à connaître ; mais il n'est pas impossible de les découvrir en y apportant une attention convenable. Plusieurs médecins célèbres, et surtout Hoffmann, avaient déjà reconnu que la fièvre ne dépendait pas de l'état des fluides, mais du spasme des petits vaisseaux ; que ce spasme produisait une irritation et augmentait l'action du cœur et des artères, qui était un moyen de vaincre la constriction et de rétablir la santé. Mais cela ne suffit pas pour expliquer comment, lorsque le spasme est dissipé, l'accès peut se renouveler, comme on le voit dans les fièvres intermittentes. Il subsiste donc après le paroxysme une cause capable de le renouveler ; et ce n'est qu'en détruisant cette cause que la maladie peut être parfaitement guérie. Cette cause consiste (§ 35, 36) dans tout ce qui peut diminuer l'activité du cerveau et des fonctions qui en dépendent. Il ne suffit pas, par conséquent, pour guérir la fièvre, de dissiper la constriction des petits vaisseaux, il faut encore rétablir l'énergie du cerveau : l'indication fondamentale de la nature doit donc être de dissiper la faiblesse.

Mais si l'action de la circulation détruit le spasme, d'où dépend la maladie, on demandera pourquoi la cause de la fièvre n'est pas dissipée dès les premiers accès, où les pouvoirs dont dépend la circulation jouissent d'une plus grande force ; et pourquoi cette cause ne cesse d'agir que vers la fin de la maladie, où l'action du cœur et des artères est considérablement affaiblie ? L'on conclura peut-être de là que les moyens par lesquels se rétablit la santé sont fort obscurs. On pourra cependant parvenir à les connaître, si l'on fait attention que les causes de la fièvre sont celles de la mort, et que la mort consiste dans la destruction entière de l'excitement ou dans l'affaissement total du cerveau. Mais, pour pouvoir saisir ces idées, qui paraissent éloignées de celles qui sont généralement reçues, il faut avoir le courage de méditer les propositions suivantes, qui forment la base de la théorie de l'auteur.

avec certitude distinguer ces deux genres de symptômes : mais la manière d'agir de la réaction, ou les efforts salutaires de la nature pour guérir les fièvres, sont encore couverts d'une telle obscurité, que je ne puis en expliquer les différents symptômes assez clairement, pour en former la base du pronostic ; je pense qu'on y parviendra mieux, en observant les symptômes morbifiques qui annoncent la tendance à la mort dans les fièvres.

100. Ce plan du pronostic dans les fièvres doit être fondé sur la connaissance que nous avons des causes de la mort en général, et en particulier dans les fièvres.

1° Le principe vital réside dans le système nerveux et spécialement dans le sensorium commun, qui est le siége de l'ame. Toutes les fonctions et tous les mouvements de l'économie animale dépendent évidemment du système nerveux, et c'est ce système qui constitue les fibres élémentaires du corps humain.

2° L'action du cerveau dépend d'un fluide subtil et élastique qui est adhérent à ses fibres ou y est contenu ; c'est ce fluide qui communique le mouvement.

3° Ce fluide, comme on en conviendra facilement, a, suivant les circonstances, plus ou moins d'aptitude à agir. C'est ce que M. Cullen appelle un degré plus ou moins grand d'excitement ou de collapsus, et il ne prétend entendre autre chose par ces termes, que les faits exposés plus haut.

4° Les parties les plus éloignées du système nerveux communiquent entre elles et tirent leur origine du cerveau ou du sensorium ; c'est pourquoi les différents degrés d'excitement sont plus apparents dans cet organe, et c'est de son énergie que dépend celle des autres parties.

5° Quoique l'on ignore les circonstances nécessaires pour produire le premier excitement, il est certain que la vigueur des fonctions animales augmente ou diminue dans la même proportion que l'excitement du cerveau ; que la vie dépend du degré d'excitement, et que la mort est la conséquence d'un excitement très-faible ou d'un collapsus total.

Les causes de la mort, en général, sont directes ou in‑directes.

Les premières (1) sont celles qui attaquent et anéantissent directement le principe vital, qui réside dans le système nerveux ; ou qui détruisent l'organisation du cerveau, qui est immédiatement nécessaire à l'action de ce principe.

Les secondes, ou les causes indirectes de la mort (2), sont

---

(1) Les causes directes de la mort sont, 1º le froid ; 2º les passions sédatives ; 3º un degré violent d'excitement ; 4º les poisons. On en a aussi proposé d'autres, telles que la compression de la substance médullaire du cerveau ; mais si l'on suppose que cette compression produit la mort en agissant sur les nerfs du cerveau, et en arrêtant les mouvements vitaux, elle agit comme cause indirecte. Lorsque la compression produite par l'épanchement des fluides dans le cerveau détruit l'excitement, on doit la regarder comme cause directe de la mort ; mais cela n'arrive pas dans les fièvres. L'état comateux ne dépend pas de la compression, autrement ce symptôme serait beaucoup plus funeste ; on doit plutôt l'attribuer, comme on l'a vu plus haut, à un collapsus partiel ou momentané. Le coma n'est pas dû non plus à la viscosité des liquides, comme le croyait Boërhaave ; si cela était, il ne se guérirait pas aussi facilement qu'on l'observe quelquefois.

On a encore regardé comme cause directe de la mort, la destruction de la substance du cerveau. L'impétuosité de la circulation du sang peut augmenter au point de produire un épanchement, que l'on peut regarder comme cause directe de la mort, suivant sa manière d'agir ; mais il n'occasionera pas la destruction de la substance du cerveau. Il paraît certain que des affections locales de ce viscère peuvent être l'effet de la fièvre ; cependant elles ne suffisent pas pour produire la mort, à moins qu'elles n'augmentent, par l'irritation qu'elles occasionent, l'excitement et les convulsions que suit l'état de collapsus.

(2) L'auteur appelle causes indirectes de la mort, toutes celles qui interrompent les fonctions nécessaires à la circulation du sang, parce qu'il paraît prouvé que la circulation peut être détruite sans que la mort survienne sur-le-champ ; par exemple, on

celles qui interrompent les fonctions nécessaires à la circulation du sang, et par conséquent, à l'action convenable et au soutien du principe vital.

101. Entre ces causes générales, celles qui agissent en particulier dans les fièvres semblent être, *premièrement*, la *violence de la réaction* (1), qui, par de violents exci-

---

peut enlever le cœur d'une grenouille, et par conséquent détruire totalement la circulation, sans faire périr l'animal; il conserve même son agilité plusieurs heures après cette opération; mais la vapeur du soufre enflammé le fait périr à l'instant même. La mort survient beaucoup plus promptement dans ce dernier cas, parce que la vapeur du soufre est une cause directe de la mort, qui agit en détruisant entièrement l'état d'excitement du cerveau. L'on regarde comme causes indirectes de la mort dans les fièvres, tout ce qui interrompt l'action des organes vitaux, tel que les inflammations, la suppuration, la gangrène des différents viscères d'où dépend la vie. Elles dépendent de l'excès des pouvoirs stimulants dans la fièvre. C'est pourquoi l'auteur considère particulièrement, dans les paragraphes suivants, les symptômes qui indiquent l'augmentation de stimulus ou de réaction, et ceux qui sont l'effet de la puissance sédative. En conséquence, on doit attribuer la mort, 1º à l'excès d'excitement; 2º à l'excès de la puissance sédative; 3º à l'excès du pouvoir septique ou de la putridité des liquides.

(1) La violence de la réaction est une suite de l'excitement qui a précédé. Pour concevoir comment des degrés considérables d'excitement agissent comme causes directes de la mort, il faut observer que l'exercice de l'état d'excitement du sensorium tend, par la nature de notre système, à produire la diminution de cet excitement ou le collapsus; c'est-à-dire que l'état d'activité et d'énergie du cerveau est suivi d'un état de repos et d'affaiblissement qui lui est proportionné : c'est pourquoi cet organe est plus sensible dans un temps que dans un autre aux différents effets des impressions, et est, en conséquence, plus ou moins prompt à exécuter ses mouvements. Des sensations très-vives ou long-temps continuées, ou trop d'activité dans l'exercice des fonctions

tements réïtérés, détruit la puissance vitale même , ou l'organisation du cerveau nécessaire à l'action de cette puissance, ou enfin l'organisation des parties qui sont le plus immédiatement nécessaires à la circulation du sang.

Secondement, la cause de la mort dans les fièvres peut

---

du cerveau, le travail forcé du corps, sont nécessairement suivis de la fatigue. C'est de cette manière que l'on peut expliquer comment la veille produit le sommeil, qui est un état de collapsus, qui vient plus ou moins promptement et est plus ou moins long, suivant que les fonctions du sensorium ont été plus ou moins exercées pendant la veille, et l'état de collapsus se dissipe en raison du repos de ces fonctions. Ainsi, quand le sommeil a duré un certain temps, on devient plus sensible aux impressions, on se réveille plus facilement, ou l'on est agité par des rêves, et les songes sont plus ou moins actifs en proportion du degré d'excitement qui subsiste dans le cerveau pendant le sommeil; c'est pourquoi le réveil qui succède à un sommeil agité par les rêves est accompagné d'un sentiment de malaise et d'anxiété, et il n'y a que le sommeil paisible que l'on puisse regarder comme salutaire dans les maladies aiguës. Les violentes émotions de l'ame, telles que le plaisir et la douleur, qui toutes dépendent de différents degrés d'excitement, sont suivies d'un degré de collapsus qui leur est proportionné. Ainsi les transports imprévus de joie, etc., ont quelquefois donné tout-à-coup la mort, en produisant un degré d'excitement considérable, qui a été suivi d'un collapsus total. Les mouvements convulsifs violents agissent de la même manière; c'est pourquoi l'on a vu des personnes périr dans l'espèce de convulsion qu'excite l'acte vénérien.

Comme l'impulsion du sang, dans le cerveau, est la principale cause qui entretient l'excitement, et que, quand elle cesse d'agir, le collapsus survient, il est aisé de concevoir en quoi consiste la puissance sédative de la fièvre, et d'expliquer comment l'accès de chaud continue tant que subsiste la cause prochaine de la maladie; l'on voit aussi comment cet accès, souvent réïtéré, peut détruire la vie.

être un *poison* (1), c'est-à-dire, une puissance capable de détruire le principe vital; et ce poison est, ou le miasme

---

(1) Les causes de la fièvre que l'on peut mettre au rang des poisons, sont la putréfaction, le miasme ou la contagion.

Lorsque la putréfaction a lieu dans le corps de l'homme, elle y occasione souvent un changement qui est suivi d'une mort très-prompte; ainsi, dans le cas où le sphacèle n'affecte qu'une très-petite partie du corps, il paraît qu'il s'engendre alors un poison qui agit sur le sensorium et en diminue l'énergie, de même que les autres poisons sédatifs; car les effets du sphacèle se manifestent fréquemment avant que la putridité générale des humeurs ait pu avoir lieu, et sans qu'on puisse les attribuer à la destruction des organes, puisque souvent la partie affectée n'est pas nécessaire à la vie, et peut être retranchée sans danger.

Nous avons tâché de prouver que les miasmes et la contagion étaient une modification particulière de la putréfaction. On doit les distinguer des corps directement putrides; cependant ils possèdent la même qualité sédative et peuvent être assez actifs pour produire la mort sur-le-champ. Ainsi, dans la peste de Marseille, on voyait fréquemment mourir tout-à-coup ceux qui étaient frappés de la contagion, sans qu'aucune maladie apparente eût précédé.

On doit conclure de ces réflexions, que le poison de la fièvre peut donner la mort en affectant le système nerveux et en détruisant sa réaction. Ceci peut être éclairci en examinant les différentes manières dont le poison de la fièvre peut agir.

1º Le poison qui cause la fièvre, tel que les miasmes, peut être en si grande quantité, ou avoir une telle activité, qu'il donne la mort sur-le-champ, comme on l'a observé dans la peste.

2º Ces miasmes ou la contagion peuvent être en trop petite quantité ou trop faibles, pour faire périr tout-à-coup; mais si leur action se trouve réunie à l'excès d'excitement, ils peuvent produire une faiblesse capable de donner la mort après quelques paroxysmes, comme on le voit dans la fièvre maligne décrite par Cleghorn, Torti, etc.

3º Le miasme ou la contagion peuvent encore agir d'une ma-

ou la contagion qui était la cause éloignée de la fièvre, ou une matière putride engendrée dans le cours de la fièvre. Dans l'un ou l'autre cas, l'action de cette puissance paraît, ou se porter particulièrement sur le système nerveux, et produire des symptômes de faiblesse ; ou agir sur les fluides, et y engendrer un état de putréfaction.

102. D'après tout ce que je viens de dire, il paraît qu'on peut reconnaître les symptômes qui indiquent la tendance à la mort dans les fièvres ; car ils sont les effets,

1°. D'une *réaction violente ;*

2°. D'une *grande faiblesse ;*

3°. D'une *forte tendance des fluides à la putréfaction.*

D'après cette supposition, je vais indiquer plus particulièrement ces symptômes (1).

103. Les symptômes qui indiquent la *violence de la*

______

nière différente des deux précédentes. Ils peuvent exercer leur action comme un ferment qui, augmentant d'activité en se mêlant à nos fluides, devient en peu de temps assez puissant pour faire périr, quoiqu'il soit d'abord très-faible.

4° On a observé que, dans quantité de fièvres, il survenait un relâchement dans les solides et une tendance à la putréfaction dans les fluides. Cette disposition putride, quelles que soient les circonstances qui la déterminent, produit les effets d'un poison engendré dans le corps par la fièvre, au lieu que les autres y sont introduits.

(1) Aucune partie de la médecine n'est plus utile pour diriger dans le traitement des maladies, des affections aiguës sur-tout, que celle qui traite de la connaissance du pronostic. Il faut en conséquence que le jeune médecin fasse une attention spéciale à cette partie de l'ouvrage de Cullen ; elle diffère beaucoup de tout ce que l'on a écrit jusqu'ici. Il ne s'y livre à aucune hypothèse ; il n'avance rien qui ne soit le résultat de l'observation exacte de la nature ; les faits enfin y sont rangés d'une manière claire et facile à saisir. (B.)

réaction (1), sont , 1° l'augmentation de la force , de la dureté, et de la fréquence du pouls ; 2° l'augmentation de

---

(1) Il y a, sur ce sujet, dans les leçons manuscrites de l'auteur,
un grand nombre d'observations très-utiles : comme elles me paraissent absolument nécessaires pour donner une juste idée de la manière dont on doit former le pronostic , je crois devoir les rapporter ici. Ces symptômes se tirent du pouls , du degré de chaleur,
de la violence du spasme, de la qualité du sang , et des différentes
déterminations qui peuvent se faire vers les viscères essentiels à
la vie.

Du Pouls.

Il n'y a rien dont on parle plus fréquemment que du pouls, et tout
novice en médecine s'imagine le connaître : cependant aucun phénomène n'exige plus d'attention ; considéré même sous le point de
vue le plus simple, ses variétés sont très-difficiles à saisir. M. Cullen
n'a pas osé décider si les distinctions subtiles admises par quelques
médecins français, sont réelles ou non ; mais il avoue qu'il n'a jamais pu les apercevoir. Il s'est en conséquence contenté de considérer dans le pouls, 1° la vélocité ; 2° la force ; 3° le volume ; 4° la
tension ; 5° la régularité.

1° La vélocité est un terme générique sous lequel l'auteur comprend la vitesse du battement et la fréquence de son retour, c'est-à-
dire, les deux espèces que l'on appelle communément un pouls vif
et fréquent. Le pouls vif dépend de la promptitude de la contraction
du cœur, et le pouls fréquent, du nombre des pulsations dans un
temps donné. Pour reconnaître le pouls vif, il faut s'en rapporter
au tact. M. Cullen regarde comme un fait généralement admis, que
l'on peut distinguer le pouls dur ; il ajoute qu'il indique une irritation plus ou moins grande, en raison de son degré de dureté, et
qu'il accompagne communément la diathèse inflammatoire. Néanmoins le pouls fréquent est aussi l'effet de l'irritation , suivant l'o-
pinion de Boërhaave ; car ce célèbre médecin prétend que l'on connaît par la vélocité du pouls , tous les symptômes de la fièvre qui
sont l'effet de l'irritation augmentée : on tomberait cependant dans
une erreur grossière, si l'on considérait toujours cette vélocité uniquement comme un signe d'irritation et de réaction, puisque la
faiblesse seule peut devenir une cause d'irritabilité, enlever au
cœur la puissance de se vider complétement, et produire la fré-

la chaleur du corps ; 3° les symptômes qui dénotent une diathèse inflammatoire générale , et spécialement une dé-

quence du pouls. Le pouls fréquent peut donc être causé par la faiblesse , de même que par l'irritation. Pour le prouver , M. Cullen dit que, dans la pleurésie la plus aiguë , lorsque les forces du malade subsistaient encore , il n'a pas trouvé le pouls aussi fréquent qu'il l'est dans la fièvre , lorsque les symptômes d'une faiblesse considérable dominent ; en effet, la fréquence du pouls peut être produite par une disposition inflammatoire du cerveau , qui agit comme stimulus , et elle peut être considérable sans être mortelle. M. de Haller a admis , comme une règle générale, que le pouls fébrile commençait à quatre-vingt-dix pulsations par minute, et que , s'il passait cent vingt , il indiquait un grand danger ; mais la maladie est souvent mortelle , quoique le nombre des pulsations n'aille pas à quatre-vingt-dix ; et le Dr Monro a assuré à M. Cullen qu'il avait vu périr un malade d'une fièvre où le pouls n'avait jamais passé quatre-vingts pulsations par minute. Cette observation n'est pas absolument rare chez les vieillards, comme l'expérience me l'a appris. Ainsi le nombre des pulsations , dans un temps donné, n'est que relatif ; il y a des personnes qui ont naturellement le pouls plus vif ou plus lent que d'autres. Il est plus fréquent chez les enfants, chez les hommes dont la taille est petite , et chez les femmes , que chez les adultes et chez ceux qui sont grands. Les affections de l'ame le changent facilement ; c'est pourquoi , chez les femmes et chez les enfants , dont le système est fort irritable, la fréquence du pouls va souvent jusqu'à cent vingt pulsations sans être dangereuse ; néanmoins , abstraction faite de toutes ces circonstances particulières , le nombre de cent vingt pulsations indique une grande irritation , produite par l'état inflammatoire du cerveau , ou par la faiblesse , et est un symptôme dangereux.

2° La force du pouls dépend de la force naturelle et du tempérament du malade. Notre jugement ne peut donc encore être ici que relatif. Cependant le pouls fort est généralement un signe d'irritation , produite particulièrement par la diathèse inflammatoire ; et lorsque l'on ne peut soupçonner ni inflammation de cerveau , ni affection locale, ce pouls est un symptôme favorable, que l'on doit préférer aux signes de faiblesse.

3° On ne peut aussi porter qu'un jugement très-incertain sur le

termination particulière vers le cerveau, les poumons, ou d'autres viscères importants ; 4° les symptômes qui indi-

---

volume du pouls, parce que l'artère du poignet varie de calibre suivant les différentes personnes, et est plus ou moins profondément située, ce qui fait que le pouls paraît plus petit en proportion de la force de la pulsation. Le volume de l'artère n'est pas non plus toujours proportionné à celui du corps ; mais abstraction faite de toutes ces variétés, un pouls plein et d'un volume convenable est toujours un symptôme très-favorable. Il indique l'absence, ou au moins un degré très-modéré de spasme ; car, dans le spasme, le pouls est petit et serré. Le pouls plein précède communément la sueur critique dans les fièvres. Néanmoins il faut remarquer qu'il y a une exception à cette règle générale, c'est que le pouls lent n'annonce pas toujours un défaut d'irritation, ni le pouls plein, l'absence du spasme ; car ils dominent tous les deux dans le coma, et s'y trouvent réunis, quoique le spasme et l'irritation soient très-considérables.

4° La tension de l'artère produit le pouls dur et serré. Il est aisé de distinguer le pouls dur du pouls mou, et le pouls plein et mou de celui qui est dur et serré ; mais il est difficile de décrire en quoi consiste la dureté du pouls. Lorsque le battement est plein sans être trop fréquent, et que l'on peut s'apercevoir que l'artère est en quelque sorte liée et serrée de manière qu'elle s'oppose à la dilatation, et qu'en glissant le doigt le long de son trajet, on sent une espèce de soubresaut de l'artère qui change de place, on peut regarder le pouls comme dur ; ces signes sont les seuls qui puissent le caractériser. Le pouls serré est opposé au pouls plein, et se distingue particulièrement du pouls petit, qui est produit par la faiblesse, en ce qu'il devient plus plein après la saignée. Le pouls serré annonce un degré considérable de constriction et de spasme.

5° La régularité du pouls peut se considérer relativement à la force des battements, et aux intervalles que l'on observe entre eux. Dans l'un et l'autre cas, l'irrégularité peut être l'effet de l'augmentation de stimulus, comme on l'observe dans les violentes affections de l'ame, mais communément elle est produite par la faiblesse qui donne lieu à une inégalité dans l'action du cœur. On

quent l'existence d'une cause de réaction violente, c'est-
à-dire, d'un stimulus puissant, appliqué au corps, ou un

---

doit donc regarder l'irrégularité du pouls comme une marque de
faiblesse.

Il faut, en portant son pronostic, d'après l'état du pouls, ne
jamais perdre de vue la constitution du malade, ni les autres
symptômes qui peuvent se trouver réunis. On peut conclure de ce
qui vient d'être dit des changements qui arrivent au pouls, qu'un
pouls vif, fréquent, dur et fort, annonce un grand degré d'irritation et la diathèse inflammatoire; un pouls lent, plein, mou,
et moins fréquent, indique un degré moins fort d'irritation, et par
conséquent, un spasme plus modéré; un pouls fréquent, petit, irrégulier et serré, désigne le concours le plus dangereux de spasme,
d'irritation et de faiblesse.

De la Chaleur.

La chaleur animale est un des moyens de juger du degré de réaction; mais comme elle n'est pas encore bien connue, on ne peut que
difficilement porter un pronostic sûr d'après le degré de chaleur du
corps. La chaleur animale s'accroît par l'exercice et par toute espèce de mouvement violent; elle diminue, au contraire, par le repos; ce qui prouve qu'elle tient à la force de la circulation.

Pour juger de la chaleur animale avec certitude, nous ne pouvons nous en rapporter qu'au thermomètre, qu'il faut appliquer
sous l'aisselle pendant un temps suffisant, comme le conseille M. de
Haen. (*Ratio med. Part. II, cap. X.*) Dans l'état de santé, le thermomètre de Farenheit, au bout d'un demi-quart d'heure, monte à
95, 96 degrés (28°; 28°, 44 R.); au bout d'une demi-heure, à 100,
101 degrés (30° 22; 30° 67 R.); au bout d'une heure, à 101,
102 degrés (30°, 67; 31°, 11 R.). Si ensuite on le laisse une demi-
heure, et même plus long-temps, il reste toujours au même degré.
Si on l'applique de la même manière à un malade, lorsque la chaleur de la fièvre n'est pas encore considérable, et qu'il indique 100
degrés (30°, 22 R.), au bout d'un quart d'heure il montera à 101,
102 degrés (30°, 67; 31°, 11 R.); au bout d'une demi-heure, à 102,
103 degrés (31°, 11; 31°, 56 R.); au bout d'une heure, à 103, 104
degrés (31°, 56; 32° R.). Il est inutile de dire que ces degrés doivent varier suivant la violence de la fièvre; mais il y a quelques

spasme violent déjà formé, qui se manifeste par une suppression considérable des excrétions.

espèces de chaleur que le thermomètre ne peut indiquer, et dont
on ne peut juger que par le tact : telle est la chaleur âcre et mor-
dicante dont parle Hippocrate. Pringle, dans la description qu'il
donne de la fièvre des prisons, dit que, dans l'état avancé de cette
maladie, la chaleur de la peau paraît d'abord peu considérable
au tact ; mais en touchant le pouls quelque temps, il a ressenti
une chaleur extraordinaire, qui laissait une sensation désagréable
à ses doigts, quelques minutes après qu'il avait quitté le malade.
La première fois qu'il fit cette observation, il ne put la regarder
comme réelle ; mais il s'en assura par des expériences réitérées, et
par le témoignage des autres médecins, qui, sans avoir aucune connaissance de son observation, avaient fait la même remarque. On
peut s'apercevoir souvent de cette chaleur particulière ; mais sa
cause paraît très-difficile à connaître. M. Cullen a cependant tenté
d'en rendre raison de la manière suivante.

La chaleur dépend du mouvement du sang, et elle est également
répandue dans toutes les parties du corps, tant que la santé subsiste ;
mais elle diminue lorsque l'action du cœur est ralentie. Cette diminution de chaleur s'aperçoit d'abord aux extrémités, et ensuite sur
toute la surface du corps, parce que ces parties sont plus éloignées
du cœur, et que l'air extérieur entretient toujours sur la peau un
degré ou deux de froid de plus que dans les parties internes. C'est
pourquoi dans quelques fièvres où la faiblesse est considérable, le
cœur ne pouvant plus pousser le sang vers la peau en suffisante quantité pour l'échauffer, la chaleur est plus forte dans les parties qui
sont situées plus profondément ; cette chaleur semble uniquement
dépendre de ce que la peau est plus froide ; elle indique que la faiblesse domine, et elle affecte particulièrement les parties externes.

L'augmentation de la chaleur de la peau annonce l'excès de la puissance stimulante, et est, de même que le pouls plein, un signe de la
vigueur du système. Le froid au contraire indique la faiblesse, non-
seulement lorsque le médecin s'en aperçoit par le toucher, mais
même lorsque le malade le ressent. Cependant le sentiment de
froid accompagné de frisson, est un symptôme favorable, parce
qu'il annonce un commencement de réaction, et par conséquent la
vigueur du système.

Les urines fort colorées et rares sont encore une marque de chaleur ; elles indiquent aussi l'action augmentée et souvent la diathèse inflammatoire. Quelques médecins prétendent que cette couleur des urines est l'effet d'un changement que la fièvre produit dans les humeurs. Mais la détermination des liquides vers la surface, en diminuant la quantité des urines, suffit pour les rendre moins claires et leur donner une couleur plus foncée *.

Tels sont les symptômes qui indiquent l'excès de la puissance stimulante et de l'action augmentée ; s'ils ne suffisent pas pour le caractériser, on en jugera mieux en considérant les symptômes du spasme, qui est la cause de cet excès.

Symptômes du Spasme.

Les symptômes qui indiquent le spasme sont, 1° la sécheresse de la peau ; 2° la sécheresse de la langue ; 3° la soif ; 4° la constipation.

1° Le premier symptôme qui indique le spasme est la sécheresse de la peau, jointe à la chaleur brûlante de la surface du corps. On a vu que cet état caractérisait l'accès de chaud de la fièvre intermittente, on pourra en conséquence le reconnaître aisément. Mais il semble, suivant le système d'Hoffmann, qui est celui que M. Cullen a adopté, que ce symptôme devrait toujours avoir lieu au commencement des fièvres. Néanmoins, on observe le contraire ; souvent il survient une sueur copieuse, même dans les fièvres inflammatoires, lorsque le spasme doit être porté à un degré considérable. On a donné cette observation comme une forte objection contre la doctrine d'Hoffmann et de M. Cullen, parce que l'on a prétendu que la sueur et le spasme ne pouvaient se trouver réunis. Cette assertion n'est pas fondée, car la sueur survient sou-

---

* L'analyse chimique a prouvé, contre l'opinion émise ici par Cullen ou par son traducteur, que, dans l'état pathologique, la couleur foncée de l'urine n'est pas plus que son peu de coloration, le simple résultat du plus ou moins d'abondance des matériaux solides qui la constituent dans l'état de santé ; mais que ces variations tiennent le plus souvent aux changements qu'elle éprouve dans la nature ou dans le rapport de ces mêmes matériaux. C'est ainsi qu'apparaissent dans ce liquide, selon l'espèce de maladie ou ses diverses périodes, l'acide rosacique, l'acide benzoïque, la bile, le sucre, la matière caseuse, etc., qui lui sont naturellement étrangers, tandis que l'urée, l'acide urique et la plupart des sels dont elle se compose ordinairement, augmentent, diminuent ou disparaissent même quelquefois dans d'autres circonstances. On peut consulter sur ce sujet la Chimie de Thomson, les Tableaux chimiques du règne animal de J. Fr. John, et le second volume des Éléments de chimie médicale de M. Orfila. (D. L.)

vent lorsque l'on ne peut douter, d'après les autres symptômes, de l'existence du spasme : mais il s'en faut de beaucoup que cette sueur soit salutaire ; elle ne modère point la violence de la chaleur et aggrave considérablement la fièvre. Il est difficile de rendre raison de ce symptôme ; cependant on pourra peut-être y parvenir, en remarquant que souvent les sécrétions augmentent, quoique les organes sécrétoires soient affectés d'un degré considérable de spasme. On en a un exemple dans le diabète hystérique, qui est caractérisé par un flux abondant de l'urine, quoique l'on ne puisse douter de l'existence du spasme, qui est indiquée par la limpidité des urines. Il en est de même de la sueur ou de la vapeur humide qui s'élève de la surface du corps dans la fièvre inflammatoire ; elle n'indique pas toujours l'absence du spasme. Cette sueur s'observe aussi quelquefois, mais plus rarement, dans la fièvre lente nerveuse ; ce symptôme paraît dû à la rémission du spasme, mais cette rémission occasione un retour plus violent de ce même spasme.

2° La sécheresse de la langue est le second symptôme qui indique le spasme ; cependant elle est souvent l'effet de la chaleur qui domine dans la bouche. Ce symptôme est aisé à expliquer. On sait que les parties les plus aqueuses de la salive et du mucus, qui sont des fluides destinés à humecter l'intérieur de la bouche, s'évaporent facilement par la chaleur, et laissent sur la langue et la racine des dents un sédiment visqueux. Si, malgré la chaleur, les fluides continuent à se porter vers les glandes, qui servent à leur sécrétion, cette espèce de limon, qui recouvre la langue, ne se dessèche pas ; mais dans les fièvres où la chaleur est toujours très-forte, et où la sécrétion des humeurs est ou diminuée ou supprimée, la langue se dessèche, brunit d'abord, et ensuite devient noire ; ce qui est un signe évident de spasme. Dans le commencement de la fièvre lente nerveuse, la langue est humide ; ce qui indique que le degré du spasme n'est pas considérable, et prouve que la langue noire et sèche n'est pas toujours un symptôme de cette fièvre : néanmoins on y observe quelquefois cette couleur de la langue, mais elle paraît communément produite par un commencement de putridité, dont les autres symptômes constatent l'existence. Dans la fièvre inflammatoire, il n'y a pas de signe plus salutaire et plus sûr de la solution du spasme et de la guérison de la fièvre, que le retour de l'humidité de la langue et que la chute des croûtes qui la recouvraient ; ce qui prouve avec certitude que la sécheresse de cette partie est un symptôme de spasme.

3° La soif considérable est un autre signe de spasme ; elle est souvent l'effet de la sécheresse de la bouche ; mais elle est très-fréquemment produite par un foyer putride contenu dans l'estomac, dont la nature, en excitant la soif, semble indiquer le remède convenable, savoir l'usage des délayants pris en grande quantité. La soif est beaucoup plus souvent un signe de putridité que de chaleur et de spasme.

4° La constipation est un symptôme de spasme ; cependant la diarrhée n'indique pas toujours l'absence de ce dernier ; lorsque le spasme existe sur la surface du corps et ailleurs, il se fait une détermination des humeurs vers les intestins, qui donne lieu, dans les fièvres, à une diarrhée symptomatique.

Du Sang.

L'apparence du sang tiré des veines par la saignée est encore un moyen de juger de l'excès de la puissance stimulante, qui a attiré l'attention des médecins depuis le commencement de ce siècle : mais M. de Haen a fait quantité d'objections contre l'inspection du sang, et a jeté beaucoup d'incertitude sur le pronostic que l'on en peut tirer. On ne peut douter qu'un grand nombre de circonstances légères, qu'il est impossible de prévoir, ne puissent altérer l'apparence du sang ; cependant M. de Haen a poussé trop loin ses objections, d'après les variétés qui s'observent tous les jours ; car il peut, pendant ce temps, survenir des changements dans les fluides. Il objecte aussi que le sang tiré de la même veine et dans le même temps, dans plusieurs vases, est différent dans le premier de ce qu'il est dans le dernier, qu'il est quelquefois recouvert de la croûte inflammatoire dans l'un et ne l'est point dans l'autre ; il conclut en conséquence qu'il y a quelque mystère dans l'état du sang que nous ne pouvons pénétrer, et qui nous empêche de pouvoir porter aucun jugement certain d'après son inspection. Malgré ces objections, on ne peut nier que, dans les maladies putrides, les propriétés physiques du sang ne soient fort différentes de ce qu'elles sont dans l'état de santé, ou lorsque la diathèse inflammatoire domine. Si cette différence n'est pas l'effet de la putridité, elle indique au moins le défaut d'énergie du principe vital, puisque tout ce qui tend à affaiblir le système produit cette dissolution, et que les toniques en arrêtent les progrès. En général, on doit regarder le pronostic comme sûr, quand il existe d'ailleurs des signes de putridité, et que le sang ne se coagule pas et ne se sépare pas en une masse épaisse et en sérum, mais garde à-peu-près l'apparence d'un fluide homogène.

M. Hewson, dans ses expériences sur les propriétés du sang, a prouvé que l'état inflammatoire du système, loin de produire une trop grande viscosité du sang, comme le croyait Boërhaave, augmente au contraire la ténuité de ce fluide, et qu'en conséquence tout ce qui augmentait l'action des vaisseaux diminuait sa disposition à se coaguler, et favorisait la séparation de ses parties; que la croûte inflammatoire était formée par la réunion des éléments de la lymphe plus légers que le reste ; mais que ce changement pouvait cesser à l'instant et être remplacé par un état opposé, suivant les variétés qui survenaient dans le degré d'énergie du principe vital, telles que celles que la crainte, ou quelqu'autre passion peut occasioner. Ainsi l'on n'observe qu'une séparation fort imparfaite dans le sang que l'on tire pendant le paroxysme des maladies convulsives. Quelquefois il ne se coagule point du tout dans l'accès d'épilepsie, et demeure aussi dissout que celui que l'on tire dans les maladies putrides : d'autres fois on l'a vu se coaguler sur-le-champ ; mais cette apparence ne dure pas plus que l'état convulsif. M. Cullen a vu un épileptique, dont le sang tout-à-fait dissout pendant le paroxysme, était couvert d'une croûte inflammatoire fort épaisse, si on le tirait immédiatement avant ou après l'accès. Néanmoins, abstraction faite de toutes ces circonstances particulières, comme la croûte inflammatoire domine généralement dans les inflammations, on doit la regarder comme un signe de la diathèse phlogistique et comme une preuve de l'excès de la puissance stimulante, quand elle se trouve réunie avec d'autres symptômes, quoique cette croûte n'existe pas toujours lorsqu'il y a des signes évidents d'inflammation, et qu'elle s'observe quelquefois chez ceux qui jouissent d'une bonne santé ; de même que chez les femmes grosses, où il n'y a pas diathèse inflammatoire.

On doit conclure, de tout ce qui vient d'être dit, que les

signes qui annoncent l'existence de la fièvre inflammatoire et l'excès de la puissance stimulante, sont un pouls vif, fort, fréquent, dur; l'augmentation sensible de la chaleur, les urines fort colorées et rares, la langue sèche, la soif, la constipation et la croûte épaisse qui se forme sur le sang.

Il est très-douteux que l'augmentation de stimulus, quand elle est générale, soit souvent la cause de la mort, au moins elle n'est pas aussi dangereuse que les autres causes, probablement parce que l'art peut la modérer plus facilement. Ainsi le rhumatisme, qui est une maladie où le stimulus est porté au plus haut degré, peut exister long-temps sans causer la mort. M. Cullen n'a jamais vu périr aucun malade du rhumatisme, à moins qu'il ne fût réuni à d'autres maladies ; le D. John Clerk, médecin célèbre d'Edimbourg, lui a assuré qu'il avait fait la même observation pendant quarante ans de pratique. Cependant le rhumatisme affaiblit considérablement, et peut se terminer par la mort, lorsqu'il concourt avec la faiblesse.

L'excès de stimulus devient néanmoins souvent une cause indirecte de la mort, lorsqu'il est déterminé vers les parties les plus essentielles à la vie, telles que la tête, les poumons, et les viscères contenus dans l'abdomen ; nous allons parler des principaux symptômes qui indiquent ces différentes déterminations.

Symptômes de la détermination du stimulus vers la tête.

Dans toutes les fièvres, et toutes les fois que l'action du cœur est augmentée, le sang est particulièrement déterminé vers la tête. De quelque manière que l'on explique cette détermination, il est certain qu'on peut la reconnaître aux symptômes suivants.

1° Le battement des artères temporales et des carotides devient très-sensible, le visage est rouge et enflammé. Ces signes se remarquent pendant l'accès de chaud de la fièvre intermittente, lorsque la circulation commence à se rétablir sur le visage. Il faut néanmoins ne juger qu'avec circonspection dans ces circonstances, parce qu'un embarras des poumons peut s'opposer au retour du sang qui vient de la tête, et produire la rougeur et la turgescence du visage.

2° La conjonctive est enflammée, et les yeux paraissent sortir hors de la tête. Le malade est extrêmement sensible à l'impression de la lumière et au bruit. Cet excès de sensibilité peut être quelquefois produit par d'autres causes d'excitement ; cependant on doit en général le considérer comme un symptôme d'une détermination vers la tête, sur-tout lorsqu'il se trouve réuni à d'autres signes du même genre.

3° Le mal de tête violent et continuel est aussi un symptôme de détermination vers cette partie, lorsqu'il est réuni au battement des artères temporales et des carotides, à la rougeur des yeux, et autres signes du même genre.

4° Les veilles continuelles sont encore un symptôme dangereux de cette détermination, et sont souvent suivies du signe le plus funeste, qui est le délire. Ce délire peut porter le nom de phrénétique quand il se trouve réuni aux autres symptômes dont on vient de parler, et il se fait reconnaître à ce qu'il est non-seulement accompagné de veilles continuelles, mais de fureur, d'agitation violente, d'impatience, de désir de sortir du lit, etc. M. Cullen pense que la véritable inflammation du cerveau est toujours mortelle, et comme plusieurs malades se rétablissent malgré les symptômes dont on vient de faire l'énumération, il croit qu'ils ne sont pas toujours une preuve de cette inflammation, quoique l'on doive généralement les regarder comme très-pernicieux.

Symptômes de la détermination vers les poumons.

L'augmentation de la vélocité du sang doit particulièrement affecter les poumons, à raison de la nature de ce viscère et de ses fonctions. Les symptômes de cette affection sont :

1° L'anxiété que le malade ressent dans la poitrine. Il faut observer que cette anxiété peut être due à l'état de l'estomac de même qu'à la gêne de la respiration. Cependant elle est aisée à reconnaître. Quand elle est produite par l'embarras des poumons, la fréquence du pouls correspond à celle de la respiration, et il y a une douleur vague autour du thorax, à laquelle il faut faire une attention particulière, car si la douleur était fixe, elle constituerait la pleurésie.

2° La difficulté que le malade éprouve à rester couché : s'il ne peut se tenir que sur un côté, il y a une affection d'un des deux poumons ; si cette difficulté de rester couché est accompagnée de douleurs vagues et de toux, et surtout si elle a précédé un catarrhe, ou doit attribuer l'affection à la congestion. Il faut remarquer ici que les douleurs que produisent la pleurésie et le catarrhe sont ordinairement fixées à certaines parties du thorax. Dans la première, la douleur affecte les membranes ; et dans le second, les glandes muqueuses. Ces deux maladies sont très-dangereuses lorsqu'elles se trouvent combinées avec cette détermination vers les poumons, parce qu'elles tendent à augmenter l'embarras qui était déjà formé. Voyez *Hipp. Præn. sect. II*, §. 46.

3° La turgescence et la lividité du visage est le plus funeste de tous les symptômes ; elle est produite par l'interruption du retour du sang veineux ; elle indique par conséquent un embarras considérable des poumons, et une accumulation de sang très-dangereuse. Cet état se distingue facilement du visage rouge et vermeil, et du gonflement des yeux qui précèdent le délire et la détermination vers le cerveau.

Symptômes de la détermination vers les viscères de l'abdomen.

Les déterminations qui se font vers ces viscères ne se reconnaissent pas aussi facilement, et ne sont pas aussi dangereuses que les précédentes : mais comme le tissu cellulaire de ces parties est lâche, ces déterminations sont généralement accompagnées d'épanchements, qui sont suivis de putréfaction, et deviennent par-là des causes de la mort. On les reconnaît, surtout quand elles se font vers le foie et la rate, par la plénitude et la tension des hypochondres. On trouve d'excellentes observations, sur l'état de ces parties, chez les anciens, qui paraissent y avoir fait beaucoup plus d'attention que les modernes.

La tension universelle de l'abdomen, jointe à une sensibilité extrême au toucher, indique une détermination générale souvent funeste.

Lorsque le malade ne peut se tenir couché, ou qu'il n'y reste qu'avec peine, et qu'il désire avoir toujours la tête et les épaules élevées, on doit redouter la détermination vers les viscères de l'abdomen, s'il n'y a aucun symptôme qui indique l'affection des poumons.

Le vomissement continuel, qui ne cède ni au julep salin, ni aux narcotiques, semble aussi indiquer une détermination vers l'estomac, ou vers quelques-uns des viscères voisins contenus dans la

104. Les symptômes qui annoncent un *grand degré de faiblesse* (1), sont :

Dans les *fonctions animales*, 1° la faiblesse des mouvements volontaires (2) ; 2° l'irrégularité de ces mêmes

---

cavité de l'abdomen ; car il n'y en a aucun qui en soit exempt. On peut souvent juger de ces affections locales d'après les causes capables de produire la diathèse inflammatoire. Cette diathèse est particulière aux jeunes gens, et fréquente dans les climats froids et dans les saisons froides.

(1) Les médecins ont jusqu'ici fait plus d'attention, dans les fièvres, à la puissance stimulante qu'à la puissance sédative, parce qu'ils ont supposé que la dernière était communément l'effet de la première, et ils ont dirigé leur méthode curative d'après cette opinion. Néanmoins il est certain que la fièvre ne devient mortelle que par l'excès de la puissance sédative ou de la faiblesse. Si l'on porte son attention sur ce fait, et sur la cause de la faiblesse, on se persuadera aisément qu'un des symptômes les plus dangereux des fièvres est la faiblesse. Or, cette dernière est ou l'effet de la violence de la réaction, ou un symptôme de la cause de la maladie ; les miasmes et la contagion étant les causes les plus générales de la fièvre, on doit également les regarder comme causes de la faiblesse. Ces causes agissent ou directement sur le système nerveux, ou comme ferment sur les fluides. Les cas où elles agissent sur le système nerveux se connaissent par les signes qui indiquent la faiblesse des fonctions qui en dépendent ; savoir, les fonctions animales, vitales ou naturelles.

(2) Le sentiment de lassitude qui précède la fièvre est proportionné au degré de faiblesse qui doit survenir dans le cours de la maladie, ce qui est une preuve certaine que la faiblesse peut être uniquement produite par les causes de la fièvre, sans avoir été précédée de l'action augmentée du cœur et des artères.

La faiblesse se reconnaît d'abord au défaut de force des extrémités inférieures qui supportent tout le poids du corps : lorsque la fièvre commence, quoiqu'on ne puisse se tenir debout, on reste cependant assis avec facilité, parce qu'il est plus aisé de conserver le centre de gravité dans cette situation que quand on est debout ;

I. 13

mouvements (1), occasionée par leur faiblesse ; 3° la fai-

___

mais bientôt le malade ne peut pas même rester dans cette position, et ne peut se tenir que couché ; et alors la posture qu'il prend varie encore suivant le degré de faiblesse. Il peut être en état de se retourner et de rester couché sur le côté ; mais, comme cette situation exige encore jusqu'à un certain point l'action des muscles, lorsque la faiblesse augmente, il est obligé de rester couché sur le dos ; quelquefois même il manque de la force nécessaire pour se soutenir dans cette position, et se laisse aller hors du lit ; ce qui indique un degré extrême de faiblesse : néanmoins ce degré peut encore augmenter au point que les membres deviennent flasques et pendants, et restent dans la situation où on les met, sans que le malade puisse la changer.

L'état du visage et des yeux sert aussi à indiquer le degré de faiblesse. On sait que les traits de la physionomie, et particulièrement les mouvements des yeux, sont l'indice des affections de l'ame, et annoncent l'état du cerveau. Tant que la santé subsiste, les traits du visage sont expressifs ; les yeux sont ouverts et dans un mouvement continuel, et ils ont une certaine vivacité : lorsque la maladie survient, les traits du visage changent, les yeux sont languissants, à demi-ouverts, et ne sont que peu ou point affectés par les objets extérieurs, suivant le degré de faiblesse. Quelques médecins ont regardé ces signes comme plus sûrs, pour former le pronostic, que le pouls même. M. Lind avait coutume de dire que souvent il pouvait tirer son pronostic, dans les fièvres, d'après l'état d'abattement et de langueur du visage et des yeux.

(1) L'irrégularité des mouvements volontaires se connaît par le tremblement et les convulsions. Le tremblement de la main, lorsque le malade veut la mouvoir, et celui de la langue, quand on demande à la voir, l'état spasmodique de certaines parties, telles que les lèvres et les paupières, sont des signes de faiblesse. Si le muscle orbiculaire des paupières est tellement contracté qu'il ne permette à l'œil que de s'ouvrir à demi, et oblige le globe de remonter, de manière qu'on ne puisse apercevoir que le blanc de la partie inférieure ; et, s'il survient des soubresauts des tendons, l'on doit regarder la faiblesse comme portée au plus haut point. Les muscles

blesse des sensations (1) ; 4° la faiblesse et l'irrégularité des
fonctions intellectuelles (2).

de la mâchoire inférieure sont aussi affectés d'un mouvement spasmodique, qui produit un grincement de dents, suivi quelquefois
de convulsions générales ou d'accès épileptiques.

On peut douter si le spasme et les convulsions doivent être considérés comme des marques de faiblesse ou d'irritation. On a généralement adopté la dernière opinion, et l'on en a donné pour
preuve les convulsions qui surviennent toutes les fois que le cerveau
est irrité. Cependant M. Cullen croit, avec Hoffmann, que l'atonie
produit les convulsions. Eu effet, il est certain que les mouvements convulsifs sont plus souvent produits par la faiblesse seule,
que par l'irritation directe du cerveau : on ne peut en douter dans
les fièvres, comme le prouvent les différents symptômes dont elles
sont accompagnées. Il faut encore remarquer que la faiblesse peut
aussi donner lieu à l'irritabilité, ou au moins nous rendre susceptibles d'être affectés par des stimulants, qui, dans d'autres cas,
ne produiraient aucun effet.

(1) Cette faiblesse se connaît au ton général de l'esprit, qui,
dans les fièvres, est communément celui d'abattement et de désespoir. Quoique ce ton soit quelquefois l'effet de causes morales, on
ne peut douter que souvent l'état du corps y influe beaucoup. Nous
voyons l'homme le plus intrépide, lorsqu'il est affaibli par la
fièvre, devenir aussi timide que la femme la plus pusillanime, et
cette timidité augmente en raison du degré de faiblesse. Cependant il faut moins juger de cet état d'abattement et de désespoir
par les plaintes du malade que par l'ensemble de sa physionomie.
Ainsi, les yeux hagards, le regard triste et abattu, sont des symptômes d'une grande faiblesse.

(2) Les symptômes qui indiquent la faiblesse et l'irrégularité des
fonctions intellectuelles, consistent dans la difficulté de se rappeler les idées les plus communes, ou dans leur interruption, lorsque le malade veut s'engager dans quelque raisonnement; les rêves,
surtout s'ils sont désagréables et effrayants, sont aussi un symptôme
de la confusion des idées; on n'en peut plus douter, si leur incohé-
rence va jusqu'au délire, particulièrement lorsque le malade se
réveille, ou est sur le point de s'endormir.

13.

Dans les *fonctions vitales ;* 1° la faiblesse du pouls (1);

Outre le délire phrénétique, produit par l'impétuosité de la circulation du sang, et par une détermination locale, il y en a un, non moins funeste, occasioné par la faiblesse, qui n'est accompagné d'aucun mouvement violent, ni de fureur et des autres symptômes qui indiquent l'excès de stimulus, mais qui, au contraire, est doux, paisible, et quelquefois même gai.

De même que les veilles continuelles sont un signe certain d'irritation, l'assoupissement constant est un symptôme de faiblesse. S'il n'y a pas, pendant cet assoupissement, de sommeil réel, cet état s'appelle *coma vigil;* mais le terme de typhomanie lui convient mieux, en ce qu'il exprime la réunion de la faiblesse et de l'irritation.

On peut joindre à ces symptômes la perte de la mémoire ou l'oubli, surtout s'il est porté à un tel degré que le malade ne reconnaisse ni son lit, ni sa chambre, ni ses parents, ni même son médecin; car quelquefois, dans cet état, il ne reconnaît que le médecin. La faiblesse extrême est un symptôme du même genre quand le malade est insensible à toutes sortes d'impressions, de manière que les urines et les excréments passent sans qu'il s'en aperçoive. Quelquefois cet état est dû à la paralysie des sphincters, et le malade a une sensation légère de ces évacuations, mais n'a pas assez de force pour les retenir; alors le danger n'est pas moins grand.

Il ne faut pas non plus négliger de faire attention à la perte des sens en particulier. Lorsque toute la surface du corps est sèche et brûlante, que la langue et le gosier paraissent l'être davantage; que cependant le malade ne se plaint pas d'altération, et ne peut distinguer les différentes boissons qu'on lui donne, ces signes indiquent la faiblesse et la perte du goût. Néanmoins, comme ils sont quelquefois l'effet de la sécheresse de la langue, on ne doit les attribuer au défaut d'énergie du sensorium que quand d'autres sens externes sont affectés en même temps. La dureté de l'ouïe peut être due au sommeil; mais si elle est réunie à la perte de la vue, la faiblesse est extrême. Lorsque le malade croit voir de petites taches noires ou des mouches voltiger devant ses yeux, et qu'il cherche à les attraper, l'affaissement du cerveau est des plus grands.

(1) On a vu plus haut que le pouls petit, irrégulier et fréquent, est un signe de faiblesse.

2° le froid ou la diminution de volume des extrémités (1) ;
3° la disposition à la *lipothymie* dans une posture droite (2);
4° la faiblesse de la respiration (3).

(1) L'action du cœur étant affaiblie, les fluides se portent avec moins de force vers les extrémités ; c'est ce qui y produit un sentiment de froid, et la faiblesse qui se manifeste dans le cours des fièvres est proportionnée au degré de froid qui a précédé. Ce froid commence d'abord par les pieds, parce qu'ils sont plus éloignés du cœur, de même que l'extrémité du nez et des oreilles. Ce défaut de circulation se reconnaît aussi à la pâleur et à l'affaissement des vaisseaux du visage, dont l'état d'embonpoint dépend, en grande partie, de la plénitude des vaisseaux. Lorsque cette pâleur et cet affaissement sont au plus haut degré, ils constituent la face hippocratique, symptôme si dangereux, qu'il précède communément la mort.

Les sueurs froides et visqueuses, qui paraissent pendant que le spasme subsiste encore, sont aussi des symptômes de faiblesse ; car elles indiquent que l'action du cœur ne peut s'étendre jusqu'à la surface du corps, et que les vaisseaux qui s'y distribuent sont dans un état de paralysie. Ces sueurs consistent quelquefois dans une simple viscosité de la peau ; mais le plus souvent elles forment de grosses gouttes, principalement sur le visage et le front.

(2) On ne peut douter que l'action du cœur dépend de l'énergie du cerveau, et que cette dernière dépend à son tour de l'action du cœur. En conséquence, on doit regarder comme un signe de grande faiblesse, l'impossibilité qu'éprouve le malade de se tenir debout, sans tomber en syncope, ou sans éprouver des symptômes qui en approchent. Le vertige, le brouillard, que le malade croit apercevoir devant ses yeux, le tintement d'oreille, etc. annoncent les approches de la syncope ; souvent il suffit, pour la produire, que le malade lève un peu la tête de dessus l'oreiller.

(3) La respiration petite, surtout si elle est fréquente, est un symptôme de faiblesse, principalement lorsque le moindre mouvement suffit pour l'accélérer, tel que celui du bras, ou même de la langue.

La respiration laborieuse est également un signe de faiblesse ; car,

Dans les *fonctions naturelles* : 1° la faiblesse de l'estomac, qui se manifeste par l'anorexie, la nausée et le vomissement (1) ; 2° les excrétions involontaires qui dépendent de la paralysie des sphincters ; 3° la difficulté de la déglutition, produite par la paralysie des muscles du gosier (2).

105. Enfin, les symptômes qui indiquent l'*état de putridité des fluides*, sont :

I. Relativement à l'estomac, le dégoût pour les nourri-

---

dans l'état de santé, le mouvement du diaphragme suffit pour la respiration ; mais, dans le cas de maladie, les intercostaux y contribuent, et à mesure que la faiblesse augmente, tous les muscles qui servent à l'élévation des côtes entrent en action, de même que ceux qui se portent à l'omoplate.

La respiration appelée *luctueuse*, qui consiste dans un soupir profond, produit par la gêne que le sang éprouve à passer à travers les poumons, est aussi un signe d'une grande faiblesse. Ce soupir est le résultat des efforts que fait le malade pour aider le passage du sang.

Tous ces symptômes peuvent être produits uniquement par la congestion ; mais lorsqu'il n'y a aucun signe qui l'indique, ils sont l'effet de la faiblesse, surtout s'ils se trouvent réunis à d'autres symptômes congénères.

Le son de la voix aide aussi à reconnaître la faiblesse. Une voix cassée et féminine, aiguë, tremblante, rauque, etc. doit être un signe de faiblesse dans les fièvres : l'aphonie, ou l'impossibilité de former aucun son, annonce aussi un très-grand affaiblissement.

(1) On a déjà vu que ces symptômes pouvaient être l'effet du spasme de la surface ; mais ils indiquent la faiblesse, quand ils sont accompagnés de la scotomie, du vertige, du tintement d'oreille, et de défaillance.

(2) Ce signe est très-funeste, quand on peut s'assurer qu'il y a paralysie des muscles du pharynx ; il est le symptôme d'une faiblesse extrême, et précède communément les approches de la mort.

tures animales, la nausée et le vomissement (1), une soif considérable, et le désir des acides (2) :

II. Relativement aux fluides, 1°. le sang tiré des veines ne se coagule pas comme de coutume (3) ; 2°. il survient des hémorrhagies de différentes parties du corps, sans aucune marque d'accélération dans la circulation (4); 3°. il

---

(1) Ces symptômes indiquent non-seulement le spasme de la surface et la faiblesse des fonctions naturelles ; ils accompagnent encore constamment le foyer putride contenu dans les premières voies ; et ils en sont les effets ordinaires. On reconnaît qu'ils sont produits par cette cause, au mauvais goût de la bouche, à l'haleine fétide et aux rapports nidoreux.

(2) La soif que rien ne peut apaiser, et le désir des acides, peuvent être aussi produits par d'autres causes que la putridité ; néanmoins ils en sont communément les symptômes.

(3) Lorsqu'il y a putridité, le sang ne se sépare pas en coagulum, et il ne s'y forme pas de croûte épaisse ; on y aperçoit une masse gélatineuse qui n'est point liée, et qui est à demi séparée ; ce qui indique que sa cohérence est détruite par la putridité : mais cette dernière est peut-être encore plus certaine dans le cas où le sang forme un coagulum, mais où le sérum perd sa transparence, et ressemble à de la lavure de chairs. Quelquefois le sérum est de couleur jaune foncée : cette couleur s'observe fréquemment, lorsque la diathèse inflammatoire domine : néanmoins elle est aussi l'effet de la putridité, et l'on n'a pas encore déterminé, d'une manière précise, en quoi le sang différait dans ces deux états. Souvent même, dans les maladies putrides, la lymphe coagulable se sépare ou forme une croûte épaisse, comme dans les inflammations ; quelquefois cette croûte est très-ferme, mais il est très-rare qu'elle ait le même degré de consistance, et qu'elle soit aussi épaisse ; alors on observe plutôt, immédiatement au-dessous de cette croûte, une masse gélatineuse, que la lymphe coagulable. Malgré toutes ces incertitudes, on doit regarder comme un signe très-certain de putréfaction, le défaut de consistance du sang, où l'on ne voit aucune séparation de la lymphe coagulable.

(4) Lorsque le sang est dans un état de dissolution, il survient

se fait des épanchements au-dessous de la peau ou de l'épiderme , qui forment des pétéchies , des taches et des mar-

---

des hémorrhagies du nez , des gencives , et des autres parties du corps. Ainsi l'on a vu des maladies putrides où le sang sortait par les yeux , les oreilles , la bouche , et même par les pores de la peau. Dans ces maladies , le flux périodique , chez les femmes , paraît à contre-temps : le sang sort par les voies urinaires , et cette circonstance exige beaucoup d'attention ; elle peut-être l'effet de l'inflammation de la vessie , de l'irritation produite par les vésicatoires , ou d'autres causes ; mais , abstraction faite de ces cas particuliers , l'urine sanglante est un signe de putridité. Les vaisseaux qui rampent sur la surface des intestins laissent souvent échapper le sang qu'ils contiennent ; alors il est rejeté par haut ou par bas, sous forme de couleur noire, ou en grumeaux. C'est ce qui constitue l'atrabile des anciens , et l'on doit regarder avec eux cette couleur comme un symptôme mortel ; car elle est certainement l'effet de la putréfaction ; et lorsque les causes de la putridité sont fort actives , le sang peut prendre cette couleur très-promptement. J'ai été témoin d'un fait qui ne me laisse aucun doute sur cet objet. Trois enfants , dans un été fort chaud , descendirent , étant trèséchauffés , dans une cave qui n'était éclairée que par un soupirail fort étroit , et où l'on vidait une fosse d'aisance : au bout d'environ une heure , ils se plaiguirent d'un mal de tête violent et d'un frisson , auxquels succédèrent promptement des vomissements copieux et des déjections abondantes d'une matière aussi noire et aussi liquide que l'encre ; les urines étaient également noires ; la soif était extrême , et la peau brûlante. Deux de ces enfants qui furent transportés hors de la maison , guérirent en sept jours ; uniquement par l'usage des acides , et particulièrement de l'eau de casse et de tamarins , animée par le tartre stibié. Le troisième , chez qui les premiers symptômes de la maladie furent plus violents , périt le quatrième jour.

On peut distinguer l'hémorrhagie du nez qui est due à l'augmentation de l'impétuosité de la circulation , de celle qui est l'effet de la putridité , en ce que, dans ce dernier cas , le sang sort en petite quantité , généralement goutte à goutte , et n'a pas de consistance.

ques violettes (1); 4°. il y a des épanchements d'un sérum jaune sous la cuticule (2) :

III. Relativement à l'état des excrétions ; l'haleine est fétide, les selles fréquentes, liquides et fétides, l'urine est trouble et fort colorée, les sueurs sont fétides, les endroits sur lesquels on a appliqué les vésicatoires deviennent livides, et exhalent une odeur fétide (3).

IV. L'odeur cadavéreuse de tout le corps (4).

106. Chacun de ces symptômes contribue très-souvent, en particulier, à déterminer le pronostic ; mais il devient beaucoup plus certain par leur concours et leur combi-

----

(1) L'ouverture des cadavres prouve que le sang s'épanche encore fréquemment dans le tissu cellulaire et dans les différentes cavités du corps, et qu'il y produit souvent un état de gangrène qui est promptement suivi de la mort.

(2) C'est ce qui arrive dans la fièvre jaune des Barbades. Il paraît que la couleur jaune de la peau n'est pas toujours produite par l'absorption de la bile, comme on le pense communément. Ainsi la morsure du serpent à sonnette donne en très-peu de temps cette couleur à la peau. On l'observe également dans les fièvres intermittentes, quoique la bile coule en grande quantité, et que l'on ne puisse soupçonner d'obstacle à son cours. Il y a certainement une surabondance de bile dans la fièvre jaune, comme le prouvent les vomissements bilieux et les déjections bilieuses : cependant la couleur de la peau y paraît uniquement due à l'épanchement d'un sérum putride.

(3) Quelquefois la partie se gangrène et il en résulte des ulcères très-difficiles à guérir.

(4) On a observé que les corbeaux et les pies suivaient les armées ; et qu'ils s'arrêtaient autour des chaumières peu élevées, où il y a des malades ; ce que le peuple regarde comme un mauvais présage, et ce n'est peut-être pas sans raison ; car ces animaux jouissant d'un odorat très-fin, peuvent être attirés par l'odeur cadavéreuse qu'exhalent les mourants renfermés dans ces chaumières.

naison mutuelle (1), surtout lorsque les symptômes de faiblesse se trouvent réunis à ceux de putridité.

---

(1) Ce n'est qu'en examinant, avec l'attention la plus scrupuleuse, le concours des différents signes dont on vient de faire l'énumération, que l'on peut fonder le pronostic avec quelque certitude ; jamais un seul ne suffit ; chacun d'eux, pris séparément, peut induire dans des erreurs grossières.

Les fièvres putrides sont souvent accompagnées, dans leur commencement, de tous les symptômes qui indiquent l'augmentation de l'action du cœur et des artères, et l'inflammation, mais elles se terminent par les symptômes de faiblesse ; ce qui rend, dans les premiers jours de la maladie, le diagnostic très-difficile. On ne peut disconvenir que quelquefois des malades périssent avec des signes favorables, pendant que d'autres qui paraissent désespérés guérissent ; il est, en conséquence, impossible d'annoncer toujours, d'une manière positive, de quelle façon se terminera la fièvre. Néanmoins, les symptômes de faiblesse annoncent constamment un très-grand danger, et même la mort, surtout s'ils sont réunis à la putréfaction des fluides, ou à l'affection locale du cerveau. Ainsi Pringle a prouvé, par l'ouverture des cadavres, qu'il y avait inflammation ou abcès au cerveau, chez ceux qui périssaient de la fièvre lente nerveuse. Cette inflammation locale du cerveau, qui est très-dangereuse, ne peut mieux se reconnaître que par les marques d'irritation qui, dans le typhus, sont réunies aux signes généraux de faiblesse. Ces marques sont une sensibilité extrême à la lumière et au bruit, la rougeur et l'ecchymose des yeux, sans que le visage paraisse enflammé ; ce qui indique que les carotides internes d'où partent les rameaux qui fournissent le sang aux yeux, sont particulièrement affectées. Il faut joindre à ces signes les veilles continuelles, l'inquiétude, l'anxiété, l'agitation, les symptômes de phrénésie qui succèdent au délire tranquille, et l'affection comateuse qui survient quelquefois ; mais qui, dans la fièvre lente nerveuse, est moins dangereuse que les veilles continuelles. Le pouls fréquent, petit, surtout lorsqu'on y observe plus de cent vingt pulsations par minute, est toujours un signe de faiblesse ou d'irritation. La limpidité de l'urine, jointe

107. Quant au pronostic, il est bon d'observer que beaucoup de médecins ont pensé qu'il y avait quelque chose dans la nature des fièvres, qui généralement les déterminait à être d'une certaine durée, et qu'en conséquence, leurs terminaisons, heureuses ou fatales, arrivaient dans certaines périodes de la maladie, plutôt que dans d'autres. Ces périodes sont appelées *jours critiques*; ils ont été remarqués avec soin par Hippocrate et par d'autres médecins anciens. Un grand nombre de modernes, des plus distingués dans la pratique, ont aussi admis les jours critiques; mais beaucoup d'autres, dont l'autorité n'est pas à mépriser, nient qu'ils aient lieu dans les fièvres des régions du nord que nous habitons.

108. Je pense que la doctrine des anciens, et particulièrement celle d'Hippocrate sur cet objet, est bien fondée, et qu'elle est applicable aux fièvres que l'on observe dans nos climats.

109. J'adopte cette opinion, *premièrement*, parce que j'ai observé que l'économie animale, par sa propre constitution et par les habitudes qui s'y produisent aisément, s'assujettissait avec facilité aux mouvements périodiques. *Secondement*, j'ai remarqué que, dans les maladies qui affectent le corps humain, les mouvements périodiques s'éta-

---

à la sensibilité extrême de l'ouïe, est toujours un signe pernicieux : j'ai vu la réunion de ces deux symptômes précéder de quelques heures la mort qui survint le huitième jour d'une rougeole, où tout semblait annoncer d'ailleurs une prompte convalescence. Néanmoins, quoique la limpidité de l'urine indique en général une constriction considérable des conduits par où ce fluide passe, et qu'elle précède fréquemment le délire, elle peut être produite par différentes circonstances, telles que la boisson abondante, la diminution de la transpiration, etc. qui n'indiquent rien de fâcheux, et auxquelles il faut, par conséquent, faire une attention particulière avant que de porter son jugement.

blissaient avec beaucoup de constance et d'exactitude, comme on le voit dans les fièvres intermittentes et quantité d'autres maladies.

110. Ces considérations rendent probable que les mouvements périodiques peuvent avoir régulièrement lieu dans les fièvres continues ; et je pense qu'il est évident qu'ils y existent réellement (1).

111. Les jours critiques, ou ceux dans lesquels je suppose que se terminent particulièrement les fièvres continues, sont le *troisième*, le *cinquième*, le *septième*, le *neuvième*, le *onzième*, le *quatorzième*, le *dix-septième* et le *vingtième*. Nous nous bornons à ce dernier, parce qu'il est très-rare que les fièvres se prolongent davantage, et parce que, passé le vingtième jour, il n'y a pas un nombre suffisant d'observations pour en déterminer le cours. De plus, il est probable

---

(1) La réalité des mouvements périodiques est si évidente dans les fièvres, que Celse même et Asclépiade l'ont reconnue, quoiqu'ils aient rejeté les crises. Toutes les fièvres sont, dans le fond, intermittentes ou rémittentes, aucune n'est continente ; et s'il y en a quelques-unes où l'on n'observe pas de rémission, c'est qu'elle y est très - peu marquée. Du moins on doit en juger ainsi d'après la tendance générale du système. Cette tendance est démontrée par les fièvres intermittentes, qui, quoiqu'entièrement guéries, laissent souvent dans le système l'habitude qu'elles y avaient produite ; de manière que, s'il y a une rechute, l'accès revient les mêmes jours qu'il avait coutume de paraître avant la guérison. C'est pourquoi ceux qui ont eu cette maladie doivent particulièrement éviter les causes capables de la rappeler, les jours où le paroxysme avait coutume de revenir naturellement, comme le remarque Celse, qui avait observé cette disposition. Aucune raison ne nous empêche d'admettre les mêmes mouvements dans les fièvres continues, puisqu'on observe que, dans toutes, les accès ont une tendance semblable à se renouveler dans certaines périodes.

que, dans les fièvres de longue durée, les mouvements périodiques deviennent moins exacts, moins réguliers, et plus difficiles à observer.

112. Il paraît prouvé, par les observations particulières qui se trouvent dans les écrits d'Hippocrate, que les jours critiques sont ceux que je viens d'indiquer. D'après ces observations, telles que M. de Haen les a rassemblées des différents écrits de cet illustre médecin, il paraît que, sur cent soixante-trois exemples où la fièvre s'est terminée l'un des vingt premiers jours de la maladie, il y en a cent sept, ou plus des deux tiers du total, où la terminaison est arrivée l'un des huit jours indiqués plus haut : il n'y en eut aucune le second (1) ou le treizième jour, et il n'y a que

---

(1) Il me paraît que M. de Haen a omis les observations qui regardent le second jour, parce que les crises qui arrivent ce jour dans les maladies aiguës sont toujours funestes. Ainsi, dans le premier livre des épidémies, Criton de Thase mourut le second jour ; dans le second livre, on trouve l'exemple de la sœur de Cous, qui périt ce même jour ; et il y en a un semblable dans le cinquième livre. Je n'ai trouvé dans Hippocrate aucune crise arrivée le treize : néanmoins, dans le livre *de humoribus*, il dit qu'il s'en fait ce jour ; ce qui prouve qu'il faut étudier la doctrine des jours critiques dans Hippocrate même ; et, en comparant les observations des modernes avec les préceptes épars dans ses différents ouvrages, on se convaincra qu'il n'a rien avancé que d'après l'expérience. Je crois que l'on peut admettre, avec les anciens, trois espèces de jours critiques, savoir : 1° les jours critiques principaux ; 2° les intercalaires ; 3° les jours indices ou contemplatifs. Les jours critiques principaux sont le septième, le quatorzième, le vingtième, le vingt-septième, le trente-quatrième et le quarantième : on les appelait aussi septenaires. Ces jours sont ceux où arrivent communément les crises complètes et salutaires. Le quarantième surtout, que M. Cullen rejette, paraît avoir été souvent critique ; car on trouve dans Hippocrate douze exemples de crises arrivées ce jour, dont huit salutaires, deux

dix-huit exemples de terminaison arrivée le huitième, le dixième, le douzième, le quinzième, le seizième, le dix-huitième et le dix-neuvième jour; ce qui fait le neuvième du total (1).

mortelles et deux douteuses ou suivies de récidives. Les jours intercalaires sont ceux où il arrive fréquemment des crises, mais elles sont rarement finales. Ces jours sont le troisième, le cinquième, le neuvième, le treizième, le dix-neuvième. On leur a donné le nom d'intercalaires, parce qu'ils tiennent le milieu entre les jours critiques principaux et les jours indices ou contemplatifs. Les jours indices sont ceux qui annoncent les crises qui doivent arriver les jours septenaires, et ils tombent au milieu de chaque semaine. Ainsi, le quatrième annonce la crise du septième, le onzième, celle du quatorzième, le dix-septième, celle du vingtième. Les symptômes favorables qui surviennent un jour indice, annoncent une crise finale pour le jour critique suivant. Quoique M. Cullen rejette les jours indices, il paraît, dans le paragraphe 124, admettre les idées des anciens à ce sujet.

(1) M. Cullen suit ici M. de Haen, qui, dans le *chap. IV* de la *partie I* de son *Ratio med.*, a rassemblé tous les faits épars dans les ouvrages d'Hippocrate, qui pouvaient contribuer à démontrer la réalité des jours critiques dans les fièvres; ces faits montent à deux cents. M. Cullen en rejette trente-sept, où les crises sont arrivées passé le vingtième jour, parce qu'il croit qu'au bout de ce temps, les crises deviennent moins sensibles, et sont très-difficiles à observer. Dans la table de M. de Haen, on trouve quatre exemples de crises arrivées le huit, dont une avantageuse, deux mortelles, et une suivie de récidive; et, dans la constitution où Hippocrate a observé cette crise, toutes les maladies se terminaient ce jour. Le dixième jour, il y a eu trois crises, deux mortelles, et une avec récidive; le douzième jour, cinq, dont une seule favorable; le quinzième jour, deux, dont une mauvaise; le seizième jour, une uniquement qui fut funeste; le dix-huitième jour, deux, une bonne et une douteuse; le dix-neuvième jour, une seule crise avantageuse. On voit, d'après cette énumération, que le huitième jour et le douzième sont quelquefois critiques:

113. Comme les terminaisons qui arrivèrent les sept jours que je viens d'indiquer en dernier, sont en petit nombre en comparaison du total, et que, dans chacun de ces jours, il survint moins de solutions que dans aucun de ceux que nous regardons comme critiques, il y a en conséquence neuf jours que l'on peut appeler *non-critiques*. D'une autre part, le grand nombre de terminaisons qui arrivèrent le septième, le quatorzième et le vingtième jour (1), prouvent que les jours critiques, en général, existent, et que ces derniers tiennent le premier rang. Je parlerai plus bas d'une analogie qui rend suffisamment probable la *puissance* des autres jours critiques.

Mais comme ces crises sont très-rarement avantageuses, ces observations ne peuvent faire rejeter la doctrine des anciens. Ils n'ont pas prétendu que les crises dussent absolument arriver des jours particuliers; ils ont seulement remarqué que les crises favorables se faisaient généralement plutôt certains jours que d'autres. Ainsi l'on sait que la période des fièvres intermittentes les plus régulières est communément de soixante-douze heures : cependant l'accès anticipe ou retarde fréquemment de trois ou quatre heures. De même, les crises qui auraient dû arriver le neuf tombent quelquefois le huit, et celles du onze ou du treize, le douze. En outre, on peut se tromper, parce que le jour peut se compter depuis minuit ou depuis midi; ce qui souvent doit occasioner en apparence une grande variété. On ne doit pas non plus calculer les jours de la maladie, du temps où le malade s'est plaint de malaise ou d'un sentiment de lassitude, mais du moment où le frisson s'est fait sentir.

(1) Suivant la table de M. de Haen, il y a dans Hippocrate vingt-huit observations de crises arrivées le septième jour, desquelles onze ont été mortelles, huit parfaites et salutaires, neuf douteuses, ou avec récidives. On trouve dix-neuf crises le quatorzième jour, dont trois mauvaises, quinze avantageuses, et une avec récidive. Enfin, il y en a seize le vingtième jour, dont dix bonnes, une imparfaite et cinq mauvaises.

114. De plus, entre les terminaisons finales et salutaires, il paraît qu'il n'y en a pas eu un dixième les jours non critiques ; et entre les terminaisons finales et fatales, quoique le plus grand nombre soient survenues les jours critiques, il n'y en a pas eu plus d'un tiers les jours non critiques : d'où il paraît que la tendance de l'économie animale est d'observer les jours critiques, et que c'est par l'action de quelque cause violente et irrégulière que le cours des choses est quelquefois changé.

115. Ce que j'ai dit suffit pour donner lieu de présumer qu'il y a une tendance générale de l'économie animale, qui détermine les mouvements périodiques dans les fièvres, à arriver principalement les jours critiques. Nous devons en même temps reconnaître que ce n'est qu'une tendance générale, et que, dans des cas particuliers, une infinité de circonstances peuvent contribuer à en troubler le cours régulier. Ainsi, quoique les principaux et les plus remarquables redoublements arrivent, dans les fièvres continues, les jours critiques, il y a réellement des redoublements tous les jours, et ces redoublements peuvent, par certaines causes, devenir considérables et critiques. Il est certain, en outre, que les fièvres intermittentes sont très-fortement déterminées à suivre le type tierce ou quarte : néanmoins nous savons qu'il y a des circonstances qui les empêchent d'observer exactement cette marche, et qui y occasionent de telles anticipations ou de tels retards, que les jours des paroxysmes en sont entièrement changés. On peut supposer que la même chose arrive relativement aux redoublements des fièvres continues, de manière que l'apparence régulière des jours critiques en est troublée.

Le sixième jour des fièvres est un exemple particulier de ce que j'avance. Dans les écrits d'Hippocrate, il y a plusieurs observations de terminaisons arrivées le sixième jour (1);

_____

(1) On trouve dans la table de M. de Haen vingt-cinq crises

néanmoins il n'est pas mis au nombre des jours critiques, parce qu'aucune de ces crises n'a été finalement d'un genre salutaire; le plus grand nombre a été funeste, et toutes les autres imparfaites et suivies de rechutes. Tout ceci prouve que quelque cause violente a produit, dans ces cas, une variété dans le cours ordinaire de la nature (1); que les crises

---

arrivées le sixième jour, dont une est fort douteuse; sur les vingt-quatre autres, il y en a eu treize de mortelles, et onze suivies de rechutes. C'est pourquoi Galien a comparé ce jour à un tyran cruel, et le septième à un bon roi. Il paraît de là qu'aucune des crises arrivées le six ne fut favorable, et que le sept et le quatorze sont les plus avantageux de tous : ainsi Hippocrate a vu, dans une épidémie, toutes les maladies se terminer le sept. Galien dit qu'il n'a pas pu compter toutes les crises avantageuses qu'il a observées ce jour, mais qu'il n'en a vu aucune le douze ou le seize. La fièvre que Sydenham appelle dépuratoire, se terminait le sept ou le quatorze.

(1) Plus les fièvres sont régulières, plus les jours critiques observent de régularité, et moins les maladies sont dangereuses. Les variétés que l'on remarque dans le cours des fièvres ne peuvent être attribuées qu'aux différents changements qui arrivent dans l'atmosphère, comme Hippocrate l'observe dans l'*aph.* 8 de la *sect. III*, où il dit : « Lorsque les saisons se succèdent avec ré-» gularité, et que les différents changements de l'atmosphère » surviennent dans les temps convenables, les maladies sont ré-» gulières et se jugent favorablement. Au contraire, les irré-» gularités des saisons produisent des maladies irrégulières, et » dont le jugement est difficile ».

Il est constant que les variétés que l'on observe dans le mouvement périodique des maladies, suivent les différents changements de l'atmosphère. Ainsi, il y a des années où les fièvres intermittentes sont beaucoup plus régulières que dans d'autres. Dans les climats tempérés, où les variations de l'air sont plus considérables que dans les pays chauds, les maladies y sont plus variées, plus longues, et les crises moins complètes; et l'on en voit plu-

arrivées le sixième jour ne sont que des anticipations du septième, et par conséquent une preuve de la puissance de ce dernier (1).

116. La doctrine des jours critiques a été fort obscurcie par quelques contradictions que l'on trouve à son sujet dans les écrits attribués à Hippocrate (2); mais il est aisé d'en

---

sieurs se succéder dans des jours différents; les maladies inflammatoires s'y terminent rarement avant le quatorze. Ceci peut aider à rendre raison de la différence que nous observons dans les jours critiques. On peut ajouter que le traitement généralement adopté contribue peut-être à rendre les crises plus rares. Par exemple, Sydenham a observé que la fièvre dépuratoire, convenablement traitée, se terminait le sept ou le quatorze; mais que les remèdes donnés à contre-temps la prolongeaient jusqu'au vingt-un ou au trente. Baillou remarque que les fièvres quartes qui régnèrent à Paris en 1571 et 1573, se guérissaient facilement étant abandonnées à la nature, et que les différents remèdes que l'on prescrivit pour les arrêter, les prolongèrent, ou firent périr ceux qui en étaient attaqués.

(1) Cette idée de la tendance générale de la nature à conserver la régularité des mouvements animaux, est l'explication la plus ingénieuse que l'on ait donnée des irrégularités apparentes que l'on observe dans la terminaison des fièvres. On n'a peut-être jamais fourni de plus fort argument en faveur des jours critiques; puisqu'on explique, par ce moyen, d'une manière très-satisfaisante, pourquoi la terminaison du sixième jour n'est pas salutaire. La violence de la cause qui trouble les fonctions excite des mouvements qui, ne pouvant être arrêtés par la nature, deviennent les causes immédiates de la mort, ou produisent des affections morbifiques qui conduisent au même résultat. (B.)

(2) Il serait étranger à notre objet de nous occuper ici de rechercher si les ouvrages qui sont parvenus jusqu'à nous sous le nom d'Hippocrate, sont réellement des productions de ce grand homme, ou une compilation de différents médecins. Le style, si on me permet l'expression, en est homogène, le même dialecte

rendre raison : les ouvrages qui portent le nom de ce grand homme sont de différentes personnes, et les plus légitimes ont été corrompus dans un grand nombre d'endroits, de manière que, pour m'exprimer en peu de mots, je pense qu'on peut attribuer à l'une ou à l'autre de ces causes tout ce qui s'y trouve de contraire aux faits rapportés plus haut.

117. En outre, Hippocrate lui-même a particulièrement rendu la doctrine des jours critiques difficile à connaître, en tentant, peut-être trop promptement, d'établir des règles générales, et en rapportant cette doctrine à une théorie générale, fondée sur les opinions des Pythagoriciens sur la puissance des nombres (1). C'est ce qui paraît avoir donné

---

domine partout, et une chose très-remarquable, c'est que ces ouvrages, surtout dans ce qui concerne les jours critiques, paraissent offrir plutôt des observations détaillées, que des raisonnements propres à soutenir une hypothèse favorite. Il est probable qu'Hippocrate, dont le nom a fait la réputation de cet ouvrage, a emprunté des matériaux de quelques-uns de ses contemporains ; mais l'uniformité du style est une forte présomption, que le tout est de la même main. Il est aussi très-probable, comme l'avance en second lieu M. Cullen, que ces ouvrages ont été fort altérés ; on pourrait dire même, dans des points essentiels. (B).

(1) On ne pouvait démontrer la réalité des jours critiques d'une manière plus propre à convaincre les plus incrédules, que l'a fait M. Cullen. Mais je ne puis croire qu'Hippocrate ait voulu établir sa théorie sur le système de Pythagore, quoiqu'il fût le plus généralement adopté de son temps : cette idée ne me paraît fondée que sur une lettre supposée d'Hippocrate, adressée à son fils Thessalus. On pourrait embrasser cette opinion, si l'on ne possédait que ses ouvrages aphoristiques ; mais les observations éparses dans ses autres écrits nous persuadent que ce médecin célèbre a fondé ses principes généraux sur les faits, et qu'il ne s'est jamais laissé éblouir par aucun système. Partout il semble nous indiquer les exceptions que peut souffrir sa doctrine ; il dit que les crises s'observent particu-

l'idée des jours impairs et des périodes quartenaire et septenaire, dont il est si souvent fait mention dans les écrits d'Hippocrate. Néanmoins, ces principes ne s'accordent pas avec les faits rapportés plus haut, et leur sont même contradictoires, comme Asclépiade et Celse l'ont observé.

118. On doit donc présumer que les jours critiques,

---

lièrement dans les maladies graves; que celles qui sont légères se terminent insensiblement, *morbi graves judicantur, leves solventur.* Dans les premier et troisième livres des épidémies, il donne des exemples des variétés que peuvent produire dans les jours critiques les différents changements de l'atmosphère; ce qui peut aider à rendre raison des contradictions apparentes que l'on trouve dans ses écrits. Ainsi, quoiqu'il regarde le septième et le quatorzième jours comme les plus favorables, il rapporte que plusieurs malades ont péri ces mêmes jours; dans le troisième livre des épidémies, il ne donne l'exemple d'aucun malade jugé avantageusement le sept; au contraire, on y trouve une crise salutaire survenue le six, qui était un jour funeste. Ceux qui chérissent une opinion particulière, et veulent la faire adopter, suivent une marche fort différente, et ne font mention que des faits qui leur sont favorables.

L'ignorance de la langue grecque a aussi contribué à faire méconnaître la doctrine des crises, que l'on ne peut bien concevoir qu'en méditant les écrits d'Hippocrate. Les traductions latines que nous en avons sont inintelligibles dans une infinité d'endroits, et rebutent la plupart des lecteurs; aussi peut-on dire que les ouvrages du père de la médecine sont, pour cette raison, les moins connus. Les différentes significations du terme de crise ont aussi contribué à jeter de l'obscurité dans sa doctrine; tantôt il signifie la terminaison parfaite de la maladie; d'autres fois un paroxysme, ou un changement subit quelconque, quelquefois une évacuation. Galien paraît s'être le premier servi du terme de crise pour désigner particulièrement tout changement subit et salutaire qui survient dans une maladie. On peut voir, sur les différentes significations de ce mot, la note que j'ai ajoutée à la première sentence de la section troisième des pronostics d'Hippocrate, dans l'édition que j'en ai donnée en 1784.

désignés ci-dessus, sont réellement ceux d'Hippocrate, et l'on peut, en conséquence, en rendre raison de la manière suivante.

119. L'universalité des périodes tierce ou quarte dans les fièvres intermittentes, ne nous permet pas de douter qu'il existe dans l'économie animale une tendance à observer de telles périodes ; et les jours critiques, mentionnés ci-dessus, sont conformes à cette tendance de l'économie animale, puisque tous indiquent la période tierce ou quarte (1). Les

---

(1) L'auteur aurait pu ajouter : ou des périodes composées de ces deux. (B.) Il est certain d'ailleurs que la période tierce est la plus commune de toutes, que presque toutes les fièvres quotidiennes sont réellement doubles tierces ou doubles quartes. Il y a une analogie particulière entre les fièvres tierces et les fièvres quartes. La période tierce paraît être la base de la période quarte ; car on ne voit guère de fièvre quarte se changer en tierce, mais cette dernière se change souvent en fièvre quarte. Les changements des jours critiques se font de la même manière. De même que les fièvres intermittentes passent de la période tierce à la période quarte, les jours critiques qui, dans le commencement des fièvres continues, arrivaient dans la période tierce, tombent, passé le onze, dans la période quarte ; ce qui dure jusqu'au vingt, ou même jusqu'au vingt-sept et au trente-un. On aperçoit encore faiblement cette disposition jusqu'au quarantième jour : passé ce temps Hippocrate dit que les crises surviennent de vingt jours en vingt jours ; savoir, le soixantième, le quatre-vingtième et le centième ; ensuite il compte par mois et par années. On trouve plusieurs exemples de ce qu'il avance dans ses épidémies ; mais les observations de ce genre sont si rares, qu'il paraît impossible de rien avancer de positif sur les crises qui doivent arriver, passé le quarantième jour.

Lorsque les fièvres tierces se changent en quartes, cela n'arrive pas avant le vingt-deuxième jour, qui répond au onzième des fièvres continues ; ainsi le jour critique suivant tombe le quatorzième, et les crises arrivent fréquemment ce jour, particulièrement dans les climats froids. Cependant il ne faut pas oublier qu'il n'y a aucune

périodes, néanmoins, ne sont pas indistinctement mé-
langées, mais occupent constamment différents temps, en
raison des progrès de la maladie : ainsi, depuis son commencement jusqu'au onzième jour, la période tierce a lieu ; et,
depuis le onzième jusqu'au douzième, et peut-être plus
long-temps, on observe avec la même régularité la période
quarte.

120. Nous n'avons pu apercevoir évidemment ce qui déterminait les périodes à changer vers le onzième jour ; mais
le fait est certain : car il n'y a pas d'exemple d'aucune terminaison le treizième jour (1), c'est-à-dire, dans la période
tierce qui suit immédiatement le onzième jour ; tandis que,
dans le quatorzième, le dix-septième et le vingtième, qui indiquent les périodes quartes, il y a quarante-trois exemples
de crises, et qu'il ne s'en trouve que six dans tous les jours
intermédiaires.

Cet empire de la période quarte ne permet pas de douter

---

règle sans exception. Ainsi la période tierce ou quarte se change
quelquefois en période quotidienne. On en trouve plusieurs exem-
pl s dans Hippocrate, et Cleghorn dit que l'on voit des crises les
jours pairs ; mais ces irrégularités ne détruisent pas la tendance
générale de la natu e. Plusieurs causes peuvent contribuer à troubler l'ordre des jours critiques. Les vapeurs des marais, qui sont
la cause des vraies fièvres tiérces, ou qui exci'ent les mouvements
périodiques les plus conformes à la nature de l'économie animale,
ne sont pas dans nos climats assez actives pour produire la fièvre,
à moins qu'elles ne se trouvent réunies à d'autres circonstances :
communément ces vap urs sont plus ou moins compliquées avec
la diathèse inflammatoire, ce qui constitue le type de fièvre continue, et plus la fièvre approche de ce type, moins les redoublements, les rémissions, et les crises sont remarquables.

(1) Quoique M. de Haen n'ait trouvé dans les écrits d'Hippo-
cr te aucun exemple de cri es arrivées ce jour, il est cependant
certain que les anciens, et Hippocrate même, en avaient observé.

que le vingtième, et non le vingt-unième, soit le jour critique indiqué par Hippocrate, quoique ce dernier se trouve cité comme tel dans l'édition commune des Aphorismes (1),

---

(1) L'aphorisme dont veut parler M. Cullen est le trente-sixième de la section IV, que je traduis ainsi d'après l'édition que j'en ai donnée.

« Les sueurs sont avantageuses dans les fièvres, quand elles pa» raissent le troisième jour, le cinquième, le septième, le neu» vième, le onzième, le quatorzième, le dix-septième, le vingt» unième, le vingt-septième, le trente-unième et le trente-quatriè» me, car ces sueurs terminent les maladies. Celles qui survien» nent d'autres jours annoncent la mort, ou des douleurs, ou des » rechutes. »

J'ai conservé le vingt-unième jour, parce que cette leçon est confirmée par dix-huit manuscrits et par le livre *de judicationi*. Néanmoins on ne trouve dans Hippocrate aucun exemple de crise avantageuse le vingt-unième jour; partout il regarde le vingt comme vraiment critique : non-seulement il a donné seize observations de crises arrivées ce jour, dont dix furent avantageuses, mais à la fin de la première section du premier livre des épidémies, il parle d'une constitution particulière, où les fièvres, quoique continues, avaient des redoublements semblables à ceux que l'on observe dans la fièvre tierce, et se terminaient au plus tôt le vingtième jour; chez d'autres elles se prolongeaient jusqu'au quarantième jour, et même chez quelques malades jusqu'au quatre-vingtième. Galien, dans ses commentaires, a partout regardé le vingtième jour comme critique; car on ne doit pas juger des leçons qu'il a adoptées par le texte des aphorismes, qui est joint à ses ouvrages imprimés, parce que dans les plus anciens manuscrits de Galien, on ne trouve que les premiers mots de chaque aphorisme, et les éditeurs y ont suppléé en suivant les éditions ordinaires d'Hippocrate. Ces raisons me déterminent à adopter la correction que propose ici M. Cullen; elle est de plus confirmée par un seul manuscrit de la bibliothèque du Roi, qui, quoique des plus modernes, m'a paru être un des meilleurs. Archigène paraît être le premier parmi les anciens qui ait préféré le vingt-unième jour au vingtième; ses sectateurs l'au-

d'après un manuscrit défectueux , que Celse semble aussi avoir copié.

121. Il est probable , d'après la conformité de l'ordre des jours critiques, que nous avons indiqués, avec la tendance générale du système , que cet ordre est le seul vrai. L'unique difficulté qui reste à résoudre, pour prouver que ce que nous venons d'avancer est la vraie doctrine d'Hippocrate , c'est qu'il est souvent mention dans ses écrits du quatrième jour comme d'un jour critique.

Il est vrai qu'il y a un plus grand nombre d'exemples de crises arrivées ce jour (1) que dans quelques-uns de ceux que nous avons assuré être réellement critiques : mais son défaut de conformité avec la tendance la plus générale, et

---

ront noté en marge de quelques manuscrits d'Hippocrate , et les copistes auront introduit cette faute dans le texte. Mais je suis étonné que MM. de Haen , Cullen , et tous ceux qui ont voulu défendre la doctrine des crises , se soient étayés particulièrement d'un aphorisme défectueux, pendant qu'Hippocrate s'explique d'une manière beaucoup plus claire et plus précise, au commencement de la troisième section du livre des pronostics. Cela prouve que cet ouvrage est trop généralement négligé. Cependant il est un des meilleurs d'Hippocrate, et un de ceux qui ont été le moins altérés : on ne doit pas , en conséquence, le séparer des aphorismes, et tout médecin praticien doit le méditer.

Tout ce que M. Cullen a avancé me paraît démontrer suffisamment la réalité des jours critiques; néanmoins sa doctrine me paraît susceptible de quelques modifications. Les observations contraires des modernes ne doivent pas nous arrêter , parce qu'elles ne sont que négatives et ne peuvent former une objection suffisante contre des faits positifs.

(1) On trouve douze crises le quatrième jour, dont six favorables et autant de funestes. Néanmoins Galien dit qu'Antigènes ne vit que deux crises arriver ce jour, et lui-même n'en a observé qu'une ; ainsi, si ce jour est quelquefois critique, ce ne peut être que par le retard ou l'anticipation des mouvements périodiques.

quelques autres considérations , nous déterminent à nier
que ce jour soit naturellement critique , et à croire que les
exemples de crises , réellement survenues le quatrième jour,
doivent être mis au nombre des autres irrégularités que l'on
remarque sur cet objet.

122. J'ai ainsi tenté de défendre la doctrine des jours
critiques , principalement d'après les observations particulières que l'on trouve dans les écrits d'Hippocrate. J'aurais pu également rapporter beaucoup d'autres preuves tirées
des anciens et des modernes; mais il faut avouer que l'on
peut soupçonner que quelques - unes de ces preuves sont
plutôt dues à la vénération que l'on avait pour Hippocrate,
qu'à une observation exacte.

123. Quant à l'opinion de plusieurs modernes qui nient
l'empire des jours critiques , il faut y faire peu d'attention,
car on sait que l'observation de la marche des fièvres continues est difficile et sujette à induire en erreur. C'est
pourquoi la régularité de cette marche peut souvent avoir
échappé aux observateurs peu attentifs et préoccupés de
préjugés.

124. Nos observations particulières se réduisent aux corollaires suivants. Les fièvres dont les symptômes sont modérés , comme on le voit généralement dans la synoque,
se terminent fréquemment en neuf jours ou plus tôt, et elles
finissent le plus constamment l'un ou l'autre des jours critiques qui tombent dans cet espace de temps : mais il est
très-rare , dans notre climat , que le typhus ou le synochus
se terminent avant le onzième jour. Lors même que la crise
se fait ce jour-là , elle est communément fatale. J'ai constamment remarqué que, quand ces fièvres passaient ce
temps, leurs crises arrivaient le quatorzième, le dix-septième,
ou le vingtième jour.

Dans ces cas, les crises salutaires sont rarement accompagnées de quelque évacuation abondante. Souvent il

survient une sueur ; mais il est rare qu'elle soit considérable ; je n'ai presque jamais observé de terminaisons critiques et décisives accompagnées de vomissement, d'évacuations par les selles, ou de changements remarquables
dans les urines. La solution de la maladie se connaît
particulièrement par le retour du sommeil et de l'appétit,
par la cessation du délire, et la diminution de la fréquence
du pouls. Nous pouvons souvent, d'après ces symptômes,
indiquer la crise de la maladie ; mais rarement elle arrive
subitement et d'une manière parfaite ; c'est le plus communément par quelques symptômes favorables qui surviennent
un des jours critiques, que nous pouvons annoncer une
solution plus complète pour le jour critique suivant (1).

---

(1) Les fièvres sont plus longues dans le climat que nous habitons qu'elles ne l'étaient chez les Grecs. Souvent la crise n'est
pas parfaite le quatorzième jour ; alors elle n'a lieu qu'au dix-
septième ou au vingtième. Les sueurs qui précèdent les jours critiques sont moins fortes et moins fétides.

Quant aux signes qui annoncent les crises, ils se tirent de tous
les symptômes de la maladie, de l'état de la langue et du pouls,
et de l'inspection de toutes les évacuations.

Lorsque la fièvre se dissipe un des jours critiques sans aucune
évacuation, il faut craindre une rechute ; ainsi Hermocrate fut
délivré de la fièvre le quatorzième jour sans crise ; il retomba le
dix-septième et mourut le vingt-septième.

La crise la plus avantageuse est celle qui est annoncée un des
jours indices. Ainsi l'on peut regarder comme finale la crise qui arrive le sept, et qui a été annoncée le quatre. Il faut aussi qu'elle
se fasse du côté de la partie affectée ; par exemple, dans l'inflammation du foie, l'hémorrhagie de la narine droite est la plus favorable.

On peut espérer une crise salutaire, toutes les fois que les évacuations commencent à reprendre la forme, la couleur et la consistance qu'elles ont naturellement. Les excréments qui ont une
certaine consistance, et une couleur légèrement jaune, sans être

D'après tout ce que je viens de dire, je suis persuadé
que tout observateur attentif et sans préjugés me permettra

---

fort fétides, sont un symptôme favorable, surtout lorsque les
croûtes qui recouvrent la langue deviennent plus molles et commencent à se détacher.

Tant que la vélocité de la circulation est à un degré considérable, que la chaleur de la peau est très-grande, et que les symptômes d'inflammation sont très-violents, l'urine est fort colorée,
devient trouble en se refroidissant, et l'on y observe un nuage mucilagineux qui y reste suspendu. Lorsque l'inflammation diminue,
l'urine devient plus claire; le nuage est moins visqueux et se pré-
cipite plus facilement : on doit, en conséquence, regarder ces
signes comme favorables. Mais, comme il peut arriver que le
dépôt soit dû à l'épaisseur du nuage, plus ce dernier est mince,
plus il est avantageux ; quelquefois l'urine claire et limpide est
favorable, surtout lorsqu'on y aperçoit de petits points noirs qui
ressemblent à de la poussière. Le sédiment briqueté, couleur de
chair, semblable en quelque sorte à des cendres rouges, indique
que la maladie est à son plus haut période, et est toujours un
symptôme favorable ; mais il n'est pas aisé de le distinguer du
sédiment rouge furfuracé, qui se voit fréquemment dans les fièvres,
surtout dans les fièvres hectiques, où il est un signe très-funeste et
annonce que la crise finale est fort éloignée.

Dans les maladies qui affectent particulièrement un viscère,
c'est un signe avantageux de voir les excrétions qui en dépendent
revenir à leur état naturel. C'est pourquoi, dans les inflammations
de poitrine, on juge du danger par l'inspection des crachats.
Néanmoins il faut, dans ces cas, que les autres évacuations indiquent la vigueur des forces vitales, ou, comme s'exprimaient
les anciens, qu'elles offrent des signes de coction. Ainsi Hippocrate a vu des angines, des pleurésies, des péripneumonies se
guérir sans expectoration ; mais alors il y avait des signes de coction dans quelques-unes des évacuations, et les malades où il
n'a pas observé ces signes, périssaient, quoique avec une expectoration favorable en apparence.

La crise doit être proportionnée à la violence de la maladie,

de conclure par ces paroles du savant et judicieux Gaubius :
Fallor, ni sua constiterit Hippocrati *auctoritas,* Galeno
fides, Naturæ *virtus et ordo.*

---

convenir à l'âge du malade, à la saison, etc. Ainsi une évacuation
modérée, dans une maladie grave, n'est jamais critique ; les maladies légères, au contraire, peuvent se terminer sans crise ; les
inflammations se jugent particulièrement par les hémorrhagies,
les fièvres putrides par les urines, les sueurs et la diarrhée.
Lorsque les maladies sont compliquées, il faut souvent le concours de toutes ces différentes évacuations pour sauver le malade,
comme Hippocrate l'observe dans le premier et le troisième livre
des épidémies. Les hémorrhagies surviennent particulièrement à
ceux qui n'ont pas passé trente ans, et dans les saisons chaudes.
On trouve, dans les différents ouvrages d'Hippocrate, et surtout
dans les Pronostics et dans les Coaques, une infinité d'observations de ce genre, d'après lesquelles le médecin praticien pourra
porter son jugement avec certitude dans la plupart des maladies
aiguës. J'y renvoie le lecteur.

Il me reste à prouver qu'il n'est pas possible d'annoncer les
crises d'après la connaissance d'un seul signe, et qu'il est essentiel de faire attention à tous les symptômes de la maladie, comme
l'ont recommandé les anciens. Par exemple, on peut indiquer une
crise par les sueurs, lorsque, les signes de coction s'étant manifestés, les urines cessent de couler, le ventre est resserré, et,
lorsque la fièvre étant toujours violente, il survient un frisson
sans aucun signe d'hémorrhagie, de vomissement et de diarrhée ;
ou bien si, à mesure que le paroxysme augmente, il paraît un
délire léger ; si la langue s'humecte ; si les parties externes, et
surtout le visage, sont plus colorés et plus chauds ; si la peau
s'amollit et s'humecte, le pouls devenant en même temps plus
plein, plus mou et comme ondulant. Ce serait, par conséquent,
s'exposer à commettre souvent des erreurs grossières, que de vouloir, comme l'ont tenté quelques modernes, prédire les crises
d'après l'examen seul du pouls. Il n'y a peut-être aucun signe
qui, considéré séparément, puisse plus facilement induire en erreur ; les affections de l'ame, le mouvement, la compression plus

CHAPITRE VI.

De la Méthode de guérir les fièvres.

SECTION PREMIÈRE.

De la Cure des fièvres continues.

125. On convient que, dans toute fièvre dont le cours est complet, il y a un effort de la nature qui tend à opérer la guérison ; d'après cette idée, on pourrait croire que la

ou moins forte du carpe et autres, causes, peuvent y occasioner des variétés infinies. Les mêmes variétés annoncent tantôt des évacuations critiques, et d'autres fois s'observent dans le principe de la maladie, lorsqu'on ne peut espérer aucune crise. Ainsi le pouls dicrote ou rebondissant se remarque fréquemment dans le commencement des inflammations violentes. Galien dit avoir vu le pouls dicrote et le pouls ondulant dans la péripneumonie et dans la léthargie : il ajoute que le pouls dicrote accompagne l'hémorrhagie du nez et le flux hémorrhoïdal, et qu'il annonce toujours une évacuation quelconque. Mais il n'est pas possible de suivre ce médecin célèbre dans les variétés qu'il a prétendu reconnaître dans ce pouls. Le pouls intermittent induit également en erreur. Il est naturel à certaines personnes ; il est commun aux enfants, aux vieillards, aux hypocondriaques, aux femmes hystériques et à celles qui sont grosses ; tantôt il précède une crise salutaire et d'autres fois la mort. Ces observations suffisent pour démontrer qu'il faut joindre à l'éxamen du pouls la connaissance des autres signes pour pouvoir prédire avec quelque certitude les crises. Il paraît même que, dans ces cas, Galien n'a pas eu beaucoup de confiance à ce seul signe, puisque, dans ses différents traités sur les crises, il ne fait aucune mention du pouls, sur lequel il a cependant écrit un gros volume *in-folio*.

cure devrait en être abandonnée à la nature, ou plutôt que le but de la médecine devrait être uniquement d'entretenir et de régler ses efforts, et que nous devrions former nos indications en conséquence. Néanmoins je ne puis adopter ce plan, parce que les opérations de la nature sont très-précaires, et que nous ne les connaissons pas assez parfaitement pour être en état de les diriger convenablement. Il me semble que la confiance que l'on a eue dans les efforts de la nature a fréquemment donné lieu à une pratique paresseuse et sans action (1), et il y a lieu de croire que l'art peut souvent négliger de faire attention aux efforts de la nature.

126. Il me paraît plus convenable de former les indications curatives dans la vue de prévenir la tendance à la mort, et de diriger en même temps les moyens propres à remplir ces indications, en faisant une attention suffisante à la cause prochaine des fièvres.

D'après ce plan, conformément à ce que nous avons avancé plus haut au sujet du pronostic, nous formerons trois indications générales pour la cure des fièvres continues dont il faudra suivre l'une ou l'autre, selon que les symptômes (§ 102) de la fièvre l'exigeront (2).

---

(1) Ce que dit ici M. Cullen regarde le système de Stahl, que l'on a appelé *Pathologia pigrorum ;* ses partisans employaient les délayants, les alexipharmaques et autres remèdes de peu de vertu ; ils rejetaient les saignées, les émétiques, les vésicatoires, ou en faisaient usage avec trop de timidité. Cette médecine expectante ne doit être admise que dans les cas douteux. D'autres sont tombés dans l'erreur contraire, et ont employé des remèdes trop violents.

(2) Ces trois indications sont fondées sur les trois causes de la mort, admises par l'auteur, § 126. Il considère ici la fièvre comme genre : nous parlerons ensuite des cas qui présentent une indication particulière, et nous ferons l'application des règles générales à ces différents cas.

La première indication consiste *à modérer la violence de la réaction ;*

La seconde *à dissiper les causes* ou *prévenir les effets de la faiblesse ;* et,

La troisième, *à arrêter* ou *corriger la disposition des fluides à la putréfaction.*

127. On peut remplir la première indication, c'est-à-dire, modérer la violence de la réaction, en employant,

1° Tous les moyens capables de diminuer l'action du cœur et des artères ;

2° Ceux qui dissipent le spasme des petits vaisseaux, que nous supposons être la cause principale de la réaction violente.

128. On peut diminuer l'action du cœur et des artères,

1° En évitant ou modérant les causes d'irritation, qui agissent presque constamment sur le corps, à un degré quelconque ;

2° En usant de certaines puissances sédatives ;

3°. En diminuant la tension et le ton du système artériel.

129. Les causes d'irritation (§ 128, 1°.) qui agissent presque constamment, sónt, les impressions faites sur nos sens, l'exercice du corps et de l'esprit, et les aliments dont nous usons. L'art d'éviter, autant qu'il est possible, ces causes d'irritation, ou de modérer leur activité, constitue ce qu'on appelle proprement le *régime antiphlogistique,* que l'on doit employer dans presque toutes les fièvres continues.

130. Ce régime doit être dirigé d'après les règles et les considérations suivantes :

1°. Il faut éviter, autant qu'il est possible, toutes les impressions qui agissent sur les sens externes, parce qu'elles stimulent le système, et soutiennent particulièrement son activité ; il faut surtout éviter celles dont l'application est plus constante, celles qui sont d'un genre plus actif, et celles qui produisent de la douleur et du malaise.

Il n'y a pas d'impression dont il faille plus soigneusement se garder que de la chaleur externe, et l'on évitera en même temps tous les autres moyens capables d'augmenter la chaleur du corps. On prendra ces précautions dès que l'accès de chaud sera entièrement formé, et l'on y aura égard tant qu'il continuera, excepté dans certains cas, où il est nécessaire de porter à la sueur, ou bien, où les effets stimulants de la chaleur peuvent être compensés par des circonstances qui la déterminent à produire un relâchement et une révulsion.

2°. Il faut éviter tout mouvement du corps, spécialement ceux qui exigent l'exercice des muscles ; choisir la position dans laquelle il y a le moins de muscles en action, et où aucun d'eux ne reste pas long-temps dans un état de contraction ; on défendra particulièrement aux malades de parler, parce que la parole accélère la respiration.

Il faut observer que tout mouvement du corps est stimulant en proportion du degré de faiblesse (1).

3° L'exercice de l'esprit est aussi un stimulus pour le corps ; ainsi on doit éviter soigneusement toutes les impressions qui exercent l'imagination, et particulièrement

---

(1) Sydenham faisait lever ses malades ; mais cette pratique ne peut pas être utile dans tous les cas ; souvent, lorsque la faiblesse est extrême, le mouvement nécessaire pour que le malade puisse se lever excite plus de chaleur que le lit même. C'est pourquoi M. Cullen recommandait, dans ses leçons, de soulever le pied du lit, pour que le malade ne mît aucun muscle en action.

Comme le mouvement de tous les muscles doit être libre, il faut que le corps soit à l'aise et sans aucune ligature. Cette précaution est surtout essentielle dans les maladies des nouvelles accouchées.

celles qui peuvent émouvoir l'ame ou exciter quelque passion vive.

Quant à ce qui concerne le soin d'éviter les impressions de toute espèce, il faut en excepter le cas du délire où la présence des objets, auxquels le malade est habitué, pourrait interrompre ou distraire l'ordre irrégulier des idées qui naissent dans l'esprit (1).

4° La présence de nouveaux aliments dans l'estomac devient toujours un stimulus pour le système; c'est pourquoi il faut modérer la nourriture autant qu'il est possible. L'abstinence totale pendant quelque temps peut être utile (2);

---

(1) Quand, au commencement du délire, le malade semble être entre le sommeil et la veille, qu'il croit voir des spectres effrayants, il faut lui donner de la lumière, lui parler, et tâcher de changer ses idées. Dans quelques circonstances, le son des instruments a été utile. Les anciens ont souvent fait usage de ces différents moyens, comme on le voit par les commentaires d'Oribase sur l'aphorisme 39 de la seconde section d'Hippocrate.

(2) Les anciens faisaient presque uniquement consister la cure des maladies aiguës dans l'abstinence. Hérodicus ne permettait aucune nourriture les trois premiers jours : Héraclide de Tarente prolongeait cette abstinence jusqu'au septième. Hippocrate a évité cette extrémité ; mais il regarde l'abstinence absolue comme le plus sûr moyen de guérir les maladies aiguës, lorsqu'elles sont portées à leur plus haut degré : voyez *aph.* 6, *sect. I.* Oribase, dans les commentaires qu'il a donnés sur les aphorismes, tâche de développer les idées d'Hippocrate sur cet objet, en admettant quatre espèces de maladies aiguës; savoir : 1° les maladies très-aiguës; 2° les aiguës simples; 3° les moyennes; 4° les longues. Dans les maladies très-aiguës, telles que l'apoplexie qui se termine le quatrième jour, il veut que l'on observe la diète la plus austère, qui consiste dans l'eau chaude; il défend même d'en donner le premier et le second jour, et ne la permet que le troisième. Dans les maladies aiguës simples, telles que la fièvre tierce, il recommande la tisane d'orge; dans celles qui tiennent le milieu entre

mais, comme on ne peut la continuer long-temps sans
danger, il faut éviter l'irritation que pourraient produire

les premières, et qui se terminent le septième jour, il prescrit
l'eau de miel. Dans les maladies aiguës longues, telles que la
fièvre quarte, il permet des aliments légers, tels que le pain et
les poissons.

L'expérience prouve que l'abstinence est absolument nécessaire
dans le commencement de toutes les fièvres, et il faut la continuer
en raison de la gravité des symptômes. Elle convient aux gens forts
et sanguins, dans tous les cas où il y a abondance de bile, et
lorsqu'il y a une congestion putride dans les premières voies,
qui aggrave les paroxysmes.

Ainsi, tant que la fièvre sera violente, on ne permettra aucun
aliment, pas même le bouillon le plus léger ; le malade se contentera d'eau ou d'une tisane légère ; on ne donnera de bouillon
que quand les symptômes les plus fâcheux seront dissipés, et l'on
augmentera la quantité des aliments en raison de la nature de la
fièvre et du tempérament des malades.

On a vu, au commencement de ce siècle, à Malte, un empirique qui ne donnait aux malades, pendant trente jours et plus,
que de l'eau pour guérir la fièvre. Les médecins ont donc tort
de redouter la diète ; elle ne prolonge la maladie que quand
elle est portée à l'excès, chez les enfants ou chez ceux qui sont
épuisés ; mais il ne faut pas trop écouter les plaintes des malades.

Toutes les substances animales sont nuisibles dans les fièvres.
La tisane des anciens est la seule convenable. Prosper Alpin a
observé que chez les Égyptiens, les fièvres les plus légères se
changeaient bientôt en fièvres putrides ou malignes, lorsque l'on
donnait aux malades des bouillons faits avec la viande.

Les végétaux seuls conviennent donc dans les fièvres ; on doit
préférer les farineux, et éviter ceux qui sont venteux ; cependant les fruits acescents, quoique venteux, sont utiles.

(Quant au mode d'administration des aliments, il faut savoir
qu'une certaine quantité de matière nutritive prise en une seule
fois, irrite davantage que la même quantité donnée en différents

les aliments, en choisissant les plus doux. Je pense que les substances alimentaires sont plus stimulantes, en raison de ce qu'elles sont plus alcalescentes; ce qui nous indique qu'il faut éviter toutes les nourritures animales, et ne faire usage que de celles qui sont tirées des végétaux.

Comme nos boissons peuvent aussi stimuler, il faut aussi pour remplir cette indication éviter tous les aromates et les liqueurs spiritueuses, et bannir toutes les liqueurs fermentées, excepté celles qui sont les plus légères.

131. Outre les puissances stimulantes qui agissent généralement sur le corps, il y en a d'autres qui, quoiqu'elles n'accompagnent qu'accidentellement les fièvres, méritent cependant notre attention, et qu'il faut tâcher de détruire.

L'une de ces puissances est le sentiment de la soif, qui, étant un stimulus puissant, doit toujours être détruit de manière ou d'autre.

Un autre stimulus est celui qui est fréquemment produit

---

temps, surtout si l'on donne simultanément, et en abondance, quelque boisson mucilagineuse.) (B.)

Quand l'irritation est considérable, on doit éviter le vin et les liqueurs spiritueuses; néanmoins, lorsqu'il s'agira de ranimer les forces, on préférera le vin aux substances animales, parce que son effet est plus passager, et que son acide corrige l'irritation qu'il pourrait exciter.

Il faut prendre garde de donner les liqueurs aqueuses en trop grande quantité à la fois, surtout quand les poumons sont engorgés, parce qu'elles occasionent un gonflement de l'estomac, qui empêche la dilatation de la poitrine. Dans quelques pays, on ne donne de boisson dans la fièvre que quand les fluides paraissent se déterminer vers la surface du corps. Cleghorn dit que, dans les pays du midi, on ne prescrit pas de boisson pendant le froid de la fièvre.

15.

par les crudités, ou les humeurs corrompues, contenues dans l'estomac; ou doit le détruire par le vomissement, les délayants ou l'usage des acides (1).

Il y a une troisième espèce de stimulus, qui est souvent l'effet des matières retenues trop long-temps dans les intestins, et il faut, pour le détruire, faire un usage fréquent des lavements laxatifs (2).

Il y en a enfin une quatrième espèce, que l'on doit constamment soupçonner dans les fièvres, laquelle consiste dans l'acrimonie générale des fluides, produite par l'augmentation du mouvement et de la chaleur, et par l'interruption des excrétions. On doit prévenir ou dissiper cette acrimonie, en buvant une grande quantité de liqueurs légèrement antiseptiques.

132. L'attention à éviter toutes ces causes d'irritation (§ 130 et 131) constitue le régime antiphlogistique, qui est absolument nécessaire pour modérer la violence de la réaction; et, si je ne me trompe, ce régime est convenable dans presque tous les cas de fièvres continues; car la propriété et les avantages de l'usage des stimulants sont souvent incertains, et plusieurs de ceux que j'ai indiqués plus haut, outre leur puissance stimulante, ont d'autres qualités qui pourraient les rendre nuisibles.

Il me paraît que la prétendue utilité des stimulants, dans

____

(1) Les plus convenables dans ce cas sont les acides végétaux, surtout les sucs des fruits acides. (B.)

(2) Il est aisé de voir pourquoi les lavements émollients sont préférables aux purgatifs. L'action des purgatifs, même les plus doux, est toujours accompagnée d'un certain degré d'irritation, effet que produisent rarement les lavements adoucissants. Un des meilleurs que l'on puisse donner dans ces cas, est un demi-setier de lait mêlé avec autant d'eau, deux onces d'huile et une once de cassonade; ou, ce qui est encore préférable, deux onces de manne. (B.)

certains cas où il y avait de la fièvre, a souvent dû son origine à l'erreur où l'on est tombé, en attribuant à leur qualité stimulante (1) ce qui dépendait réellement de leur vertu antispasmodique.

133. Le second chef des moyens (§ 128, 2°) propres à modérer la violence de la réaction, comprend certaines puissances sédatives, que l'on doit employer pour diminuer l'activité de tout le corps, et en particulier celle du système sanguin.

La *première* de ces puissances sédatives dont je parlerai, est l'usage du froid.

La chaleur est le principal soutien de l'activité du système animal : c'est pourquoi il jouit de la faculté d'engendrer la chaleur (2). Mais nous observerons qu'elle serait portée à l'excès, si elle n'était pas constamment modérée par la température plus froide de l'atmosphère qui nous environne. En conséquence, lorsque cette faculté est augmentée,

---

(1) M. Cullen veut ici rendre raison des effets avantageux que le D. Brown et quelques modernes prétendent avoir éprouvé des spiritueux et des cordiaux dans les maladies fébriles, qu'ils regardent toutes comme produites par la faiblesse. Mais les dangers d'une pareille méthode sont trop évidents pour mériter une réfutation sérieuse.

(2) Nous avons parlé plus haut (voyez la note (1) du § 88) de cette faculté d'engendrer la chaleur. Elle paraît être plus faible dans les climats chauds que dans ceux qui sont tempérés. La chaleur de notre corps est toujours proportionnée à cette faculté et à la température de l'atmosphère ; ainsi quand la chaleur extérieure est considérable, on peut se passer de vêtements ; mais quand elle diminue, ils deviennent nécessaires. Il faut donc toujours avoir égard à la température de l'air ambiant. Il faut diminuer la chaleur toutes les fois qu'elle est au-dessus du treizième degré du thermomètre de Réaumur. Mais il n'y a pas d'expériences qui apprennent comment on peut sûrement la diminuer dans ce cas (voyez la note du § 130, 2°).

comme il arrive communément dans les fièvres, il est nécessaire, non-seulement d'éviter tous les moyens capables de la porter à un plus haut degré, mais il convient même d'exposer le corps à une atmosphère d'une température plus froide, ou au moins de le faire plus librement et plus fréquemment que dans l'état de santé.

Quelques-unes des dernières expériences faites dans la petite-vérole et dans les fièvres continues, prouvent que la libre admission de l'air froid sur le corps est un puissant moyen de modérer la violence de la réaction. Mais quelle est sa manière d'agir? dans quelles circonstances de la fièvre convient-il particulièrement? ou quelles sont les limites qu'il exige? C'est ce que je ne tenterai pas de déterminer, jusqu'à ce qu'une plus longue expérience m'ait mieux instruit.

134. La *seconde* espèce de puissance sédative que l'on peut employer dans les fièvres, est celle dont jouissent certains remèdes, connus, dans les matières médicales, sous le titre de *rafraîchissants*.

Les acides de toute espèce, suffisamment délayés, tiennent le premier rang, et conviennent, à plusieurs égards, dans les fièvres continues. On emploie particulièrement l'acide vitriolique (acide sulfurique) et l'acide végétal (acide tartarique); mais nous préférons le dernier, pour plusieurs raisons (1).

135. Les sels neutres, formés des acides vitriolique (acide sulfurique), nitreux (acide nitrique), ou végé al (acide tartarique), unis avec les alcalis fixes ou volatil, constituent une autre classe de rafraîchissants. Tous ces sels

---

(1) L'acide tartarique est le meilleur rafraîchissant que nous connaissions ; on en trouve une excellente formule dans la Pharmacopée de Suède, sous le titre de Poudre rafraîchissante, composée particulièrement de cet acide et de sucre. (B.)

produisent du froid pendant leur dissolution dans l'eau ; mais , comme ce froid cesse dès que la dissolution est finie, et qu'on les donne généralement dans un état de dissolution, leur qualité rafraîchissante dans le corps des animaux ne dépend nullement de la puissance qu'ils ont d'engendrer le froid pendant leur dissolution dans l'eau. Le sel neutre que l'on emploie, principalement comme rafraîchissant, est le nitre (nitrate de potasse); mais tous ceux qui sont composés de la manière que nous venons d'indiquer , jouissent plus ou moins de la même vertu (1).

---

(1) « Le nitre donné à trop grandes doses a souvent été nuisible. » Il est bon de prévenir les jeunes médecins de ne pas en donner » plus de 2 gros en vingt-quatre heures, ni plus de 10 grains » à la fois, dissouts dans une boisson mucilagineuse. » Cette remarque , que je trouve dans les notes manuscrites de M. Bosquillon, paraît être justifiée soit par les expériences récentes de M. Orfila , soit par les faits curieux qu'il a rapprochés , et desquels il résulte que le nitrate de potasse , même à dose de quelques gros , doit être rangé , comme l'avait fait Fodéré , au nombre des poisons âcres *. Quelques praticiens cependant, et je puis citer parmi eux M. Devilliers qui s'en est expliqué publiquement dans une des séances de la société de médecine de Paris (décembre 1815) , affirment l'avoir fréquemment administré à dose de demi-once , sans aucune espèce d'inconvénient. **

La question reste donc encore indécise , et ne pourra être

* Injecté dans les veines, ou appliqué sur la peau , le nitre paraît, sur les chiens du moins , avoir une action plus énergique encore. D'après les expériences de Fr. Petit (Lettres d'un médecin des hôpitaux du roi, etc. , 1710, pag. 22), demi-once d'une solution contenant le septième de son poids de nitre , a produit sur-le-champ des convulsions et la mort; deux gros ont causé la mort , mais sans déterminer de convulsions ; un gros , même étendu d'une demi-once d'eau , a fait périr instantanément, et au milieu des convulsions, le chien sujet de l'expérience : deux scrupules n'ont eu aucune action. — Selon M. Smith (Dissert. sur l'usage et l'abus des caustiques (1815) , le nitrate de potasse introduit dans les veines, à dose de six grains , paraît entraîner la mort générale en déterminant d'abord celle du cœur. Il rapporte aussi qu'un chien de huit pouces , sur la cuisse duquel il avait appliqué demi-once de ce sel , périt en trente-six heures. (D. L.)

** Voyez paragraphe 160, note 2.

136. Outre les sels neutres, on a encore employé comme rafraîchissants, dans les fièvres, quelques sels métalliques, et particulièrement le sucre de saturne (acétate de plomb) (1); mais la vertu rafraîchissante de ce remède

---

résolue que par des essais ultérieurs exécutés avec prudence : mais en attendant, gardons-nous de suivre l'exemple de M. Bourgeoise qui, dans son *Vade-mecum du jeune médecin*, vient, à l'exemple de quelques autres auteurs de matière médicale, d'en fixer hardiment la dose, comme purgatif, à une demi-once, à une once, et qui même assimile sous ce rapport le *cristal minéral* au nitrate de potasse (D. L.).

(1) Plusieurs médecins ont regardé les préparations de plomb comme sédatives, et comme un astringent puissant, données à l'intérieur ; mais elles paraissent en outre être narcotiques, car elles causent la paralysie et même la mort : on ne doit en conséquence les employer qu'à l'extérieur. On a long-temps fait usage en Angleterre et en Allemagne de la teinture de saturne, ou antiphthisique, qui, suivant la pharmacopée d'Edimbourg, se prépare en faisant macérer à froid trois onces de sucre de saturne (acétate de plomb), et deux de vitriol vert (sulfate de fer), réduites en poudre, dans une pinte d'alcohol : cette teinture se donnait depuis quinze jusqu'à trente gouttes ; on l'a regardée comme très-avantageuse dans les hémorrhagies et dans les fièvres continues accompagnées de délire, de soubresauts des tendons, et d'autres symptômes qui indiquaient l'affection du cerveau ; mais ce remède est trompeur ; souvent ses effets pernicieux ne se manifestent que quand on l'a employé un certain temps ; et s'il contient du plomb, ce n'est pas sous la forme de sucre de saturne, mais sous celle de vitriol de plomb (sulfate de plomb), que nous ne connaissons que très-peu. Le sucre de saturne est encore plus pernicieux pris intérieurement ; cependant il a été recommandé dans les *acta erudit.*, par Hundertmarck, qui prétend que c'était le remède favori de l'ancien Albinus : il donne des exemples remarquables de ses bons effets dans l'accès de chaud de la fièvre : ce remède peut diminuer quelquefois l'irritation ; mais pour en faire usage, il faudrait établir, par des expériences bien

n'est pas bien constatée, et ses qualités pernicieuses sont trop connues, pour qu'on puisse en admettre librement l'usage.

137. Sous le *troisième* chef (§ 128 , 3°) des moyens que l'on doit employer pour modérer la violence de la réaction on comprend ceux qui diminuent la tension, le ton et l'activité du système sanguin. Comme l'activité de ce système dépend, en grande partie, du ton , et que celui-ci dépend à son tour du degré de tension des vaisseaux, produite par la quantité de fluides qu'ils contiennent, il est évident qu'en diminuant la quantité des fluides, on doit diminuer l'activité du système sanguin.

138. On ne peut diminuer la quantité des fluides contenus dans le système sanguin, plus convenablement que par les saignées et les purgatifs.

139. Il est très-évident que la saignée est un des plus puissants moyens de diminuer l'activité de tout le corps , spécialement celle du système sanguin : la saignée est donc le moyen le plus efficace de modérer la violence de la réaction dans les fièvres. En admettant ceci comme un fait , je ne

---

constatées , des limites entre ses effets salutaires et ses effets pernicieux. *

On a aussi regardé le cuivre comme sédatif; Boyle l'a recommandé dans les fièvres pétéchiales accompagnées de soubresauts des tendons. Mais on doit le rejeter tant qu'on ne connaîtra pas le moyen de le dépouiller de sa qualité stimulante.

* Les médecins allemands se sont efforcés , depuis un petit nombre d'années , de remettre en faveur l'acétate de plomb pour le traitement de la phthisie ; ils l'ont cru doué de la propriété de diminuer et de suspendre l'expectoration purulente , même dans le dernier degré de cette funeste maladie, et lui ont attribué des cures merveilleuses : l'expérience de quelques médecins français a semblé d'abord confirmer les espérances qu'avaient fait naître leurs assertions ; d'autres , et je suis de ce nombre , n'ont pas obtenu d'aussi heureux résultats; et ce remède est bientôt retombé dans l'oubli dont probablement il n'eût jamais dû sortir. (D. L.)

m'occuperai pas de faire des recherches sur sa manière d'agir; je considérerai seulement les circonstances où l'on peut l'employer le plus convenablement dans la fièvre.

140. Lorsque la violence de la réaction, et la diathèse inflammatoire qui l'accompagne constamment, sont suffisamment évidentes, quand elles constituent la plus grande partie de la maladie, et que l'on doit s'attendre qu'elles dureront autant qu'elle, comme on le voit dans la *synoque*, la saignée est alors le principal remède; il faut donc y avoir recours tant que les symptômes de la maladie paraissent l'exiger, et que la constitution du malade le permet. Néanmoins il importe d'observer qu'une évacuation plus considérable qu'il n'est nécessaire, peut occasioner une convalescence plus lente, rendre le malade plus sujet aux rechutes, ou occasioner d'autres maladies.

141. On ne peut guère douter des avantages de la saignée dans la *synoque*; mais il y a d'autres espèces de fièvres, telles que le *synochus*, dans lesquelles une réaction violente et la diathèse inflammatoire se manifestent et dominent pendant une partie du cours de la maladie, quoique ces symptômes ne lui soient pas essentiels, et qu'on ne doive pas s'attendre qu'ils subsistent pendant tout son cours. On sait aussi que souvent l'état de réaction violente doit être remplacé tôt ou tard par celui de faiblesse, dont l'excès doit particulièrement produire le danger de la maladie. Il est donc nécessaire d'éviter la saignée dans beaucoup de cas; et même, lorsqu'elle convient pendant l'état inflammatoire de la maladie, il faut prendre garde que l'évacuation ne soit portée au point d'augmenter l'état de faiblesse qui doit suivre.

142. On doit voir, d'après ce que je viens de dire, que l'usage de la saignée, dans certaines fièvres, exige beaucoup

de jugement et d'expérience, et doit être dirigé par la con
sidération des circonstances suivantes (1), qui sont :

1° La nature de l'épidémie régnante ;

2° La nature de la cause éloignée ;

---

(1) Je vais ajouter quelques réflexions relatives à chacune de ces
considérations, afin d'aider le médecin praticien à se déterminer
dans les cas les plus difficiles.

1° Les saignées copieuses sont dangereuses lorsque la maladie est
due à la contagion qui agit en diminuant les forces.

2° Lorsque le froid est la cause éloignée de la fièvre, il faut saigner ; mais lorsque la contagion s'y trouve réunie, on doit user de
beaucoup de circonspection.

3° Les variétés de la température de l'air occasionent des changements considérables dans le système ; ainsi le froid augmente la
rigidité des fibres, ce qui autorise dans nos climats l'usage de la
saignée. Mais dans plusieurs contrées de l'Amérique, où le froid
succède subitement à une grande chaleur, et produit des maladies
inflammatoires, les malades ne supportent pas la saignée, d'où il
paraît que les vicissitudes de froid et de chaud diminuent la vigueur
du système ; par conséquent il faut moins tirer de sang dans les maladies inflammatoires de l'été.

4° Dans les fièvres même qui tendent au typhus, s'il y a disposition inflammatoire, la saignée est indiquée ; mais il faut toujours
avoir égard à la vigueur du malade et à la plénitude des vaisseaux ;
quand la matière morbifique se porte vers une partie, que la chaleur
est considérable, le pouls fort et plein, il faut saigner plus ou moins
suivant les cas, parce que toute métastase est inflammatoire ; mais
souvent l'affection est purement locale, et on l'attaquerait vainement par les saignées ordinaires ; alors il faut recourir aux saignées
locales, qui seules sont nécessaires. Le commencement du typhus
est souvent accompagné d'une détermination topique, que l'on doit
traiter par les saignées ordinaires. Cependant, lorsque cette détermination n'est pas produite par une affection générale, l'évacuation
doit se faire sur la partie affectée, afin d'y diminuer la vélocité de
la circulation sans augmenter la faiblesse générale ; si la détermination s'est faite aux poumons, la saignée locale est très-difficile,

3° La saison et le climat dans lesquels survient la maladie;

---

elle doit se pratiquer sur les muscles intercostaux ; quand la fièvre est très-violente, ces saignées doivent être très-amples. On peut employer les scarifications ou les sangsues ; mais il faut observer que l'application de ces dernières n'est pas indifférente, elles affaiblissent beaucoup les enfants et même les adultes : on en a vu qui, après leur usage, ne se rétablissaient qu'avec peine.

5° Il ne faut pas saigner dans les fièvres où il y a un certain degré de faiblesse accompagné d'un sentiment de froid. Il y a des cas où ce froid dure plusieurs jours ; et, en temporisant, on voit quelquefois la fièvre prendre le caractère de nerveuse. Les anciens rejetaient la saignée le premier jour, même dans les fièvres inflammatoires ; quelques médecins célèbres ont admis comme une règle générale de ne point saigner passé le quatrième jour. Néanmoins, quoique la saignée soit particulièrement avantageuse dans le commencement des fièvres, la force du système peut durer plus de quatre jours, et aller jusqu'au quatorzième ; Hippocrate, dans le troisième livre des épidémies, a saigné le huitième jour dans une pleurésie. En général, plus la rémission est sensible, moins on doit craindre un stimulus excessif ; mais dans les fièvres continues, l'inflammation et le stimulus sont plus considérables, et exigent des saignées réitérées.

6° La force de la constitution est due aux fibres mêmes, ou à la plénitude des vaisseaux. La corpulence n'est pas toujours une marque de pléthore, souvent elle vient de la graisse ou d'un amas de fluide dans le tissu cellulaire ; il y a deux espèces d'obésité, l'une sanguine, l'autre phlegmatique. La quantité de sang répond à la largeur des vaisseaux, et les personnes grasses sont plus sujettes que d'autres aux fièvres inflammatoires. Le ton et la résistance des solides doivent servir de guides quand on ne peut distinguer la pléthore. La résistance des solides augmente depuis vingt ans jusqu'à trente-cinq ; alors il se trouve une puissance égale entre la force qui dilate le cœur et la résistance : cependant on doit saigner dans tous les cas où l'on ne peut faire cette distinction, lorsque les circonstances l'exigent.

4° Le degré de la diathèse inflammatoire qui domine (*Voy.* § 247);

5° La période de la maladie;

6° L'âge, la vigueur et l'état pléthorique du malade;

7° Les maladies qui ont précédé, et l'habitude de recourir à la saignée;

8° L'apparence du sang que l'on a tiré;

9° Les effets des saignées que l'on peut avoir déjà faites.

143. Si, après avoir considéré ces circonstances, on juge la saignée nécessaire, il faut observer qu'elle est plus efficace lorsqu'on tire le sang soudainement (1), et qu'en même

---

7° Ceux qui ont été sujets aux hémorrhagies et aux inflammations, et qui ont été souvent saignés, supportent plus facilement que d'autres les saignées copieuses.

8° La croûte inflammatoire exige que l'on réitère la saignée, à moins qu'il n'y ait tendance à la putridité. Mais quand cette croûte existe avec un pouls plein, fort, et avec augmentation de chaleur, et que l'on a lieu de redouter une métastase, la putridité ne doit pas arrêter; car plus il y a de symptômes pareils réunis, plus la saignée est indiquée; cependant le cas est très-embarrassant quand la métastase est accompagnée de faiblesse. Alors la saignée ne doit pas effrayer; souvent des malades qui semblent ne point pouvoir supporter la perte de trois ou quatre onces de sang, soutiennent très-bien une saignée très-forte. Si après la défaillance le pouls devient plus plein, c'est une marque que la tension était due à une contraction du système, que le relâchement occasioné par la saignée a modérée; alors il faut tirer du sang de nouveau; mais au contraire, on s'en abstiendra si le pouls reste faible *.

(1) Communément la saignée agit davantage en produisant un relâchement qu'en diminuant la quantité du sang; ainsi une once de

* (A ces préceptes généralement fort judicieux, étaient joints, dans les notes manuscrites qui ont servi pour cette nouvelle édition, plusieurs exemples de prodigalité heureuse de la saignée. Nous avons cru devoir les passer sous silence, et d'autant plus qu'elles ne pouvaient en rien servir à fortifier le texte de Cullen, puisque cet auteur y montre autant de circonspection que son traducteur a fait voir de prédilection pour l'emploi de ce moyen. *Voyez* note 1 du paragraphe 234.) (D. L.)

temps le corps éprouve le moins d'irritation possible, et est, en conséquence, dans une position où il y a très-peu de muscles en action.

144. Une autre évacuation qui peut considérablement diminuer la quantité des fluides contenus dans le corps, est celle qui est produite par les purgatifs.

145. Si l'on considère la quantité des fluides qui séjournent continuellement dans la cavité des intestins, et celle que l'on peut exprimer des conduits excrétoires innombrables qui s'ouvrent dans cette cavité, on verra facilement que l'on peut produire une très - grande évacuation par le moyen des purgatifs. Lorsqu'on peut le faire de manière que leur stimulus n'agisse que sur les intestins, sans se communiquer en même temps au reste du corps, on parvient, en vidant la cavité des intestins, et les artères qui fournissent les excrétions qui s'y font, à occasioner un relâchement considérable de tout le système ; c'est pourquoi les purgatifs semblent être un remède propre à modérer la violence de la réaction dans les fièvres.

146. Mais il faut observer que tout le fluide qui sort des conduits excrétoires ouverts dans les intestins, n'est pas immédiatement fourni par les artères ; qu'une partie vient uniquement des follicules muqueux, et que même

---

sang tirée par une large ouverture est plus efficace que quatre tirées par une petite ouverture. Par conséquent, dans la péripneumonie, quand il s'agira de réitérer la saignée, on ne fera pas sortir le sang par le même orifice, mais on en ouvrira un second très-large. On aura la précaution de saigner le malade couché, parce qu'il y a moins de muscles en action, et qu'une petite quantité de sang tirée de cette manière est en conséquence plus avantageuse qu'une plus grande tirée, le malade étant debout ou assis.

On ne doit pas saigner pendant l'action des vésicatoires : aussi Pringle recommande-t-il de saigner avant qu'ils puissent agir.

celle qui sort le plus immédiatement des artères n'en est exprimée que lentement : en conséquence, l'évacuation qui sera occasionée par les purgatifs, ne produira pas , en raison de sa quantité, un vide aussi subit des vaisseaux rouges , que le ferait la saignée, et ne pourra dissiper aussi puissamment la diathèse inflammatoire du système.

147. En outre, comme cette évacuation peut affaiblir considérablement, on doit employer les purgatifs avec beaucoup de précaution, dans les cas où l'on a lieu de craindre qu'il ne survienne un état dangereux de faiblesse, surtout parce qu'il est plus difficile de restreindre dans des bornes convenables l'évacuation qu'ils produisent, que celle de la saignée.

148. Il est d'une grande importance, dans la cure des fièvres , comme nous allons le dire , de rétablir la détermination du sang vers les vaisseaux de la surface du corps : en conséquence, comme les purgatifs détruisent, en quelque sorte, cette détermination, ils semblent être un genre d'évacuation peu convenable dans la cure des fièvres.

149. Si , malgré ces observations (§ 146, 147 et 148), on objecte que les évacuations, obtenues même par l'usage des purgatifs, ont souvent été utiles dans les fièvres , on me permettra d'assurer que cela n'est jamais arrivé après des évacuations considérables : elles n'ont donc pu être avantageuses qu'en modérant la violence de la réaction, excepté dans le cas de fièvre purement inflammatoire, ou d'exanthèmes de nature inflammatoire. Dans d'autres espèces de fièvres, j'ai vu les évacuations considérables produites par les purgatifs, avoir des suites fâcheuses ; et quand, par hasard, une évacuation plus modérée a paru être utile, je pense que cela n'est arrivé que parce qu'elle a dissipé l'irritation produite par le séjour des excréments , ou évacué les matières corrompues qui se trouvaient alors dans le canal intestinal ; car les fréquents laxatifs peuvent

être convenablement employés pour remplir ces deux indications.

150. La seconde classe de moyens (§ 127, 2°), que l'on doit mettre en usage pour modérer la violence de la réaction dans les fièvres, consiste dans les remèdes capables de détruire le spasme des petits vaisseaux , que nous regardons comme la cause qui entretient particulièrement la réaction.

Quoique j'aie placé ici cette indication de détruire le spasme des petits vaisseaux , comme subordonnée à l'indication générale de modérer la violence de la réaction , il faut néanmoins observer que la fièvre consiste toujours dans l'action augmentée du cœur, dont les battements sont plus fréquents ou plus forts ; mais, comme dans l'un et l'autre cas, cette augmentation d'action est entretenue par le spasme des petits vaisseaux , l'indication de la dissiper est très-générale , et peut s'appliquer à presque toutes les circonstances de la fièvre , ou au moins elle n'est susceptible que de peu d'exceptions , dont je parlerai dans la suite.

151. Les moyens que l'on doit employer pour détruire le spasme des petits vaisseaux , sont internes ou externes.

152. Les moyens internes (§ 151) sont :

1° Ceux qui déterminent la force de la circulation à se porter vers les petits vaisseaux de la surface du corps, et qui, en rétablissant le ton et l'activité de ces vaisseaux, peuvent détruire le spasme qui en contracte les extrémités ;

2° Les médicaments qui ont la vertu de dissiper le spasme dans une partie quelconque du système, et qui sont connus sous le nom d'*antispasmodiques*.

153. Les remèdes propres à déterminer la force de la circulation vers la surface du corps, sont :

1° Les *délayants ;*

2° Les *sels neutres ;*

3° Les *sudorifiques ;*

4° Les *émétiques.*

154. L'eau entre en grande proportion dans la composition des fluides de la machine animale ; et il y en a toujours beaucoup de répandue dans toute la masse commune ; la fluidité de cette dernière dépend certainement, dans l'état de santé, de la quantité d'eau qui y est mêlée. En conséquence, elle est le délayant convenable de toute la masse du sang, et les autres fluides ne jouissent de la même vertu qu'en proportion de l'eau qu'ils contiennent.

155. L'eau peut être regardée comme le véhicule des différentes matières qui doivent être portées au-dehors. Dans l'état de santé, la plénitude des petits vaisseaux de la surface et l'abondance des excrétions, sont presque proportionnées à la quantité d'eau qui se trouve dans le corps. Mais pendant la fièvre, les excrétions, quoique interrompues jusqu'à un certain point, continuent de se faire dans une quantité si considérable, que les parties les plus fluides du sang s'exhalent ; et les plus grossières étant nécessairement retenues dans les grands vaisseaux, les plus petits et ceux de la surface du corps, à raison du défaut de fluide et de leur état de contraction, sont moins remplis, et par conséquent obligés de rester dans cet état.

156. Rien n'est plus nécessaire, pour remédier à cet état de contraction, que de donner une très-grande quantité d'eau ou de fluides aqueux, en boisson ou autrement ; car comme toute l'eau superflue est poussée au-dehors par les différents conduits excrétoires, l'application d'une pareille force peut être un moyen de dilater les petits vaisseaux, et de détruire le spasme qui affecte leurs extrémités.

157. En conséquence, l'usage d'introduire dans le corps une très-grande quantité de fluides aqueux, a été de tout temps un remède fort recommandé dans les fièvres ; mais il n'y en a pas d'exemple plus remarquable que celui des médecins espagnols et italiens, dans ce qu'ils appellent la *dieta acquea*.

1. 16

158. Cette pratique consiste à interdire toute autre espèce d'aliment et de boisson, et à donner à différentes doses tous les jours, pendant plusieurs jours de suite, six ou huit livres d'eau pure, en général froide, mais quelquefois tiède. Cependant cela ne peut se pratiquer que lorsque la maladie a continué quelque temps, et au moins une semaine (1).

159. Le second moyen (§ 153, 2°) de déterminer la force de la circulation vers la surface du corps, est l'usage des sels neutres. Ces sels, donnés à une certaine dose, produisent, peu de temps après qu'ils sont dans l'estomac, un sentiment de chaleur sur la surface du corps; et on obtient facilement la sueur en couvrant bien le malade et en le tenant chaudement. Ces mêmes remèdes, pris pendant l'accès de froid de la fièvre, accélèrent très-souvent la fin de cet accès, et déterminent celui de chaud; il faut aussi remarquer qu'ils arrêtent le vomissement qui accompagne si fréquemment l'accès de froid des fièvres; ce qui prouve que les sels neutres ont la puissance de déterminer le sang vers la surface du corps, et qu'ils peuvent être mis en usage pour dissiper le spasme qui y existe dans les fièvres.

160. Le sel neutre le plus communément employé dans les fièvres, est celui qui est composé d'un alcali uni avec l'acide natif des végétaux (acide tartarique) : mais tous les

---

(1) L'eau tiède paraît préférable à l'eau froide, surtout dans les maladies inflammatoires ; elle stimule légèrement l'estomac, favorise la dissolution, le mélange et l'évacuation des matières qui y sont contenues. Néanmoins son usage exige quelques précautions chez les personnes dont la fibre est fort lâche. Un grand nombre d'observations prouvent que les délayants seuls ont guéri les fièvres très-promptement ; mais cette pratique, qui de tout temps a été commune parmi le peuple, ne paraît avoir été soumise à l'examen des personnes de l'art qu'en 1710. Voy. *Ettmuller, édition de* 1736, *par Circelli.*

autres sels neutres possèdent à un degré plus ou moins considérable, la même vertu; il se peut cependant que quelques-uns d'entre eux, et particulièrement les sels ammoniacaux, portent davantage à la surface (1).

161. Comme l'eau froide introduite dans l'estomac, produit souvent les mêmes effets diaphorétiques que les sels neutres (2), il est probable que l'effet des derniers dépend

---

(1) On a préféré le sel ammoniac pour la guérison des fièvres intermittentes; il réussit très-rarement dans les fièvres tierces, il a été quelquefois avantageux dans les fièvres quartes; mais il semble agir particulièrement sur l'accès présent, et avoir peu d'efficacité pour dissiper la cause de la maladie. Cependant il procure quelque rémission, et rend les accès moins dangereux. On n'a pas encore tenté son usage dans les fièvres continues, où il serait peut-être utile.

Hippocrate observe que les évacuations qui ne sont pas critiques prolongent la maladie; il faut faire attention à cette observation dans l'usage des sels neutres : donnés en très-petite quantité ils ne sont d'aucune utilité. Lorsqu'on veut exciter les sueurs, on peut substituer l'alcali volatil aux alcalis fixes *.

(2) L'action de l'eau froide sur l'estomac s'étend sur tout le système, et produit une détermination vers la surface du corps. Souvent il n'y a pas de moyen plus efficace de déterminer les sueurs qu'un grand verre d'eau froide. C'est parce qu'elle porte à la peau, qu'elle arrête le vomissement de même que les sels neutres. Les anciens l'employaient pour modérer le vomissement dans les fièvres intermittentes; on la donne aussi dans les climats du Nord, pour remplir la même indication, néanmoins on n'est pas encore d'accord sur les cas où elle convient particulièrement.

Elle peut produire des effets funestes dans les fièvres inflammatoires, et surtout dans les inflammations locales, telles que l'angine, la pleurésie, etc. Mais elle est utile dans les fièvres lentes nerveuses

* Dans une note que nous retranchons, parce qu'elle contredirait ce qui a été rapporté précédemment (paragraphe 135, note 1). M. Bosquillon citait le docteur Brocklesley comme ayant administré le nitrate de potasse à dose de dix ou douze gros par jour, et paraissait approuver cette pratique tout en observant que peu d'estomacs peuvent supporter le nitre en aussi grande quantité. (D. L.)

16.

de leur puissance rafraîchissante dont j'ai parlé plus haut (§ 134). Quel est l'effet des sels neutres , donnés dans le moment où ils se forment et dans un état d'effervescence (1)? Il est probable que cette circonstance peut augmenter la puissance rafraîchissante de ces sels , et introduire dans le corps une certaine quantité d'air fixe (gaz acide carbonique); mais il me semble qu'il faudrait , pour cet effet , trouver un moyen d'exciter toute l'effervescence dans l'estomac (2).

162. Le troisième moyen (§ 153 , 3°) de déterminer vers la surface du corps , et de dissiper le spasme qui y domine , consiste dans l'usage des sudorifiques et des sueurs.

163. On a beaucoup disputé sur la propriété des sudorifiques ; et l'on a donné de spécieux arguments pour et contre leur usage.

On peut dire, en faveur des sudorifiques , que ,

1° Dans l'état de santé , toutes les fois que l'action du cœur et des artères est augmentée , la sueur survient , et paraît être un moyen de prévenir les effets funestes de cet accroissement d'action ;

---

et dans celles où il y a des signes de putridité. On doit , par conséquent, user avec beaucoup de précaution de l'eau froide dans les climats du Nord et dans les saisons froides , où les fièvres sont communément d'un genre inflammatoire. Elle peut être très-nuisible lorsque le corps est affaibli par des évacuations considérables , c'est pourquoi elle a été quelquefois funeste aux nouvelles accouchées , qui sont toujours plus sensibles que d'autres aux effets du froid , et plus disposées aux maladies inflammatoires.

(1) M. Cullen veut parler du mélange des sels alcalins (carbonates alcalins) avec le suc récent de citron , ou un autre acide végétal quelconque.

(2) On y parvient en administrant d'abord l'acide étendu dans de l'eau , et aussitôt après la solution alcaline : les proportions les plus communément employées sont de un scrupule à un demi-gros de carbonate de potasse ou de soude , contre douze grains d'acide ou une once de sirop tartarique. (D. L.)

2° Dans les fièvres, la solution et la terminaison la plus ordinaire se font par des sueurs spontanées ;

3° On a remarqué que les sueurs, même excitées par l'art, avaient été évidemment utiles dans certaines périodes de la fièvre, et dans certaines espèces de fièvre.

164. D'un autre côté, on peut objecter, contre la pratique des sudorifiques, que,

1° Dans les fièvres, les sueurs spontanées ne survenant pas sur-le-champ, elles doivent être déterminées par quelques circonstances différentes de celles qui y donnent lieu dans l'état de santé ; ce qui doit, par conséquent, faire douter que l'on puisse les exciter artificiellement sans danger ;

2° Dans beaucoup de cas, cette pratique a eu des suites funestes. Les moyens que l'on emploie communément pour exciter les sueurs tendent à produire une diathèse inflammatoire, qui ne peut être augmentée sans beaucoup de danger, si elle n'est dissipée par les sueurs qui succèdent à l'usage des sudorifiques. Ainsi ces remèdes, employés pour prévenir les accès des fièvres intermittentes, ont souvent donné à ces fièvres le type de fièvres continues, qui est toujours dangereux ;

3° L'utilité de cette pratique devient encore plus douteuse, en ce que, quand les sueurs paraissent, elles ne produisent pas toujours une crise finale, comme le prouvent évidemment les fièvres intermittentes et beaucoup de fièvres continues, qui, dès leur commencement, sont quelquefois accompagnées de sueurs qui ne terminent pas la fièvre ; au contraire, les sueurs spontanées ou excitées par l'art paraissent souvent aggraver la maladie (1).

____

(1) Les sueurs critiques sont toujours modérées ; celles qui sont fort abondantes aggravent la fièvre ou la rendent plus rebelle.

165. D'après ces considérations, il est fort douteux que la pratique des sudorifiques puisse être constamment admise ; mais il est également douteux que l'inefficacité de cette pratique, ou les maux que l'on dit qu'elle a produits, ne soient pas dus à la mauvaise méthode dont le praticien a fait usage.

Quant à cette dernière question, les médecins conviennent presque unanimement que,

1° La sueur a été généralement nuisible, lorsqu'on l'a excitée par des médicaments stimulants, échauffants et inflammatoires (1) ;

2° Elle l'a été, quand on l'a excitée par une chaleur externe considérable, et qu'on l'a entretenue en augmentant beaucoup la chaleur du corps ;

3° Elle l'est toujours, lorsqu'au lieu de produire un soulagement prompt, elle augmente, au contraire, la fréquence et la dureté du pouls, l'anxiété et la difficulté de respirer, le mal de tête et le délire ;

4° La sueur est toujours nuisible si on l'augmente, lorsqu'elle n'est pas fluide, lorsqu'elle est partielle, et qu'elle ne coule que des parties supérieures du corps.

166. Il est probable que l'on produit, dans ces cas, une diathèse inflammatoire qui augmente le spasme des petits vaisseaux ; ou que d'autres causes ont tellement fixé ce spasme, qu'il ne peut céder facilement à l'action augmentée du cœur et des artères. Dans l'une ou l'autre supposition, il est évident qu'il peut être très-dangereux d'exciter les sueurs, parce qu'il est à craindre qu'elles ne produisent une détermination fâcheuse sur quelque partie interne.

---

(1) Tels étaient les cordiaux employés par les chimistes et les cartésieus. Sydenham a beaucoup contribué à perfectionner la médecine en bannissant ces remèdes.

167. Quoique les doutes que j'ai élevés (§ 164) méritent de l'attention, et que les méthodes (§ 165) reconnues nuisibles doivent être rejetées, il n'en est pas moins vrai que,

1° Les sueurs ont été certainement utiles pour prévenir l'accès des fièvres, lorsqu'on en a pu prévoir avec certitude l'époque, et que l'on a suivi une méthode convenable (1) ;

2° Lors même que les fièvres se sont en partie développées, les sudorifiques employés convenablement dans le commencement, ou aux approches et pendant la formation graduelle de la maladie, en ont souvent arrêté les progrès ;

3° Lors même que les pyrexies ont duré quelque temps, les sudorifiques s'emploient avec succès pour les guérir, comme on le voit en particulier dans le cas du rhumatisme (2).

---

(1) Boërhaave excitait les sueurs avant l'accès, elles sont alors utiles pour prévenir le spasme ; mais elles ne conviennent point quand les paroxysmes réitérés ont produit la faiblesse.

(2) Les sudorifiques peuvent être utiles quand la fièvre est déclarée, mais il ne faut pas en prolonger l'usage. Les succès de ceux qui ont voulu traiter toutes les maladies par les sudorifiques ont varié suivant les circonstances. Il faut donc y faire une attention particulière ; par exemple, s'il y a une disposition à l'inflammation, combinée avec la fièvre, on doit commencer par la saignée. Ainsi la pratique, presque généralement admise en Angleterre, de guérir les rhumatismes aigus par la poudre de Dower, n'a été avantageuse que parce que l'on commençait par saigner amplement. Les sueurs peuvent convenir quand les fièvres intermittentes ont pris le caractère de continues. Ainsi quand Chalmer observe qu'il a guéri la péripneumonie et les fièvres inflammatoires par les sudorifiques, sans saigner, on doit croire, suivant M. Cullen, que les sueurs n'ont été utiles que parce que ces fièvres étaient

4° Il est vrai enfin que certaines fièvres, produites par une contagion sédative très-puissante, ont généralement été traitées très-heureusement, comme l'expérience nous l'a appris, par les sudorifiques (1).

168. Ces exemples (§ 167) sont en faveur de l'usage des sudorifiques, mais ne fournissent aucune règle générale ; et il faut de nouvelles expériences pour déterminer jusqu'à quel point on en peut admettre quelqu'une sur cet objet. Néanmoins, si l'on doit tenter d'exciter les sueurs, nous pouvons essayer d'établir les règles suivantes pour diriger dans leur usage.

1° Il faut exciter les sueurs sans avoir recours aux médicaments stimulants inflammatoires.

2° Il faut employer très-peu de chaleur externe, et augmenter le moins qu'il est possible la chaleur du corps (2).

---

intermittentes : ce qui confirme cette idée, c'est que l'auteur ajoute, page 57, que ces maladies étaient tont-à-coup suivies de fièvres intermittentes, même dès le septième jour. Par conséquent on pouvait joindre les sudorifiques aux purgatifs, comme le pratiquait Chalmer ; car, dans les fièvres intermittentes, les purgatifs sont souvent avantageux pendant le temps de l'intermission.

(1) Pringle a excité avantageusement les sueurs dans la première et la seconde période de la fièvre des prisons ; Sydenham a aussi recommandé cette pratique dans la peste. Les sudorifiques conviennent souvent dans les maladies putrides ou dans celles qui peuvent faire périr subitement. De là l'usage de traiter la peste et les maladies sporadiques par les sudorifiques, surtout quand il y a peu d'action ; mais dans ces dernières il ne faut les prescrire que dans les commencements de la fièvre, et toujours s'en abstenir lorsqu'on ne connaît pas bien la nature de la maladie.

(2) Quoique la peste se guérisse souvent par les sueurs, Chenot, qui vit celle qui ravagea, il y a vingt-quatre ans, la Transylvanie, observe que la sueur était suivie de symptômes inflammatoires

3° Quand les sueurs ont paru, il faut les entretenir pendant un temps suffisant, jamais moins de douze heures, et quelquefois vingt - quatre ou quarante - huit heures (1). Néanmoins, il faut toujours avoir soin, quand elles paraissent, qu'elles ne soient accompagnées d'aucune des circonstances dont nous avons parlé (§ 165, 3°. 4°.).

4° Il faut, pendant une partie de leur durée, et même aussi long-temps que le malade pourra aisément le supporter, ne point permettre le sommeil (2).

5° Il faut que les sueurs soient répandues universellement sur tout le corps, et avoir, en conséquence, particulièrement soin de les porter aux extrémités inférieures.

6° On pourra rendre cette pratique plus efficace, en donnant en même temps un léger purgatif.

7° Il faut prendre garde d'arrêter les sueurs subitement, par l'application du froid sur une partie quelconque du corps (3).

---

très-graves, et qu'elle était surtout pernicieuse quand elle était abondante; c'est pourquoi il préférait d'exciter, pendant quelque temps, une douce transpiration.

(1) Chalmer prescrit de faire durer les sueurs pendant quarante-huit heures dans les fièvres tierces; néanmoins il ne faut, dans ce cas, qu'exciter une sueur modérée, et entretenir toujours le malade dans une douce chaleur. Cleghorn semble regarder comme indifférente la pratique des médecins de l'île de Minorque, qui dans les fièvres intermittentes font rester les malades dans leur lit pendant tout le temps de l'accès. Cependant cette pratique est fort bonne.

(2) Cela n'est pas toujours d'une nécessité absolue. (B.)

(3) Les médecins qui employaient en Angleterre la poudre de Dower (*voy*. dans la note 3 du § 169, sa composition), faisaient coucher le malade dans des draps de flanelle, parce qu'ils absorbent la sueur et ne se refroidissent pas comme ceux de toile de

169. On peut, en ayant égard aux règles précédentes ,
exciter les sueurs, 1° par le bain chaud , ou en appliquant
des fomentations aux extrémités inférieures (1) ; 2° en faisant
prendre fréquemment des liquides tièdes , surtout de l'eau,
que l'on rend plus agréable en y ajoutant quelque léger
aromate, ou plus puissante par l'addition d'une petite
quantité de vin (2) ; 3° en donnant de petites doses de sels
neutres ; 4° on peut les exciter plus efficacement, et peut-
être avec moins de danger, en donnant une forte dose d'o-
pium, joint à un sel neutre ou à un vomitif (3).

***

lin. Lorsque l'on ne se sert pas de ce moyen , il faut faire changer
souvent de chemise, pour que la sueur ne soit pas réabsorbée par
les pores de la peau.

(1) Chalmer faisait appliquer des briques chaudes aux pieds;
les fomentations sont préférables, en ce qu'elles excitent la sueur
et préviennent les métastases qui sont toujours à craindre quand
la sueur n'est pas universelle.

(2) Les vins blancs, surtout les vins légers de France ou du
Rhin, sont préférables ; il faut les prendre chauds et délayés
dans beaucoup d'eau simple, d'eau d'orge ou de petit-lait. (B.)

(3) Cette composition forme la fameuse poudre de Dower, qui
se trouve dans la pharmacopée de Londres, sous le nom de poudre
d'ipécacuanha composée. Elle renferme huit parties de sulfate et
de nitrate de potasse, une d'opium et une d'ipécacuanha : dix
grains sont la dose commune ; on en a cependant donné jusqu'à
un scrupule sans aucun inconvénient, et on a réitéré cette dose
toutes les deux ou trois heures, jusqu'à ce qu'elle produisit son effet. Néanmoins douze à quinze grains sont la dose la plus ordinaire ,
et celle que l'expérience a démontrée la plus avantageuse ; à plus
haute dose elle produit souvent des nausées et est rejetée par le
vomissement. La poudre de Dower, préparée suivant la pharmacopée d'Edimbourg, contient neuf parties de sels neutres,
une d'opium et une d'ipécacuanha. La dose de cette poudre est,
en conséquence, presque la même que celle de la première.
D'après la traduction française de l'ouvrage de Dower, intitulé :

Dans quelles circonstances doit-on introduire dans l'estomac une grande quantité d'eau froide pour exciter la sueur?
Voyez *Celse , liv. III , chap. VII-IX* (1).

Legs d'un médecin à sa patrie, on prend, pour préparer cette
poudre, une once d'opium, quatre onces de salpêtre (nitrate de
potasse), et autant de tartre cru (tartrate acidule de potasse);
une once d'ipécacuanha et autant de réglisse; on met le nitre
et le tartre dans un mortier de fer rougi au feu; on remue ce
mélange avec une cuiller de fer, jusqu'à ce que la détonation soit
finie; on le réduit ensuite en poudre fine et on le mêle avec l'opium.

Il faut, lorsqu'on administre cette poudre, que le malade s'abs-
tienne de boire au moins une heure après l'avoir prise, parce
qu'elle excite plus facilement la nausée, quand elle est fort dé-
layée dans l'estomac; et, lorsque la nausée est assez forte pour
être suivie du vomissement, ses effets, comme sudorifiques, sont
beaucoup plus faibles. Mais lorsque la sueur paraît, il faut donner une grande quantité de boissons délayantes, le médicament
ne pouvant plus alors produire de fortes nausées. Dower recommandait de boire beaucoup de *posset*, qui est une espèce de
petit-lait, préparé avec la bière ou le vin et l'eau. (B).

(1) Dans la fièvre ardente, qui est à son plus haut période
avant le quatrième jour, Celse veut, lorsqu'une soif considérable
a précédé, qu'on gorge le malade d'eau froide jusqu'à ce que le
vomissement survienne. Il dit que quelques médecins se contentent
de donner autant d'eau froide que le malade peut en supporter,
sans tenter d'exciter le vomissement. Mais dans l'un et l'autre
cas, on couvrait bien le malade; le sommeil survenait communément, lorsque la chaleur était diminuée, et était accompagné
d'une sueur abondante qui dissipait la maladie. On défendait
l'eau froide lorsqu'il y avait quelque tumeur ou quelque douleur
à la poitrine ou à la gorge, ou ulcère, faiblesse, dévoiement, ou
enfin de la toux : ce qui prouve que les anciens redoutaient
l'usage de l'eau froide, lorsqu'ils soupçonnaient quelque inflammation locale. Celse observe, dans le chap. IX, que cette méthode n'était pas nouvelle, et qu'il y eut, peu de temps après

170. Le quatrième moyen (§ 153 , 1°.) de déterminer l'activité de la circulation vers la surface du corps , et de dissiper le spasme des petits vaisseaux , est l'usage des émétiques.

171. Les émétiques , et particulièrement les émétiques antimoniaux, ont été employés , pour la guérison des fièvres , depuis l'introduction des médicaments chimiques ; mais , pendant long-temps , ils n'ont été recommandés que par les chimistes , ou par les praticiens , partisans de la chimie ; et, quoique depuis peu leur usage soit devenu fort commun , on ne convient pas encore de leur efficacité , et l'on n'a pas en général expliqué leur manière d'opérer.

172. Le vomissement est, à beaucoup d'égards , utile dans les fièvres : il évacue les matières contenues dans l'estomac , exprime la liqueur des conduits biliaire et pancréatique , nettoie le duodenum et peut-être même une grande portion des intestins, produit une secousse de tous les viscères de l'abdomen, y facilite la circulation, et favorise leurs différentes sécrétions ; il agit de la même manière sur le thorax dont il ébranle les viscères. Tous ces différents effets sont avantageux dans beaucoup de cas et de symptômes fébriles ; mais ils ne peuvent être proprement l'objet de notre examen , ici où nous nous proposons uniquement

---

Hippocrate , un certain Petron qui, dès les commencements de la fièvre , excitait d'abord une chaleur et une soif considérables, en faisant couvrir beaucoup le malade ; ensuite, lorsque la fièvre commençait à se modérer, il faisait prendre une très-grande quantité d'eau froide, et regardait la fièvre comme guérie, s'il pouvait exciter la sueur ; si elle ne survenait pas, il recourait de nouveau à l'eau froide, jusqu'à ce qu'il pût produire le vomissement.

de considérer l'action par laquelle le vomissement détermine les humeurs vers la périphérie (1).

173. Nous n'attribuons pas cet effet à la commotion que
produit le vomissement en agitant toute la machine, mais
à la manière particulière d'agir des émétiques sur les fibres
musculaires de l'estomac (2), à l'aide de laquelle ils raniment
l'action des petites artères de la surface du corps, déterminent en conséquence le sang à s'y porter avec force,
dissipent leur atonie, et détruisent le spasme qui y domine.

174. D'après les différentes observations que nous avons
faites précédemment (§ 44), il est aisé de voir que les émétiques agissent de cette manière, et qu'ils sont en conséquence des remèdes très-convenables pour la guérison des
fièvres.

175. On donne, pour cet effet, les émétiques de deux
manières différentes ; c'est-à-dire, ou à des doses capables
d'exciter des vomissements copieux et réitérés ; ou en très-
petite quantité, de manière à ne produire qu'un malaise
et la nausée, avec peu ou point de vomissement.

---

(1) Cette détermination est un des principaux avantages des
émétiques ; un des moyens que la nature emploie pour faire succéder, dans les fièvres intermittentes, l'accès de chaud à celui
de froid ; et la nausée est, en général, d'autant plus violente que
l'accès de froid est plus près de se terminer. Un émétique donné
pendant l'accès de froid de la fièvre, l'arrête et fait succéder l'accès de chaud. La nausée ne survient pas dans les fièvres, parce
que l'estomac est irrité par une matière quelconque, mais elle est
l'effet du spasme de la surface du corps, qui se communique à ce
viscère en raison de la sympathie qui existe entre ces parties.

(2) Dans la croyance où était M. Cullen que ces fibres musculaires sont formées par les extrémités des nerfs (*voyez* sa Physiologie), il supposait que l'action de l'émétique avait lieu sur le
système nerveux même, ou sur les houppes nerveuses de l'estomac. (B.)

176. Le vomissement copieux est très-convenable pour produire les différents effets dont j'ai parlé § 172. Il peut également déterminer la circulation vers la surface du corps, de manière à prévenir l'atonie et le spasme qui entretiennent la fièvre. Ainsi l'on a remarqué que le vomissement excité un peu avant le temps où l'on attendait l'accès d'une fièvre intermittente, en avait totalement empêché le retour. On a aussi observé que, quand quelqu'un avait été affecté de la contagion, et que ses premiers effets s'étaient manifestés, le vomitif donné sur-le-champ prévenait la fièvre, que l'on avait d'ailleurs lieu d'attendre. Voyez *Lind* sur *les fièvres* et *l'infection* (1).

177. Tels sont les avantages que l'on peut obtenir en excitant le vomissement aux premières approches des fièvres, ou de leurs paroxysmes (2); lorsque les fièvres sont formées, on peut encore recourir au vomissement, pour dissiper, peut-être entièrement, l'atonie et le spasme, ou au moins pour les modérer, de manière que la fièvre puisse parcourir ses périodes avec moins de violence et moins de danger.

---

(1) L'observation de Lind est vraie ; mais on ne doit pas penser, comme le croit cet auteur, que les avantages des émétiques, dans ce cas, soient dus à ce que la contagion a son siège dans l'estomac. L'émétique n'est utile que parce qu'il arrête le spasme qui augmente ou détermine la fièvre. Souvent même quand la fièvre a eu plusieurs paroxysmes, il la fait cesser ; mais comme il ne produit cet effet que quand il n'excite pas le vomissement, on ne peut pas dire qu'il guérisse en chassant la matière morbifique.

(2) Quand il y a disposition inflammatoire ou congestion, les vomissements copieux peuvent occasioner une détermination dangereuse, particulièrement vers les viscères de l'abdomen, comme il arrive assez fréquemment dans les fièvres intermittentes.

178. Néanmoins on a rarement vu le vomissement produire une solution parfaite des fièvres ; et quand les fièvres se sont manifestées , il est communément nécessaire de réitérer plusieurs fois le vomissement ; mais cette pratique a ses inconvénients , et est quelquefois désavantageuse. En général , l'action du vomissement copieux cesse promptement , et souvent ses effets occasionent la faiblesse : c'est pourquoi , lorsque le vomissement ne dissipe pas totalement l'atonie et le spasme , il peut les faire revenir avec plus de force.

179. C'est pour ces raisons que, lorsque les fièvres sont entièrement formées , les médecins pensent qu'il est convenable de n'employer les émétiques qu'à des doses capables de n'exciter que la nausée. Ces doses peuvent ranimer l'action des petits vaisseaux , et elles agissent d'une manière plus permanente. Leur vertu même se manifeste souvent par la sueur modérée qu'elles excitent ; et l'on doit d'autant moins redouter leur action qu'elles produisent communément quelques évacuations par les selles.

180. Tels sont les avantages que l'on peut procurer en donnant les émétiques à des doses capables d'exciter la nausée ; il ne me reste plus qu'à désigner les médicaments les plus propres à être employés de cette manière , à déterminer le temps le plus convenable de les donner, et à indiquer la meilleure méthode de les administrer.

181. Les émétiques les plus usités aujourd'hui sont l'ipécacuanha et l'antimoine.

On peut employer le premier dans tous les cas où les émétiques conviennent, particulièrement dans les cas indiqués § 172. On peut aussi le donner à grandes ou à petites doses, pour produire une détermination vers la surface du corps ; mais il excite si facilement le vomissement , lors même qu'il est donné à très-petites-doses, que l'on ne peut l'employer que difficilement , lorsqu'on ne veut qu'exciter la nausée ;

et de quelque manière qu'on le donne, il y a lieu de croire que ses effets sont moins permanents, et se communiquent moins puissamment de l'estomac au reste du système, que ceux des émétiques antimoniaux.

182. C'est pourquoi on préfère en général l'antimoine (1); et ses préparations, différentes en apparence, peuvent toutes se rapporter à deux classes principales. La *première* comprend les préparations où la partie métallique est dans un état tel que les acides peuvent agir sur elle; et, en conséquence, la rencontre des acides contenus dans l'estomac peut donner de l'activité à ces préparations. La *seconde classe* comprend les préparations où cette partie est déjà jointe à un acide qui lui donne de l'activité.

183. Il y a un grand nombre de préparations qui peuvent être rapportées à chacune de ces classes; mais, comme elles ne diffèrent pas essentiellement les unes des autres, je me contenterai de comparer la chaux d'antimoine nitrée du dispensaire (d'Edimbourg 2) avec le tartre émétique du même dispensaire (tartrate antimonié de potasse). La première, autant que je puis en juger, est presque la même chose que ce qu'on appelle la poudre de James (3). On ne

---

(1) On peut joindre aux vomitifs indiqués ici, la scille, le kermès minéral et le vin d'antimoine.

(2) Cette chaux se prépare en faisant détoner l'antimoine avec le triple de son poids de nitre (nitrate de potasse); on la nomme *antimoine diaphorétique minéral*, et *chaux blanche d'antimoine* (oxide blanc d'antimoine).

(3) La poudre de James paraît être formée primitivement de :

Sulfate d'antimoine . . . . 3 ij
Phosphate de chaux . . . . 3 j ß
Et nitrate de potasse. . . . . 3 iv

que l'on fait détoner ensemble, et dont on lave le résidu; ce qui en réduit les composants à de l'oxide blanc d'antimoine et du phosphate de chaux calciné. (D. L.)

peut guère déterminer laquelle de ces deux préparations est la plus propre à produire, dans le traitement des fièvres, les effets que nous avons indiqués plus haut; la première peut jouir de quelques avantages par sa manière plus lente d'agir, et elle semble pouvoir être employée plus sûrement comme sudorifique et purgative, néanmoins l'incertitude de la dose à laquelle on peut la prescrire me paraît être un inconvénient; souvent elle a donné lieu au praticien timide d'être trompé dans son attente, et elle a été cause du mal qu'a produit le praticien hardi. D'un autre côté, on peut exactement déterminer la dose du tartre émétique (tartrate antimonié de potasse), et le donner, à ce que je crois, de manière à en obtenir tous les avantages qu'on peut attendre de la préparation précédente.

184. Quelle que soit, entre ces préparations, celle que l'on emploie, je pense que le temps le plus convenable de les donner (1), est celui où viennent les accès, ou un peu avant, lorsqu'on peut le connaître avec certitude. Dans les fièvres continues il n'est pas toujours aisé d'observer les

---

(1) Thomson prescrivait les émétiques après le froid des intermittentes, parce que le vomissement naturel est alors plus considérable; mais M. Cullen observe avec raison qu'il vaut mieux le donner plus tôt : car pour dissiper le spasme et le froid, il faut exciter la nausée dès que le spasme est formé. Lind veut que l'on donne le vomitif dès que le malaise commence à se faire sentir. Cependant comme c'est le vomissement qui fait cesser le froid des fièvres, et non pas la cessation du froid qui produit le vomissement, il paraît que l'émétique convient particulièrement quand la maladie commence à se former, parce qu'il tend à guérir le spasme, qui est plus ou moins fort; donné pendant la sueur il la rend plus égale. On ne doit exclure le vomitif que dans les cas où il y a congestion ou inflammation considérable, et il faut toujours le donner le plus tôt possible, parce que le spasme devient d'autant plus difficile à détruire, que le paroxysme a été plus souvent réitéré.

redoublements ; mais il y a lieu de croire que l'un vient
communément vers midi , ou immédiatement après ; et
l'autre le soir ; par conséquent ces temps sont les plus convenables pour donner les vomitifs.

185. Quant à la manière de les administrer, celle de la
chaux d'antimoine nitrée est simple ; on donne en une seule
fois toute la dose que l'on juge convenable, et l'on ne doit
pas la réitérer avant le temps de l'accès suivant (1).

L'administration du tartre émétique est différente. Il faut
le donner à petites doses, qui ne soient pas capables d'exciter le vomissement, et répéter plusieurs fois ces mêmes
doses, à des intervalles courts, jusqu'à ce que le malaise,
la nausée et le vomissement surviennent ; mais ce dernier
doit être léger. La différence de l'administration de ce remède doit dépendre des doses que l'on donne, et du temps
que l'on met entre les intervalles. Si l'on veut qu'il agisse
absolument par les selles, il faut en donner de petites doses,
et mettre de longs intervalles entre chacune. Au contraire,
lorsqu'il convient de faire vomir, ou bien lorsqu'on veut
éviter de purger beaucoup, et que néanmoins on veut faire
vomir légèrement, il faut donner des doses plus fortes, et
mettre entre elles des intervalles plus courts.

186. On réitérera la dose de ces deux espèces de pré-

---

(1) La dose est de 10 ou 12 grains ; mais les effets, dit M. Bosquillon dans ses notes manuscrites sont très-incertains ; son action
tion étant quelquefois nulle et quelquefois très-violente. Cela tient
sans doute aux circonstances de l'opération. En donnant pour synonymie *oxide blanc d'antimoine*, nous avons supposé, ce qui
n'est point indiqué dans le texte, que l'antimoine était complète-
ment oxidé par le nitrate de potasse, et que le résidu avait été
exactement lavé ; mais comme il peut quelquefois en être autrement, il est difficile de compter sur l'identité de cette substance
préparée par plusieurs pharmaciens ; aussi est-elle aujourd'hui assez
généralement abandonnée. (D. L.)

parations aux approches de l'accès, mais il ne faut pas le faire souvent ; car si la première dose, donnée avec les précautions convenables, produit peu d'effet, il est rare que l'on en obtienne beaucoup des doses suivantes ; il arrive quelquefois que les vomissements réitérés, et particulièrement les purgations réitérées, nuisent en affaiblissant le malade.

187. Les antispasmodiques constituent la seconde classe de médicaments internes (§ 152, 2°), que je regarde comme utiles pour dissiper le spasme des petits vaisseaux. Je ne puis déterminer quels sont, entre les remèdes qui portent ce nom, ceux que l'on peut mettre convenablement en usage ; et leur manière d'agir est fort obscure. Il est certain néanmoins que l'opium, le camphre, le musc, et peut-être quelques autres, ont été employés avec avantage dans les fièvres : mais je trouve qu'il est difficile de décider les circonstances où ils conviennent spécialement, et où ils sont sans danger ; c'est pourquoi je ne puis tenter d'établir ici aucune règle générale à leur égard.

188. Les moyens externes (§ 151) propres à dissiper le spasme des petits vaisseaux, sont les *vésicatoires* et le *bain chaud.*

189. Les médecins ne sont pas encore d'accord sur les effets des vésicatoires que l'on emploie si fréquemment dans les fièvres. On a soutenu un grand nombre d'opinions différentes sur cet objet, fondées non-seulement sur le raisonnement, mais même, à ce que l'on supposait, sur l'expérience : néanmoins je n'entrerai ici dans aucune discussion, je me contenterai d'exposer mon sentiment en peu de mots.

190. Je suis persuadé que la petite quantité des cantharides qui est absorbée des emplâtres vésicatoires, ne suffit pas pour changer la consistance de la masse du sang ; et que par conséquent cette quantité ne peut, ni produire aucun

avantage, en résolvant la viscosité inflammatoire, si elle existe, ni faire de mal, en augmentant la dissolution du sang occasionée par sa tendance à la putridité. C'est pourquoi je néglige entièrement de m'occuper des effets des cantharides sur les fluides.

191. L'inflammation produite par l'application de cantharides sur la peau, est une preuve certaine de leur puissance stimulante : mais, chez beaucoup de personnes, l'effet de ce stimulus n'est pas considérable ; chez un grand nombre, il ne se communique pas à tout le système, et, même lorsque cet effet a lieu sur tout le système, il paraît qu'il se dissipe entièrement, dès que l'épanchement s'est formé, et que la sérosité (1) sort de la partie où l'on a appliqué le vésicatoire. D'où je conclus que l'on ne peut ni espérer de grands avantages, ni craindre beaucoup de la puissance stimulante des vésicatoires ; et la certitude de cette conclusion est fondée sur l'utilité marquée que l'on retire de leur usage convenable dans les maladies inflammatoires.

192. On a attribué beaucoup d'effets à l'évacuation produite par les vésicatoires ; mais cette évacuation n'est jamais assez considérable pour affecter tout le système ; en conséquence, elle ne peut, en occasionant un vide subit, relâcher les vaisseaux sanguins, ni, en produisant une révulsion, affecter la distribution générale des fluides.

____

(1) Les vésicatoires rendent, pendant leur action, le pouls plus vif, plus dur, et occasionent une chaleur plus considérable dans tout le corps. Mais ils ne produisent aucun changement dans le pouls chez ceux qui jouissent d'une parfaite santé ; et lorsque l'épanchement de sérosité s'est formé, la tension des vaisseaux diminue dans les maladies fébriles : c'est ce qui a fait croire à M. White, que le pouls devenait moins fréquent après l'action des vésicatoires.

193. Néanmoins, l'évacuation est assez considérable pour affecter les vaisseaux voisins ; et l'utilité évidente des vésicatoires appliqués près de la partie affectée, dans les maladies inflammatoires, me porte à croire qu'ils modèrent le spasme des vaisseaux situés profondément, en occasionant une dérivation vers la peau, et en y produisant un épanchement. Je crois que c'est de cette manière que le gonflement qui survient dans une articulation, dissipe la douleur de rhumatisme qui y était fixée, par l'épanchement qui se fait dans le tissu cellulaire qui est au-dessous de la peau.

194. On peut, d'après l'analogie, croire que les bons effets des vésicatoires dans les fièvres continues, sont dus à ce qu'ils diminuent le spasme des petits vaisseaux, à raison de la communication de la partie où l'on a appliqué les vésicatoires, avec le reste de la peau ; ce qui est aisé à expliquer, d'après l'effet du vésicatoire dans la colique et la dysenterie.

195. Il me paraît que les vésicatoires peuvent s'employer dans toutes les périodes des fièvres continues (1) ; mais je

(1) Pringle (*Maladies des armées, part. III, chap I.*) prétend que, dans les fièvres dont la durée est déterminée, les vésicatoires n'agissent que lorsque la maladie est fort avancée. Il y avait d'abord recours dans toutes les fièvres inflammatoires, lorsqu'il pensait que le malade n'était plus en état de supporter la saignée ; mais ayant remarqué ensuite, que souvent les vésicatoires ne procuraient pas la solution de la fièvre, il borna leur usage aux cas où il pouvait être particulièrement sûr de leur efficacité. Ainsi, lorsque le mal de tête ne se dissipait point après la première saignée et après avoir procuré la liberté du ventre, il faisait mettre le vésicatoire entre les épaules, et il observe qu'il était rare que le malade n'en fût pas soulagé. Il l'appliquait au même endroit lorsqu'il y avait de la toux ou quelque autre signe de l'inflammation des poumons : mais lorsque le malade se plaignait d'un point de côté, il recommandait de mettre le vésicatoire sur l'endroit affecté.

pense qu'ils produiront les plus grands avantages dans l'état avancé de ces fièvres, lorsque la réaction étant plus faible, les doutes sur la vertu stimulante des vésicatoires ne subsistent plus, et qu'ils peuvent concourir plus avantageusement avec les autres circonstances qui tendent à dissiper entièrement le spasme.

196. D'après la manière dont j'ai considéré cette matière dans les § 193 et 194, il est évident que la partie du corps sur laquelle on doit appliquer les vésicatoires, est indifférente, excepté dans le cas où l'on soupçonne une affection locale; car alors il faut les placer le plus près possible de la partie affectée.

197. Il peut être douteux que les *sinapismes* et les autres *rubéfiants* (1) agissent d'une manière analogue à ce que nous avons supposé à l'égard des vésicatoires; cependant cela est probable d'après leurs effets dans le rhumatisme et les autres maladies inflammatoires.

198. Le second moyen externe de dissiper le spasme des petits vaisseaux, est le bain chaud. Les anciens l'employaient fréquemment et dans différentes circonstances; mais il a été négligé jusqu'à nos jours par les médecins modernes. Comme la chaleur du bain stimule les petits vaisseaux de la surface, et que, de concours avec l'humidité, elle y produit un relâchement, il paraît que c'est un stimulus que l'on peut employer

(1) Il y a trois espèces de remèdes de ce genre; savoir, 1º ceux qui augmentent la chaleur de la partie, que l'on doit proprement appeler *épispastiques*, quoique l'on prenne communément ce terme dans une signification générique; 2º ceux qui excitent la chaleur et un certain degré d'inflammation, appelés *rubéfiants;* 3º ceux qui produisent des cloches, généralement connus sous le nom de *vésicatoires.*

Les sinapismes ou les rubéfiants sont peut-être préférables aux vésicatoires, quand on veut évacuer plus d'humeurs; mais ils ne se guérissent pas aussi facilement.

sans danger, et qui est très-convenable pour dissiper le spasme de ces vaisseaux.

199. On peut, par le moyen de l'immersion, dans l'eau, appliquer ce stimulus sur tout le corps ; mais on y trouve souvent beaucoup d'obstacles ; et l'expérience ne m'a pas appris si l'on pouvait par les bains de vapeurs éviter une partie des inconvénients de l'immersion ; néanmoins des observations réitérées m'ont convaincu que l'on pouvait remplir la plupart des indications du bain chaud, par les fomentations aux jambes et aux pieds (1), administrées convenablement, et continuées pendant un temps suffisant, lequel ne doit pas être moins d'une heure.

200. Les signes auxquels on reconnaît les bons effets de ces fomentations, sont la facilité avec laquelle le malade les supporte, la diminution du délire et le retour du sommeil (2).

201. Après avoir considéré les différents moyens de remplir la première indication générale dans la cure des fièvres, je vais passer à la seconde (§ 126), qui est *de dissiper la cause de la faiblesse, ou d'en arrêter les effets.*

202. La plupart des puissances sédatives qui produisent la faiblesse, cessent d'agir immédiatement après leur première application ; en conséquence, les moyens de les détruire ne

---

(1) Il suffit de faire ces fomentations avec des linges chauds et humides, les différentes substances que l'on fait bouillir dans l'eau ne les rendent pas plus efficaces. Il faut renouveler ces fomentations toutes les deux heures, et les continuer quelque temps, parce que la première fois qu'on les applique, leur effet est peu sensible. Les pédiluves sont aussi usités avec succès ; ils stimulent les petits vaisseaux et diminuent le spasme.

(2) La sueur, qui succède fréquemment à ces fomentations, est aussi très-avantageuse ; mais elle devient dangereuse quand elle est accompagnée de vitesse du pouls, de chaleur et de jaunisse.

sont pas l'objet de l'indication présente. Il n'y a qu'une de ces puissances dont on peut supposer que l'action continue long-temps, c'est la contagion; mais nous ne connaissons rien relativement à la nature de la contagion qui puisse nous diriger de manière à prendre des mesures pour la dissiper ou la corriger. Nous savons seulement que ses effets, comme puissance sédative, sont de produire la faiblesse, ou, comme ferment, de communiquer aux fluides une tendance à la putréfaction. Nous considérerons dans notre troisième indication générale, les moyens de prévenir ce dernier effet; le premier seul sera l'objet dont nous allons nous occuper ici.

203. La faiblesse occasionée dans les fièvres par la contagion ou par d'autres causes, se manifeste spécialement par la diminution de l'énergie du cerveau; mais nous ne savons pas parfaitement en quoi consiste cette diminution d'énergie, ni comment on pourrait directement y remédier. Néanmoins, comme la nature paraît, pour remplir cette indication, ranimer l'action du cœur et des artères, on doit attribuer la continuité de la faiblesse au défaut de réaction du système sanguin, de manière que les moyens propres à dissiper la faiblesse, doivent tendre immédiatement à soutenir et augmenter l'action du cœur et des artères; les remèdes dont on fait usage pour obtenir ces effets, sont les *toniques* ou les *stimulants.*

204. On sait que le ton du cœur et des artères est considérablement diminué dans les maladies contagieuses, comme le prouvent leurs effets et l'ouverture des cadavres. En conséquence, les remèdes toniques y sont convenablement indiqués.

On peut considérer ces toniques comme formant deux genres différents; le premier est la puissance du froid, le second, celle des médicaments toniques.

205. J'ai parlé plus haut (§ 90) de la puissance du froid,

comme tonique ; on en fait usage dans les fièvres , de deux manières ; savoir, ou en introduisant des substances froides dans l'estomac, ou en les appliquant sur la surface du corps.

206. Comme on a prouvé plus haut que la puissance du froid pouvait se communiquer d'une partie quelconque à toute autre partie du système , on conviendra facilement que l'estomac est un viscère aussi propre à produire une semblable communication que toute autre partie ; et que les boissons froides peuvent, en conséquence, être un tonique utile dans les fièvres (1).

______

(1) Le froid est tonique à un certain degré ; mais lorsqu'il est trop vif, il produit chaleur et rougeur sur la partie qui y est exposée. Il paraît qu'il agit principalement sur les vaisseaux capillaires. Il peut nuire toutes les fois qu'il y a disposition inflammatoire ; néanmoins il est toujours utile quand il y a une faiblesse considérable et un commencement de putridité. Il arrête, par son stimulus , les effets de la faiblesse. L'instinct le demande dans les fièvres ; l'art seul a pu introduire une pratique contraire. Les Italiens, comme on l'a vu plus haut, en font un grand usage : on ne doit pas se décider ici d'après l'autorité des auteurs ; chacun a son opinion fondée plutôt sur des essais que sur la raison. Les boissons chaudes sont toujours sans danger , mais ne peuvent jamais agir comme un remède puissant ; les froides sont ou très-dangereuses ou très-utiles : leur usage pourra être jusqu'à un certain point déterminé d'après les règles suivantes :

1° Les boissons froides sont nuisibles dans les inflammations , parce qu'elles augmentent la diathèse inflammatoire. Galien , qui les employait fréquemment , avait déjà fait cette remarque.

2° Les boissons froides exigent beaucoup de circonspection dans les cas douteux , dans les fièvres inflammatoires et dans celles qui règnent durant le printemps dans les pays froids.

3° Les boissons froides sont nécessaires dans les fièvres nerveuses , dans les fièvres putrides et dans les maladies d'automne.

4° L'eau froide augmente le ton du système , et peut être avanta-

207. La vertu tonique des boissons froides est confirmée par l'expérience de tous les siècles : on a cependant fréquemment observé que, dans certaines circonstances, elles avaient été très-nuisibles; et qu'en conséquence, leur usage dans les fièvres exigeait quelques restrictions. Il est difficile de déterminer quelles sont ces restrictions, et quelles sont les circonstances qui peuvent interdire l'usage des boissons froides; mais il paraît évident que l'on doit les proscrire, dans tous les cas où la diathèse inflammatoire domine dans le système, et spécialement lorsqu'il y a des affections locales de nature inflammatoire.

208. La seconde méthode d'employer le froid comme tonique, consiste à l'appliquer à la surface du corps. J'ai parlé plus haut (§ 133) de la vertu rafraîchissante dont jouit l'air froid, mis ainsi en usage, pour modérer la violence de la réaction; mais il est probable que l'on peut encore le considérer ici comme tonique, et comme un remède utile dans les cas de faiblesse.

209. Non-seulement l'air froid peut être appliqué sur la surface du corps, comme rafraîchissant, et peut-être comme tonique, mais on peut aussi faire usage de l'eau froide. Les anciens l'appliquaient fréquemment avec avantage, sur certaines parties, comme tonique (1); mais c'est une décou-

---

geuse dans l'état avancé des fièvres, lorsqu'il n'y a point de détermination topique.

5o Dans les pays chauds, le temps où l'eau froide peut être la plus convenable pour terminer la maladie, est celui où la fièvre est portée à son plus haut degré. *Voyez* Hoffmann, Cleghorn, Rivière. Les anciens la donnaient pendant la chaleur de la fièvre pour exciter la sueur.

(1) Galien cite des cas où il pense que l'on doit faire usage du bain froid. Aretée parle des aspersions d'eau froide dans la phrénésie. Floyer rapporte que des malades échappés pendant le délire

verte des modernes de laver tout le corps avec de l'eau froide, dans les cas de fièvres putrides accompagnées de beaucoup de faiblesse.

210. Cette pratique fut tentée, pour la première fois, à Breslaw dans la Silésie, comme il le paraît d'après la dissertation qui porte le titre de *Epidemia verna quæ Wratislaviam, anno* 1737, *afflixit*, et qui se trouve dans l'appendix joint aux *Acta Nat. Curios. vol. X* (1). D'autres auteurs nous apprennent que cette pratique a été adoptée dans quelques contrées voisines : néanmoins je ne sache pas qu'on en ait jusqu'ici fait l'essai en Ecosse.

211. Les médicaments que l'on a employés comme toniques dans les fièvres, sont de différentes espèces. Si le sucre de Saturne (acétate de plomb cristallisé) a quelquefois été reconnu utile, il est probable que c'est comme tonique plutôt que comme rafraîchissant ; et l'*Ens Veneris* (2), ou les autres préparations de fer que l'on a mis en usage, ne peuvent agir que comme toni-

---

ont été guéris en se jetant dans des mares ou en restant sur le pavé. Circelli, dans ses notes sur Ettmuller, recommande d'appliquer sur le creux de l'estomac un drap trempé dans l'eau froide, lorsque le malade se plaint de ressentir des anxiétés vers les *præcordia*. Houllier a introduit cette pratique en France : il conseille de baigner les extrémités dans l'eau froide et le vinaigre.

(1) Cette pratique a été introduite par Godefroi Haen, qui guérit à Breslaw une fièvre épidémique, putride, pétéchiale, par l'usage de l'eau froide ; son frère Haen de Schweditz a écrit sur l'usage du bain froid. Sthriber de Pétersbourg a remarqué aussi que le bain froid était excellent dans les fièvres. Il convient particulièrement dans les fièvres lentes nerveuses et putrides où il y a une grande faiblesse. (Voyez l'ouvrage de Giannini, della Natura delle febbri e del miglior metodo di curarle, Milano, 1805, et l'article *affusion* du Dictionnaire des sciences médicales. D. L.)

(2) M. Cullen parle de l'*Ens Veneris* de Boyle, ou du *sulphur anodynum Martis*, qui est une préparation de fer.

ques. On peut présumer que les préparations de cuivre, d'après leurs effets dans l'épilepsie, possèdent une vertu tonique; mais il peut être incertain que leur usage dans les fièvres soit fondé sur leurs vertus tonique ou émétique. L'utilité de l'arsenic (1) et de l'alun (2), dans les fièvres intermittentes, semble évidemment dépendre de leur vertu tonique. Enfin, il peut y avoir quelques cas de fièvres continues, guérissables par les toniques tirés du règne minéral; mais on a rarement fait usage de ces remèdes; leurs effets sont incertains, et les médecins ont plus communément employé les toniques tirés des végétaux.

212. On a fait usage d'un grand nombre de remèdes de ce genre, pour la guérison des fièvres intermittentes; mais l'on n'a pas encore suffisamment déterminé quels sont ceux que l'on doit préférer dans les fièvres continues, ni dans quelles circonstances on doit les employer; et je n'examinerai ici cette question que relativement au plus célèbre de ces toniques, qui est l'écorce du Pérou.

213. Cette écorce a communément été considérée comme un spécifique, ou comme un remède dont on ne concevait pas la manière d'agir. Néanmoins on doit permettre de faire des recherches sur cet objet, et je pense que l'on peut en rendre raison.

214. Il faut, pour y parvenir, remarquer que, dans beaucoup de cas, on s'aperçoit des effets du quinquina, dès qu'il est reçu dans l'estomac, et avant qu'il ait pu passer dans la masse du sang : d'où l'on doit conclure que ses effets

---

(1) Le docteur Jacob a recommandé l'arsenic dans les fièvres intermittentes; mais, quoiqu'il ait été quelquefois utile, on doit entièrement le rejeter à raison de ses effets pernicieux; il est certain que ce poison agit comme sédatif et comme tonique.

(2) L'usage de l'alun à l'intérieur a été quelquefois avantageux dans les fièvres intermittentes, surtout lorsqu'on l'a joint à quelques aromates tels que la muscade.

ne sont pas dus à son action sur les fluides, mais à celle qu'il exerce sur les nerfs de l'estomac, qui de là se communique à tout le reste du système nerveux. Cette action du quinquina paraît être une vertu tonique ; en effet, il convient dans beaucoup de cas de faiblesse, particulièrement dans la gangrène ; et, comme le retour des accès de fièvres intermittentes dépend du retour de l'atonie (§ 35 et 36), il est probable que le quinquina prévient ces accès par sa vertu tonique ; ce qui est fortement confirmé par l'observation qui constate que beaucoup d'autres médicaments toniques remplissent la même indication.

215. Si l'on peut ainsi expliquer l'action du quinquina, en admettant qu'il possède une vertu tonique, il est aisé d'apercevoir combien il est peu convenable lorsque la diathèse inflammatoire domine ; et l'on peut déterminer, d'après cette manière de voir, dans quels cas de fièvre continue l'on peut en faire usage. Il convient, ou lorsqu'il y a eu des rémissions considérables, pour prévenir le retour des redoublements, de la même manière qu'on le prescrit dans les fièvres intermittentes ; ou dans l'état avancé des fièvres, lorsqu'il n'y a plus aucun soupçon de disposition inflammatoire, et que la faiblesse générale domine dans tout le système ; son usage, dans cette circonstance, est assez conforme à la pratique actuelle (1).

---

(1) Comme le quinquina est un des remèdes les plus importants, j'ai cru nécessaire de joindre ici quelques réflexions, 1° sur le temps le plus convenable de le prescrire ; 2° sur les règles à observer pendant son usage ; 3° sur les remèdes qui jouissent de la même vertu.

Du temps convenable pour prescrire le quinquina.

Pour guérir la fièvre, il faut arrêter l'accès de froid qui est la cause de la maladie ; on doit, en conséquence, donner le quinquina dans l'intervalle des accès. Il ne convient pas pendant la chaleur de la fièvre , parce qu'alors l'action du cœur et des artères est considérablement augmentée , ni pendant le frisson , à cause de la contraction spasmodique des vaisseaux de la surface, qui donne lieu à des congestions dans les viscères. Tous les toniques nuisent dans ce cas, en ce qu'ils augmentent la constriction. C'est pourquoi quelques médecins ont porté la précaution jusqu'à craindre de prescrire le quinquina , lorsque l'accès a manqué, et attendent que l'intervalle dans lequel il avait coutume de paraître soit entièrement expiré. Néanmoins , lorsque le paroxysme est arrêté , et que le malade ne ressent aucun des symptômes qui en annoncent le retour , on peut continuer sans danger le quinquina ; il y a même des fièvres qui ne peuvent pas être guéries autrement.

La constriction spasmodique subsiste, dans le commencement de la maladie, non-seulement pendant le temps du paroxysme , mais même pendant celui d'apyrexie; c'est pourquoi on ne doit recourir au quinquina que quand cette constriction a été modérée par un certain nombre de paroxysmes , et que quand la détermination vers la surface commence à se rétablir ; il faut, pour la même raison , ne le donner qu'après avoir fait usage du vomitif. Cette règle ne souffre d'exception que dans les cas où il y a des signes évidents d'une grande faiblesse ; alors on peut donner le quinquina dès le commencement de la maladie , sans même avoir fait précéder les purgatifs.

Le quinquina est nuisible, quand la disposition inflammatoire domine , et que le ton des vaisseaux sanguins est augmenté ; ce que l'on peut connaître au degré de tension du pouls. C'est pourquoi ce remède n'est pas aussi efficace dans les intermittentes du printemps que dans celles qui règnent l'été ou l'automne.

Le quinquina est avantageux dans toutes les fièvres rémittentes ; mais son usage est fort contesté dans les continues : cependant on peut le donner à la fin de ces fièvres , toutes les fois qu'il y a atonie , que la faiblesse est considérable et qu'il n'y a pas de diathèse inflammatoire. L'autorité des auteurs ne peut rien ici contre les faits. Morton et Torti n'ont eu que les fièvres intermittentes en vue. Huxham et Pringle l'ont donné à trop petites doses pour que l'on puisse rien conclure de leurs observations. M. de Haen paraît être le premier qui en ait fait un usage convenable dans les fièvres continues, et il en a tiré d'excellents corollaires. Comme il n'y a proprement aucune fièvre continue, le quinquina peut être utile dans toutes les fièvres, pourvu qu'on le donne avec les précautions convenables ; et même, s'il y avait une vraie fièvre continue, il y serait un des meilleurs remèdes, parce qu'elle ne pourrait être que l'effet d'une atonie extrême.

Le quinquina doit être exclu dans le commencement des fièvres continues, parce qu'il y a une disposition inflammatoire à craindre ; mais on peut toujours le donner avec confiance, lorsqu'il y a une apyrexie évidente. Cleghorn a observé des fièvres continues où le quinquina, donné dans le temps de l'intermission, réussissait chez les malades désespérés, et ceux qui n'en avaient point fait usage mouraient. Ce remède convient particulièrement dans tous les cas où il y a des symptômes de putridité ; et dans la fièvre lente nerveuse, accompagnée de ces symptômes, on peut hardiment en donner deux onces en vingt-quatre heures, sans attendre le temps de la rémission.

Le quinquina est très-utile chez ceux qui relèvent des maladies inflammatoires, lorsqu'il y a des signes d'atonie et de faiblesse.

Van den Bosc, dans son *Historia febris verminosæ*, exalte aussi beaucoup le quinquina dans les fièvres continues ; mais il n'a pas rendu justice à M. de Haen, qui a porté son usage plus loin que lui.

Quelques auteurs défendent le quinquina, lorsque les urines sont rouges et que les règles coulent ; cependant ces circonstances ne doivent pas arrêter ; car on a souvent observé qu'il favorisait l'écoulement des urines et le retour des menstrues.

Règles à observer pendant l'usage du Quinquina.

Les effets du quinquina ne sont puissants que quand on le donne à grande dose : on ne peut pas en prescrire moins de six onces pour arrêter entièrement le retour d'une fièvre intermittente, et cette dose est nécessaire pour produire un effet sensible dans les fièvres rémittentes. On a vu des malades en prendre en une seule fois une once et même deux, et leur estomac l'a bien supporté ; quand on le donne en petite quantité, il faut le réitérer souvent, et ne mettre que des intervalles très-courts entre chaque dose.

On ne peut pas limiter la quantité de quinquina convenable pour guérir les fièvres quartes, il faut en donner autant que l'estomac peut en supporter ; s'il ne réussit pas communément dans ces fièvres, c'est qu'on en donne trop peu. J'ai guéri, par cette méthode, une malade qui, tous les automnes, était, depuis huit ans, attaquée d'une fièvre quarte que l'on regardait comme incurable. Les mauvais effets du quinquina dépendent plutôt de ce qu'on le prescrit à contre-temps, que de la quantité que l'on en donne.

Il faut faire prendre le quinquina le plus près qu'il est possible de l'accès. Une once donnée six heures avant l'accès vaut mieux que deux données pendant l'intervalle des deux accès.

Lorsque l'accès a manqué, il tend à reparaître pendant quelque temps ; c'est pourquoi il faut continuer l'usage du quinquina, en en diminuant la dose par degrés pendant quinze jours et même plus, si l'épidémie régnante l'exige.

Le quinquina est beaucoup plus efficace donné en substance que sous toute autre forme ; il produit quelquefois des nausées, mais cela est dû à son goût désagréable ; on peut le lui ôter en le mêlant avec de l'eau-de-vie et de l'eau, en l'enveloppant dans du pain à chanter, en en faisant des bols avec le sirop d'absinthe ou quelqu'autre, et la gomme arabique. Quand on le donne en poudre fine, il s'attache quelquefois au fond du gosier ; pour éviter cet inconvénient, il faut le délayer dans l'eau, et l'y suspendre avec un peu de gomme arabique.

L'extrait peut aller après le quinquina en poudre ; mais, comme une longue ébullition détruit la texture de cette écorce, plus on obtient de cet extrait moins il a de vertu. C'est donc à tort que l'on a avancé que dix grains égalaient un demi-gros de quinquina en poudre, il faut en donner la même quantité ; comme le prouvent les observations de M. de Haen, et comme l'expérience me l'a confirmé. On préférera l'extrait préparé par l'esprit-de-vin et l'eau, ou par l'eau-de-vie qui est toujours meilleure. J'ai observé que ceux qui avaient de la répugnance pour le quinquina, prenaient plus facilement l'extrait suspendu dans le vin et l'eau, que toute autre préparation.

Après l'extrait on peut faire usage de la décoction de quinquina, mêlée avec une teinture spiritueuse ; l'eau ne dissout point la partie résineuse, elle ne fait que la laver, ce qui rend la décoction trouble et désagréable au goût ; c'est pourquoi M. de Haen conseille de la filtrer.

Quand on ne peut faire prendre le quinquina par la bouche, il faut le donner en lavements, à grande dose, et le mêler avec la gomme arabique, pour qu'il reste mieux suspendu dans l'eau. Il a été très-efficace donné de cette manière ; on a en conséquence prétendu qu'il pénétrait dans la masse du sang. Mais on ne peut disconvenir que ses effets sont beaucoup plus certains lorsqu'on le donne par la bouche ; quand il agirait aussi puissamment, étant donné en lavements, on devrait l'attribuer à la sympathie qui existe entre l'estomac, les intestins et la peau. On ne peut même expliquer autrement les prompts effets des narcotiques donnés de la même manière pour dissiper le vomissement.

Quelques médecins ont recommandé de joindre le quinquina à la rhubarbe et à d'autres purgatifs : Mead a adopté cette opinion, et a même prétendu que le quinquina ne pouvait guérir les fièvres intermittentes que quand il purgeait. Il est cependant certain qu'il manque en général son effet quand il produit la diarrhée, et qu'alors on est obligé de le joindre aux narcotiques, qui agissent comme astringents, et augmentent la vertu fébrifuge du quinquina. Il n'y a que dans le cas où les fièvres intermittentes sont accompagnées de congestions dans les viscères de l'abdomen, que l'on peut unir l'écorce du Pérou aux purgatifs ; on arrête par ce moyen quelques paroxysmes ; mais si l'on y insiste quelque temps, la maladie revient ensuite avec plus de violence ; c'est pourquoi Senac commençait par les purgatifs. Quand les congestions sont diminuées, toute évacuation affaiblit et favorise le retour de la fièvre, les rafraîchissants même produisent des effets semblables.

M. Irving croit que, dans quelques circonstances particulières, le peu de succès du quinquina dépend du défaut ou de l'excès de quelques-uns de ses principes : par exemple, Hoffmann observe que, chez les phlegmatiques, il réussit mieux quand on l'unit à un aromatique, tel que la cascarille, que quand on le donne seul ; d'autres fois il a été nécessaire de l'administrer dans beaucoup de vin, comme l'a remarqué Home dans un cas de gangrène où on l'avait donné seul sans aucun succès ; quelquefois il a fallu, pour parvenir à guérir les

216. Quant à l'usage du quinquina, il est bon d'ajouter que l'on ne doit presque jamais en attendre de bons effets, que quand il est donné en substance et à grande dose (1).

---

intermittentes, unir le quinquina à un stimulant salin, tel que le sel ammoniac. Morton faisait précéder son usage des alexipharmaques et des cordiaux, ou l'unissait à ces remèdes. Mais ces observations méritent d'être confirmées ; il y a apparence que l'on a, dans ces cas, donné le quinquina à trop petite dose, et qu'en le combinant ainsi on a pu en augmenter la vertu.

Des Remèdes qui jouissent de la même vertu que le quinquina.

L'art, en imitant, quoique imparfaitement, les principes qui constituent le quinquina, peut produire un remède dont les effets sont, jusqu'à un certain point, semblables. Ainsi les amers guérissent souvent les fièvres intermittentes. Pitcairn dit que les fleurs de camomille sont un fébrifuge aussi certain que le quinquina ; plusieurs praticiens ont également observé que ces fleurs guérissaient la fièvre ; la petite centaurée, le chamæpitys, la germandrée et l'absinthe jouissent des mêmes vertus ; la racine de gentiane, qui est fort amère, donnée à dose d'une once, pourrait guérir la fièvre. Mais comme les amers purgent, il faut les unir aux astringents et aux narcotiques, et y joindre même quelques substances aromatiques. On peut, par une semblable combinaison, remplacer, dans bien des cas, le quinquina.

On a aussi employé les astringents avec succès dans les fièvres ; on a recommandé non-seulement l'alun et le fer, mais même les astringents végétaux. Ainsi M. Reneaume, docteur de la faculté de médecine de Paris, a observé que la noix de galle était un bon fébrifuge ; mais comme l'usage des astringents, donnés à grande dose, est suspect, il faut leur préférer les amers, ou les joindre ensemble; c'est pourquoi on se sert avec succès, en Allemagne, d'un mélange de trèfle d'eau et de tormentille.

(1) On ne peut déterminer la dose du quinquina que suivant l'estomac du malade et la violence de la maladie : il est d'usage de donner un gros de quinquina en poudre, et de réitérer cette dose toutes

217. Une autre classe de médicaments que l'on doit employer pour prévenir la faiblesse et ses effets, est celle des stimulants directs (§ 203). Ces médicaments augmentent, jusqu'à un certain point, le ton des fibres motrices ; mais ils diffèrent des toniques, en ce qu'ils excitent et augmentent plus directement l'action du cœur et des artères. Cette manière d'agir rend leur usage douteux ; et lorsque la diathèse inflammatoire existe, comme il arrive très - fréquemment dans le commencement des fièvres, l'effet de ces stimulants peut être très-nuisible ; cependant il n'en est pas moins probable qu'ils peuvent être utiles dans l'état avancé des fièvres, lorsque la faiblesse domine.

218. Je ne puis déterminer avec certitude quels sont les stimulants que l'on peut employer le plus avantageusement, parce qu'on en a rarement fait usage dans ce siècle (1) ;

---

les deux ou trois heures, suivant que l'exige le cas, ou que le permet l'état des intestins du malade. Il passe fréquemment par les selles lorsqu'on le donne à trop grandes doses ; mais on peut prévenir cet inconvénient en ajoutant huit ou douze gouttes de laudanum liquide à chaque dose. (B.)

(1) Les stimulants que l'on a le plus communément employés, sont, outre le vin, la contrayerva, la serpentaire de Virginie, l'opium, le camphre, le musc, l'huile animale de Dippel, le castoreum et l'alcali volatil. Nous allons ajouter ici quelques remarques sur l'effet de ces différents remèdes qui ont joui d'une grande réputation.

Le vin, donné à petite dose, n'est que stimulant ; à grande dose, il devient sédatif. Pringle observe que le délire peut venir ou d'une grande faiblesse occasionée par des évacuations considérables, ou de l'irritation produite par l'usage des stimulants : dans le premier cas, qui se reconnaît à la parole lente, à la faiblesse du pouls, sans aucun mouvement violent, le vin est très-convenable : dans le second, où les yeux paraissent égarés, où la parole devient plus prompte, le vin et tous les stimulants aggravent la maladie, et il faut recourir aux vésicatoires Il est quelquefois difficile de distin-

18.

mais je suis disposé à croire que le vin est le meilleur de
tous.

---

guer ces deux cas, mais il faut examiner si la fièvre vient de contagion. Dans les cas douteux, on ne doit pas le donner avant le
quatorzième jour. Dans la troisième période de la fièvre des prisons, lorsqu'il y avait stupeur, qu'il paraissait des pétéchies, que
le malade était menacé de délire, Pringle préférait communément
le vin du Rhin ou quelque vin léger de France à tous les autres stimulants. Il en a fait même prendre à quelques malades une pinte
par jour, en partie sans eau; mais il en a guéri un grand nombre,
qui semblaient désespérés, en donnant, toutes les deux ou trois
heures, un peu de vin dans de la panade, ou un mélange où entrait
l'esprit de corne de cerf. Néanmoins, malgré les avantages que ce
médecin célèbre a reconnus au vin, il recommande de ne le donner
que comme antiseptique et pour soutenir les forces, sans chercher
ni à relever entièrement le pouls, ni à soulager la tête, ou à exciter les sueurs avant que la nature indique cette crise, ce qui, suivant son observation, arrive rarement, dans la fièvre des prisons,
avant le quatorzième jour : il faisait usage également du vin vers
le déclin de la fièvre inflammatoire ; mais lorsque la faiblesse était
très-considérable, il préférait l'esprit de corne de cerf qu'il donnait
dans du petit-lait préparé avec le vin.

La manière d'agir du vin, comme sédatif et stimulant, est fort
analogue à celle de l'opium. Comme stimulant, le vin est préférable ; on peut le donner à plus petite dose : à raison de l'acide
qu'il contient, il est moins inflammatoire ; on doit en conséquence
le préférer dans les cas douteux, alors on peut se régler sur le désir
du malade et sur l'effet que les premières doses, données très-modérément, auront produit. Le vin léger est celui qui convient le mieux:
donné avec l'eau froide, il forme un bon cordial, mais il n'en est
pas de même quand on le donne dans l'eau chaude.

La contrayerva a été recommandée dans les cas de faiblesse pour
ranimer les forces et exciter les sueurs ; mais cette racine paraît peu
efficace, surtout à la faible dose à laquelle on la prescrit communément.

La serpentaire de Virginie est une racine aromatique préférable à

219. Le vin a l'avantage d'être agréable au palais et à l'estomac; ses parties stimulantes sont tellement délayées,

---

la contrayerva. Pringle la recommande quand le pouls baisse, quand le malade devient pâle et tombe en langueur : il l'a d'abord donnée à grande dose, mais il a été ensuite obligé de la modérer, à cause de sa qualité échauffante. M. Cullen, dans la matière médicale publiée d'après ses leçons, dit qu'elle est souvent utile à la fin de la fièvre lente nerveuse où il y a des signes évidents de putréfaction, mais que dans le commencement de la maladie, où l'on n'aperçoit pas ces signes, cette racine est fréquemment pernicieuse. Il ajoute qu'il a si souvent remarqué que les effets salutaires de ce remède étaient douteux, qu'il a été obligé de l'abandonner, et de lui en substituer d'autres moins inflammatoires et moins dangereux.

L'opium est sédatif et stimulant, mais il est difficile de déterminer si cette dernière qualité est une réaction de la première, ou s'il est vraiment stimulant. Il est toujours nuisible quand la diathèse inflammatoire domine; c'est pourquoi il ne convient jamais au commencement des fièvres, mais il est utile dans leur état avancé, lorsque les symptômes inflammatoires sont dissipés, que la tête n'est pas affectée, et que les insomnies continuent. En général, l'opium convient dans tous les cas où le quinquina est admissible : il est nuisible, à raison de sa vertu stimulante, toutes les fois qu'il y a une irritation indépendante de l'inflammation. Donné à petite dose, il excite l'action du cœur et des artères; mais à grande dose, il est sédatif, et c'est en le donnant de cette manière qu'il calme le délire maniaque qui survient sans détermination inflammatoire du sang vers la tête, dans lequel les malades sont plusieurs jours sans dormir, et où les forces restent au même point sans que l'action du cœur et des artères soit augmentée. Dans ce délire, qui arrive vers la fin des fièvres, l'opium agit par sa vertu stimulante, il pousse les humeurs vers la surface, calme le spasme, et produit une sueur qui termine la maladie.

Les anciens faisaient très-communément usage de l'opium dans les fièvres intermittentes; ils donnaient des doses énormes de thériaque, dont un gros contient environ un grain d'opium; les modernes ont tenté de les imiter en cela. Pringle guérissait les fièvres

qu'on peut facilement le donner à des doses modérées,
de façon qu'il est aisé de le prescrire avec précaution : mais

---

intermittentes en donnant l'opium avant l'accès, dont il empêchait
le retour en calmant le spasme, et en excitant les sueurs. C'est
pourquoi on peut le prescrire pendant l'accès de chaud de ces fièvres ; il diminue alors l'irritation et favorise les sueurs : Lind en
excepte cependant le cas de délire qu'il soupçonne être inflammatoire : cette précaution est sage, mais n'est pas absolument nécessaire.

L'opium convient dans les fièvres continues, quand le spasme
fébrile est permanent, et que d'ailleurs il survient une putridité
soudaine qui abat tout-à-coup les forces : avant de le prescrire, il
faut faire une saignée très-modérée. M. Cullen observe qu'il n'y a
pas de pays où l'opium soit moins en usage qu'en Ecosse, mais il
l'est encore moins en France. Il parait qu'on l'emploie plus hardiment en Allemagne. M. de Haen donnait jusqu'à trois grains d'o-
pium, qui équivalent à trois onces de sirop diacode ; il ajoute que
cet usage est commun à Vienne. Sydenham prescrivait une préparation d'opium dans les délires phrénétiques de la petite-vérole ;
cette pratique a été suivie par M. de Haen et par Storck. On peut en
général donner l'opium dans tous les cas où le vin convient.

Le camphre est un remède très-ancien et dont les effets sont
cependant fort incertains ; M. Cullen dit que, dans cent cas où
il l'a prescrit, il n'a pu apercevoir s'il faisait bien ou mal. D'après
les expériences faites à Bologne par Mangini, il paraît être un
grand poison pour les animaux. Quelques grains ont suffi pour
tuer des oiseaux, et à des doses plus considérables il a fait périr
des quadrupèdes même. Il approche, par ses effets, des narcotiques ; communément il produit le sommeil avant la mort ; quelquefois il excite des convulsions ; lorsqu'il ne tue pas, il excite la
sueur. Il paraît agir principalement sur l'estomac ; car il est souvent rejeté entièrement par le vomissement, sans aucune diminution de poids, après avoir produit ses effets. Le camphre, pris
en suffisante quantité, peut être un sédatif puissant ; mais il ne
produit pas une si grande réaction que l'opium, et sa vertu stimulante est moins forte ; c'est pourquoi quelques médecins l'ont

il est peu utile, à moins qu'on n'en fasse boire assez co-
pieusement.

---

regardé comme rafraîchissant. On peut le donner à grande dose
sans apercevoir d'altération dans le pouls. C'est à tort qu'on n'en
prescrit que quelques grains ; M. Cullen en a donné jusqu'à un
demi-gros, sans effet sensible; mais il en a fait prendre une fois
deux scrupules, et le malade a pensé en mourir. Les expériences
d'Alexandre prouvent que ce remède est sédatif; c'est ainsi qu'il
agit dans le délire des fièvres où il y a un degré considérable de
faiblesse, soubresauts des tendons, etc. ; mais il faut alors en
faire prendre un demi-gros. Pringle ne le donnait pas à plus de
trois grains; alors il est peu utile. M. Cullen en a prescrit un
gros en vingt-quatre heures, à petites doses, sans aucun effet
considérable. Plusieurs auteurs l'ont recommandé dans toutes
les fièvres, mais particulièrement dans les fièvres lentes nerveuses, dans celles qui sont accompagnées de symptômes de putridité, d'exanthèmes, de pétéchies et d'éruption miliaire ; mais
quelques-uns l'ont joint, dans ces cas, au nitre qu'ils regardent
comme le vrai correctif du camphre.

Le musc cause le sommeil, la sueur, et approche par ses effets de
l'opium; le docteur Wall, célèbre médecin anglais, dont la pratique était fort étendue, le donnait à la dose de dix grains, et
même de seize grains, quand il y avait délire, soubresauts des
tendons, que le pouls était petit et inégal : le musc peut, dans
ces cas, être très-avantageux, non-seulement pour modérer ces
symptômes, mais même pour dissiper la fièvre. Mais le même praticien l'a aussi employé quand il y avait diathèse inflammatoire :
M. Cullen n'ose déterminer quels sont les cas de ce genre où ce
remède peut convenir. Reid a remarqué que le musc avait été très-
efficace dans la fièvre des prisons.

L'huile animale de Dippel paraît être, d'après les expériences
faites en Allemagne, un remède dont on peut retirer de grands
avantages. Il en est de même du castoreum qui est sédatif, mais
bien plus stimulant; ce qui doit rendre très-circonspect sur son
usage dans les fièvres.

L'alcali volatil (ammoniaque liquide) est un stimulant très-
actif et inflammatoire; il est tellement âcre, qu'appliqué, même

220. On peut supposer, avec fondement, que la manière d'agir du vin est analogue à celle de l'opium et de quelques autres narcotiques. On objectera peut-être qu'on ne peut bien distinguer que sa vertu stimulante, qui rend évidemment ses effets aussi nuisibles dans le délire phrénétique, qu'utiles dans le délire tranquille qui dépend de faiblesse. Mais cela confirme encore son analogie avec l'opium, et il est probable que le vin et l'opium sont plus utiles par leurs vertus sédatives et antispasmodiques, que par leur vertu stimulante.

221. Après avoir exposé les moyens de remplir notre

---

en petite quantité, sur une partie quelconque du corps, il y élève des cloches. Mais lorsqu'on le prend intérieurement, il est enveloppé par le mucus des intestins, et neutralisé par l'acide de l'estomac, de manière que son âcreté est considérablement diminuée. Comme il s'évapore facilement, son effet n'est que passager ; en conséquence, quand on le prescrit comme stimulant, il faut le réitérer souvent ; dans les cas douteux où il y a faiblesse, on peut le donner plus sûrement que les autres stimulants, surtout si le malade peut le supporter jusqu'à ce que le pouls commence à s'élever. M. Cullen le place après le vin, et conseille, à l'exemple de Pringle et de Monro, de donner tantôt l'un, tantôt l'autre, parce que le vin peut enlever le stimulus de l'alcali volatil, en formant une espèce de neutralisation. On peut donner l'alcali volatil dans toutes les fièvres où les stimulants et les antispasmodiques sont nécessaires ; comme puissant diaphorétique, il est un des meilleurs remèdes que l'on puisse donner dans l'accès de froid des intermittentes, surtout lorsque le malade se plaint d'avoir la poitrine serrée et qu'il y a de la toux . il produit alors une chaleur agréable, et détermine puissamment les humeurs vers la surface. Ce remède serait beaucoup plus avantageux dans tous les cas, si l'on pouvait défendre la bouche et le gosier de son acrimonie, on a tenté de l'adoucir en le mê ant avec l'huile de succin, dans la préparation appelée *eau de Luce*, du nom de son inventeur : ce mélange est sujet à moins d'inconvénients et agit plus promptement ; ce qui est un grand avantage.

seconde indication générale (§ 126, 2°.), je vais passer à la troisième, qui consiste à *arrêter* ou *corriger la tendance des fluides à la putréfaction*.

222. Pour y parvenir, il faut,

1° Éviter toute nouvelle application de matières putrides ou capables de produire la putréfaction;

2° Évacuer ces matières lorsqu'elles existent déjà dans le corps;

3° Corriger celles qui y restent;

4° Soutenir le ton des vaisseaux, et résister par ce moyen aux progrès de la putréfaction, ou en arrêter les effets.

223. Pour éviter l'application nouvelle des matières putrides ou capables de produire la putréfaction, il faut,

1° Éloigner le malade des endroits remplis d'un air corrompu (1);

2° Corriger l'air, lorsqu'on ne peut pas en éloigner le malade;

3° Empêcher l'accumulation des vapeurs qui s'élèvent du malade même, en renouvelant constamment l'air, et en changeant fréquemment de couvertures, de draps, de matelas et de linge de corps (2);

4° Enlever avec soin et promptement toutes les matières excrémentitielles de la chambre du malade;

5° Eviter la nourriture animale, ou la corriger.

224. On peut chasser en partie les matières putrides ou capables de produire la putréfaction, qui existent déjà dans le corps, par l'évacuation fréquente des matières conte-

---

(1) Il faut éviter les terreins marécageux. Il est très-dangereux de laisser les malades dans l'endroit où ils ont gagné la maladie.

(2) M. Cullen a même fait changer les malades de chemise au milieu des sueurs; mais il recommande d'avoir du linge bien sec, parce que l'évaporation de l'humidité causerait un froid très-dangereux.

nues dans les intestins ; mais un moyen encore plus efficace, est d'entretenir la transpiration et le cours des urines
par l'usage abondant des délayants.

225. Les matières putrides ou capables de produire la
putréfaction, qui restent dans le corps, peuvent être adou-
cies et devenir sans action par l'usage des délayants, ou
être corrigées par celui des antiseptiques dont on connaît
un grand nombre d'espèces fort variées; mais on n'a pas
déterminé, d'une manière précise, ceux que l'on doit
préférer, ou qui conviennent particulièrement dans les
fièvres. Les aliments acescents, les acides de tout genre, les
sels neutres et l'air fixe, sont certainement ceux dont l'usage
est sujet à moins d'inconvénients et plus utile.

226. On peut retarder considérablement les progrès de
la putréfaction, et arrêter ses effets, en soutenant le ton des
vaisseaux, par les toniques. Les principaux remèdes de
ce genre sont le froid et l'écorce du Pérou, dont nous avons
suffisamment parlé plus haut. (§ 205 *et seq.*)

227. Je viens de considérer les trois indications générales
qu'exige le traitement des fièvres continues ; j'ai parlé des
principaux remèdes que l'on a employés, pour cet effet,
dans tous les cas possibles. Il était nécessaire d'abord de
considérer ces indications et leurs remèdes séparément, et
d'expliquer plus généralement la manière d'agir des derniers:
en comparant ce que je viens d'avancer avec ce que j'ai dit
plus haut, sur la différence des fièvres, et sur les indices
que l'on peut tirer de leurs différents symptômes pour former
le pronostic, je pense qu'il ne sera pas difficile d'assigner
l'indication convenable, de choisir et combiner les différents
remèdes dont j'ai parlé, de manière à les adapter aux différentes espèces et aux différentes circonstances des fièvres
continues (1).

____

(1) Comme on ne peut donner trop de détails en faveur de ceux

Je crois qu'il peut être utile pour mes lecteurs de trouver rassemblé, sous un même point de vue, tout ce qui concerne la cure des fièvres continues, comme on peut le voir dans la table suivante.

Dans la cure des *fièvres continues*,

Les *indications* à remplir sont :

I. *De modérer la violence de la réaction ;*

Ce que l'on peut faire, en

1. Diminuant l'action du cœur et des artères,

    A. En évitant ou modérant les causes d'irritation qui agissent presque constamment sur le corps ; telles sont :

        a. Les impressions faites sur nos sens, particulièrement,

            α. L'accroissement de la chaleur, soit qu'il soit produit par

                αα. La chaleur externe, ou par

                ββ. L'accumulation de la chaleur du corps.

        b. L'exercice du corps ;

        c. L'exercice de l'esprit ;

        d. Les aliments ;

        e. Les irritations particulières, produites par

            α. La soif,

            β. Les crudités, ou les humeurs corrompues, contenues dans l'estomac,

            γ. La constipation extraordinaire,

            δ. L'acrimonie générale des fluides.

---

qui commencent, j'ai cru devoir ajouter à la suite du traitement des fièvres intermittentes, la cure particulière des fièvres continues, extraite en entier des leçons de l'auteur. Je pense qu'on y trouvera des observations propres à faire mieux connaître sa doctrine, et à diriger dans la pratique de la médecine.

B. En mettant en usage certains remèdes sédatifs, tels que,

a. Le froid ;

b. Les rafraîchissants, dont les principaux sont,

α. Les acides de tout genre ;

β. Les sels neutres ;

γ. Les sels métalliques.

C. En diminuant la tension et le ton du système artériel, par

a. La saignée ;

b. Les purgatifs.

2. En dissipant le spasme des vaisseaux de la surface, par

A. Les moyens internes, qui sont,

a. Les remèdes qui déterminent vers la surface du corps, tels que,

α. Les délayants,

β. Les sels neutres,

γ. Les sudorifiques,

δ. Les émétiques.

b. Les remèdes que l'on nomme antispasmodiques.

B. Les moyens externes, tels que,

a. Les vésicatoires ;

b. Les bains chauds.

II. *De dissiper les causes de la faiblesse*, ou *d'en prévenir les effets*, en

1. Soutenant et augmentant l'action du cœur et des artères, par

A. Les toniques, tels que,

a. Le froid,

b. Les médicaments toniques, qui sont, ou

α. Minéraux, tels que,

αα. Le sucre de saturne, etc. ou

   ε. Végétaux, tels que,

     αα. L'écorce du Pérou.

  B. Les stimulants, tels que,

   a. Les aromatiques, etc.

   b. Le vin.

III. *De détruire ou corriger la tendance des fluides à la putréfaction*, en

  1. Evitant l'application des matières putrides ou capables de produire la putréfaction, en

   A. Eloignant le malade des endroits remplis d'un air corrompu.

   B. Corrigeant l'air, lorsqu'on ne peut pas en éloigner le malade.

   C. Evitant l'accumulation des vapeurs qui s'élèvent du malade même, en

    a. Renouvelant constamment l'air,

    b. Changeant fréquemment les couvertures, les matelas et le linge de corps.

   D. Eloignant soigneusement et promptement toutes les matières excrémentitielles.

   E. Evitant la nourriture animale, ou la corrigeant.

  2. Evacuant les matières putrides ou capables de produire la putréfaction, qui sont déjà dans le corps, en

   A. Vidant fréquemment les intestins;

   B. Soutenant la transpiration et le cours des urines, par

    a. Les délayants,

    b. Les sels neutres.

  3. Corrigeant les matières putrides ou capables de produire la putréfaction, qui restent dans le corps, par

   A. Les délayants,

   B. Les antiseptiques,

C. L'air fixe.

4. Résistant aux progrès de la putréfaction, ou arrêtant ses effets, en

Soutenant le ton des vaisseaux, par

Les remèdes toniques.

SECTION II.

De la Cure des fièvres intermittentes.

228. Il me reste à parler de la cure des fièvres intermittentes (1) ; et nous établirons encore à leur égard trois indications générales. Il faut,

1° *Dans le temps de l'intermission, prévenir le retour des paroxysmes.*

2° *Dans le temps des paroxysmes, les diriger de manière à obtenir une crise parfaite de la maladie.*

3° *Détruire certaines circonstances qui pourraient empêcher de remplir les deux premières indications.*

229. On peut remplir la première indication de deux manières :

1° En augmentant l'action du cœur et des artères quelque temps avant le retour de l'accès, et en soutenant cet

---

(1) Le traitement est particulièrement prophylactique : comme la fièvre intermittente consiste en plusieurs paroxysmes réitérés, il semble que chaque paroxysme est une maladie complète, et les remèdes ne doivent être employés que dans la vue d'en empêcher le retour, et être variés suivant la nature de la maladie : c'est faute de l'avoir bien connue, que les remèdes que l'on croyait les plus propres à la combattre n'ont pas réussi, qu'ils ont changé la fièvre en continue, ou qu'ils l'ont rendue plus rebelle, et que fréquemment après avoir résisté à toutes les ressources de l'art, elle s'est guérie d'elle-même. C'est en vain que l'on vante un grand nombre de spécifiques, l'unique est de bien connaître la nature du mal.

accroissement d'action jusqu'à ce que la période de l'accès soit dissipée , de manière à prévenir le retour de l'atonie et du spasme des vaisseaux de la surface , qui donne occasion au renouvellement des paroxysmes.

2° On peut prévenir le retour des paroxysmes sans augmenter l'action du cœur et des artères, en soutenant le ton des vaisseaux, et en s'opposant par-là à l'atonie, et au spasme qui en est la suite.

230. Pour remplir l'indication dont j'ai parlé (§ 229, 1°.), il faut augmenter l'action du cœur et des artères ;

1° Par différents remèdes stimulants , donnés intérieurement , ou appliqués extérieurement, sans exciter la sueur (1) ;

---

(1) On a employé la moutarde , le poivre, le gingembre , la cannelle, la noix muscade , l'alun , les liqueurs spiritueuses, telles que l'eau-de-vie et l'esprit-de-vin, et les poisons même, pour prévenir le frisson et arrêter le spasme : on a donné dans la même vue l'émétique immédiatement avant l'accès , et l'on a prescrit les sels neutres, l'exercice , les bains chauds, la diète aqueuse , les épithèmes, les huiles appliquées sur l'épine du dos.

Le docteur Morgan recommande les bains froids pour exciter la sueur : il fait plonger les malades dans l'eau froide ; et, après les avoir fait recoucher, il leur donne de légers diaphorétiques. Les anciens avaient déjà recommandé les bains d'eau froide , dans les cas où le frisson et l'anxiété étaient peu considérables ; dans les cas contraires ils employaient les bains chauds. Senac rapporte, que l'on a vu des soldats se baigner , pendant le frisson , dans l'eau froide et guérir.

Mais il faut observer que quand les sueurs n'empêchent point le retour du paroxysme , la fièvre intermittente se change en rémittente ou en continue, surtout si l'on a employé des stimulants âcres. En outre, lorsqu'il y a diathèse inflammatoire les stimulants peuvent déterminer une inflammation locale. Ainsi van Swieten rapporte qu'un jeune homme , qui avait une fièvre tierce de printemps , fut attaqué d'une pleurésie mortelle, pour avoir pris cinq gouttes d'huile

2° Par les mêmes remèdes, ou par d'autres, dirigés de manière à exciter la sueur, et à l'entretenir quelque temps après que la période de l'accès est passée ;

3° Par des doses d'émétiques capables d'exciter uniquement la nausée, données environ une heure avant le temps de l'accès, afin de soutenir et d'augmenter le ton et l'action des petits vaisseaux de la surface.

231. On peut soutenir le ton des petits vaisseaux de la surface, sans augmenter l'action du cœur et des artères (§ 229, 2°.), par différents remèdes toniques, tels que,

1° Les astringents seuls (1).

2° Les amers seuls (2).

---

de gérofle triturée avec du sucre, qu'on lui avait donnée aux approches du paroxysme pour arrêter le frisson.

Les sels neutres peuvent être employés sans danger comme diaphorétiques, mais souvent ils manquent leur effet ; c'est pourquoi il faut y joindre l'opium. Boërhaave recommande comme un fébrifuge très-certain, un remède composé de deux gros de sel polychreste, de deux onces de sirop des cinq racines apéritives ; de deux grains d'opium pur, et de deux onces de sirop d'absinthe, qu'il délayait dans cinq onces d'eaux distillées amères, dont il faisait prendre une cuillerée tous les quarts-d'heure, en recommandant de boire par-dessus une décoction sudorifique.

(1) On a donné l'alun, qui agit aussi comme tonique ; on a recommandé les végétaux astringents, tels que la noix de galle, la tormentille, le bois de chêne, et même l'écorce de marron d'Inde, dont Zannichelli donnait deux gros dans quatre onces d'eau de chardon bénit à la fin de l'accès, et il réitérait trop fois cette dose. Mais Moering (*Com. litt. Nor.*) dit l'avoir tenté sans succès ; cependant M. Cullen assure qu'il a vu des fièvres intermittentes guéries par ce remède.

(2) Ces amers sont l'absinthe, la germandrée, l'écorce d'orange et autres, qui guériraient la fièvre si on les donnait à aussi grande dose que le quinquina. Mais il faut observer qu'il y a beaucoup d'amers que l'on regarde comme toniques, et qui sont vraiment narcotiques et vénéneux, tels que les amandes amères.

3° Les astringents et les amers réunis (1).

4° Les astringents et les aromatiques réunis.

5° Certaines substances métalliques toniques (2).

6° Les narcotiques.

7° Enfin, une peur vive (3).

Il faut, pendant le temps de l'intermission, recommander l'exercice, et donner autant de nourriture au malade que le permettront son appétit et la manière dont se fera la digestion (4); car on peut mettre ces moyens au rang de ceux

---

(1) On a uni avec succès l'alun avec la noix de galle. Mais la combinaison des astringents avec les amers a été une des plus usitées; Cartheuser, Mead et plusieurs autres médecins célèbres ont pensé qu'on pouvait la substituer au quinquina. Cette combinaison peut se faire avec l'alun, la myrrhe, les fleurs de camomille et l'écorce jaune de pêcher. *Voy.* la note du n° 114.

(2) On s'est servi quelquefois avec succès des eaux ferrugineuses pour guérir les fièvres intermittentes rebelles; on a aussi recommandé le cuivre, mais on n'a pas encore déterminé si l'on doit attribuer ses effets à sa vertu tonique ou à sa qualité antispasmodique. M. Cullen pense qu'on pourrait en obtenir de bons effets en le prescrivant à une dose capable d'exciter la nausée avant l'accès.

Le froid agit aussi comme tonique; souvent il arrête la fièvre pendant l'hiver, mais elle revient au printemps.

(3) Il ne faut pas négliger l'influence des passions. On a quelquefois guéri par leur moyen l'épilepsie, l'hystéricisme et d'autres maladies. Tout ce qui peut attirer une attention vive peut arrêter l'accès. Ainsi M. Cullen a vu un jeune homme guérir d'une fièvre intermittente pour avoir joui de sa maîtresse immédiatement avant l'accès. Il ajoute qu'il ne recommande pas un pareil remède, mais qu'il le cite pour donner une preuve de l'action de l'ame sur le corps. L'électricité a aussi réussi quelquefois.

(4) Les anciens recommandaient, dans les premiers temps de la maladie, une diète sévère. Nous avons exposé (dans la note (2) du § 130, 4°) le cas où elle convient; elle est quelquefois avanta-

qui sont capables d'augmenter l'action du cœur et des artères.

232. Le plus célèbre, et peut-être le plus efficace de
tous les remèdes toniques dont j'ai parlé (§ 231), est l'é-
corce du Pérou. Nous avons tâché de démontrer plus haut
(§ 214) sa puissance tonique, et nous avons en même temps
expliqué la manière dont on doit en faire usage dans les
fièvres continues.

L'observation que j'ai faite (§ 216) convient particulièrement dans le cas des intermittentes ; mais je vais y
ajouter de plus les observations ou les règles suivantes.

1° Le quinquina peut se donner sans danger dans quelque période que ce soit des fièvres intermittentes, pourvu
que la diathèse inflammatoire ne domine pas dans le système, et qu'il n'y ait aucune congestion considérable ou
fixe dans les viscères de l'abdomen.

2°. Le temps propre pour prescrire le quinquina dans les
fièvres intermittentes, est celui de l'intermission ; on doit,
en conséquence, s'en abstenir pendant le temps des paroxysmes.

3° Dans les rémittentes, quoiqu'il ne survienne pas d'apyrexie complète, on peut donner le quinquina pendant le
temps des rémissions, ou même lorsque les rémissions
sont de peu de durée, si, d'après la connaissance que

---

geuse lorsqu'on est appelé pour traiter une fièvre ancienne ; car
souvent les malades n'ont pas guéri faute de vouloir s'y assujettir : elle est absolument nécessaire lorsqu'il y a disposition inflammatoire ; alors elle équivaut à la saignée, surtout si la fièvre
prend l'apparence de fièvre continue ; mais quand l'intermission
est bien établie, cette diète et la saignée sont dangereuses, parce
qu'elles augmentent la faiblesse qu'il faut éviter. On doit alors
donner des aliments aisés à digérer, et prendre garde de charger
l'estomac vers le temps où doit venir le paroxysme, parce que
la maladie deviendrait plus grave, ou reparaîtrait si elle était dissipée.

l'on a de la nature de l'épidémie, on n'a pas lieu d'attendre de sitôt des intermissions ou des rémissions considérables, et s'il y a beaucoup à craindre des redoublements réitérés.

4° Dans le cas des vraies fièvres intermittentes, où l'on met en usage une quantité convenable de quinquina, il faut le donner le plus près possible du temps de l'accès, autant que la disposition de l'estomac du malade le permet.

5° En général, dans tous les cas de fièvres intermittentes, il ne suffit pas d'arrêter une fois, par l'usage du quinquina, le retour du paroxysme; il faut communément s'attendre à une rechute, et continuer, pour la prévenir, l'usage de ce remède que l'on réitérera à des intervalles convenables (1).

233. Notre seconde indication générale, qui est de diriger les paroxysmes des fièvres intermittentes, de manière à obtenir une crise parfaite de la maladie, peut être remplie, en donnant,

1° Les émétiques pendant l'accès de froid, ou au commencement de celui de chaud (2);

____

(1) Voy. § 215, note 1, ce qui a été dit sur l'administration du quinquina.

(2) Les vomitifs conviennent particulièrement chez ceux qui ont fait des excès dans le boire et le manger, dans les cas où il y a saburre dans les premières voies, gonflement des hypochondres, nausée; quand la langue est surchargée d'un limon épais, quand il y a des flatuosités dans l'estomac et les intestins, et que l'amas de matière putride produit des vertiges et autres affections de la tête.

Les vomitifs ont surtout été utiles dans certaines constitutions épidémiques, où les malades rendaient une grande quantité de matière bilieuse, épaisse, semblable à de l'huile.

L'émétique seul, administré une fois uniquement, a souvent

2° Les narcotiques pendant l'accès de chaud.

234. Les circonstances qui peuvent particulièrement s'opposer à nos deux premières indications, et qui, en conséquence, donnent lieu à notre troisième, sont la diathèse inflammatoire dominante dans le système, et les congestions fixées dans les viscères de l'abdomen. Il faut

---

guéri les fièvres intermittentes, ou modéré leurs symptômes. Si l'on ne commence pas par ce remède, les autres sont presque sans action ; si on le néglige, les fièvres sont très-rebelles, et sans lui il n'y a souvent aucune espérance de guérison : il convient à tout âge ; on le donne même avec succès pour prévenir les fièvres.

Dans certains cas, où l'émétique n'agissait que par bas, il n'a pas réussi. En effet, les évacuations alvines ne paraissent pas aussi utiles que le vomissement : c'est pourquoi souvent il est avantageux de préférer au tartre stibié l'ipécacuanha, parce qu'il est plus sûr, soit pour faire vomir, soit pour exciter des nausées.

Celse conseille le vomissement pendant le temps du frisson et du tremblement qui précèdent la fièvre. Galien observe que plusieurs malades n'ont été guéris que par ce moyen ; Paul d'Ægine et Ælius recommandent aussi le vomissement. Parmi les modernes, Rivière loue beaucoup les vomitifs et les regarde comme préférables à tous les autres remèdes, surtout lorsqu'on peut les réitérer tous les matins pendant trois jours.

Il peut être quelquefois avantageux de joindre les vomitifs aux stimulants ; car l'eau bénite de Ruland, qui est un mélange de safran des métaux avec la cannelle, a eu des succès marqués.

Néanmoins, lorsque les vomitifs sont nécessaires, il faut préférer les plus doux ; tous ceux qui sont violents ne doivent être mis en usage que très-rarement.

Lorsque l'on donne les vomitifs comme préservatifs, il faut le faire avec précaution ; car ils ont quelquefois rappelé la fièvre.

Immédiatement après l'usage des vomitifs, il faut recourir aux narcotiques.

détruire la première par la saignée (1) et le régime anti-

---

(1) On a remarqué que des hémorrhagies copieuses avaient pro-
longé la fièvre : néanmoins il est rare que la saignée puisse nuire dans
les maladies aiguës, à moins qu'il n'y ait de la faute du médecin ou du
malade, comme le prouve l'exemple des médecins du dernier siècle,
qui les réitéraient avec une hardiesse incroyable, et les malades
se rétablissaient avec une facilité étonnante.

La saignée est absolument nécessaire dans les fièvres vernales
où il y a diathèse inflammatoire et disposition à la métastase, surtout s'il y a hémorrhagie, comme il arrive souvent. Elle est indispensable quand il y a pléthore, que les accès sont violents et
accompagnés d'une chaleur brûlante, ou d'une douleur de tête
très-vive. Il faut la réitérer en raison de la force des malades et de
la violence des symptômes : elle paraît d'autant plus utile que la
fièvre approche davantage du type des fièvres continues.

Une seule saignée a souvent changé les doubles tierces en simples tierces, les paroxysmes des tierces sont devenus par ce moyen
moins forts et ont retardé de beaucoup ; la saignée modère la chaleur, la douleur de tête et les sueurs ; elle rétablit jusqu'à un certain point la liberté des fonctions, et favorise, en conséquence,
l'action des autres remèdes.

Senac observe que, dans une épidémie de fièvres tierces, dont
un grand nombre se masquaient sous le type de fièvre continue,
les malades n'éprouvaient de soulagement qu'après trois ou quatre
saignées. Chez plusieurs, le pouls était tellement dur, et la douleur
de tête si violente, qu'on était obligé de recourir à ce remède cinq
ou six fois, autrement tous les symptômes devenaient plus graves,
la fièvre se changeait en continue, et l'on employait inutilement
tous les autres remèdes.

En conséquence, toutes les fois que la fièvre est rebelle ou violente, on doit recourir à la saignée : elle réussira si l'on ne commet
pas quelque faute dans le régime ou dans la manière d'administrer
les remèdes. Les hémorrhagies spontanées ont souvent guéri les fièvres intermittentes ; ce qui prouve que l'on a tort de redouter les
saignées.

Néanmoins, dans la fièvre intermittente simple, une ou deux

phlogistique ; les dernières , par le vomissement et les purgatifs (1).

saignées suffisent, surtout s'il y a une apyrexie parfaite entre châque paroxysme , ou si les symptômes ne sont pas fort graves. On prévient par la saignée les engorgements des viscères du bas-ventre et du cerveau.

Dans les fièvres automnales, la saignée est moins nécessaire ; elle est nuisible lorsque la fièvre est légère, particulièrement lorsque cette dernière a succédé à d'autres maladies , ou que les forces sont épuisées.

(1) La plupart des remèdes que l'on a regardés comme curatifs dans les fièvres intermittentes , n'agissent que comme prophylactiques, en écartant les circonstances capables de produire la fièvre : ainsi les purgatifs guérissent quelquefois en dissipant les congestions formées dans les viscères du bas-ventre ; mais communément ils rappellent le paroxysme, lors même qu'on ne l'attend plus. Si la digestion produit une fièvre momentanée , les embarras qui se forment dans l'abdomen à la suite des maladies , doivent, à plus forte raison , donner lieu au retour de la fièvre. Dans ces cas , les purgatifs conviennent ; mais les principaux remèdes sont les toniques : les autres ne peuvent être regardés que comme préparatoires.

On doit prescrire les purgatifs toutes les fois qu'il se fait dans les intestins un écoulement contre nature de fluide ; ce qui arrive souvent dans les intermittentes. Ils conviennent aussi lorsqu'une sécrétion considérable de bile donne plus d'âcreté aux matières épanchées , ou lorsque les digestions sont mauvaises. Comme le spasme externe détermine les fluides à se porter vers les viscères du bas-ventre , il se forme dans quelques-uns, tels que le foie et la rate, des congestions qui donnent lieu au retour du paroxysme : dans ces cas , les purgatifs sont avantageux, parce qu'ils augmentent la sécrétion des fluides, et dissipent les congestions.

On prétend avoir employé avec succès les purgatifs stimulants , tels que la gratiole, la poudre cornachine, les pilules *de sagapeno* de Quercetan, composées avec l'extrait de coloquinte, le diagrède, le sagapenum, la gomme arabique et le sel gemme (muriate de

Lorsque ces moyens ne réussissent pas en peu de temps, je pense qu'il est plus sûr de tenter la cure de la maladie par

soude.) Mais Boërhaave remarque, avec raison, qu'il ne faut jamais employer les remèdes violents dans les fièvres intermittentes , crainte d'occasioner la faiblesse. Il suffit de tenir le ventre libre, parce que les purgations violentes ramènent souvent le paroxysme : elles nuisent toujours aux tempéraments faibles ; souvent elles rendent les fièvres rebelles , ou les changent en fièvres hectiques.

On a quelquefois réuni avec succès les vomitifs aux purgatifs : quelques auteurs recommandent de donner d'abord le purgatif, et de faire prendre un vomitif lorsque le malade commence à évacuer. Le vomitif peut , dans ce cas , occasioner une détermination avantageuse vers la peau.

Il est utile , dans certains cas , de joindre les stimulants aux purgatifs. Ainsi Senac dit avoir vu guérir un grand nombre de paysans à qui l'on faisait prendre une poudre composée de scammonée , de turbith, de jalap , de séné , de crème de tartre (tartrate acidule de potasse), de rhubarbe , de cannelle et de gingembre.

Il nous reste , pour terminer tout ce qui concerne les fièvres , à parler du traitement particulier de la fièvre quarte et des fièvres continues.

De la Cure de la fièvre quarte.

M. Cullen n'en a pas parlé , parce qu'elle est très-rare en Ecosse, et que même ceux qu'il en a vus attaqués l'avaient gagnée chez l'étranger ; en conséquence, il n'a pas été à portée de connaître le genre et la nature de l'épidémie qui l'avait produite. Cette fièvre règne dans les mêmes saisons que les autres intermittentes ; elle n'en diffère qu'en ce qu'elle est beaucoup plus difficile à guérir ; elle est souvent entretenue par la diathèse inflammatoire, d'autres fois par un excès de faiblesse et par l'obstruction des viscères du bas-ventre ; ce qui doit produire des différences dans la cure.

Les fièvres quartes qui règnent au commencement de l'automne se dissipent quelquefois par l'usage seul des substances salines, surtout du sel ammoniac, en y joignant de temps en temps l'usage de l'ipécacuanha, et quelques verres d'infusion de camomille et de petite

les moyens généraux indiqués § 229 , que par ceux de l'article second du même paragraphe.

---

centaurée. Il est rare d'être obligé d'avoir recours au quinquina. Les fièvres quartes qui ont des rémissions très-courtes se guérissent plus facilement de cette manière , que celles dont les paroxysmes sont courts et les intermissions longues.

On doit soupçonner la diathèse inflammatoire chez les jeunes gens et chez les pléthoriques ; elle se connaît au pouls fort et plein; alors si l'on attaque cette fièvre dès son commencement, elle se guérit assez aisément. Il faut commencer la curation par la saignée et donner ensuite un vomitif. Souvent une seule saignée l'a fait disparaître , ou l'a changée en fièvre tierce. On doit réitérer plusieurs fois le vomitif et moins insister sur les purgatifs , en se contentant d'entretenir la liberté du ventre.

Il faut, dès les premiers jours , recommander une diète très-sévère, que l'on continuera au moins jusqu'à ce que l'on ait tenté trois ou quatre jours le quinquina ; remède qui ne sera efficace qu'autant que l'on aura suffisamment diminué la diathèse inflammatoire. Il faut le donner à grande dose peu de temps avant l'accès, et le continuer plus long-temps que dans la fièvre tierce.

Lorsqu'il y a un excès de faiblesse, comme il arrive fréquemment chez les vieillards et chez ceux qui sont épuisés par les maladies qui ont précédé , l'abstinence est nuisible, et il faut donner le quinquina dès les premiers accès , après avoir fait précéder le vomitif, et y joindre quelques aromatiques légers , tels que la cascarille ; les sels neutres, l'opium et les autres antispasmodiques sont également avantageux.

Lorsqu'il y a des embarras dans les viscères du bas-ventre , les purgatifs sont nécessaires ; mais ils exigent plus de précaution que dans la fièvre tierce.

Si la fièvre résiste à tous ces remèdes , il faut l'abandonner à la nature , tâcher de fortifier le corps par les frictions , l'exercice modéré , recourir aux apéritifs, et aux eaux minérales chaudes. Les ferrugineux continués long-temps , tels que le tartre martial soluble , ont réussi dans les cas où il y avait des embarras des viscères du bas-ventre.

Souvent cette fièvre s'est guérie naturellement ; d'autres fois la grossesse, le flux hémorrhoïdal, une diarrhée modérée, des éruptions à la peau, ou des dépôts inflammatoires l'ont dissipée ; ce qui prouve qu'elle est fréquemment entretenue par la diathèse inflammatoire.

Il y a un grand nombre de remèdes que l'on a recommandés dans les fièvres quartes, dont j'ai pensé qu'il était inutile de faire mention, parce que la plupart sont sans efficacité ou dangereux : entre les derniers, on a surtout recommandé le bois couleuvré ou l'arbre qui porte la noix vomique, et la fève de Saint-Ignace.

Le bois couleuvré, mâché quelque temps, laisse une amertume considérable dans la bouche, on l'a, en raison de son amertume, recommandé à la dose d'un demi-gros dans les fièvres quartes rebelles. On a prétendu qu'il agissait par les selles, quelquefois par les sueurs, et d'autres fois par le vomissement. Mais il ne paraît guère moins dangereux que la noix vomique ; il a souvent produit les désordres les plus terribles. Hoffmann rapporte sur les effets de la noix vomique une observation qui doit mettre en garde contre tous les poisons de ce genre. Une fille de dix ans, à qui l'on avait donné dix grains de noix vomique, en deux prises, pour une fièvre quarte rebelle, en mourut.

La fève de Saint-Ignace est la semence d'une espèce de courge qui a un goût fort amer et presque point d'odeur ; l'eau en extrait toute la vertu ; on soupçonne qu'elle est employée dans quelques tisanes purgatives vantées par certains empiriques ; le peuple des îles Philippines l'emploie, au rapport du père Camelli, contre toutes les maladies ; mais elle produit presque toujours des mouvements spasmodiques funestes chez les Européens. Neumann dit qu'il a vu des fièvres intermittentes guéries en buvant aux approches du paroxysme une infusion de quelques grains de cette fève dans l'eau de chardon bénit. Lewis a vu deux grains produire autant d'effet qu'une dose considérable de quinquina. Mais cette fève approche trop des qualités de la noix vomique pour la mettre en usage. Ces deux substances paraissent affecter immédiatement le système nerveux.

De la cure particulière des Fièvres.

Il faut considérer l'approche de la fièvre, son commencement, sa formation entière. Dans le premier état la cure doit être prophylactique. On doit s'occuper, 1º de prévenir l'introduction de la matière morbifique ; 2º de l'expulser lorsqu'elle n'a pas encore agi suffisamment pour produire la maladie.

M. Cullen , pour mieux faire comprendre à sés auditeurs les variétés qu'exige la méthode curative à raison des différents changements qui surviennent dans le cours des fièvres , suppose neuf cas différents que nous allons exposer sans rien changer dans ses idées.

Premier Cas.

L'approche de la fièvre s'annonce par un sentiment de lassitude , l'abattement de l'esprit, la perte de l'appétit , la sensibilité au froid de l'atmosphère , un état de langueur qui se remarque dans les yeux et dans le port de tout le corps ; le sommeil est interrompu et ne rétablit pas les sens.

Dans ce cas le malade doit éviter le froid de l'air , cesser tout exercice , se coucher et avoir soin de bien se couvrir les extrémités. Comme l'estomac est alors affaibli et chargé de crudités ; on donnera un vomitif pour dissiper le spasme externe , et exciter les sueurs ; et on les entretiendra par de légers délayants et les sels neutres.

On demande s'il ne serait pas avantageux de donner le quinquina immédiatement après la sueur pour prévenir le retour du paroxysme. On a remarqué à Marseille que le quinquina préservait de la peste ; M. Cullen croit de même qu'il peut prévenir la faiblesse qui est une conséquence de la fièvre. Ceci doit particulièrement s'appliquer aux fièvres nerveuses contagieuses, et même aux approches de la fièvre inflammatoire. Mais il n'est pas facile de distinguer les symptômes qui la précèdent ; les plus évidents sont ceux de catarrhe , et le médecin doit faire attention aux causes éloignées pour pouvoir porter son jugement. Par exemple , si avant la fièvre le malade a été exposé au froid de l'air extérieur, on doit la soupçonner inflammatoire. On peut prévenir les fièvres catarrhales , comme Pringle l'a remarqué; mais si l'on n'use pas de beaucoup de ménagement , on court risque d'augmenter le spasme.

Les symptômes qui annoncent le commencement de l'accès, sont une espèce de frissonnement , la vivacité et la plénitude du pouls , le mal de tête, la nausée. Alors il faut se conduire comme dans la fièvre intermittente, donner pendant l'accès de froid, le vomitif; car souvent il arrête tout-à-coup la fièvre.

La première formation de la maladie dure plus long-temps qu'on ne le croit communément; on peut en juger par le frisson qui revient souvent tant que la maladie n'est pas entièrement décidée. C'est pourquoi M. Cullen blâme la pratique des médecins qui prescrivent la saignée dès qu'ils voient le pouls s'élever et la chaleur augmenter. Lind observe que le vomitif est le remède le plus convenable pour arrêter l'accès, mais qu'il manque son effet quand on a commencé par la saignée; parce qu'en affaiblissant elle fait naître le spasme qui donne plus de force à la fièvre et la rend incapable d'être détruite par le vomissement seul. C'est pourquoi quand M. Cullen est appelé au commencement de la maladie, il donne un vomitif, qui communément excite la sueur, et il entretient les sueurs par les sels neutres, les délayants et l'opium. Les sueurs sont surtout utiles au commencement de la fièvre; mais il faut les entretenir long-temps (*voyez* § 168.), et éviter la saignée, lorsqu'on a recours à ce moyen, à moins qu'il n'y ait inflammation ou pléthore.

Lorsque la maladie a duré douze heures, la faiblesse, le froid, les frissons augmentent, le corps est sensible au froid de l'atmosphère, le malade en se mettant au lit, sent de la chaleur, et ne peut plus rester en repos, le pouls devient fréquent et plein, le sommeil est interrompu, et, loin de rétablir les forces, semble causer un état de langueur et de lassitude; la bouche est sèche, la langue chargée; les idées sont confuses, le pouls n'est encore ni fort plein ni dur, et l'on n'aperçoit aucun symptôme violent. Dans ce cas doit-on recourir à la saignée? M. Cullen pense que non, parce qu'on est encore incertain sur la nature de la maladie, et qu'on ne sait si elle doit être putride ou nerveuse. Quand même elle devrait être inflammatoire, la saignée ne serait pas encore nécessaire, parce que les symptômes ne sont pas assez graves pour recourir à un remède aussi puissant. Il faut se borner au régime antiphlogistique, donner un vomitif, vider les intestins par un lavement, et rétablir les sécrétions par l'usage des délayants.

Second Cas.

Dans ce cas, la fièvre est précédée d'un froid plus considérable, la chaleur qui lui succède est plus forte, il n'y a point de sommeil, la soif est ardente, la langue est chargée, la bouche très pâteuse ; il y a mal à la tête, et l'on observe plus de vitesse dans le pouls. Ces signes annoncent une vraie fièvre inflammatoire ; il ne faut pas hésiter à saigner, quelle que soit la maladie qui doit survenir. Néanmoins si l'on attend une fièvre rémittente, on peut éviter la saignée, parce que ces symptômes ne seront pas de longue durée, et que la rémission lai sera un temps favorable pour prescrire le quinquina, et terminer la maladie.

Troisième Cas.

Supposons un cas mitoyen entre les deux précédents ; le régime antiphlogistique est nécessaire, mais pour se déterminer sur la nécessité de la saignée, il faut faire attention aux différentes circonstances qui accompagnent la maladie : observer si le froid n'est pas une des causes qui l'ont produite, ou s'il règne quelque contagion ; considérer la saison ; examiner si l'attaque a été soudaine, ou précédée des symptômes de catarrhe ; s'informer si le malade est robuste, s'il a été sujet aux hémorrhagies et aux inflammations, telles que le rhumatisme ou l'esquinancie. Dans tous ces cas la saignée convient, mais il faut user de précautions, si la maladie est contagieuse. On peut soupçonner la contagion lorsque la fièvre n'est pas accompagnée de froid, ou quand elle survient l'été ou l'automne.

Quatrième Cas.

Si dans le temps d'une épidémie, on ressent de la faiblesse, une attaque insensible de fièvre, marquée par un froid léger, et par des rémissions de peu de durée, si le matin la langue est humide, s'il y a une chaleur et une soif modérées, si le pouls est fréquent, mais mou et faible, si les idées sont confuses, si chaque mouvement est suivi d'un sentiment de lassitude, s'il y a abattement et nausée, on doit craindre la fièvre lente nerveuse, et il faut bien se garder de saigner, parce qu'il n'y a aucun symptôme qui indique que l'impétuosité de la circulation soit augmentée. Pringle recommande une seule saignée, mais M. Cullen pense que cette pratique ne peut convenir qu'à des soldats robustes; il ajoute qu'il en a vu de mauvais effets dans les cas même où le froid et les fièvres catarrhales semblaient en indiquer la nécessité.

Cinquième Cas.

Dans les climats chauds, vers la fin de l'été, lorsque les intermittentes sont fréquentes, ces fièvres attaquent souvent avec violence et donnent tout à coup la mort. La pratique ordinaire, même dans les pays chauds, est de saigner sur-le-champ. M. Cullen croit que cet usage n'est fondé que sur les préjugés des Européens, que l'on doit attendre le temps de la rémission, qui arrive communément dans les vingt-quatre heures, donner pendant cet intervalle le quinquina à grande dose, et que l'on doit fonder sur ce remède seul la guérison. Il prétend même que, dans ces cas, les inflammations locales n'exigent pas la saignée. Il dit avoir vu des fièvres intermittentes accompagnées de péripneumonies et d'autres déterminations topiques qui ont été guéries par le quinquina sans la saignée. La meilleure méthode est donc de commencer par le vomitif pour préparer à l'usage du quinquina, que l'on donne pendant le temps de la rémission. Mais cette pratique ne peut convenir que depuis le premier jusqu'au second jour.

Si, malgré tous les moyens que l'on a employés, la sueur est partielle, on se gardera bien de l'exciter, comme le font quelques praticiens, car on aggraverait la maladie; il faut au contraire diminuer insensiblement la chaleur, ôter le feu de la chambre, faire tenir les bras hors du lit, donner des boissons moins chaudes, supprimer les sels neutres, se contenter de prescrire un peu de nitre et de vinaigre. Lorsque l'on a arrêté la sueur, il faut attendre deux ou trois heures avant de se déterminer sur le véritable état de la maladie et sur l'indication que l'on doit suivre, et agir comme dans le troisième cas.

Sixième Cas.

Supposons le malade au quatrième jour de la maladie, et que, après avoir employé les moyens indiqués, l'anxiété, le mal de tête,

la chaleur de la peau , et la dureté du pouls subsistent , il faut réitérer la saignée, même jusqu'au onzième jour , surtout si la saison indique la présence de la diathèse inflammatoire , et si la première saignée a été médiocre. Mais si les symptômes sont différents ,.
si le pouls n'est ni plein ni dur , si l'on ne peut soupçonner ni
inflammation , ni miasme , ni maladie épidémique , la fièvre est une
synoque qui doit durer trois semaines et qui vers la fin est accompagnée communément de faiblesse ; la saignée est alors inutile.

Dans les cas d'inflammation , les effets de la première saignée
doivent déterminer pour la seconde : si , par exemple , après l'a-
voir pratiquée , le pouls se développe davantage , on doit réitérer la saignée, quand même le malade tomberait en syncope ; car
cette dernière annonce uniquement la mobilité du système , et elle
est souvent un symptôme de l'état inflammatoire. La saignée peut ,
dans ce cas , se réitérer depuis le premier jusqu'au sixième jour
de la fièvre.

Septième Cas.

Lorsque la saignée a été pratiquée , les médecins recommandent ,
le second jour de la maladie , les purgatifs. M. Cullen convient
que , dans les fièvres intermittentes et rémittentes , surtout dans
celles d'un genre putride et bilieux , où il est essentiel de nettoyer
les premières voies , le purgatif prévient l'irritation ; mais il ne
croit pas qu'on puisse le mettre en usage comme antiphlogistique ,
parce que cette évacuation , non-seulement diminue le ton du système , détermine les humeurs vers l'estomac et augmente le spasme
extérieur , mais affaiblit considérablement : le purgatif ne peut
donc pas convenir le second jour , à moins qu'il ne produise qu'une
selle ou deux. La saignée est un moyen beaucoup plus sûr de diminuer le ton du système artériel ; Sydenham la recommande le
premier jour des fièvres continues , et ne permet les purgatifs que
quand elle a été pratiquée. Si les symptômes sont violents , il veut
qu'on la réitère et qu'on remette le purgatif au lendemain ; il fait
enfin de la saignée la base du traitement. Pringle pensait de
même, et voulait que l'on donnât un léger purgatif le lendemain
de la saignée ; mais il croyait qu'on ne pouvait mieux faire que de
donner tous les jours un lavement. On doit conclure de tout ceci ,

que c'est toujours une mauvaise pratique que de purger pour diminuer l'irritation.

On peut employer librement les délayants ; mais, lorsque l'on a procuré un vomissement considérable par l'ipécacuanha, il s'agit de déterminer si la sueur doit être continuée le second jour. Tous les praticiens, excepté Morgan, l'ont évitée. Pringle ne l'admet qu'aux approches de la fièvre des prisons : elle est quelquefois avantageuse, si on l'excite par les moyens indiqués § 168.

Quand on a dissipé la diathèse inflammatoire par la saignée, vidé l'estomac par le vomitif, et qu'il ne s'agit plus que de faire cesser le spasme répandu sur toute la surface du corps, il n'y a pas de meilleur remède que le tartre stibié, surtout le premier jour de la fièvre, excepté dans quelques cas d'inflammation : on peut le donner pendant la première semaine, mais l'abandonner si on n'en retire aucune utilité.

Huitième Cas.

Vers le quatrième ou cinquième jour de la maladie, les médecins, après avoir donné un vomitif et relâché le ventre, ont coutume de faire appliquer un vésicatoire ; mais cette pratique est souvent dangereuse ; tant que les symptômes inflammatoires subsistent, on ne peut employer sans danger tout ce qui est contraire au régime antiphlogistique ; l'irritation que produit le vésicatoire, quoique passagère, peut être dangereuse, surtout chez ceux qui sont d'une faible constitution. On croira peut-être qu'il faut les employer promptement dans les cas où il faut faire cesser tout à coup le spasme ; mais, comme antispasmodiques, ils irritent ; et comme ils ne peuvent dissiper totalement le spasme, il est dangereux d'y recourir trop tôt, surtout dans les fièvres qui doivent avoir une durée déterminée. Ils sont souvent utiles dans les fièvres inflammatoires, lorsqu'il y a une détermination locale, et alors il faut les appliquer le plus près possible de l'endroit affecté, et non à une grande distance, comme le faisait Storck, parce qu'alors ils ne sont pas si utiles, et nuisent même par leur stimulus : lorsque l'inflammation est générale, ils doivent être nuisibles, comme l'observe Lind. On ne doit pas s'arrêter à ce que dit Huxham, lorsqu'il les recommande dans ce cas ; mais il y a lieu de croire que, s'il n'en avait pas aperçu les mauvais effets, il n'aurait pas ensuite négligé leur usage. Personne n'est plus porté pour les vésicatoires, dans les maladies inflammatoires, que Pringle; mais il s'exprime avec tant d'ambiguïté, que l'on ne peut en tirer que les conclusions suivantes. Il paraît s'être borné à les appliquer dans les maux de tête que la saignée ne pouvait dissiper; mais il ne dit pas si ces maux de tête étaient purement spasmodiques ou l'effet d'une détermination locale. On doit donc regarder comme douteux l'usage des vésicatoires dans les fièvres inflammatoires et dans celles qui veulent prendre le caractère de nerveuses. Ils sont utiles toutes les fois que la diathèse inflammatoire est dissipée, et qu'il n'y a plus de stimulus à craindre : on doit attendre, pour les appliquer, qu'il n'existe plus qu'un spasme fébrile, et on peut recourir de bonne heure à ce remède dans les fièvres décidément nerveuses et putrides.

Neuvième Cas.

Supposons une synoque qui, la première semaine, a pris l'apparence d'une fièvre inflammatoire, et a tout à coup changé de forme, il faut alors recourir aux stimulants et éviter les évacuations. Ce changement peut être déterminé par l'état du pouls, qui s'élève jusqu'au septième jour et baisse ensuite beaucoup; mais il se reconnaît particulièrement à une chaleur âcre et profonde, qui est une preuve de la faiblesse extrême du système; la langue continue souvent d'être humide; la soif n'augmente pas, quoique la bouche soit sèche; il y a assoupissement, confusion d'idées, délire, faiblesse de toutes les fonctions, soubresauts des tendons, etc. Ces symptômes se manifestent communément le sept, et sont si violents, qu'ils font périr le malade le onze; le danger est proportionné à la violence de ces symptômes; lorsqu'ils sont modérés, la fièvre peut durer quinze jours, trois semaines, et plus.

On évitera, dans ce cas, les purgations; on donnera même le tartre stibié avec précaution, parce qu'il a eu de mauvais effets : (il y a même des médecins qui rejettent les lavements); on aura recours aux stimulants, tels que les vésicatoires; on pourra y joindre le vin et l'alcali volatil (ammoniaque liquide), donnés à petites doses, que l'on augmentera ensuite en raison des bons effets qu'ils produiront. S'il survient d'autres symptômes, on emploiera les remèdes capables de dissiper la faiblesse et le spasme.

Dans les cas de pétéchies , de déjections fétides, sanguinolentes, d'urines sanglantes, de *stillicidium sanguinis*, et d'autres marques de putréfaction , telles que le sédiment trouble des urines, au lieu d'un sédiment muqueux et mucilagineux , on aura recours au vin et au quinquina : ce dernier agit comme tonique et antiseptique ; mais il faut, suivant les préceptes de M. de Haen, le donner à grande dose, excepté dans la première semaine. Il est nécessaire, lors même qu'on n'aperçoit pas de pétéchies. James prescrivait le quinquina immédiatement après sa poudre émétique , et arrêtait par ce moyen la fièvre.

Dans les maladies épidémiques rémittentes , comme sont souvent les fièvres d'été et d'automne , il faut prendre garde de donner le quinquina trop tôt ; alors le tartre stibié réussit très-bien la première semaine. M. Cullen présume qu'il serait utile d'appliquer le froid à l'extérieur dans le cas où il prescrit le quinquina ; mais il ajoute qu'il n'a pas encore assez d'expérience pour pouvoir rien décider sur cet objet.

Outre les signes de faiblesse et de putridité , il y en a d'autres qui indiquent une grande irritation du cerveau, et qui paraissent subitement ; tels que le délire, l'assoupissement, la loquacité, la voix plus élevée, plus rapide, l'irritabilité extrême, un état tantôt de tranquillité, tantôt de fureur, le visage rouge et les yeux étincelants, etc. Il faut alors remonter à la source de cette irritation : il est difficile de dire si elle est locale, ou si elle dépend de l'inflammation des membranes du cerveau ; mais, dans l'un et l'autre cas, le remède est le même ; il faut recourir à la saignée des artères temporales et aux sangsues. Si l'on n'aperçoit aucune marque d'inflammation au cerveau, on appliquera les vésicatoires à la tête , et on fera des fomentations aux jambes. Le camphre et le musc sont également indiqués ; il faut toujours donner le premier à grande dose : on fera de même à l'égard du musc, s'il est pur ; mais il ne faut pas oublier qu'il a une vertu stimulante.

Lorsque les symptômes qui caractérisent le délire purement maniaque sont très-sensibles , tels que la pâleur et la flaccidité du visage , la langueur des yeux, où l'on n'aperçoit ni rougeur, ni inflammation, etc, l'opium, donné à grande dose , est le remède le plus efficace,

LIVRE II.

Des Inflammations ou Phlegmasies (1 et 2)

CHAPITRE PREMIER.

De l'Inflammation en général.

SECTION PREMIÈRE.

Des Phénomènes de l'inflammation.

235. Lorsqu'il survient sur une partie de la surface du corps une rougeur extraordinaire, accompagnée de chaleur,

---

(1) Les inflammations, que l'auteur nomme *phlegmasiæ*, constituent le second ordre de sa Nosologie. Il comprend dans cet ordre les maladies aiguës fébriles de Boërhaave, les fièvres inflammatoires d'Hoffmann, les phlegmasies membraneuses et parenchymateuses de Sauvages. M Cullen rejette même cette dernière division, en ce que, 1º elle détermine l'état des parties internes ; ce qui n'est pas l'objet de la Nosologie. 2º On ne peut pas distinguer avec assèz de certitude les parties membraneuses et parenchymateuses ; ainsi le *metritis* ou l'inflammation de la matrice, que Sauvages regarde comme une inflammation membraneuse, est mise au rang des parenchymateuses par Linné et Sagar. 3º Il y a quelques phlegmasies, telles que l'hépatitis, qui peuvent être ou membraneuses, ou parenchymateuses. Linné et Sagar ont aussi admis des phlegmasies musculaires, que M. Cullen rejette également, parce que les caractères qu'ils en ont donnés ne sont pas exacts.

Caractère des Phlegmasies.

Il y a fièvre inflammatoire, phlogose, ou une douleur topique, accompagnée de la lésion des fonctions d'une partie interne ; le sang que l'on tire par la saignée présente, quand il est coagulé, une surface blanche semblable à un cuir. N. C.

(2) Trois divisions seulement, *les inflammations cutanées, les in-*

douleur et gonflement, cette maladie se nomme *inflammation* ou *phlegmasie*. Lorsque ces symptômes sont considérables, le système est toujours affecté en même temps
de pyrexie.

236. L'inflammation peut aussi affecter les parties internes ; et on reconnaît qu'elle existe, lorsqu'il se joint à la
pyrexie une douleur fixe, dans une partie interne, accompagnée de la lésion des fonctions de cette partie.

237. On juge aussi de la présence de l'inflammation par
l'état du sang tiré des veines, qui, après s'être refroidi
et coagulé, présente une portion de gluten qui est séparée

---

flammations des viscères et les inflammations des articulations, sont
établies dans ce second ordre des *pyrexies* de Cullen ; encore la première ne renferme-t-elle que le phlegmon et l'érythème. La création de
l'anatomie générale, et les progrès qu'ont faits l'anatomie pathologique, la médecine d'observation et la philosophie médicale, en
multipliant singulièrement le nombre des espèces bien distinctes de
phlegmasies, ont nécessité dans cette classe, l'une des plus naturelles de la nosographie, de nouvelles coupes à raison desquelles
toutes ces maladies sont rapportées aux cinq chefs suivants : *Phlegmasies cutanées* (l'ordre des *exanthèmes* ou *fièvres éruptives* de
Cullen s'y trouve fondu presqu'en son entier); *phlegmasies des
membranes muqueuses* ; *phlegmasies des membranes séreuses* ;
phlegmasies du tissu cellulaire et des organes parenchymateux ;
phlegmasies des tissus musculaire, *fibreux et synovial*. De nouvelles recherches, en rendant de plus en plus évidente l'existence
isolée de l'inflammation dans d'autres tissus de l'économie, vien-
dront sans doute encore multiplier ces divisions naturelles ; et déjà
l'on peut dire que l'inflammation des vaisseaux lymphatiques des
veines et des artères réclame la place que l'observation semble
lui avoir acquise dans cette grande famille des phlegmasies, à laquelle un célèbre antagoniste des nosographies semble vouloir rapporter la presque totalité des affections pathologiques. (D. L.)

20.

du reste de la masse, et qui surnage sur la surface du cras-
samentum ; comme cette séparation du gluten arrive toutes
les fois que l'inflammation est très-évidente, on peut, si
ce signe est réuni aux autres symptômes, conclure, dans
les cas douteux, que l'inflammation existe. Il faut néanmoins observer que différentes circonstances peuvent, pendant la saignée, empêcher cette séparation, quoique le
sang y soit d'ailleurs disposé : c'est pourquoi l'on ne doit
pas toujours conclure, d'après l'absence de ce phénomène,
qu'il n'y a pas d'inflammation.

238. Ce qui est contenu dans les trois paragraphes précédents renferme l'histoire générale des phénomènes de
l'inflammation ; il ne m'est pas aisé d'en donner d'autres :
quant aux variétés que peuvent offrir ses symptômes, je
pense qu'il sera plus convenable de les indiquer dans
chaque chapitre des genres particuliers et des espèces d'inflammation dont je parlerai par la suite. C'est pourquoi je
vais m'occuper de rechercher la cause prochaine de l'inflammation en général.

SECTION II.

De la Cause prochaine de l'inflammation.

239. Tous les phénomènes de l'inflammation (§ 235)
concourent à prouver que l'impétuosité de la circulation du
sang est accélérée dans les vaisseaux de la partie affectée ;
mais, dans ce cas, l'action du cœur n'est pas toujours évidemment augmentée ; on peut, en conséquence, présumer
que l'accélération de la circulation du sang dans la partie
affectée est due spécialement à l'action augmentée des vaisseaux de cette partie même.

240. La cause de cette augmentation d'action dans les
vaisseaux de la partie malade doit donc faire l'objet de nos

recherches, et être considérée comme la cause prochaine de l'inflammation.

Dans quantité de cas, on voit sensiblement que l'inflammation est produite par l'application de substances stimulantes sur une partie. Lorsqu'une semblable cause est manifeste, elle nous suffit ; mais si elle ne l'est pas, comme il arrive souvent, et si on ne peut la supposer avec probabilité, il faut chercher une autre cause capable d'accélérer la circulation du sang dans les vaisseaux de la partie malade.

241. Un grand nombre de médecins ont regardé l'obstruction des petits vaisseaux, produite d'une manière quelconque, comme la cause de l'inflammation ; et ils ont pensé surtout qu'elle pouvait être l'effet d'une obstruction formée par une matière qui bouchait ces vaisseaux : mais cette doctrine présente un grand nombre de difficultés (1).

1° Il paraît que cette opinion doit particulièrement son origine à l'apparence du sang décrite § 237 ; car elle a été admise dans un temps où l'on regardait le gluten séparé du reste de la masse, comme une matière contre nature et morbifique : mais l'on est aujourd'hui très-certain que ce gluten est toujours une des parties constituantes du sang humain ; et que sa séparation n'est qu'un accident particulier, produit par l'inflammation, et par quelques autres circonstances qui donnent lieu à cette apparence ; on s'est trompé en regardant cette dernière comme une marque de la viscosité morbifique du sang.

2° Aucune expérience ne prouve directement qu'il domine une viscosité morbifique dans la masse du sang ; et il n'est nullement évident que certaines parties de ce fluide

---

(1) L'auteur réfute ici la doctrine de Boërhaave. (B.)

acquièrent accidentellement une densité plus grande et une force de cohésion plus considérable que de coutume ; il n'y a non plus aucune preuve que les parties qui constituent la masse du sang augmentent en densité et en cohérence , au point d'occasioner un épaississement dangereux. Les expériences du D. Browne Langrish sur cet objet ne concluent rien , parce qu'elles ont été faites sur certaines parties du sang séparées du reste , sans faire attention aux circonstances de la saignée , qui occasionent beaucoup de changements dans l'état de séparation ou de concrétion du sang tiré des veines.

3° La supposition de la lenteur ou de la viscosité morbifique du sang est mal fondée ; car il est probable que la nature a pris des précautions particulières pour prévenir un état des fluides , si incompatible avec l'exercice des fonctions les plus importantes de l'économie animale. Tant que le mouvement peut empêcher la séparation des parties, et que la chaleur est assez considérable pour entretenir la fluidité des plus visqueuses , il paraît qu'il y a toujours une assez grande proportion d'eau contenue dans le sang pour donner à toute la masse une fluidité suffisante. Je suis obligé d'avouer que ce raisonnement n'est pas absolument concluant ; néanmoins j'y ai encore recours, parce qu'il donne un degré de plus de probabilité à l'argument général.

4° Dans le cas d'inflammation en particulier , il y a différentes circonstances qui rendent probable que le sang est alors plus fluide que de coutume.

5° Je présume qu'il n'existe jamais une viscosité générale , telle que Boërhaave et ses disciples l'ont supposée , parce qu'elle produirait des effets plus grands que ceux que l'on observe communément.

6° Outre l'obstruction produite par la viscosité du sang,

les médecins ont encore supposé qu'une matière imperméable d'un autre genre pouvait former une obstruction qui était aussi une des causes de l'inflammation. Cette supposition est connue dans les écoles sous le titre d'*erreur de lieu*; mais je ne puis nullement la regarder comme probable : car le mouvement du sang dans les vaisseaux capillaires est si faible et si lent, qu'il peut facilement rétrograder. En conséquence, s'il arrivait qu'un globule de sang entrât dans un vaisseau dont les branches lui refusassent passage, il reculerait jusqu'à ce qu'il en trouvât un à travers lequel il pût passer ; les ramifications et les anastomoses fréquentes des petites artères sont très-favorables à cette opinion. Je ne puis cependant m'empêcher encore d'avouer que cet argument n'est pas absolument concluant : car je conviens qu'il est assez certain qu'il peut survenir accidentellement *erreur de lieu*; mais d'après les raisons que j'ai données, il est probable que cela n'arrive pas souvent, et, en conséquence, il est rare que ce soit la cause de l'inflammation ; ou bien cette dernière n'est pas, dans ce cas, uniquement due à l'obstruction : je pourrais en donner plusieurs preuves; mais je me contenterai de conclure par le raisonnement suivant.

7° En admettant que l'obstruction puisse avoir lieu, elle ne suffira pas pour produire les effets, et présenter les phénomènes qui se manifestent dans l'inflammation. La théorie dont on fait communément usage pour l'expliquer n'est nullement satisfaisante ; et, dans le fait, il paraît par un grand nombre d'observations et d'expériences, que des obstructions considérables peuvent se former et subsister, sans produire les symptômes de l'inflammation.

242. On ne peut donc considérer comme cause primitive de l'inflammation, l'obstruction formée par une matière

qui bouche les vaisseaux , *Gaub. Pathol.* 249 , *i.* Néanmoins il est assez probable que l'obstruction a lieu, jusqu'à un certain point , dans toutes les inflammations. La tension , la douleur (1), la rougeur et le gonflement qui accompagnent l'inflammation ne peuvent s'expliquer qu'en admettant que les extrémités des artères ne donnent pas facilement passage à la quantité ordinaire de sang qui y est poussée par l'accroissement de rapidité avec laquelle il circule dans ces vaisseaux. On peut supposer une semblable obstruction dans tous les cas où la circulation du sang est augmentée ;

---

(1) Quoique Haller ait prouvé , par des expériences dont on ne peut douter, qu'un grand nombre de membranes sont insensibles dans l'état naturel, néanmoins, dans les cas d'inflammation , elles deviennent très-douloureuses. Il suppose que la douleur est alors produite par les nerfs qui se distribuent dans la partie affectée; mais on n'observe pas que la douleur vienne de certaines parties de la membrane ; toutes la ressentent. Il est bien étonnant que les nerfs n'aient point donné de marques de douleur dans les expériences de Haller. M. Cullen croit que l'on pourrait supposer que les membranes compactes du corps étaient, dans leur origine, nerveuses et sensibles , mais qu'en acquérant plus de compacité, elles ont perdu leur sensibilité , qui peut se rétablir de nouveau par un certain degré d'irritabilité.

Les artères doivent être regardées comme sensibles, parce qu'elles sont formées de fibres en quelque sorte musculaires ; néanmoins, dans leur état naturel, elles ne paraissent point sensibles; elles ne deviennent douloureuses que quand leur distension est considérable, et quand elles sont enflammées; on ne doit donc pas considérer la douleur que l'on ressent dans l'inflammation comme dépendante des membranes, mais des artères , dans le cas où ces dernières sont plus dilatées que de coutume. C'est pourquoi la douleur de l'inflammation correspond à la pulsation des artères de la partie affectée; et quand la suppuration se forme , le malade ne se plaint de douleur lancinante que dans le temps de la pulsation.

mais il est probable que , dans l'inflammation , il y a de plus une résistance extraordinaire qui s'oppose au libre passage des fluides.

243. La doctrine que nous avons admise relativement à la cause de la fièvre, nous porte à croire que l'action augmentée du cœur et des artères ne peut se soutenir un certain temps par d'autres moyens, que par le spasme qui affecte les petits vaisseaux ; et il est vraisemblable que ce spasme a lieu dans l'inflammation, puisque toute inflammation considérable commence par un accès de froid , et est en même temps accompagnée des autres symptômes de pyrexie. Il est également probable qu'il arrive quelque chose de semblable, même dans les inflammations qui paraissent moins considérables , et qui sont purement locales.

244. D'après ce que je viens de dire, on peut, dans beaucoup de cas, expliquer la nature de l'inflammation de la manière suivante. Il peut survenir des causes d'inégalité dans la distribution du sang , qui en poussent une plus grande quantité que de coutume dans certains vaisseaux , pour lesquels le sang devient alors nécessairement une cause d'irritation : mais en outre, il est probable que , pour diminuer la congestion , la *force médicatrice de la nature* augmente encore davantage l'action de ces vaisseaux, et qu'elle produit cet effet en excitant , de même que dans les autres maladies fébriles, une contraction spasmodique dans leurs extrémités.

245. Le spasme de l'extrémité des artères, qui soutient l'accroissement de l'action du sang qui y est poussé, doit donc être regardé comme la cause prochaine de l'inflammation , au moins dans tous les cas où l'inflammation n'est pas produite par l'application de stimulus directs; et même on peut supposer que ces derniers occasionent un spasme dans l'extrémité des vaisseaux.

246. Dans l'inflammation , il y a une constriction de

l'extrémité des vaisseaux, réunie à l'accroissement d'action dans l'autre partie de ces mêmes vaisseaux ; comme il est probable d'après ce que l'on observe dans le rhumatisme, qui est une espèce d'inflammation qui souvent est évidem-ment produite, ou par l'action du froid sur des vaisseaux extraordinairement distendus, ou par cause de circula-tion augmentée, réunie à la distension extraordinaire de vaisseaux qui étaient avant dans un état de constriction. C'est pourquoi cette maladie se manifeste particulièrement dans les saisons sujettes aux variations fréquentes et consi-dérables du chaud et du froid.

Nous pouvons ajouter que les parties du corps le plus fréquemment affectées d'inflammation, sont celles qui sont le plus exposées à une distension extraordinaire, par le chan-gement de la distribution des fluides, et, en même temps, à l'action immédiate du froid. C'est pourquoi les esquinan-cies et les inflammations de poitrine sont plus fréquentes que les autres (1).

247. En outre, on doit présumer que le spasme de l'ex-trémité des vaisseaux a lieu dans l'inflammation, d'après l'état où se trouve alors tout le système artériel. Dans toute inflammation considérable, même locale, l'affection se communique à tout le système: c'est pourquoi l'inflam-mation se produit facilement dans d'autres parties que celle qui était primitivement affectée. Cette affection générale est connue des médecins sous le nom de *diathèse inflamma-toire;* elle se manifeste communément chez les personnes dont les fibres ont une plus grande rigidité (2); souvent

____

(1) On peut ajouter que, quand la transpiration est suppri-mée, les fluides se dirigent particulièrement vers les glandes mu-queuses.

(2) Tout le monde convient, avec Hippocrate, que les personnes sujettes à l'atonie de l'estomac qui produit acidité et flatulence, sont moins exposées aux inflammations; mais, comme le ton et la force

elle est évidemment occasionée par la puissance tonique ou astringente du froid ; elle est augmentée par l'action de tous les stimulants et de tous les toniques sur le corps ; elle est toujours accompagnée de la dureté du pouls, et rien ne la dissipe plus efficacement que le relâchement que produit la saignée. D'après ces circonstances, il paraît probable que la diathèse inflammatoire consiste dans l'augmentation de ton ou de contractilité, et peut-être même dans la contraction augmentée des fibres musculaires de tout le système artériel. Cet état du système paraît souvent naître et subsister quelque temps sans inflammation apparente d'aucune partie ; d'où il est vraisemblable que le spasme peut facilement naître dans les extrémités de quelques vaisseaux, et qu'il peut s'y former une inflammation particulière. Néanmoins la diathèse générale paraît encore fréquemment produite par une inflammation qui a commencé dans une seule partie.

248. J'ai tâché d'expliquer quel est, dans le cas d'inflammation, l'état de tout le système, et quel est celui de la partie spécialement affectée. J'ai considéré le dernier tel qu'il est dès sa première origine ; mais, lorsque cet état a subsisté quelque temps, la partie malade subit différents changements, dont il me reste à parler.

---

inhérente des fibres musculaires dépendent de leur degré de tension, les pléthoriques, chez qui les vaisseaux sont très-distendus, sont plus sujets que d'autres aux maladies inflammatoires. Le froid occasione aussi une constriction, qui est une des causes d'inflammation ; c'est pourquoi cette maladie est commune dans les climats froids et dans les saisons froides.

SECTION III.

Des terminaisons de l'inflammation.

249. Si, lorsque l'inflammation est guérie, l'état et la texture de la partie n'ont pas été altérés, cette terminaison de la maladie se nomme *résolution.*

La résolution a lieu quand la congestion et le spasme qui ont précédé ont été à un degré modéré, et que l'accroissement de la vélocité du sang a suffi pour détruire le spasme, dilater les vaisseaux, et dissiper la congestion, de manière que la partie affectée se rétablit dans son état de santé ordinaire.

La résolution se fait aussi lorsque l'accroissement de la vélocité des fluides a augmenté l'exhalation dans le tissu cellulaire environnant, ou produit une excrétion plus abondante dans quelque partie voisine; ce qui a modéré le spasme, et diminué la congestion formée dans les vaisseaux de la partie qui était particulièrement affectée.

Enfin, la résolution peut avoir lieu lorsque l'accroissement de la vélocité du sang dans tout le système occasione une évacuation dans une partie éloignée, qui cependant peut suffire pour dissiper la diathèse inflammatoire de tout le système, et diminuer par-là la congestion et le spasme de la partie enflammée.

250. La tumeur qui se manifeste dans l'inflammation peut être en partie attribuée à la congestion des fluides dans leurs propres vaisseaux; néanmoins elle est particulièrement due à l'épanchement qui se fait dans le tissu cellulaire environnant : c'est pourquoi l'on voit rarement les tumeurs survenir ailleurs que dans les parties qui tiennent à un tissu cellulaire lâche. Si, dans ce cas, la matière épanchée consiste uniquement dans une quantité plus grande du fluide qui

s'exhalait dans l'état ordinaire, cette même matière sera facilement absorbée, lorsque la liberté de la circulation sera rétablie dans les vaisseaux, et la partie reviendra dans le même état où elle était avant. Mais si l'accroissement de la vélocité du sang dans la partie enflammée dilate les vaisseaux exhalants à un tel point qu'ils laissent échapper le serum en entier, l'absorption ne s'en fera pas aussi facilement : or, les expériences de Pringle, et spécialement celles de Gaber, *Miscell. Taurin. vol. II*, nous apprennent que le serum en stagnation peut subir un changement particulier, parce que le gluten qui y est mêlé se change en une liqueur blanche, opaque, légèrement visqueuse et douce, qui porte le nom de *pus*. Lorsque ce changement a lieu dans la partie enflammée, il est accompagné de la cessation de la rougeur, de la chaleur et de la douleur, qui indiquaient l'inflammation ; on regarde, en conséquence, la maladie comme terminée, et cette terminaison se nomme *suppuration* (1).

251. Les signes auxquels on peut reconnaître la tendance à la suppuration, sont la continuité de l'inflammation sans qu'il se manifeste de symptômes de résolution ; la diminution de la douleur que causait la distension ; le changement de cette douleur, qui, devenant pulsative, correspond plus distinctement avec le battement des artères ; le pouls plus

---

(1) Les modernes regardent le pus comme le produit d'une exhalation morbifique due aux vaisseaux lymphatiques des parties enflammées ; et ils assimilent, sous ce rapport, au pus du phlegmon la couenne qui se forme à la surface du derme mis à nu ou des membranes muqueuses enflammées, la sérosité lactescente, ou les fausses membranes que produit l'état de phlegmasie des membranes séreuses, etc. Leurs différences sont rapportées à la seule diversité des tissus qui leur donnent naissance, et on les regarde tous comme le résultat d'un ordre de phénomènes toujours identique. (D. L.)

plein et plus mou ; et souvent les frissons fréquents que le malade ressent. La période où la suppuration survient n'est pas déterminée ; quelquefois elle se forme plus tôt , d'autres fois plus tard. Lorsque la tendance à la suppuration est décidée , le temps nécessaire pour la compléter varie suivant les différents cas.

Quand le pus est complétement formé, la douleur cesse entièrement dans la partie, et le malade y éprouve un sentiment de pesanteur. Si l'abcès est immédiatement au-dessous de la peau, la tumeur s'élève en pointe, la partie devient molle, et communément on peut s'apercevoir de la fluctuation du fluide qui y est contenu ; en même temps , la rougeur qui dominait avant sur la peau est, en général, fort diminuée.

252. Dans les abcès , une partie de la matière épanchée sert à la formation du pus ; les autres parties , plus ténues, sont absorbées : c'est pourquoi, quand on ouvre un abcès, on n'y trouve que le pus. Néanmoins ce pus ne consiste pas seulement dans le changement du gluten , car ce changement est l'effet d'une fermentation particulière, qui peut affecter la substance solide de la partie, et peut-être tous les solides du corps de l'animal. Ainsi cette fermentation affecte particulièrement , et avec la plus grande facilité, le tissu cellulaire ; elle en corrode une grande quantité, qui par-là devient une des parties constituantes du pus. Quelques-uns des plus petits vaisseaux rouges sont encore, en général, corrodés ; c'est pourquoi l'on voit souvent dans les abcès un peu de sang rouge mêlé avec le pus. Enfin, on doit considérer la surface interne d'un abcès comme une partie ulcérée.

253. D'après cette théorie de la suppuration, on voit comment la matière d'un abcès peut s'épancher dans le tissu cellulaire des parties voisines ; ou bien, comment en corro-

dant les téguments qui le recouvrent, cette matière peut se porter à l'extérieur, et y produire un ulcère.

254. Nous avons considéré ici l'abcès comme un amas de matière survenu à la suite de l'inflammation ; mais on a appliqué ce terme à toute espèce de matière épanchée, qui, en restant en stagnation dans une cavité, a changé de nature.

La matière des abcès et des ulcères qui en sont la suite, varie suivant la nature de l'épanchement, et elle peut être,

1° Une matière plus ténue que le serum;

2° Le serum entier et pur ;

3° Une quantité de globules rouges ;

4° Une matière fournie par les glandes particulières situées dans la partie ;

5° Un mélange de matières dont les sources sont différentes, et qui ont été changées par une fermentation particulière.

La seconde espèce de matière est seule propre à former le pus ; l'épanchement qui s'en fait dans les parties en suppuration ou dans les ulcères, semble être l'effet particulier de l'état inflammatoire des vaisseaux : c'est pour cette raison que, quand les ulcères ne fournissent pas un pus convenable, circonstance qui est toujours absolument nécessaire pour leur guérison, on peut, dans beaucoup de cas, y déterminer une suppuration louable, par l'application des stimulants qui excitent l'inflammation, tels que les baumes, le mercure, le cuivre, etc.

255. Lorsque la matière épanchée dans le tissu cellulaire de la partie enflammée est corrompue par un ferment putride, ce ferment y produit un état qui approche plus ou moins de celui de la putréfaction. Lorsqu'il n'est qu'à un degré modéré, et qu'il ne se communique qu'aux fluides épanchés et à la substance du tissu cellulaire, cet état porte le nom de *gangrène* : mais si la putréfaction affecte

aussi les vaisseaux et les muscles, la maladie s'appelle alors *sphacèle.*

256. La gangrène et ses suites peuvent être produites, 1° par un ferment putride répandu dans la masse du sang, et porté au-dehors avec le serum épanché ; ce ferment agit avec d'autant plus de force, que le serum reste en stagnation, et est exposé au degré de chaleur du corps : 2° la gangrène peut dépendre de la nature particulière de la matière épanchée qui est disposée à la putréfaction, comme cela paraît arriver en particulier lorsqu'il y a une grande quantité de globules rouges épanchés ; 3° elle semble être fréquemment occasionée par l'excès d'inflammation qui détruit le ton des vaisseaux ; d'où il arrive que tous les fluides restent en stagnation et passent à la putréfaction, qui, quand elle a lieu à un degré quelconque, augmente l'atonie des vaisseaux et propage la gangrène (1).

257. La tendance à la gangrène, dans l'inflammation, peut se prévoir à la violence extrême de la douleur et de la chaleur qui existent dans la partie enflammée, et au degré considérable de pyrexie qui accompagne l'inflammation.

On peut apercevoir les approches de la gangrène par la couleur de la partie enflammée, qui d'un rouge clair passe à un rouge brun foncé ; par les vésicules qui s'y élèvent ; par

---

(1) La perte de ton des vaisseaux paraît contribuer particulièrement à produire la gangrène ; car elle survient facilement toutes les fois qu'il existe des causes d'atonie ; non-seulement le froid actuel et le froid potentiel y donnent lieu, mais même les narcotiques ; et elle est souvent la suite de la paralysie, où il y a perte de ton. Il suffit, pour produire la gangrène, qu'il y ait une stagnation suffisante pour arrêter la circulation du sang, soit par compression ou par la destruction du ton des vaisseaux, et l'épanchement des fluides n'est pas toujours nécessaire.

la mollesse, la flaccidité et l'insensibilité de cette partie ; enfin, par la cessation totale de la douleur, lorsque ces signes se manifestent.

A mesure que la gangrène fait des progrès, la couleur de la partie devient livide, et passe, par degrés, à un noir foncé ; la chaleur y cesse entièrement ; sa mollesse et sa flaccidité augmentent ; elle perd sa consistance, exhale une odeur cadavéreuse, et alors on peut la regarder comme affectée de sphacèle.

258. Ainsi la gangrène est la *troisième* manière dont se termine l'inflammation ; on en indique communément une *quatrième* dans les écoles, qui est celle où la partie devient squirrheuse, ou acquiert une dureté indolente, lorsque l'inflammation est dissipée ; mais ce cas est rare, et paraît moins dépendre de la nature de l'inflammation que des circonstances où se trouve la partie malade. Le squirrhe s'observe particulièrement dans les parties glanduleuses, et il est probablement l'effet de la facilité avec laquelle les fluides restent en stagnation dans ces parties. J'ai observé que l'inflammation produisait rarement le squirrhe ; il dépend communément de causes différentes ; et lorsque l'inflammation y survient, comme cela est sujet à arriver tôt ou tard, elle change plutôt le squirrhe en une espèce d'abcès, qu'elle ne l'augmente. D'après ces considérations, il paraît inutile de parler davantage du squirrhe comme d'une des manières dont se termine l'inflammation.

259. Je vais faire mention de quelques autres terminaisons de l'inflammation, dont on a peu parlé.

L'une consiste dans l'épanchement d'une partie de la masse entière du sang, qui se fait dans le tissu cellulaire adjacent, par rupture ou par anastomose. Cet épanchement arrive particulièrement dans les inflammations des poumons ; alors la matière épanchée, en comprimant les vaisseaux et arrêtant la circulation, occasione une suffocation mortelle; c'est peut-être de cette manière que les inflammations du poumon deviennent communément mortelles.

260. L'autre espèce de terminaison arrive dans certaines inflammations de la surface du corps, où il s'épanche au-dessous de la cuticule un fluide qui, étant trop grossier pour passer à travers ses pores, la sépare de la peau, et l'élève sous forme de vésicule qui contient le fluide épanché, et cet épanchement dissipe l'inflammation qui a précédé.

261. Outre les terminaisons de l'inflammation dont j'ai parlé, je pense que l'on peut en admettre une autre. Lorsque les parties internes sont enflammées, il semble qu'il y a presque toujours une exsudation, qui paraît être en partie une espèce de concrétion visqueuse qui se forme sur leur surface, et en partie un fluide limpide et séreux épanché dans les cavités qui renferment les viscères enflammés (1). Nous ne connaissons encore ces effets que comme des circonstances qui accompagnent très-constamment les inflammations mortelles; il est néanmoins probable que de semblables circonstances peuvent se rencontrer dans celles qui se terminent par la résolution, et y contribuer. Les exemples d'inflammation de poitrine qui ont été suivies d'hydrothorax, favorisent cette supposition.

SECTION IV.

Des causes éloignées de l'Inflammation.

262. Les causes éloignées de l'inflammation peuvent se réduire à cinq chefs, qui sont:

1° L'application des substances stimulantes, au nombre desquelles on doit mettre l'action du feu ou la brûlure;

---

(1) Voyez note 1 du parag. 250.

2° Les violences externes qui agissent mécaniquement, comme on le voit dans les blessures, les meurtrissures, les compressions ou les distensions extraordinaires des parties ;

3° Les substances étrangères, logées dans une partie quelconque, qui irritent par leurs propriétés chimiques ou mécaniques, ou qui compriment par leur volume ou leur pesanteur ;

4° Un certain degré de froid, insuffisant pour produire sur-le-champ la gangrène ;

5° L'accroissement de la circulation du sang déterminée vers une partie.

Il est aisé de comprendre comment ces causes éloignées peuvent, en agissant séparément ou concurremment, donner lieu à la cause prochaine de l'inflammation.

263. La cause prochaine paraît être la même dans toutes les inflammations, et ne varier que par son degré d'activité ; il peut cependant survenir quelques différences dans l'inflammation, relativement aux causes éloignées ; mais il n'est pas nécessaire d'en faire ici mention ; car les symptômes variés qui accompagnent les inflammations, peuvent, en général, se rapporter à la structure différente de la partie affectée, comme on le verra lorsque j'examinerai en particulier les genres et les espèces indiqués dans ma Nosologie. J'aurai alors une occasion plus favorable d'indiquer les différents états de la cause prochaine, ou les variétés des causes éloignées.

SECTION V.

De la cure de l'Inflammation.

264. LES indications curatives de l'inflammation diffèrent suivant que la maladie est encore susceptible de résolution,

ou qu'elle tend déjà à quelqu'une des autres espèces de terminaisons dont nous avons parlé. Comme cette tendance n'est pas toujours évidente sur-le-champ, il convient, dans tous les cas, dès que l'inflammation commence, d'en tenter la cure par la résolution. Les indications qui se présentent alors à remplir, consistent à,

1° Écarter les causes éloignées, lorsqu'elles sont évidentes, et qu'elles continuent à agir ;

2° Détruire la diathèse inflammatoire, qui affecte tout le système, ou une partie seulement ;

3° Dissiper le spasme de la partie malade, en appliquant des remèdes à tout le système ou à cette partie même.

265. Les moyens de dissiper les causes éloignées se déduisent facilement de la nature particulière de ces causes et des différentes circonstances qui les accompagnent. Il faut évacuer les matières âcres, ou prévenir leur action, en donnant des correctifs ou des adoucissants. On enlèvera tout ce qui comprime ou distend considérablement la partie, et les différentes circonstances où ces causes agissent feront aisément connaître les moyens que l'on doit employer.

266. Les moyens de détruire la diathèse inflammatoire du système sont les mêmes que ceux qui peuvent modérer la violence de la réaction dans la fièvre, dont j'ai donné le détail depuis le § 127 jusqu'au 149ᵉ (1). Il est, en consé-

---

(1) Les moyens principaux sont l'application du froid, les rafraîchissants, les saignées, les purgatifs. Je vais exposer en peu de mots les restrictions que ces remèdes exigent dans l'inflammation.

L'application du froid constitue, comme on l'a vu, une partie du régime antiphlogistique ; mais elle exige beaucoup de précaution dans le cas de diathèse inflammatoire, parce qu'elle est une des causes qui la produisent. Il faut toujours éviter la trop grande chaleur ; et, quand l'inflammation est à un certain degré, le froid peut produire plus d'avantage en modérant la chaleur, qu'il ne

quence, inutile de répéter ici ce que j'ai dit : j'observerai seulement que l'usage de ces remèdes exige ici moins de ré-

---

peut nuire en augmentant le spasme. On peut, dans ce cas, l'appliquer sur toute la surface du corps ; mais les boissons froides sont presque toujours pernicieuses, parce qu'elles n'agissent que partiellement.

Les rafraîchissants conviennent dans les inflammations ; on peut donner les acides et le nitre à grande dose, mais il faut prendre garde, dans la péripneumonie, qu'ils n'irritent et n'occasionent la toux.

-Les anciens employaient les astringents et les répercussifs, mais ils causent quelquefois la gangrène.

Il y a beaucoup de degrés intermédiaires dans la manière dont les rafraîchissants diminuent le ton et causent la gangrène. On peut les appliquer dans tous les cas où l'on a lieu de croire qu'ils diminueront le ton des parties sans les détruire. On a, depuis quelque temps, employé le sucre de saturne (acétate de plomb cristallisé). M. Cullen dit l'avoir vu guérir, comme répercussif, beaucoup d'inflammations externes ; mais il observe qu'il faut s'en abstenir si l'inflammation augmente au lieu de céder aux remèdes ; il croit qu'on peut en faire usage dans toutes les inflammations externes, excepté dans l'érysipèle. Il ajoute qu'il est plus difficile de déterminer les cas où les narcotiques conviennent, qu'ils nuisent toujours donnés à l'intérieur, et que leur application externe n'est pas sans danger, tant parce qu'ils possèdent la vertu de détruire le ton de la partie, que parce qu'ils agissent comme stimulants.

La saignée est le premier de tous les remèdes dans les inflammations, elle occasione un relâchement du système artériel, qui se manifeste souvent dès le moment même qu'on ouvre la veine. Néanmoins il faut savoir y mettre des bornes ; poussée trop loin, elle affaiblit et épuise entièrement le malade, ou elle est suivie d'hydropisie.

Il est difficile de déterminer les limites de la saignée ; il est plus sûr de la réitérer en laissant des intervalles courts entre chaque saignée, que de la faire très-copieuse ; parce que pendant ces intervalles le sang se répare toujours un peu. On doit regarder une livre

serve que dans un grand nombre de fièvres, et que les saignées locales surtout y sont convenables.

267. Les moyens de détruire le spasme de la partie malade sont presque les mêmes que ceux dont j'ai parlé plus
haut, pour dissiper le spasme de l'extrémité des vaisseaux
dans le cas de fièvre, et que j'ai exposés depuis le § 150
jusqu'au 200ᵉ (1). Il faut seulement observer que plusieurs

---

de sang comme une grande saignée, deux livres par jour sont beaucoup, et trois en deux jours si considérables, que, si l'on en tire
davantage, on peut faire périr le malade.

C'est une erreur de défendre la saignée passé le quatrième jour
dans les inflammations. Boërhaave a eu tort d'insinuer cette doctrine, et de prétendre que la suppuration commençait au bout de
ce temps. Il y a des maladies où la suppuration s'établit en vingt-
quatre heures. Dans les inflammations internes, telles que la pleurésie et la péripneumonie, la résolution n'est pas faite quelquefois
le neuvième, ni même le dixième jour; tant que la suppuration n'est
pas formée, la saignée peut favoriser la résolution.

On peut tirer moins de sang en recourant aux saignées locales.
On a beaucoup recommandé l'artériotomie; on a pensé qu'elle produisait une évacuation générale capable de relâcher tout le système; cependant elle est beaucoup moins efficace que la saignée des
veines, parce qu'on n'ouvre que de petites artères, et que le jet de
sang qui sort est plus petit. D'ailleurs on ne peut pas jouir, comme
dans le cas où l'on ouvre les veines, de l'effet avantageux que procure la ligature, où cet effet est moins considérable.

Faute d'adresse pour appliquer les ventouses et faire les scarifications, on a souvent recours aux sangsues, qui sont préférables
dans les cas où le tissu cellulaire est mince, et dans ceux où l'application se fait sur des parties tendineuses ou charnues.

Les purgatifs sont quelquefois utiles, néanmoins ils doivent le
céder à la saignée; dans les cas d'angine, d'ophthalmie, de phrénésie, etc., on peut cependant les employer comme révulsifs et les
prescrire plus hardiment.

(1) Ces moyens sont externes ou internes : les premiers sont les
délayants, les sels neutres, les sudorifiques, les émétiques et les

de ces moyens sont spécialement indiqués ici, et que quelques-uns doivent être particulièrement dirigés vers la partie

---

antispasmodiques ; les moyens externes sont les vésicatoires, les sinapismes et les bains chauds. Je vais donner ici quelques remarques générales, d'après les leçons de M. Cullen sur les émétiques, les antispasmodiques, les vésicatoires, les sinapismes et les bains chauds.

L'usage des émétiques est douteux dans les inflammations. Ils agissent dans les fièvres en diminuant le spasme de la surface. Dans l'inflammation, où l'on ne peut guère admettre un spasme de la même nature, ils ne peuvent convenir sous ce point de vue, mais sous un autre ; comme le spasme de la partie enflammée est entretenu par le spasme fébrile, on doit, en diminuant ce dernier, modérer en même temps le premier. Par conséquent, dans l'inflammation interne accompagnée de fièvre, les émétiques peuvent être utiles ; mais leur efficacité n'est pas évidemment démontrée, parce que l'irritation qu'ils produisent peut empêcher les bons effets que l'on aurait lieu d'en attendre.

La manière d'agir des antispasmodiques est plus obscure dans l'inflammation que dans les fièvres. Il n'y en a que deux dont on peut faire usage ; savoir, le camphre, et surtout l'opium. C'est pourquoi nous ne considérerons ici que les antispasmodiques externes, qui sont les discussifs et les résolutifs. Les premiers ne conviennent jamais. On a admis les autres d'après la fausse théorie de la viscosité des fluides ; si cette viscosité existait réellement, les aromatiques qui ont une puissance stimulante conviendraient mieux : cependant ils nuisent communément, et s'ils produisent quelquefois de bons effets, ce n'est qu'à raison de la vertu antispasmodique dont jouissent un grand nombre de ces substances, surtout quand elles sont sous forme d'huile essentielle. Mais rien ne prouve qu'elles conservent ces propriétés quand on les applique en décoctions, sous forme de bains ou de fomentations.

Le camphre peut être employé à l'extérieur comme antispasmodique : on l'a long-temps recommandé dans les inflammations ; il jouit d'une puissance sédative qui peut s'étendre jusqu'à un certain degré. Mais aucune expérience ne prouve qu'il procure la ré-

qui est spécialement affectée ; mais il sera plus convenable
de considérer les précautions qu'exige leur usage, lorsque
je parlerai de chaque espèce d'inflammation en particulier.

---

solution des inflammations internes ; s'il a été utile dans le rhumatisme et dans les affections goutteuses , ce ne peut être que comme
antispasmodique.

On a vu que les vésicatoires produisaient un relâchement en ou-
vrant les vaisseaux des parties voisines de celle qui était enflammée. On ne doit pas les appliquer sur la partie même. Mais, dans
les inflammations internes , il faut les mettre le plus près possible
de l'endroit malade. Ils conviennent particulièrement dans les inflammations locales, telles que la phrénésie, l'angine, la péripneumonie. Quand l'inflammation passe d'un endroit à l'autre, et
qu'elle dépend plutôt de la diathèse inflammatoire que d'une irritation topique, comme dans le rhumatisme, l'usage des vésicatoires est douteux ; en conséquence, on ne doit les appliquer dans
le rhumatisme que quand on est assuré, par la durée de la maladie, que l'inflammation est fixée sur une partie.

Lorsque le rhumatisme veut se fixer, il y a plus d'avantage de
recourir aux sinapismes. On choisit pour cet effet le raifort, la
moutarde, la renoncule des prés, etc. Mais on doit s'arrêter lorsque la partie commence à rougir et à s'enflammer : car, si on les
laisse plus long-temps, il s'élevera des cloches d'où sortira une
humeur dont l'écoulement sera de plus longue durée que si l'on eût
appliqué un vésicatoire. C'est pourquoi on doit préférer les sinapismes, quand on veut obtenir une évacuation durable.

Les cautères sont utiles en excitant une évacuation purulente ;
mais ils ne conviennent pas dans les cas d'inflammation périodique, parce que la diathèse inflammatoire se porte dans l'endroit où
on les applique. Dans les maux de dents, par exemple, il est préférable de mettre les vésicatoires derrière les oreilles. M. Cullen a vu
des personnes sujettes aux maux de dents, auxquelles il a suffi,
pour guérir, d'ouvrir un cautère au bras, ou d'appliquer la renoncule des prés aux pieds ; mais ce remède est plutôt préservatif
que curatif.

Les anciens ont recommandé, même dans les inflammations in-

268. Dès que la tendance à la suppuration (§ 251) s'aperçoit distinctement , comme nous supposons qu'elle dépend de l'épanchement d'un fluide qui ne peut être facilement réabsorbé , il faut que ce fluide soit converti en pus; c'est l'unique moyen naturel d'en obtenir l'évacuation. D'ailleurs , comme l'épanchement se fait peut-être rarement sans quelque rupture des vaisseaux , le pus est absolument nécessaire pour qu'ils puissent se cicatriser. Ainsi , dans le cas de tendance à la suppuration , l'indication curative doit toujours être de favoriser, le plus promptement qu'il est possible, la génération d'un pus louable.

269. On a proposé, pour cet effet , différents remèdes que l'on a cru jouir d'une vertu spécifique ; mais je n'ai pu découvrir une telle vertu dans aucun d'eux , et je pense que tout ce que l'on peut faire , est de favoriser la suppuration par des applications capables d'entretenir une chaleur convenable dans la partie ; telles sont celles qui , par leur ténacité , peuvent retenir la transpiration de la par-

---

ternes, les bains chauds , les fomentations et les cataplasmes. On a proposé d'unir différents remèdes à l'eau ; mais l'expérience prouve que l'eau seule suffit. Ce remède est une combinaison de la chaleur avec l'humidité : quand on ne veut qu'exciter de la chaleur , on doit se borner aux fomentations sèches ; quand on veut y réunir l'humidité, il faut mettre en usage des linges humides ; mais il faut observer qu'ils nuisent dans les cas où l'inflammation tient plus ou moins de l'érysipèle : ils ne conviennent que dans le phlegmon ; car on doit éviter les aqueux lorsque l'inflammation vient plutôt de relâchement que de circulation augmentée ; et lorsqu'on soupçonne que la chaleur , en raréfiant le sang, peut produire plus de mal par l'irritation qu'elle occasione, que de bien par le relâchement qu'elle procure. Ainsi le bain chaud est nuisible au commencement du rhumatisme, de même que la chaleur du lit et du feu, parce qu'ils donnent lieu à une raréfaction dans les vaisseaux de la partie malade, avant que le spasme ait pu se dissiper.

tie, et celles qui, par leur qualité émolliente, peuvent affaiblir la cohésion des téguments, et favoriser leur érosion.

270. Dans le cas de certains épanchements, non-seulement on ne peut éviter la suppuration, mais même elle est à désirer; on pourrait croire, en conséquence, qu'il faut éviter la plupart des moyens de résolution dont j'ai parlé, et communément nous dirigeons notre pratique d'après cette idée. Mais il faut observer d'une part, qu'il est nécessaire, pour produire une suppuration louable, que la circulation soit augmentée jusqu'à un certain point, ou qu'une partie des circonstances primitives de l'inflammation subsiste; alors on doit spécialement éviter les moyens de résolution qui pourraient trop diminuer la force de la circulation. D'une autre part, on a remarqué que l'accélération du mouvement du sang, quand elle était trop considérable, s'opposait à une suppuration louable; et, dans de semblables cas, quoiqu'il y ait un commencement de tendance à la suppuration, il peut être convenable de continuer les moyens de résolution qui modèrent la force de la circulation.

Quant à ce qui concerne l'ouverture des abcès, lorsque la suppuration est complétement formée, je renvoie aux traités de chirurgie.

271. Lorsque l'on s'aperçoit que l'inflammation tend à la gangrène, il faut employer tous les moyens possibles pour la prévenir, et les varier suivant la nature des différentes causes qui donnent lieu à cette tendance; ces moyens seront aisés à reconnaître d'après ce que nous en avons déjà dit. Lorsque la gangrène est avancée à un certain point, on ne peut la guérir qu'en séparant les parties mortes de celles où la vie subsiste. Ceci peut, dans certains cas, se faire avec le bistouri; et c'est toujours le moyen le plus convenable, lorsqu'on peut y avoir recours.

Dans d'autres cas, on peut obtenir la séparation de la partie morte, en excitant une inflammation capable de favoriser la suppuration sur les bords de la partie où la vie subsiste, de manière qu'elle puisse se séparer de toutes parts de l'autre, au point que cette dernière tombe d'elle-même. Il faut, en même temps, empêcher que la putréfaction n'augmente dans la partie, et qu'elle ne s'étende plus loin. On a, en conséquence, proposé différentes applications antiseptiques ; mais il me paraît qu'il est difficile qu'elles produisent aucun effet tant que les téguments sont entiers : c'est pourquoi la base du traitement doit consister à scarifier la partie jusqu'au vif, et à y exciter la suppuration requise, par les plaies que l'on y fera : ces incisions donnent encore accès aux antiseptiques, qui peuvent arrêter les progrès de la putréfaction dans la partie morte, et exciter l'inflammation nécessaire sur les bords de la partie où la vie subsiste.

272. Lorsque la gangrène vient d'une perte de ton, qui s'étant communiquée aux parties voisines, empêche l'inflammation qui est nécessaire, comme je l'ai dit, pour séparer le mort d'avec le vif, il faut remédier à cette perte de ton en donnant intérieurement des médicaments toniques : on a observé que, pour remplir cette indication, l'écorce du Pérou était particulièrement efficace. J'ai tâché de prouver plus haut (§ 214), que ce médicament agissait par sa vertu tonique ; et, d'après ce que j'ai dit dans le § 215, il sera aisé de connaître les limites qu'exige l'usage de ce remède.

Lorsque la gangrène est produite par la violence de l'inflammation, non-seulement le quinquina n'en arrête pas les progrès, mais il peut même nuire. Comme tonique, il convient particulièrement lorsque la gangrène est due à une perte primitive de ton, comme dans la paralysie et l'œdême ;

ou bien dans les cas, où la perte de ton survient lorsque les symptômes primitifs d'inflammation sont dissipés.

273. Les autres terminaisons de l'inflammation, ou n'exigent pas d'autre traitement que celui qui consiste à en arrêter les progrès, en mettant en usage les moyens propres à obtenir la résolution, ou bien ils sont plutôt l'objet d'un traité de chirurgie que de celui-ci.

Après avoir ainsi exposé ma doctrine générale de l'inflammation, je vais parler des genres et des espèces en particulier.

J'ai avancé plus haut (§ 263) que la différence de l'inflammation dépendait particulièrement de la structure différente de la partie affectée : c'est pourquoi je les ai divisées en *inflammations cutanées*, en *inflammations des viscères*, et en *inflammations des articulations*, et je vais les considérer suivant cet ordre.

CHAPITRE II.

Des Inflammations particulières à la peau (1).

274. Il y a deux genres d'inflammations cutanées, que l'on distingue communément par les noms de *phlegmon* et d'*érysipèle*.

______

(1) Les signes caractéristiques de l'inflammation de la peau, que M. Cullen appelle *phlogose*, sont :

La pyrexie, la rougeur de la peau, la chaleur, et une tension douloureuse. N. C.

Ce genre, qui est le viie de sa Nosologie, comprend deux espèces ; savoir, le *phlegmon* et l'*érythème*, dont il donne la description dans ce chapitre.

Variétés du Phlegmon.

Le phlegmon varie, 1° par sa forme, 2° par la partie qu'il oc-

Le second genre comprend deux espèces que l'on doit distinguer par des noms différents. Lorsqu'il n'y a qu'une

cupe. Le furoncle, la goutte rose, les pustules, les boutons et les bourgeons qui surviennent sur la peau, sont les principales variétés du phlegmon quant à sa forme.

Le furoncle ou le clou est une tumeur inflammatoire dure, dans le centre de laquelle on aperçoit, lorsque la suppuration est établie, des fibres épaisses qui ne se convertissent pas en pus, et qui forment une espèce de flocon fibreux, que l'on nomme vulgairement *bourbillon*. Il y a des furoncles qui ressemblent, par leur forme et par leur grosseur, à des œufs de pigeon ; il y en a d'autres plus gros et hémisphériques.

La goutte rose, qui se nomme aussi couperose et rougeurs, se connaît aux taches rouges peu élevées ou rudes qui sont répandues sur le visage et y restent long-temps.

Les pustules, les boutons et autres rougeurs de la peau sont aisés à connaître. Plusieurs des espèces dont parle Sauvages, telles que la couperose dartreuse et la couronne de Vénus, vulgairement appelée le *chapelet*, doivent être regardées comme symptomatiques.

On doit peut-être mettre au nombre des variétés que présente le phlegmon, à raison de la partie qu'il occupe, l'orgeolet, l'otalgie, l'inflammation des gencives, le poil ou l'inflammation des mamelles, le panaris, l'épine venteuse, le phimosis, le paraphimosis et la proctalgie ou inflammation du fondement.

Variétés de l'Erythème.

L'érythème varie, 1º par sa violence, 2º par sa cause éloignée, 3º par sa complication avec d'autres maladies.

I. Lorsque l'érythème est très-violent, il porte le nom de charbon.

II. Les causes éloignées de l'érythème sont, 1º le froid, comme on le voit dans les engelures ; 2º la brûlure, qui est plus ou moins dangereuse suivant le degré de chaleur qui a été appliqué sur la peau, et le temps qu'elle a agi ; 3º les matières âcres étrangères, qui quelquefois peuvent en très-peu de-temps exciter un érythème

affection de la peau seule, qui ne s'étend que très-peu sur tout le système, ou lorsque l'affection du système n'est qu'un symptôme de l'inflammation externe, je donne à la maladie le nom d'*érythème* ; mais lorsque l'inflammation externe est un *exanthème*, et qu'elle n'est qu'un symptôme de l'affection de tout le système, je la nomme *érysipèle*.

275. Je ne considérerai ici que l'érythème (1).

---

universel, comme il arrive à ceux qui restent exposés aux vapeurs qu'exhale le toxicodendron ; 4º les matières âcres qui sortent du corps, telles que l'urine, qui produit la rougeur des cuisses et du périnée chez les enfants que l'on n'a pas soin de changer de linge ; 5º enfin les piqûres des insectes.

III. On doit regarder comme une complication l'érythème qui est accompagné du phlegmon, que l'on appelle érysipèle phlegmoneux, et celui qui succède à l'anasarque, à l'ascite ou à la jaunisse, et qui fait périr le malade en peu de temps.

Les suites de la phlogose sont l'apostème ou l'abcès, la gangrène, le sphacèle, dont M. Cullen donne les caractères suivants.

1º *Caractère de l'Apostème.*

La douleur et la pulsation diminuent après la phlogose ; la tumeur blanchit, devient molle ; il y a pulsation et démangeaison.

2º *Caractère de la Gangrène.*

La partie devient, après la phlogose, livide, molle, peu sensible ; souvent il s'y forme des vésicules remplies d'une matière ichoreuse.

3º *Caractère du Sphacèle.*

La partie qui était affectée de gangrène noircit, devient flasque, se déchire facilement, est privée de sentiment ou de chaleur, et exhale une odeur fétide, semblable à celle de la chair en putréfaction ; le mal fait des progrès rapides.

(1) On trouvera une description particulière de l'érysipèle § 696 et suivant.

Quant à la manière de distinguer l'érythème du phlegmon, j'avais renvoyé, dans les premières éditions de cet ouvrage, aux caractères que j'en ai donnés dans ma Nosologie, voyez *Synopsis Nosol. Meth. vol. II, p.* 5, *gen. VII, spec.* 1 *et* 2; mais je pense aujourd'hui qu'il est convenable d'en donner ici les caractères dans un plus grand détail et avec plus d'exactitude, de la manière suivante.

Le phlegmon est une affection inflammatoire de la peau, accompagnée d'une tumeur dont le milieu s'élève en général plus que le reste; la couleur en est d'un rouge vif; la tumeur et la rougeur en sont assez exactement circonscrites. Il y a, en même temps, une douleur qui produit un sentiment de tension, souvent accompagné d'une espèce de battement, et qui se termine fréquemment par la suppuration.

L'érythème, la rose ou feu de Saint-Antoine, est une affection inflammatoire de la peau, où il y a un gonflement à peine sensible; cette partie est d'une couleur rouge mêlée et peu vive, qui disparaît facilement par la pression, et reparaît promptement; la rougeur n'est pas régulièrement circonscrite, mais s'étend inégalement, et fait des progrès presque continuels sur les parties voisines; elle est accompagnée d'une douleur semblable à celle de la brûlure; elle produit des vésicules plus ou moins grandes, et se termine toujours par la chute de l'épiderme, quelquefois même par la gangrène.

Je ne m'étendrai pas davantage sur ce sujet, parce qu'il appartient proprement à la chirurgie, dont je ne m'occuperai que rarement dans cet ouvrage; je me contenterai donc d'observer ici, comme une chose nécessaire, que ces différentes apparences semblent dépendre du siége de l'inflammation. Dans le phlegmon, elle paraît affecter spécialement les vaisseaux de la surface interne de la peau , qui communiquent avec le tissu cellulaire lâche qui est au-dessous ; d'où il survient un épanchement plus abondant, qui contient du serum capable de se convertir en pus. Dans l'érythème , le siége de l'inflammation paraît être dans les vaisseaux de la surface externe de la peau , qui communiquent avec le tissu muqueux , où il ne se fait d'autre épanchement que celui qui produit la séparation de l'épiderme, et qui donne lieu à la formation d'une vésicule, parce que des vaisseaux d'un diamètre plus petit ne peuvent laisser écouler qu'un fluide ténu , qui ne se convertit que très-rarement en pus.

Outre les différences dépendantes des circonstances qui accompagnent ces deux espèces d'inflammation , il est probable qu'elles diffèrent aussi relativement à leurs causes. L'érythème est l'effet de toutes sortes de matières âcres, appliquées extérieurement sur la peau ; et lorsqu'il vient de cause interne , il est dû à une acrimonie répandue sur la surface de la peau au-dessous de la cuticule. Dans le phlegmon , l'acrimonie n'est pas communément évidente.

276. Ces différences dans le siége et dans les causes du phlegmon et de l'érythème une fois admises, il est évident que, quand l'érythème affecte une partie interne , ce ne peut être que dans les endroits dont la surface est couverte d'un épithélion , ou d'une membrane analogue à la cuticule.

277. Cette distinction entre le siége et les causes de ces deux maladies servira , à ce que je crois , à expliquer facilement ce que les praticiens ont avancé sur la cure de ces différentes inflammations cutanées (1). Néanmoins , par

____

(1) On trouvera la curation de l'érysipèle § 708 et suivants.

la raison que j'ai donnée plus haut (§ 275), je ne suivrai
pas ici cet objet, et je ne dirai rien non plus des variétés
de l'inflammation externe , que j'aurais pu d'ailleurs considérer ici (1).

CHAPITRE III.

De l'Ophthalmie , ou de l'Inflammation de l'œil.

278. On peut diviser l'inflammation de l'œil (2) à raison
de son siége , en deux espèces. Je nommerai l'une *ophthal-*
mie des membranes, parce qu'elle affecte les membranes
du globe de l'œil : l'autre qui réside dans les glandes sébacées du tarse, ou sur le rebord des paupières, peut s'appeler *ophthalmie du tarse.*

Ces deux espèces sont très-fréquemment combinées ensemble, parce que l'une peut facilement produire l'autre : néan-

---

(1) La curation de l'érythème est particulièrement fondée sur le
régime antiphlogistique, dont on a déjà suffisamment parlé. Les
saignées , les purgatifs et les remèdes généraux recommandés pour
résoudre l'inflammation, peuvent, dans la plupart des cas , guérir
l'érythème ; néanmoins, comme cette affection dépend généralement d'une acrimonie particulière , on retirera toujours de grands
avantages de l'usage externe des émollients appliqués chauds, ou
des délayants mucilagineux pris à l'intérieur. Au reste, cette maladie est rarement dangereuse , et elle se termine en général favorablement. (B).

(2) L'ophthalmie diffère du phlegmon par la structure des parties qui sont affectées , et surtout en ce qu'il est rare qu'il s'y fasse
un épanchement.

L'œil est, dans cette inflammation, rouge et douloureux; il ne
peut supporter la lumière , et communément il y a un écoulement
de larmes. N. C. Genre VIII.

moins on doit les distinguer ; toutes deux peuvent être une affection primitive ; et la différence des causes qui y donnent souvent lieu , forme aussi une distinction convenable.

279. La première espèce d'ophthalmie affecte spécialement et très-communément la conjonctive ; elle se manifeste par la turgescence des vaisseaux de cette partie , de manière que les vaisseaux rouges qui y sont naturellement , non - seulement augmentent de volume, mais paraissent même beaucoup plus nombreux qu'ils ne le sont dans l'état naturel. Cette turgescence est accompagnée de douleur , surtout dans les mouvements du globe de l'œil ; et elle produit, de même que toute autre cause d'irritation qui agit sur la surface de l'œil , un écoulement de larmes de la glande lacrymale.

Cette inflammation affecte communément et particulièrement la conjonctive ; elle s'étend sur la partie antérieure du globe de l'œil : cependant d'ordinaire elle suit aussi la continuation de cette membrane sur la partie interne de la paupière ; et comme la conjonctive se prolonge jusqu'au tarse , les conduits excréteurs des glandes sébacées qui y sont situées sont fréquemment affectés. Lorsque l'inflammation de la conjonctive est considérable, elle se communique souvent aux membranes de l'œil qui sont au-dessous, et même à la rétine, qui acquiert alors une si grande sensibilité , que la plus légère impression de la lumière excite de la douleur.

280. L'inflammation des membranes de l'œil a différents degrés, suivant que la conjonctive est plus ou moins affectée, que l'inflammation est bornée à la conjonctive seule, ou qu'elle se communique aux membranes qui sont au-dessous (1). D'après ces différences, on a admis plusieurs

____

(1) Ces membranes sont , la sclérotique, la choroïde et la rétine, dont il est inutile de donner ici la description.

espèces d'ophthalmies auxquelles on a donné différents noms. Mais je ne parlerai pas ici de ces espèces, parce

---

L'inflammation de ces membranes se communique plus ou moins à la glande lacrymale ; alors la douleur de la surface de l'œil est plus vive, et l'écoulement des larmes est augmenté par l'irritation, tandis que si les causes de l'inflammation agissent sur cette glande, et si elle est vivement enflammée, alors ses sécrétions sont interrompues, les yeux sont secs et très-irrités.

· Lorsque l'inflammation n'affecte que la conjonctive, la rougeur est accompagnée d'une douleur légère ; mais lorsque les parties internes sont enflammées, la douleur est très-vive, les tarses sont dans un mouvement continuel, l'écoulement des larmes est considérable ; enfin, l'œil ne peut nullement supporter la lumière : lorsque ce dernier symptôme a lieu, on peut assurer que la rétine même est affectée, parce qu'il n'y a qu'elle de sensible à la lumière. Dans l'ophthalmie, la douleur se rapporte à la conjonctive et aux autres membranes ; il n'y a de différence qu'en ce que la glande lacrymale est plus ou moins affectée.

L'ophthalmie est idiopathique ou symptomatique.

De l'Ophthalmie idiopathique.

Les ophthalmies idiopathiques sont, 1° l'ophthalmie des membranes, 2° l'ophthalmie du tarse. La première se distingue par les signes suivants :

La conjonctive, et les membranes qui sont au-dessous, c'est-à-dire les membranes propres de l'œil, sont enflammées. N. C.

Cette inflammation varie, 1° en raison du degré de la phlogose externe ; 2° en raison des membranes internes qui sont affectées.

I. Les variétés du premier genre sont, 1° le taraxis, ou l'ophthalmie catarrhale, qui est occasionée par toutes les causes externes légères ; 2° l'ophthalmie humide, où il y a un écoulement considérable de larmes ; 3° le chémosis ou l'ophthalmie produite par une cause externe, violente, telle que la contusion ; 4° l'ophthalmie érysipélateuse ; 5° l'ophthalmie bourgeonnée, ainsi nommée, parce qu'elle commence par de petites pustules sur la conjonctive ; 6° l'ophthalmie où il y a sur la cornée ou la conjonctive des vésicules, ou

que je suis persuadé que toutes les ophthalmies des membranes ne diffèrent que par leur degré, et qu'elles doivent
être traitées par des remèdes du même genre.

---

des phlyctènes de la grosseur d'un grain de millet, désignée par les
auteurs sous le nom d'*ophthalmia phlyctenodes*, et que l'on
pourrait appeler en français *ophthalmie vésiculaire*.

II. Les membranes internes de l'œil sont affectées dans l'ophthalmie de la rétine ou de la choroïde, et dans celle que l'on appelle
exophthalmie, où l'œil acquiert une grosseur extraordinaire accompagnée de douleurs violentes, de fièvre et d'insomnie : dans cette
maladie, le corps vitré et toutes les parties internes du globe de
l'œil sont gorgés par une humeur étrangère.

Les signes de l'ophthalmie du tarse sont la tumeur, l'érosion et
l'exsudation glutineuse des tarses.

Les variétés de l'ophthalmie du tarse sont, 1° le trachoma, qui
consiste dans des âpretés et des inégalités des paupières, accompagnées de rougeur et de démangeaisons ; 2° l'ophthalmie sèche, dans
laquelle les paupières sont légèrement enflées, rouges, médiocre-
ment douloureuses et pesantes.

De l'Ophthalmie symptomatique.

Les ophthalmies symptomatiques sont occasionées, 1° par des
maladies de l'œil même ; 2° par des maladies des autres parties ou
de tout le corps.

Les ophthalmies qui dépendent des maladies du globe de l'œil
sont, 1° l'ophthalmie angulaire, dans laquelle il y a une affection
des points lacrymaux ou de la glande lacrymale ; 2° l'ophthalmie tuberculeuse, qui consiste dans l'inflammation de la tumeur
connue sous le nom d'orgeolet ; 3° l'ophthalmie produite par le
renversement des poils des paupières, qui, pour cette raison, s'appelle trichiasis ; lorsque les tarses sont affectés, la situation des
bulbes change, les poils se renversent et causent cette inflammation, qui se guérit en les enlevant ; 4° le cancer des yeux ; 5° l'ophthalmie occasionée par l'adhérence de l'uvée * à la cornée, dont
parle Sauvages sous le nom d'*ophthalmia à synechiâ* ; 6° l'œil de

* Les anciens appelaient uvée la membrane qui est au-dessous de la cornée opaque ou sclérotique, c'est-à-dire la choroïde : quelques-uns même ont donné ce
nom à l'iris. (D. L.)

.. Les causes éloignées de l'ophthalmie sont en grand nombre et fort variées, tels sont :

1° Les violences externes, comme les coups, les contusions, et les plaies des yeux ; de très-légères impressions même, qui agissent sur le globe de l'œil, pendant que les paupières sont ouvertes, suffisent quelquefois pour produire l'ophthalmie ;

2° Les corps étrangers introduits au dessous des paupières, soit qu'ils aient une qualité âcre, telle que la fumée et les autres vapeurs âcres ; ou soit que leur poids suffise pour empêcher le libre mouvement des paupières sur la surface du globe de l'œil ;

3° L'impression d'une lumière vive, ou même d'une lumière modérée, long-temps continuée ;

4° L'action d'une chaleur considérable, et particulièrement de celle qui est jointe à l'humidité ;

5° L'exercice des yeux, à considérer de petits objets, porté à l'excès ;

6° L'ivresse fréquente ;

---

lièvre, où il y a rétraction de l'une des paupières ; 7° l'ophthalmie produite par les ulcères de la cornée ; on l'a nommée argema, la fossette, ulcère brûlant et encavure, suivant ses différents degrés ; 8° et 9° l'ophthalmie produite par l'abcès ou la fistule de la cornée ; 10° l'ophthalmie de l'uvée, dans laquelle le crystallin est déplacé *.

L'ophthalmie est produite par les maladies des autres parties, telles que les vices scrophuleux, scorbutique et vénérien.

Toute phlegmasie peut non-seulement être accompagnée de la fièvre, qui est un de ses symptômes, mais elle peut aussi être compliquée avec la fièvre, lorsque cette dernière est générale. C'est ce que l'on observe, surtout dans l'ophthalmie : on l'a vue revenir périodiquement avec l'accès de fièvre intermittente, d'autres fois elle a succédé à un accès de goutte, à la gale répercutée, etc.

* Cette espèce n'existe pas. (B.)

7° L'irritation produite par d'autres maladies des yeux de différentes espèces ;

8° L'acrimonie dominante dans la masse du sang, et déposée dans les glandes sébacées qui sont sur le bord des paupières ;

9° Le changement dans la distribution du sang, soit qu'une quantité plus considérable que de coutume soit poussée, avec une force extraordinaire, dans les vaisseaux de la tête, ou que le retour libre du sang veineux y soit interrompu ;

10° Certaines sympathies des yeux avec d'autres parties du système, d'où il arrive que, quand ces parties se trouvent dans un état particulier, il survient une affection simultanée ou alternative des yeux.

281. La cause prochaine de l'ophthalmie ne diffère pas de celle de l'inflammation en général, et l'on peut expliquer les différentes circonstances qui accompagnent l'ophthalmie par la différence de ses causes éloignées, et des parties de l'œil qu'elle affecte. Ces différences seront aisées à connaître, d'après ce que j'ai déjà dit ; c'est pourquoi je vais passer à la *cure*.

282. La première chose à laquelle on doit toujours faire attention, dans la cure de l'ophthalmie, est d'écarter les causes éloignées ; on se dirigera, dans le choix des différents moyens nécessaires pour remplir cette indication, d'après la considération des causes dont j'ai fait l'énumération plus haut.

L'ophthalmie des membranes exige les remèdes convenables à l'inflammation en général ; lorsque les membranes profondément situées sont affectées, et surtout lorsqu'il y a pyrexie, les saignées générales copieuses peuvent être nécessaires : mais ce cas est rare ; car l'ophthalmie est le plus souvent une affection purement locale, où il n'y a que peu ou point de pyrexie. En conséquence, les saignées

générales du bras ou du pied sont peu efficaces dans l'ophthalmie, et l'on en doit particulièrement tenter la guérison
par les saignées locales; c'est-à-dire, en tirant du sang des
vaisseaux qui sont voisins de la partie enflammée : l'ouverture de la veine jugulaire ou de l'artère temporale (1)
peut, en quelque sorte, être considérée comme une saignée
de ce genre. Communément il suffit d'appliquer un certain
nombre de sangsues (2) autour de l'œil; mais il vaut peut-
être mieux tirer du sang des tempes par les ventouses et
les scarifications (3). Dans beaucoup de cas, les scarifications de la surface interne de la paupière inférieure sont
un remède très – efficace, et il est encore plus avantageux de couper les vaisseaux gonflés sur la conjonctive
même (4).

---

(1) Pringle a exalté dans l'ophthalmie, l'artériotomie.

(2) Les sangsues produisent souvent une ecchymose, surtout
lorsqu'il y a relâchement du tissu cellulaire, comme cela arrive
dans l'orbite; comme cette ecchymose est douloureuse, il vaut
mieux appliquer les sangsues à un pouce au-dessous de l'œil ou
vers la commissure des paupières. Il faut en appliquer 10 ou 12 à
la fois, ce qui produit un meilleur effet que lorsqu'on en applique moins, et qu'on en réitère l'usage. (B.)

(3) Les ventouses scarifiées exigent beaucoup de précautions
lorsqu'on les applique sur les tempes, à cause des ramifications
nombreuses que jettent dans ces parties des branches d'artères considérables. (B.)

(4) M. James Wardrey rapporte l'observation suivante sur les
effets de l'évacuation de l'humeur aqueuse dans les inflammations de l'œil. (Observations on the effects of evacuations the
aqueous humour in inflammations of the eyes by J. W. Ed. 1807.
8° 14 pages.) Pendant qu'un ouvrier, fort et d'une bonne santé,
forgeait du fer en fonte, une parcelle lui tomba dans l'œil et se
fixa entre le globe et la paupière inférieure. Elle occasiona une
douleur extrémement cuisante; et quoiqu'on l'eut enlevée quel-

283. Outre la saignée, les purgatifs, qui sont des remèdes convenables dans l'inflammation en général, ont
été considérés comme particulièrement adaptés à toutes les
inflammations qui affectent les différentes parties de la
tête, et par conséquent à l'ophthalmie ; ils sont, en effet,

---

ques minutes après, il succéda une vive inflammation. Au bout de
4 jours le malade vint à Edimbourg. Toute la conjonctive était alors
extrêmement enflammée, et tellement gonflée, que la cornée paraissait comme renfoncée. Il y avait une escarre blanchâtre vers
la partie inférieure de la sclérotique, et sur la portion corres-
pondante de la membrane interne des paupières ; néanmoins la
cornée n'était pas affectée, ni sa transparence affaiblie. Il se
plaignait d'une grande douleur du globe de l'œil ; cette douleur
s'étendait sur le front et sur tout le côté de la tête. Il ne pouvait
lever la paupière supérieure qu'avec le doigt ; la lumière lui était
insupportable, et sa vue était tellement détruite qu'il distinguait
seulement la lumière de l'obscurité. Dans cette situation, j'évacuai
l'humeur aqueuse en faisant une petite ouverture dans la cornée
transparente. L'opération occasiona une douleur cuisante qui dura
quelques secondes. Dès que l'humeur fut écoulée, le malade dit
qu'il ouvrait beaucoup plus facilement la paupière ; et il fut étonné
de pouvoir distinguer les meubles de la chambre, et les livres de la
bibliothèque. Je fis ensuite de légères scarifications sur la paupière inférieure, qui saigna beaucoup ; on fit appliquer des fomentations sur les tempes et sur les parties adjacentes ; et comme son
pouls était fréquent et plein, on le saigna au bras, et l'on prescrivit un fort purgatif. La douleur du globe diminua beaucoup, le
jour même, et celle de la tête était entièrement dissipée ; il ne
restait qu'une sensation désagréable dans le sourcil. Le jour suivant, il ne paraissait aucun vestige de la plaie de la cornée ; la
douleur et le gonflement de la conjonctive étaient presque dissipés ;
mais la rougeur subsistait. La vision était très-distincte ; mais l'œil
était irritable. L'application d'un opiat dissipa complétement en
trois jours l'inflammation ; la vision fut parfaitement rétablie, et
le malade s'est bien porté depuis.

quelquefois utiles : mais, pour les raisons que j'ai données plus haut relativement aux saignées générales, les purgatifs, dans le cas d'ophthalmie, ne procurent nullement un avantage proportionné à l'évacuation que l'on détermine (1).

284. Pour dissiper le spasme de la partie, et arrêter la détermination des fluides qui s'y portent, on a observé que communément il était utile d'appliquer le vésicatoire près de la partie malade (2).

285. Les étincelles électriques tirées de l'œil dissipent souvent tout-à-coup l'inflammation de la conjonctive ; mais l'effet en est rarement durable, et il est rare qu'étant même réitérées fréquemment, elles produisent une cure parfaite.

286. L'ophthalmie, comme inflammation externe, permet l'usage des topiques. Néanmoins tous ceux qui augmentent la chaleur et relâchent les vaisseaux de la partie, sont communément nuisibles (3) ; au contraire, l'action de l'air

----

(1) On peut employer quelquefois les purgatifs comme révulsifs : car la révulsion est ici plus certaine que dans les autres inflammations ; on peut même mettre en usage les drastiques, parce qu'il n'y a pas de spasme universel.

(2) C'est communément derrière les oreilles, ou à la nuque du cou qu'on l'applique : quant au séton, il est peu utile lorsqu'on a besoin d'un prompt soulagement, parce que la suppuration ne s'en établit qu'au bout de plusieurs jours. (B.)

(3) Lorsque l'inflammation est bornée à la conjonctive, les émollients, tels que l'eau chaude reçue en vapeurs, augmentent la maladie. Toutes les bouillies sont émollientes et accroissent l'inflammation. Quand il y a tension et gonflement dans les parties voisines, la fomentation émolliente convient ; on peut la faire avec le pain et le lait et y joindre le safran ; le mucilage de semences de coings, ou de racine de guimauve, est aussi convenable. Mais dans

froid sur l'œil, l'application convenable de l'eau froide sur
le globe même, les rafraîchissants et les astringents (1)

---

les autres cas l'application de l'eau seule peut nuire, en relâchant
les vaisseaux de la conjonctive; on l'a même vue, dans l'état de santé, produire une ophthalmie momentanée.

(1) Comme le relâchement augmente l'ophthalmie ou la produit,
il est aisé de voir pourquoi l'on a eu fréquemment recours aux astringents. Néanmoins on a élevé quelques doutes sur leur usage; on
les emploie rarement dans les inflammations externes, parce que
l'on craint qu'ils ne produisent la gangrène; mais on ne doit pas
avoir la même crainte dans l'ophthalmie où la tension n'est pas aussi
considérable. Les astringents n'agissent comme répercussifs que
dans le cas où l'inflammation de la conjonctive dépend de l'accélération du mouvement du sang. Tel est celui où Platner vit une
simple inflammation de la conjonctive se convertir en une inflammation de l'œil, par l'usage de l'eau froide. Mais l'air froid, dont
l'application est moins permanente, ne peut pas produire cet effet; ainsi M. Cullen a vu une personne attaquée d'ophthalmie, qui
était restée long-temps sans succès dans une chambre chaude,
guérir par l'air froid; ce qui prouve que le froid passager n'est pas
nuisible; mais son application long-temps continuée peut causer
l'inflammation.

Les astringents que l'on a le plus recommandés sont le zinc, la
tuthie (oxide de zinc), le vitriol blanc (sulfate de zinc), les préparations de plomb, la céruse (oxide blanc de plomb), le vert-
de-gris (oxide de cuivre), le mercure et ses différentes préparations, telles qu'une faible dissolution de sublimé-corrosif (muriate suroxidé de mercure).

Le zinc agit surtout dans son état salin; on doit en conséquence
peu compter dans cette maladie sur la calamine et la tuthie qui ne
sont point des sels. Le vitriol blanc (sulfate de zinc) est très-convenable. Hœchstetterus recommande d'en mettre un scrupule sur
deux gros de beurre frais, et d'en introduire une petite quantité
dans l'angle de l'œil. Les préparations de plomb sont plus actives, et ont moins de stimulus; la céruse ne peut entrer dans les
collyres; mais on emploie le sucre ou l'extrait de saturne (acé-

qui ne produisent pas beaucoup d'irritation , sont en général utiles : les liqueurs spiritueuses même , employées
modérément , ont souvent été avantageuses.

287. Dans la cure de l'ophthalmie , on évitera avec
beaucoup de soin toute espèce d'irritation , particulièrement
celle de la lumière (1) : le seul moyen certain de le faire
sans danger est de confiner le malade dans une chambre
fort obscure.

288. Tels sont les remèdes qui conviennent dans l'ophthalmie des membranes ; les mêmes peuvent aussi être nécessaires dans l'ophthalmie du tarse, quand elle est produite

---

tates de plomb cristallisé et liquide). Le vert-de-gris que l'on a
souvent recommandé, est un bon astringent ; il est en même temps
stimulant, et sert à déterger les ulcères de mauvais genre ; cependant M. Cullen dit qu'il n'a jamais trouvé le vert-de-gris utile
dans les simples inflammations de la conjonctive ; mais que rien
n'est au-dessus de ce médicament , lorsque les tarses sont affectés. Le mercure est un astringent très-utile. Plusieurs médecins
ont employé le calomel (muriate de mercure) et le précipité rouge
(oxide rouge de mercure) ; mais comme ils sont très-stimulants, on
doit toujours les mêler avec des corps gras , et n'y recourir que
dans l'ophthalmie du tarse.

(1) La lumière augmente toutes les ophthalmies , excepté celle
du tarse, c'est pourquoi dans les autres cas tous les moyens que
l'on emploie , sont inutiles, si l'on n'évite la lumière. Il est en
conséquence beaucoup plus avantageux de renfermer le malade
dans un lieu obscur que de faire des saignées réitérées et de continuer long-temps un grand nombre de remèdes.

Souvent l'ophthalmie n'affecte qu'un œil ; on croit qu'il suffit alors
de couvrir celui qui est malade ; mais c'est une erreur , car en le
couvrant on y excite une chaleur plus considérable, et il y survient une irritation particulière. En outre , la lumière l'irrite encore un peu, car les yeux agissent synergiquement. C'est pourquoi on doit s'enfermer dans l'obscurité ou se couvrir les deux
yeux ; mais ce dernier moyen ne vaut rien.

par celle des membranes. Néanmoins, comme l'ophthalmie du tarse dépend souvent d'une acrimonie déposée sur les glandes sébacées de cette partie, elle exige alors différents remèdes internes, suivant la nature de l'acrimonie dominante (1). Je renvoie, pour cet objet, aux écrouelles, à la maladie vénérienne, et autres dont cette ophthalmie peut dépendre ; mais lorsque la nature de l'acrimonie n'est pas déterminée, on peut employer certains remèdes généralement adaptés à l'évacuation de l'acrimonie ; tel est, par exemple, le mercure.

289. Dans l'ophthalmie du tarse, il y a presque toujours sur cette partie quelques ulcères qui exigent l'application du mercure ou du cuivre ; l'un ou l'autre suffit quelquefois pour guérir entièrement la maladie (2) ; ces remèdes peuvent

---

(1) Partout où les glandes sébacées sont fort nombreuses, elles sont sujettes à une maladie inflammatoire qui occasione une exsudation purulente dans les parties voisines, pareille à celle que l'on aperçoit derrière les oreilles des enfants, souvent même sur tout le visage, et qu'on appelle croûte de lait. L'exsudation purulente de ces glandes produit une acrimonie qui détruit l'épiderme, et qui est souvent contagieuse, car étant appliquée sur une autre partie, elle y occasione la même maladie. Cette affection est souvent originelle dans l'ophthalmie ; elle peut s'étendre intérieurement sur la conjonctive et de là sur tout le globe de l'œil ; c'est pourquoi, quand cette maladie existe originairement, elle occasione souvent toutes les autres espèces d'ophthalmies. L'inflammation de la conjonctive peut aussi s'étendre sur la surface interne des yeux, affecter les glandes sébacées et produire l'inflammation du tarse : comme l'une et l'autre peuvent être originelles, on doit les traiter diversement, en raison de la cause qui y a donné lieu.

(2) Les onguents mercuriaux où n'entre pas la térébenthine sont très-utiles dans cette ophthalmie qui, à raison de la texture des parties affectées, dure souvent des années entières ; on les applique le soir sur le bord des tarses, surtout lorsque la maladie vient

même être utiles, lorsque l'affection dépend d'un vice de tout le système.

290. Dans l'ophthalmie des membranes et dans celle du tarse, il est nécessaire d'empêcher les paupières de se coller ensemble, comme il arrive communément pendant le sommeil; ce que l'on peut faire en introduisant une petite quantité d'un médicament doux, onctueux et légèrement tenace entre les paupières, avant que le malade se couche.

CHAPITRE IV.

De la Phrénésie.

291. Cette maladie est une inflammation des parties contenues dans la cavité du crâne; elle peut affecter les membranes du cerveau, ou sa substance même. Les nosologistes ont pensé que ces deux cas pouvaient se distinguer par des symptômes et par des noms différents; mais ceci ne paraît

---

d'une affection des glandes sébacées, et qu'elle est entretenue par l'érosion. Quelques médecins rejettent les onguents dans ce cas; mais M. Cullen dit que l'expérience lui a appris qu'on pouvait s'en servir avec avantage. *

* Parmi les nombreux topiques excitants dont l'expérience a constaté l'efficacité dans cette circonstance, on doit citer la *pommade ophthalmique de Régent*, qui produit tous les jours des cures aussi faciles et aussi promptes qu'avait été longue et rebelle aux applications émollientes l'espèce d'ophthalmie dont il s'agit. En voici la formule telle qu'elle résulte de l'analyse qu'en a faite M. S. Baup, pharmacien à Vevey :

Beurre lavé à froid avec de l'eau de rose. . . . . 1 gros 10 grains.
Camphre, environ. . . . . 1 demi grain.
Acétate de plomb. . . . } āā. . . . . 5 grains.
Oxide rouge de mercure. . }

La pommade de Desault, dans laquelle entrent l'oxide rouge de mercure, le sulfate acide d'alumine et de potasse calciné, l'oxide de plomb demi-vitreux et le muriate suroxidé de mercure, est aussi fort employé; mais les proportions de ses composants sont moins exactement déterminées que celles de la pommade de Régent, à laquelle, pour cette raison, nous donnons ordinairement la préférence. D. L.)

confirmé ni par l'observation, ni par l'ouverture des cadavres : c'est pourquoi je les comprendrai tous deux sous le titre de *phrénésie* ou de *phrenitis*.

292. La phrénésie idiopathique est rare ; la sympathique est plus fréquente, et il est souvent difficile de déterminer laquelle des deux existe. On a observé plusieurs des symptômes qui indiquent communément cette maladie, dans des cas où l'on pouvait présumer, d'après certaines considérations, qu'il n'y avait pas d'inflammation interne, et où l'ouverture des cadavres même l'a prouvé. D'un autre côté, on a trouvé que le cerveau avait été enflammé, lorsqu'il ne s'était manifesté avant la mort qu'un petit nombre de symptômes particuliers à la phrénésie.

293. Les symptômes auxquels on la reconnaît avec plus de certitude, sont, une pyrexie considérable, un mal de tête violent profondément situé, la rougeur et la turgescence du visage et des yeux, la sensibilité extrême de la vue ou de l'ouïe, l'insomnie continuelle, le délire impétueux et furieux. Quelques nosologistes ont pensé que ces symptômes étaient particuliers à l'inflammation des membranes, et que l'on pouvait distinguer l'inflammation de la substance du cerveau par un certain degré de coma qui l'accompagne. C'est pour cette raison que, dans ma Nosologie, j'ai ajouté la typhomanie au caractère de la phrénésie ; mais, en y réfléchissant davantage, j'ai trouvé que ce caractère n'était pas suffisamment fondé ; et si l'on se passe des caractères que j'ai donnés plus haut, il n'y aura aucun moyen de fixer les variétés de la maladie (1).

─────────

(1) Le phrenitis est le neuvième genre de la nosologie de l'auteur, il n'en donne pas d'autre caractère que celui qu'il vient de décrire ; il comprend sous ce nom le cephalitis, ou inflammation du cerveau de Sauvages, et le cephalismus de Linné : il a suivi en cela Vogel, qui a rassemblé sous un seul titre tous les symp-

Je pense ici, comme dans les autres cas analogues, que les symptômes d'inflammation aiguë dont je viens de par-

---

tômes de la phrénésie, parce que ceux qui accompagnent l'inflammation de la substance corticale du cerveau, sont les mêmes que ceux qui se manifestent quand les membranes seules sont affectées ; en conséquence on ne peut donner aucune distinction positive de ces deux maladies. Ces symptômes même se ressemblent dans le cas de manie, qui se distingue par l'absence de la fièvre et se guérit par l'opium.

C'est pourquoi M. Cullen n'admet que deux espèces de phrénésie, l'une idiopathique, l'autre symptomatique.

Dans la phrénésie idiopathique tous les symptômes doivent commencer en même temps que la fièvre : ce n'est qu'à ces signes que l'on reconnaît l'affection topique du cerveau ; mais ce cas est très-rare, et M. Cullen pense ne l'avoir observé qu'une seule fois dans quarante ans de pratique.

M. Cullen regarde comme synonymes de la phrénésie idiopathique ; 1º la vraie phrénésie décrite par Boërhaave, aph. 771, 2º la céphalalgie inflammatoire de Manget ; 3º et 4º le cephalitis spontané et le cephalitis siriasis de Sauvages ; 5º l'inflammation de la glande pinéale que Littre a observée, mais dont il n'a pas décrit les symptômes.

La phrénésie symptomatique est constamment précédée d'une fièvre inflammatoire très-aiguë. A son approche communément les excrétions sont supprimées ; les selles sont décolorées, la langue est noire, sèche et rude ; et l'urine est pâle et aqueuse, et l'on y voit quelquefois des nuages noirs ou d'un brun foncé, il y a une propension au sommeil sans pouvoir dormir ; le malade épluche ses couvertures ; il a un regard furieux ; les vaisseaux de l'albuginée sont gorgés, et il coule quelques gouttes de sang noir du nez.

Lorsque la plupart de ces symptômes se trouvent réunis dans les fièvres inflammatoires, il y a tout lieu de craindre la phrénésie, et il faut recourir sur-le-champ aux remèdes capables d'en modérer la violence, ou d'en prévenir l'accès. Il faut, si le pouls le permet, tirer du sang en grande quantité des extrémités inférieures,

ler, indiquent toujours des inflammations des parties membraneuses, et que celle du parenchyme ou de la substance des viscères produit, au moins communément, une affection plus longue.

---

donner fréquemment des lavements émollients; faire prendre des laxatifs, faire des fomentations sur les pieds et les jambes, appliquer des ventouses sur les cuisses, et forcer le malade de boire abondamment; car il est rarement altéré dans ce cas, quoique sa langue soit desséchée. Il faut, en prescrivant ces remèdes généraux, faire une attention particulière à la maladie primitive, et varier le traitement suivant la nature de l'affection dont dépend la phrénésie symptomatique.

Il n'y a pas de cas dans la médecine qui exige plus de jugement et de sagacité que celui où il s'agit de déterminer la manière convenable de traiter la phrénésie symptomatique dans les différentes fièvres. Il ne m'est pas possible de développer ce sujet dans ces notes. Je me contenterai de recommander aux jeunes médecins d'y faire la plus grande attention.

La phrénésie symptomatique se divise en plusieurs espèces qui sont, 1° la phrénésie que Sydenham a observée dans le temps où régnait la pleurésie; 2° celle qui est symptomatique de la fièvre continue; 3° la calenture, ou l'espèce de phrénésie qui survient tout à coup dans les fièvres rémittentes malignes, et qui est particulière à ceux qui font de longs voyages dans les pays chauds, notamment sous l'équateur; 4° la phrénésie des Indes, décrite par Bontius; 5° le mal de tête épidémique, qui règne au commencement de l'été en Egypte, lorsque les vents chauds soufflent, et qui fait périr un grand nombre de malades dans le délire; 6° le céphalitis qui a été épidémique en 1510; 7° le trousse-galant ou l'espèce de fièvre pestilentielle qui régna en France en 1445; 8° l'inflammation produite par les abcès du cerveau ou du cervelet, ou par les fractures; 9° la phrénésie qui survient dans la fièvre miliaire, la petite-vérole, la rougeole, le plica, la morsure de la tarentule, l'hydrophobie; 10° la phrénésie qui succède aux maux de tête violents, tels que la douleur d'oreille; 11° enfin celle qu'a quelquefois produit l'amour porté à l'excès.

294. On doit mettre au nombre des causes éloignées de la phrénésie tout ce qui irrite directement les membranes ou la substance du cerveau, et particulièrement tout ce qui augmente l'impétuosité de la circulation du sang dans les vaisseaux de ce viscère ; une des plus fréquentes est de rester la tête nue, exposé aux rayons directs d'un soleil très-chaud. Les passions de l'ame et certains poisons sont aussi des causes éloignées de la phrénésie ; mais il n'est pas aisé de comprendre comment elles agissent.

295. La cure de la phrénésie est la même que celle de l'inflammation en général ; mais elle exige que l'on mette en usage sur-le-champ les remèdes les plus puissants. Les saignées copieuses et réitérées sont surtout nécessaires ; et il faut tirer le sang le plus près possible de la partie affectée. On a recommandé, avec quelque raison, l'ouverture de l'artère temporale ; mais elle est sujette à des inconvénients, et je pense que la saignée des jugulaires peut être plus efficace ; mais il est, en général, convenable de tirer en même temps du sang des tempes par le moyen des ventouses scarifiées (1).

296. Il est probable que les purgatifs peuvent être plus utiles dans cette maladie que dans quelques autres affections inflammatoires, parce qu'ils peuvent produire une ré- vulsion.

On emploie aussi les pédiluves chauds comme un re- mède révulsif ; mais leur effet est un peu douteux. Il est, en général, utile de diminuer, par une position droite, la force avec laquelle le sang se porte dans les vaisseaux de la tête.

---

(1) Pringle appliquait sur la tête un grand nombre de sangsues ; M. Cullen a fait scarifier le nez à la manière des Egyptiens ; mais il dit que ce moyen est fort incertain, que tantôt l'évacuation est trop petite et d'autres fois trop grande ; c'est pourquoi il préfère appliquer des vésicatoires sur la tête.

297. Il est toujours convenable, et même nécessaire, pour appliquer les autres remèdes, de raser la tête. Le vésicatoire est communément utile dans cette maladie, surtout lorsqu'on le met près de la partie affectée.

298. Toutes les parties du régime antiphlogistique sont ici nécessaires, mais particulièrement l'air froid. On a même observé que les substances froides, appliquées immédiatement sur la tête, avaient été sans danger et très-utiles; l'application de pareils rafraîchissants, tels que le vinaigre, est certainement convenable (1).

299. Il me paraît certain que les narcotiques sont nuisibles dans tout état inflammatoire du cerveau (2). D'après la difficulté de reconnaître la phrénésie idiopathique, comme je l'ai observé dans le § 292, il faut remarquer qu'il est très-difficile de faire l'application de ce que les praticiens ont avancé sur ce qui pouvait être utile ou nuisible dans cette maladie.

---

(1) Plusieurs médecins célèbres défendent d'appliquer ces rafraîchissants sur la tête nouvellement rasée ; mais le soulagement que ressent en général le malade, après avoir été rasé, semble indiquer l'importance de cette pratique, dont l'expérience d'ailleurs confirme l'utilité. (B.)

(2) Aretée a donné des narcotiques ; Bontius vante l'opium dans les fièvres des Indes; mais ces cas étaient sans doute différents de la phrénésie idiopathique. La phrénésie est la seule de toutes les inflammations internes, où l'on a employé le camphre ; mais il est difficile de rien dire sur son usage, parce qu'on ne savait pas quand on l'a prescrit, si la phrénésie était symptomatique ou idiopathique.

CHAPITRE V.

De l'Esquinancie.

3oo. On donne ce nom à toute inflammation de l'intérieur de la gorge; mais ces inflammations diffèrent, suivant la partie affectée et suivant la nature de l'inflammation. C'est pourquoi, après avoir donné, dans ma Nosologie, le caractère de l'esquinancie comme genre (1), j'en ai distin-

---

(1) Boërhaave a compris sous le nom d'esquinancie (*cynanche*) toute espèce de difficulté de respirer ; M. Cullen restreint ce terme à l'angine inflammatoire, qu'il distingue en idiopathique et en symptomatique. Il admet cinq espèces d'angine idiopathique, dont il donne la description dans les cinq sections qui suivent. Ce genre est le dixième de sa nosologie, et se distingue par le caractère suivant.

Il y a, dans l'esquinancie, une pyrexie quelquefois nerveuse, rougeur et douleur dans le fond de la gorge ; la déglutition et la respiration sont difficiles, le malade éprouve en même temps une gêne dans le gosier.

L'esquinancie symptomatique est produite, 1° par des causes internes ; 2° par des causes externes.

On doit rapporter à l'esquinancie produite par des causes internes, 1° celle qui accompagne la coqueluche, ou la fièvre catarrhale épidémique ; 2° celle qui est appellée *prunella*, et qui est un symptôme de la fièvre ardente double-tierce ; 3° l'esquinancie exanthématique qui survient dans la petite-vérole et la rougeole ; 4° l'esquinancie arthritique produite par la goutte répercutée, 5° et 6° l'esquinancie qui succède à un abcès du foie ou à la dysenterie.

Sauvages met au rang de l'esquinancie la difficulté de respirer produite par l'engorgement du thymus ; mais cet engorgement est rarement inflammatoire, et n'appartient guère à ce genre.

L'esquinancie est produite par des causes externes, lorsqu'elle est occasionée par quelque corps étranger arrêté dans la gorge, ou par l'usage du mercure.

gué cinq espèces différentes, que je vais considérer ici séparément.

SECTION PREMIÈRE.

De l'Esquinancie tonsillaire.

3o1. C'est une inflammation de la membrane muqueuse
du gosier, qui affecte spécialement cet amas de follicules
muqueux qui forme les amygdales, et de là s'étend sur
le voile du palais et sur la luette, de manière que fréquemment aucune partie de la membrane muqueuse n'en est
exempte.

3o2. Cette maladie se manifeste par une tumeur, quelquefois considérable, et par la rougeur des parties ; la déglutition est douloureuse et difficile ; la douleur se fait sentir
quelquefois jusque dans l'oreille ; une matière visqueuse et
fort incommode couvre la surface de la bouche et du gosier ;
il y a une excrétion fréquente, mais difficile, de mucus, et
tous ces symptômes sont accompagnés de pyrexie (1).

3o3. Cette espèce d'esquinancie n'est jamais contagieuse ;
elle se termine fréquemment par la résolution, quelquefois
par la suppuration, et presque jamais par la gangrène ;
quoique quelquefois on aperçoive dans le fond du gosier
de petits aphthes d'un rouge foncé, ou de petites croûtes,
que l'on suppose communément être les avant-coureurs de
la gangrène (2).

---

(1) Cette espèce est l'esquinancie ordinaire, et la cinquième espèce décrite par Boërhaave (n° 8o5). Il arrive fréquemment que
cette maladie n'attaque qu'une amygdale ; quand les deux le sont,
il y en a toujours une qui est plus enflammée que l'autre ; souvent
l'inflammation passe d'une amygdale à l'autre ; quand cela arrive il
n'y a point de suppuration à craindre, et la maladie est facile à
guérir.

(2) M. Cullen dit qu'il n'a jamais vu périr personne de cette es-

304. Cette maladie est communément occasionée par l'action du froid sur les parties externes, particulièrement autour du cou (1) ; elle affecte spécialement les jeunes gens et ceux qui sont d'un tempérament sanguin ; souvent on y acquiert une disposition par l'habitude, de manière que toute action considérable du froid sur une partie quelconque du corps, produit facilement cette maladie. Elle règne particulièrement l'automne et le printemps, lorsque les vicissitudes de chaud et de froid sont fréquentes. Communément l'inflammation et la tumeur sont d'abord très-considérables dans une amygdale ; ensuite elles diminuent dans celle qui a été affectée la première, et augmentent dans l'autre.

305. Dans la cure de cette inflammation, quelques saignées peuvent être convenables ; mais les fortes saignées générales sont rarement nécessaires. L'ouverture des veines ranules paraît ne produire aucun avantage, et les sangsues appliquées sur les parties de la gorge qui se présentent à la vue, sont plus efficaces.

306. On a fréquemment observé qu'il était très-utile, dans le commencement de la maladie, d'exciter un vomissement copieux.

307. On peut souvent modérer cette inflammation en appliquant des astringents légers, et particulièrement des acides, sur les parties enflammées. Néanmoins, dans beaucoup de cas, on n'a rien trouvé qui procurât plus de soulagement

---

pèce d'angine, portée même à un degré très-considérable ; elle se termine toujours par la résolution ou la suppuration. Cette maladie n'est suivie de la mort que quand elle est jointe à l'affection érysipélateuse ou gangréneuse.

(1) M. Cullen a vu très-souvent des cols humides produire l'angine ; le froid seul des pieds la renouvelle chez ceux qui y ont été sujets.

que la vapeur de l'eau chaude, déterminée vers la gorge par un appareil convenable (1).

3o8. Les autres remèdes convenables dans cette maladie, sont les rubéfiants ou les vésicatoires appliqués à la nuque ou sur la partie antérieure du cou; on doit y joindre l'usage de tous les purgatifs antiphlogistiques (2), ainsi que le régime antiphlogistique dans toute son étendue, excepté l'application du froid.

3o9. Cette maladie, comme nous l'avons dit, se termine souvent par la résolution, qui est fréquemment accompagnée de sueurs; en conséquence, il faut favoriser et entretenir avec prudence ces sueurs.

3io. Lorsque cette maladie tend à la suppuration, rien n'est plus utile que de porter fréquemment dans l'intérieur de la gorge les vapeurs de l'eau chaude (3). Lorsque l'abcès est accompagné d'un gonflement considérable, s'il ne s'ouvre

---

(1) Les gargarismes ont souvent été plus nuisibles par l'irritation qu'ils occasionent, qu'avantageux par leur vertu astringente. La meilleure méthode d'en faire usage est l'injection.

(2) Les purgatifs n'agissent dans ce cas qu'en occasionant une révulsion; on en a vanté quelques-uns, et particulièrement les résineux tels que la gomme de gaïac; mais il n'ont aucune vertu spécifique et paraissent même nuire par l'irritation qu'ils produisent. — (Le sel de glauber est, dans ce cas, un très - bon purgatif. B.)

(3) Ce remède convient particulièrement lorsque la douleur est violente, et que la sécrétion du mucus est arrêtée. Mais M. Cullen regarde les bouillies appliquées à l'extérieur comme peu utiles, à cause du relâchement et de la chaleur qu'elles occasionent, et comme pernicieuses quand elles se refroidissent; en conséquence, il croit qu'il vaut mieux s'en abstenir, et il leur préfère l'emplâtre de mélilot.

pas spontanément, il faut en faire l'ouverture avec la lancette; cette opération n'exige pas beaucoup de précaution, parce que l'on peut même modérer l'état inflammatoire en faisant quelques scarifications aux amygdales. Je n'ai jamais eu occasion de voir aucun cas où la bronchotomie fût nécessaire.

SECTION II.
De l'Esquinancie maligne.

311. CETTE maladie est contagieuse, rarement sporadique, et communément épidémique. Elle attaque des personnes de tout âge, mais plus fréquemment les jeunes gens et les enfants. Elle affecte des personnes de toute sorte de constitution ; lorsqu'elles sont exposées à la contagion, mais plus facilement celles qui sont faibles et infirmes.

312. Cette maladie est communément accompagnée d'une pyrexie considérable ; et les symptômes qui en annoncent l'approche, tels que les frissons fréquents accompagnés de froid, le malaise, l'anxiété et le vomissement, sont souvent les premiers signes de l'esquinancie. Vers le même temps, le malade sent une roideur dans le cou, jointe à une espèce de gêne dans le gosier, et la voix est un peu rauque. L'intérieur de la gorge paraît être d'une couleur rouge foncée, accompagnée de gonflement ; mais rarement ce gonflement est considérable : il est également rare que la déglutition soit difficile ou douloureuse. Très-peu de temps après, on observe sur les parties enflammées des taches blanches ou cendrées. Ces taches s'étendent, s'unissent et couvrent presque tout l'intérieur de la gorge de croûtes muqueuses épaisses, qui, en tombant, laissent voir des ulcères. Lorsque ces symptômes se manifestent dans la gorge, ils sont généralement accompagnés d'un coryza, qui produit un écoulement d'une matière ténue, âcre et fétide, qui excorie les

narines et les lèvres. Souvent il y a aussi, surtout chez les enfants, des selles fréquentes, et il coule de l'anus une matière ténue et âcre qui l'excorie, ainsi que les parties voisines.

313. A ces symptômes se joint une pyrexie dans laquelle le pouls est petit, fréquent et irrégulier ; il y a un redoublement manifeste tous les soirs, et quelque rémission le matin : il paraît une grande faiblesse dans les fonctions animales ; le sensorium est affecté de délire, et fréquémment de coma.

314. Le second jour, ou quelquefois plus tard, il survient à la peau des efflorescences, qui sont quelquefois des petits points à peine élevés, mais qui, le plus communément, forment des taches de couleur rouge, qui s'étendent et s'unissent, de manière à couvrir toute la peau. Elles paraissent d'abord sur le visage et le cou, et en peu de jours elles gagnent par degrés les extrémités inférieures. Souvent il y a un rouge écarlate considérable sur les mains et les extrémités des doigts, qui sont roides et gonflés. Cette éruption est fréquemment irrégulière, quant au temps où elle paraît, quant à sa marche et à sa durée ; elle dure communément quatre jours, et se termine par une espèce de desquamation de l'épiderme ; mais elle ne produit pas toujours une diminution de la pyrexie, ou des autres symptômes, ni lorsqu'elle commence à paraître, ni dans le temps de la desquamation.

315. Les progrès de la maladie dépendent de l'état de la gorge et du degré de pyrexie. Lorsque la couleur livide et noire des ulcères de la gorge, la fétidité de l'haleine, et plusieurs signes d'acrimonie dans les fluides, indiquent une tendance à la gangrène, la fièvre est très-forte ; et, si les symptômes de putridité augmentent progressivement, le malade meurt, souvent le troisième jour, quelquefois plus tard ; mais communément avant le septième. L'acrimonie qui sort

de la partie malade doit nécessairement passer, en partie, dans le pharynx, répandre l'infection dans l'œsophage, quelquefois même dans tout le canal alimentaire, propager ainsi la putréfaction, et souvent épuiser le malade par une diarrhée fréquente.

La matière âcre qui s'épanche dans la gorge étant absorbée, occasione fréquemment des gonflements considérables des glandes lymphatiques qui sont autour du cou, lesquelles augmentent quelquefois tellement de volume, qu'elles produisent la suffocation.

Il est rare que les organes de la respiration restent entièrement intacts; très-souvent l'affection inflammatoire les envahit. Il paraît, d'après l'ouverture des cadavres, que, dans l'esquinancie maligne, le larynx et la trachée-artère sont souvent affectés de la même manière que dans l'esquinancie trachéale; et il est probable qu'en conséquence de cette affection, l'esquinancie maligne devient souvent mortelle en produisant une suffocation subite, semblable à celle qui arrive dans la vraie esquinancie trachéale; mais il y a lieu de soupçonner, à cet égard, que ceux qui ont ouvert les cadavres, n'ont pas toujours bien distingué ces deux maladies.

316. Telles sont les différentes terminaisons fatales de l'esquinancie maligne; néanmoins elles n'ont pas toujours lieu. Quelquefois les ulcères de la gorge sont d'une nature plus bénigne; la fièvre est plus modérée, et tient moins du genre des fièvres putrides. Lorsqu'au moment où l'efflorescence se manifeste sur la peau, la fièvre éprouve quelque rémission; lorsque cette efflorescence continue trois ou quatre jours, avant que de se répandre sur tout le corps, et qu'alors elle se termine par la desquamation, en produisant une rémission plus longue de la fièvre; cette dernière se termine souvent entièrement, par des sueurs modérées, le septième jour ou avant; et le reste de la maladie se dissipe, peu de

jours après, par l'excrétion d'une matière muqueuse qui sort de la gorge; en même temps, le sommeil, l'appétit et les autres marques de santé reviennent.

D'après ce que j'ai dit dans ce paragraphe et dans le précédent, il est aisé d'établir le pronostic (1).

317. Il faut, dans la cure de cette maladie, porter particulièrement ses vues sur la tendance à la putridité. La faiblesse qui l'accompagne exclut toutes les évacuations par la saignée et les purgatifs, excepté dans un petit nombre de cas où la faiblesse est moindre, et où les symptômes inflammatoires sont plus considérables. Il faut préserver la gorge des effets de la matière âcre qui y coule, et, en conséquence, la laver fréquemment par des gargarismes ou des injections antiseptiques; il faut prévenir et corriger la tendance de tout le système à la putridité par les antiseptiques pris à l'intérieur, par l'usage du quinquina donné en substance, dès le commencement de la maladie, et continué pendant tout son cours (2). Les émétiques, prescrits à

---

(1) L'esquinancie maligne qui vient d'être décrite, est la même que celle qui est vulgairement connue sous le nom de mal de gorge gangréneux, ou de maux de gorge malins et gangréneux. C'est celle que Fothergill et Huxham ont décrite : Johnstone a aussi donné un traité sur cette maladie, imprimé à Worcester en 1779. Bard a fait des recherches sur cet objet à New-Yorck, en 1771, et l'a appelée angine suffocante. Russell et Douglas l'ont regardée avec raison comme épidémique, car elle est contagieuse et dépend d'un miasme particulier. Cette espèce d'angine se distingue de la précédente, en ce que la fièvre concomitante est évidemment un typhus, accompagné plus ou moins des signes de la putréfaction. Il y a d'abord une tumeur peu considérable, mais d'un rouge particulier, qui est quelquefois clair et d'autres fois livide.

(2) Il faut donner le quinquina à aussi haute dose que l'estomac et les intestins peuvent le supporter; on en fait prendre un demi-gros ou deux scrupules toutes les heures, dans un verre de bon vin de Porto. Un scrupule de confection cardiaque, ajouté

des doses capables d'exciter la nausée ou le vomissement, sont utiles, surtout quand on y a recours dès le commencement de la maladie. Lorsqu'il y a une tumeur considérable, il est avantageux d'appliquer extérieurement les vésicatoires; ils peuvent, dans tous les cas, convenir pour modérer l'inflammation interne.

SECTION III.

De l'Esquinancie trachéale.

318. On a donné ce nom à l'inflammation de la glotte, du larynx ou de la partie supérieure de la trachée-artère, soit qu'elle affecte les membranes de ces parties, ou les muscles qui y sont adhérents. L'inflammation peut y naître d'abord et s'y fixer; ou bien s'y porter, dans le cas d'esquinancie tonsillaire ou maligne.

319. On a rarement observé cette maladie, soit primitive, soit à la suite de l'esquinancie tonsillaire; il y en a peu d'exemples indiqués et décrits par les médecins : elle se connaît à un son rauque particulier de la voix, à la difficulté

à chaque dose, produit le double effet de rendre le quinquina moins rebutant, et de diminuer la disposition à la diarrhée. Au reste l'opium est un remède souverain pour dissiper ce symptôme lorsqu'il s'est manifesté.

Les enfants sont plus fréquemment attaqués de cette maladie que les adultes; et il est quelquefois extrêmement difficile de les déterminer à prendre une quantité suffisante de ce remède : on a dans ces cas administré avec beaucoup de succès des lavements de quinquina. On donne toutes les trois ou quatre heures, deux gros de quinquina réduit en poudre fine, dans cinq ou six onces d'eau d'orge pour les petits enfants, et l'on en met une demi-once ou six gros pour les enfants de huit ou dix ans, sur douze onces d'eau d'orge. Si le premier lavement est rendu trop promptement, on peut ajouter deux ou trois grains d'opium dans les suivants. (B.)

de la respiration, à un sentiment de constriction du larynx, et à la pyrexie qui l'accompagne (1).

320. D'après la nature de ces symptômes, et l'ouverture des cadavres de ceux qui sont morts de cette esquinancie, on ne peut douter qu'elle ne soit inflammatoire. Néanmoins elle ne suit pas toujours la marche des affections de ce genre ; fréquemment elle bouche tellement le passage de l'air , qu'elle suffoque le malade, et produit tout-à-coup la mort.

____

(1) Aux signes décrits dans ce paragraphe, M. Cullen joint les suivants dans sa nosologie ; la pyrexie est inflammatoire , l'inspiration se fait avec une espèce de sifflement , la toux est accompagnée d'un son aigre et sonore , on n'aperçoit presque pas de gonflement dans la gorge.

Il laisse aux savants à décider si l'on doit rapporter à la maladie dont il vient de donner la description ; 1° l'esquinancie trachéale décrite par Sauvages ; 2° l'esquinancie laryngée des auteurs ; 3° la première espèce d'angine inflammatoire de Boërhaave , aph. 801 ; 4° l'angine dont parlent Dodon , *obs.* 18 ; Tulpius, *L. I. obs.* 51 ; Greg. Horstius, *L. III. obs.* 1. Mais il pense que le caractère de la maladie qu'il vient de donner , convient à celle qui est décrite : 1° par Home, sous le nom de *suffocatio stridula ;* 2° à l'asthme des enfants de Millar ; 3° à l'asthme spasmodique des enfants de Rush (Dissertation , Londres 1770) ; 4° au *cynanche stridula* de Crauford, (Dissert. inaug. Edimb. 1771) ; 5° à la maladie qui a régné à Francfort-sur-l'Oder en 1758, décrite tom. II, pag. 157, des *Acta nova* , N. C. ; 6° à l'angine épidémique de l'année 1743 , dont parle Molloy, cité par Rutty ; 7° à l'angine inflammatoire des enfants dont parle Russell , œcon. nat. pag. 70 ; 8° au catarrhe suffocant des Barbades dont parle Hillary , et à l'angine polypeuse de Michaelis ; 9° enfin M. Cullen observe qu'il ne peut positivement déterminer si l'on doit rapporter à l'esquinancie trachéale la maladie décrite par Starr, Phil. Trans. n. 495, et il ajoute qu'il est souvent incertain sur les descriptions que plusieurs auteurs ont données de ces maladies.

321. Si l'on juge convenablement de la nature de cette maladie, on s'apercevra facilement que son traitement exige que l'on emploie, dès que les premiers symptômes se manifestent, les remèdes qui sont les plus puissants pour détruire l'inflammation. L'expérience ne m'a pas appris quels remèdes on pourrait mettre en usage pour prévenir la suffocation, lorsque le malade en est menacé.

322. Tout ce que l'on trouve dans les livres, écrits jusqu'ici, sur les inflammations du larynx, et des parties qui y sont adhérentes, se réduit à ce que nous venons de dire, et les observations que l'on a rapportées ont presque toutes été faites sur des adultes; mais il y a une affection particulière de ce genre, qui attaque spécialement les enfants, et qui n'a été bien observée que depuis peu de temps. Le D. Home est le premier qui en ait donné une histoire exacte; mais, depuis qu'il a écrit, plusieurs autres médecins en ont parlé (voyez *Michaelis de anginâ polyposâ, sive membranaceâ. Argentorati*, 1778), et ont embrassé différentes opinions. Je ne ferai ici aucune recherche sur cette diversité d'opinions; mais je vais donner l'histoire et le traitement de cette maladie d'après mes propres observations, auxquelles je joindrai celles du D. Home, et des autres personnes habiles qui habitent dans les environs d'Edimbourg (1).

---

(1) Depuis qu'en France où il semble se multiplier de jour en jour, le croup, dont il s'agit ici, est devenu le sujet d'une étude toute spéciale, ce n'est plus dans les écrits des étrangers, mais dans nos propres ouvrages, qu'il faut en chercher les meilleures descriptions. Parmi elles, l'article *croup* que M. le professeur Royer-Collard a composé pour le Dictionnaire des Sciences médicales, doit, à d'autant plus juste titre, être placé au premier rang, qu'il offre avec l'histoire la plus exacte et la plus complète

323. Cette maladie attaque rarement les enfants avant qu'ils aient été sevrés. Passé cette période, plus ils sont jeunes, plus ils y sont sujets ; elle devient moins fréquente à mesure que les enfants avancent en âge ; et il n'y a pas d'exemple que des individus au-dessus de douze ans en aient été affectés. Elle attaque les enfants qui sont dans l'intérieur des terres, de même que ceux qui habitent sur les bords de la mer ; elle ne paraît pas être contagieuse, et ses attaques sont fréquemment réitérées chez le même individu. Souvent elle est évidemment l'effet de l'action du froid sur le corps ; c'est pourquoi elle est plus fréquente l'hiver et le printemps. Elle se manifeste très-communément avec les symptômes ordinaires du catarrhe ; mais quelquefois ceux qui sont particuliers à la maladie paraissent tout-à-coup.

324. Ces symptômes particuliers sont les suivants : les malades sont enroués, et l'on entend, lorsqu'ils veulent parler ou tousser, un son aigre et sonore, qui paraît comme sortir d'un tuyau d'airain. Ils éprouvent en même temps un sentiment douloureux autour du larynx, et de la difficulté à respirer ; et il y a une espèce de sifflement dans le temps de l'inspiration, comme si le passage de l'air était rétréci. La toux qui accompagne cette maladie est communément sèche ; et, lorsque les malades crachent, ils rendent une matière qui a l'apparence purulente, et quelquefois une substance gluante qui ressemble à des portions de membrane. A ces symptômes se joignent la fréquence du pouls, l'insomnie, et un sentiment incommode de chaleur. Quelquefois on n'aperçoit dans l'intérieur de la

---

de cette cruelle affection, l'indication précise des sources nombreuses auxquelles on peut aller puiser une instruction plus profonde encore. (D. L.)

gorge aucune apparence d'inflammation ; mais on y remarque fréquemment de la rougeur et du gonflement, et
d'autres fois on y découvre une matière semblable à celle
qui est rejetée par la toux. Les symptômes que je viens de
décrire, particulièrement la grande difficulté de respirer,
et le sentiment de strangulation dans le gosier, enlèvent
quelquefois tout-à-coup le malade.

325. On a ouvert un grand nombre d'enfants morts de
cette maladie ; et on a presque toujours trouvé une membrane extraordinaire qui recouvrait toute la surface interne
de la partie supérieure de la trachée-artère, et qui s'étendait, de la même manière, dans quelques - unes de ses
ramifications. Cette membrane s'enlève facilement ; quelquefois même on l'a trouvée séparée, en partie, de la membrane propre de la trachée-artère qui était au-dessous. On
trouve communément cette dernière intacte ; c'est-à-dire,
qu'on n'y découvre aucune apparence d'érosion ou d'ulcère ; mais elle offre fréquemment quelques vestiges d'inflammation, et elle est recouverte d'une matière qui
ressemble au pus, de même que celle qui est rejetée par la
toux ; on rencontre très-souvent dans les bronches, une
matière du même genre qui s'y trouve quelquefois en quantité
considérable.

326. Les causes éloignées de cette maladie; les symptômes de catarrhe qui l'accompagnent communément ; la
pyrexie qui y est constamment jointe ; la membrane extraordinaire du genre de celles que produisent les inflammations
internes que l'on trouve dans la trachée-artère, lorsque
l'esquinancie maligne s'y communique ; et les vestiges
d'inflammation que l'on y aperçoit, par l'ouverture des
cadavres, nous obligent de conclure que cette maladie
consiste dans une affection inflammatoire de la membrane
muqueuse du larynx et de la trachée-artère ; cette affection
produit une exsudation analogue à celle que l'on trouve

sur la surface des viscères enflammés, qui paraît, en partie, sous forme de croûte membraneuse, et, en partie, sous forme d'un fluide semblable à du pus.

327. Cette maladie consiste évidemment dans une affection inflammatoire ; cependant elle ne se termine communément ni par la suppuration, ni par la gangrène. Son symptôme particulier et fâcheux paraît dépendre du spasme des muscles de la glotte, qui, en produisant la suffocation, prévient les suites ordinaires de l'inflammation.

328. La terminaison la plus favorable de cette maladie se fait par la résolution de l'inflammation, la cessation du spasme de la glotte, l'expectoration de la matière qui transsude de la trachée-artère et des croûtes qui s'y sont formées : elle cesse même fréquemment sans aucune expectoration, ou au moins par une expectoration qui ressemble uniquement à celle d'un catarrhe ordinaire.

329. Lorsque la mort survient, elle est due à la suffocation, qui paraît dépendre, comme nous l'avons dit, du spasme qui affecte la glotte ; mais il est probable qu'elle dépend aussi quelquefois de la quantité de matière qui remplit les bronches.

330. Je regarde cette maladie comme une affection inflammatoire ; en conséquence, j'ai tenté de la guérir par les remèdes usités dans l'inflammation, et j'ai observé qu'ils étaient communément efficaces. Les saignées, générales et locales, ont souvent soulagé sur-le-champ ; et, en les réitérant, elles ont entièrement guéri la maladie (1). On a

____

(1) On doit saigner plus hardiment dans cette maladie que dans les autres inflammations, appliquer de bonne heure les sangsues près du larynx. Le docteur Home regarde aussi cette esquinancie comme inflammatoire, et emploie les mêmes remèdes, mais il ne dit pas que la difficulté de respirer soit spasmodique. Millar prétend au contraire que l'inflammation est plutôt l'effet que la cause de la maladie, et

aussi remarqué que les vésicatoires, appliqués près de la partie affectée, avaient été utiles. Le vomitif, donné immédiatement après la saignée, dès la première attaque de la maladie, paraît être très-avantageux, et la dissipe quelquefois tout à coup. Dans toutes les périodes de la maladie, le régime antiphlogistique est nécessaire, et en particulier l'usage fréquent des lavements laxatifs. Quoique je suppose que le spasme qui affecte la glotte soit souvent mortel dans cette maladie, les antispasmodiques ne m'ont paru d'aucune utilité.

SECTION IV.

De l'Esquinancie pharyngée (1).

331. D**ans** l'esquinancie tonsillaire, l'inflammation de la membrane muqueuse s'étend souvent sur le pharynx, et jusqu'au commencement de l'œsophage ; ce qui rend la déglutition plus difficile et plus douloureuse. Mais ce cas ne mérite pas d'être distingué comme une espèce différente de l'esquinancie tonsillaire ordinaire ; il exige seulement que l'on ait recours plus promptement à la saignée et aux autres remèdes. Je n'ai jamais observé que l'inflammation eût commencé par le pharynx, ni que cette partie seule

---

que la saignée n'est pas nécessaire, parce que la maladie est purement spasmodique. Sa méthode curative est fondée sur cette idée. Les observations de ces deux auteurs sont vraies, mais ils les ont faites dans des circonstances différentes. La maladie paraît être d'abord inflammatoire et ensuite spasmodique.

(1) Cette esquinancie a été ainsi nommée par Sauvages, et elle est la quatrième espèce d'angine inflammatoire de Boërhaave. M. Cullen en donne le caractère suivant dans sa nosologie.

Dans l'esquinancie pharyngée la tumeur occupe particulièrement le fond de la gorge ; la déglutition est très-difficile, et très-douloureuse ; la respiration assez facile, et la fièvre de nature inflammatoire.

· fût enflammée : néanmoins les auteurs qui ont écrit sur la médecine pratique ont parlé d'une affection de ce genre ; c'est pourquoi je renvoie à ce qu'ils en ont dit, tant pour les signes distinctifs de cette maladie, que pour la méthode curative.

SECTION V.

Des Oreillons, ou de l'Esquinancie produite par l'inflammation des parotides (1).

332. CETTE maladie est connue du vulgaire, qui, dans chaque contrée de l'Europe, lui a donné un nom particulier ; mais les médecins en ont peu parlé : elle est souvent épidémique, et évidemment contagieuse. Elle s'annonce par les symptômes ordinaires de pyrexie, auxquels se joint, immédiatement après, un gonflement considérable des parties externes de la gorge et du cou. Ce gonflement paraît d'abord comme une tumeur glanduleuse et mobile dans l'angle

____

(1) Les oreillons ou ourles ont été décrits par Sauvages sous le nom de *cynanche parotidea ;* Russell les appelle angine externe ; M. Cullen pense que le catarrhe qui a été endémique à l'Isle-en-mer, en 1757, appartient à cette espèce. Il en donne le caractère suivant dans sa Nosologie.

Les oreillons se manifestent par une tumeur externe, considérable des glandes parotides et maxillaires ; la respiration et la déglutition sont peu gênées ; il y a une fièvre inflammatoire qui communément est légère.

Sauvages a parlé d'une autre espèce d'esquinancie décrite par Tissot, n° 117, et qu'il nomme *cynanche purpuro-parotidea ;* dans cette maladie les glandes parotides et maxillaires étaient considérablement enflammées, la fièvre avait des paroxysmes irréguliers, et depuis le premier jour jusqu'au sixième il survenait une éruption pétéchiale, ou des sueurs abondantes, qui modéraient la maladie. M. Cullen pense que l'on doit rapporter cette espèce à l'esquinancie maligne ou à la scarlatine.

de la mâchoire inférieure ; il se répand bientôt, d'une
manière uniforme, sur une grande partie du cou, quelquefois
d'un côté seulement, mais communément des deux côtés ;
il augmente jusqu'au quatrième jour, diminue ensuite, et
se dissipe entièrement peu de jours après. A mesure que le
gonflement de la gorge diminue, les testicules chez les
hommes, et les mamelles chez les femmes, sont affectés
de tumeurs, quelquefois larges, dures, et légèrement douloureuses ; mais il est rare, en Ecosse, qu'elles soient fort
douloureuses ou de longue durée. La pyrexie qui accompagne cette maladie est communément légère, et se dissipe avec le gonflement de la gorge ; mais quelquefois,
lorsque le gonflement des testicules ne succède pas à celui
de la gorge, ou que l'un ou l'autre a été subitement réper-
cuté, la pyrexie devient plus considérable ; elle est souvent accompagnée de délire, et elle a quelquefois été
mortelle.

333. Comme cette maladie parcourt ordinairement ses
périodes sans être accompagnée de symptômes dangereux
ni incommodes, elle exige à peine des remèdes. Il suffit
communément de suivre le régime antiphlogistique et d'é-
viter le froid ; mais, lorsque le gonflement des testicules
chez les hommes, ou des mamelles chez les femmes, étant
dissipé, la pyrexie devient considérable, et menace d'affecter le cerveau, il est convenable de tenter de rappeler
par des fomentations tièdes, le gonflement, et de prévenir les suites de sa disparition, par le vomitif, la saignée
et les vésicatoires.

CHAPITRE VI.

De la Pneumonie, ou Fluxion de poitrine.

334. Mon dessein est de comprendre sous ce titre toutes les inflammations qui affectent ou les viscères contenus dans le thorax, ou la membrane qui recouvre la surface interne de cette cavité ; car aucun signe ne peut servir à déterminer exactement le siége différent de la maladie ; cette différence n'offre d'ailleurs aucune variété considérable dans les symptômes, et ne nous donne aucune indication curative différente.

335. La fluxion de poitrine, quel que soit son siége, peut, à ce qu'il me semble, être toujours connue et distinguée par les symptômes suivants, qui sont, la pyrexie, la difficulté de respirer, la toux, et une douleur dans quelque partie du thorax ; mais ces symptômes sont diversement modifiés dans différents cas.

336. La maladie s'annonce presque toujours par un accès de froid, et est accompagnée des autres symptômes de pyrexie ; cependant on a observé, dans un petit nombre de cas, que le pouls n'était pas plus fréquent, et que la chaleur du corps n'était pas plus augmentée que dans l'état naturel. Quelquefois la pyrexie est, dès le commencement même, accompagnée des autres symptômes de la pneumonie ; mais elle paraît fréquemment quelques heures avant que ces derniers soient devenus considérables, et surtout avant que la douleur se soit fait sentir. Communément le pouls est fréquent, plein, fort, dur et vif. Il est rare qu'il soit faible et mou, et en même temps irrégulier, particulièrement dans l'état avancé de la maladie.

337. La difficulté de respirer existe toujours, et est

très-considérable pendant l'inspiration ; ce qui est dû à ce que les poumons ne peuvent pas se dilater complétement , et à ce que la dilatation augmente la douleur qui accompagne la maladie. La difficulté de respirer est aussi, en général , plus grande dans certaines positions que dans d'autres , par exemple , lorsque le malade est couché sur le côté affecté ; mais quelquefois le contraire arrive ; très-souvent il ne peut rester aisément sur aucun côté , et ne trouve de soulagement que quand il est couché sur le dos ; d'autres fois il ne peut respirer facilement , que dans une position un peu droite.

338. La toux qui accompagne toujours cette maladie , est plus ou moins violente et douloureuse. Quelquefois elle est sèche, c'est-à-dire , sans aucune expectoration, spécialement dans le commencement : mais communément elle est humide , même dès le premier jour ; la matière expectorée varie en consistance et en couleur ; et l'on y observe fréquemment de petits filets de sang (1).

33g. La douleur qui accompagne cette maladie , se fait sentir quelquefois dans différentes parties du thorax , cependant elle est d'ordinaire fixée d'un côté. On dit qu'elle affecte plus fréquemment le côté droit que le gauche ; mais ceci n'est pas certain ; et il est au contraire constant que le côté gauche a été très-souvent affecté. On sent tantôt la douleur comme si elle était au-dessous du sternum , d'autres fois dans le dos entre les épaules ; et lorsqu'elle est sur les côtés , son siége est plus ou moins haut , plus en avant ou plus en arrière : mais aucun endroit n'est plus fréquemment affecté , que celui qui répond à la sixième ou septième côte ,

---

(1) Il ne faut pas que les jeunes médecins s'alarment de ce symptôme, qui est plus salutaire que dangereux. On doit donc se garder de le combattre par un traitement antiphlogistique trop sévère , et plus encore par l'usage des astringents. (B.)

environ au milieu de sa longueur, ou un peu plus en devant.
La douleur est souvent aiguë et pungitive ; quelquefois
moins vive et obtuse, avec un sentiment de pesanteur plutôt
que de douleur. Elle est surtout vive et pungitive lorsqu'elle
occupe l'endroit dont j'ai parlé en dernier. Communément
elle reste fixée dans une place ; mais quelquefois elle quitte
le côté et se porte d'une part à l'omoplate, ou au sternum
et à la clavicule de l'autre.

340. Les différents symptômes dont je viens de parler,
n'indiquent pas toujours précisément le siége de la maladie.
Il me paraît cependant probable qu'elle réside toujours,
ou au moins qu'elle commence, dans quelque partie de la
plèvre, en prenant cette membrane dans sa plus grande
étendue, suivant l'idée communément reçue aujourd'hui,
c'est-à-dire, en la considérant comme recouvrant non-seulement la surface interne de la cavité du thorax, mais même
comme formant le médiastin, et s'étendant sur le péricarde,
et sur toute la surface des poumons.

341. C'est donc avec peu de fondement que l'on distingue
cette maladie par différents noms pris de la partie que l'on
suppose être particulièrement affectée. Le terme de pleurésie
peut convenir à tous les cas ; et on l'a très-improprement
borné à signifier l'inflammation qui commence dans la partie
de la plèvre qui recouvre les côtes, et l'affecte particulièrement. Je ne doute pas que cela n'arrive réellement :
mais, en même temps, je soupçonne que ce cas est rare,
et que la maladie commence beaucoup plus fréquemment
dans la partie de la plèvre, qui recouvre les poumons ;
qu'elle affecte spécialement cette partie, et produit tous
les symptômes que l'on a supposés appartenir à la maladie
que l'on a appelée *vraie pleurésie*.

342 Quelques médecins se sont imaginés qu'il y avait
un cas de fluxion de poitrine qui méritait particulièrement
le nom de *péripneumonie ;* c'est celui où l'inflammation

commence par le parenchyme ou tissu cellulaire des poumons et s'y fixe principalement ; mais il me paraît très-douteux qu'il existe aucune inflammation aiguë des poumons, ou une maladie telle que celle que l'on a appelée péripneumonie, qui soit de ce genre. Il est probable que toute inflammation aiguë commence par les parties membraneuses; et dans toutes les ouvertures des cadavres de ceux qui sont morts de péripneumonie, la membrane externe des poumons, c'est-à-dire, une partie de la plèvre a paru être considérablement affectée.

343. L'inflammation de la partie de la plèvre qui recouvre la surface supérieure du diaphragme, a été distinguée par le nom de *paraphrenitis*, parce que l'on a supposé qu'elle était accompagnée de symptômes particuliers de délire, du ris sardonique, et d'autres mouvements convulsifs : mais il est certain que l'inflammation de cette portion de la plèvre, et même de la substance musculaire du diaphragme, a souvent eu lieu sans aucun de ces symptômes ; je n'ai jamais vu aucune ouverture de cadavre, ni lu aucune observation faite sur le cadavre, qui pût donner lieu de croire que l'inflammation de la partie de la plèvre qui recouvre le diaphragme, fût plus communément accompagnée de délire que toute autre inflammation de la poitrine.

344. J'observerai, en outre, quant au siége de la fluxion de poitrine, qu'elle peut naître et subsister particulièrement dans une seule partie de la plèvre ; mais que néanmoins elle se communique fréquemment aux autres parties de cette membrane, et propage communément l'affection morbifique dans toute son étendue (1).

---

(1) Tout ce que M. Cullen vient d'avancer, prouve que, s'il y a différentes espèces de fluxion de poitrine, il est très-difficile de distinguer leurs symptômes particuliers ; que si elles existent, elles

345. La cause éloignée de la fluxion de poitrine, est communément l'action du froid sur le corps, qui, en arrêtant

---

ont réellement beaucoup d'affinité entre elles, et que plus communément elles sont réunies. L'ouverture des cadavres a appris en outre que l'on s'était souvent trompé dans le jugement que l'on avait porté sur le siége de la maladie, et que celle que l'on croyait résider dans la partie de la plèvre qui tapisse les côtes, existait communément dans la partie de cette membrane, qui recouvre les poumons. On doit donc, avec Hoffmann, admettre un seul genre d'inflammation de poitrine, qu'il est aisé de reconnaître au caractère que M. Cullen en a donné (§ 335). Cependant, afin de ne pas s'écarter de l'opinion reçue et de l'usage, il a cru devoir donner dans sa nosologie les caractères particuliers de la péripneumonie et de la pleurésie, autant qu'il a pu les distinguer d'après l'opinion des médecins ou ses propres observations. Je vais, pour suivre le plan que j'ai adopté, joindre ici ces caractères.

Caractère de la Péripneumonie.

Le pouls n'est pas toujours dur dans cette inflammation, il est quelquefois mou ; la douleur du thorax est obtuse ; la respiration est toujours difficile, et souvent ne peut se faire que quand le tronc est dans une situation droite ; le visage est gonflé et couleur de pourpre ; il y a une toux communément humide, souvent sanglante.

La péripneumonie est idiopathique et simple, ou compliquée avec la fièvre, ou symptomatique.

La péripneumonie idiopathique simple est communément connue sous le nom de vraie péripneumonie ; on doit y rapporter peut-être la péripneumonie gastrique dont parlent Sauvages, sp. II et Morgagni, *de caus. et sed.* epist. XX, art. 31. La fausse péripneumonie, ou la péripneumonie catarrhale de Sauvages, ne diffère de la péripneumonie idiopathique simple que par le degré.

La péripneumonie idiopathique peut être compliquée, 1° avec la fièvre putride ; 2° avec la fièvre ardente ; 3° avec la fièvre lente nerveuse ; dans ce cas on l'a vue épidémique, et on l'a désignée sous le nom de pleuro-péripneumonie bilieuse et putride ; 4° l'espèce

la transpiration , occasione une détermination vers les poumons , quand ils sont eux-mêmes exposés simultanément à

---

dont parle Schenkius, sous le nom de péripneumonie érysipélateuse ne diffère de la dernière que par son degré de violence : il dit qu'elle dévasta tellement l'Europe en 1348 , qu'il resta à peine le dixième des habitants ; elle faisait périr en trois ou quatre jours ceux qui en étaient attaqués ; 5° on doit rapporter à la péripneumonie la maladie épidémique qui a régné à Toulon en 1757 , que Sauvages désigne sous le nom d'*amphimerina peripneumonica.*

M. Cullen observe que , comme plusieurs maladies peuvent être compliquées ensemble , il est souvent difficile de déterminer quelle est la maladie primitive ; il ajoute qu'il ne répond pas d'avoir toujours bien jugé sur cet objet ; que quelquefois il s'est décidé d'après son propre jugement ; mais qu'il a communément suivi Sauvages, persuadé que le plus souvent, il suffisait de mettre ces complications sous les yeux des étudiants d'une manière quelconque. Par exemple , il croit que l'on doit regarder comme une seule variété les quatre premières complications de péripneumonie , quoiqu'il les ait séparées d'après Sauvages.

La péripneumonie est symptomatique quand elle succède à la goutte , aux maladies exanthématiques , telles que la petite-vérole , la rougeole, etc. à l'hydrophobie , à la colique des peintres.

Caractère de la Pleurésie.

Dans la pleurésie le pouls est dur ; le côté est affecté communément d'une douleur pungitive , qui augmente surtout pendant l'inspiration ; le malade ne peut que difficilement rester couché sur le côte ; la toux est très-douloureuse , d'abord sèche , et ensuite humide , souvent sanglante. N. C.

Dans la pleurésie, ou la partie enflammée est plus sensible , ou les membranes des artères sont plus fermes, ce qui donne lieu à une douleur plus vive, parce que les vaisseaux ne peuvent être distendus ; l'inflammation est plus membraneuse , et il y a en même temps moins d'épanchement ; c'est pourquoi l'anxiété est moins considérable , et la dyspnée ne vient que de la douleur excitée dans tout le poumon ; souvent la douleur est bornée à une partie que l'on

l'action du froid ; ce qui arrive, surtout lorsque la diathèse inflammatoire domine. C'est pourquoi la pneumonie est

---

pourrait même couvrir avec le doigt. Dans la péripneumonie, au contraire, la douleur est souvent obtuse et sourde, elle s'étend quelquefois jusqu'au sternum et même jusqu'au dos ; il y a une très - grande difficulté de respirer, qui oblige le malade d'avoir le dos plus ou moins élevé. Cette douleur n'est pas circonscrite, l'expectoration se fait difficilement dès le principe de la maladie, et il y a des symptômes qui annoncent un épanchement plus ou moins considérable dans le tissu cellulaire du poumon ; tels sont l'anxiété, le malaise, etc. La difficulté de respirer dépend plus de l'anxiété que de la douleur , les joues sont plus ou moins rouges. On peut conclure de ces signes que l'épanchement est la principale circonstance de la maladie , et que l'inflammation parenchymateuse est plus complète : quand elle est purement membraneuse, l'épanchement se fait avec plus de facilité, la douleur diminue par le relâchement, et est alors obtuse.

Le caractère de la pleurésie que nous avons donné plus haut, d'après la nosologie de M. Cullen, convient à la pleurésie proprement dite, vulgairement appelée *point de côté*, et au *paraphrenitis* de Boërhaave, que M. Sagar appelle avec plus de raison *diaphragmitis*, parce qu'il consiste dans l'inflammation de la partie de la plèvre, qui recouvre le diaphragme, comme tous les médecins en conviennent ; en conséquence on a tort d'en faire un genre différent de la pneumonie.

La paraphrénésie est communément accompagnée des mêmes symptômes que la pleurésie , et ne peut être regardée comme une espèce différente. Le ris sardonique que l'on prétend être un symptôme particulier de cette maladie est très-rare ; le délire phrénétique s'observe aussi dans les autres espèces d'inflammation de poitrine ; et paraît moins dépendre de la partie de la plèvre qui est affectée, que du degré de pyrexie, ou de la diathèse inflammatoire. Les symptômes de la paraphrénésie doivent donc se tirer du mouvement du diaphragme, du hoquet, de la difficulté de la déglutition, ou de la plénitude de l'estomac ; mais comme tout est douteux dans ce cas, et que la cure est la même, il faut se di-

particulière aux personnes les plus vigoureuses ; elle règne
dans les climats froids et pendant l'hiver ; mais le plus

---

riger par les symptômes de la fièvre et non par le siége de la maladie.

La pleurésie peut être , 1° idiopathique simple , 2° compliquée ;
3° symptomatique ; 4° fausse.

I. On doit regarder comme pleurésie idiopathique simple ; 1° la
vraie pleurésie ; 2° la pleurésie du poumon décrite par Zeviani,
3° la pleuro-péripneumonie , ou le *péripneumo-pleuritis* des auteurs ; 4° la pleurésie convulsive de Bianchi ; 5° la pleurésie hy-
drothorachique ou accompagnée d'un épanchement d'eau dans la
poitrine ; 6° la pleurésie dorsale , ainsi nommée , parce que la douleur se fait particulièrement sentir dans le dos ; 7° la pleurésie du
médiastin ; 8° celle du péricarde ; 9° le *parapleuritis*, ou la douleur
leur chronique de côté qui succède à la pleurésie ; 10° la paraphrénésie qui a été nommée diaphragmatique , pleurétique , hépatique , suivant le siége qu'affecte l'inflammation.

Sur l'inflammation du médiastin, du péricarde et du diaphragme,
voyez Morgagni de *caus. et sed.* VIII, 13 ; XXI, 35, 36, 46 ; XLV,
16 ; les comment. de van Swieten , 913.

II. La pleurésie peut être compliquée, 1° avec la fièvre, 2° avec
le catarrhe. La pleurésie est compliquée avec la fièvre dans , 1° la
pleurésie bilieuse, ainsi nommée parce qu'elle est accompagnée d'un
vomissement bilieux ; 2° la pleurésie érysipélateuse , que Bianchi a
décrite *sous* le nom de bilieuse , parce que les douleurs qui s'étendent jusqu'à l'épigastre, sont accompagnées quelquefois d'une diarrhée bilieuse ; 3° la pleurésie putride qui succède aux fièvres putrides ; elle est la même que la fièvre pleurétique de Sydenham ;
4° la pleurésie pestilentielle , qui a souvent été épidémique, et
dans laquelle les signes les plus évidents de putridité qui se ma-
nifestaient , enlevaient les malades très-promptement ; 5° la pleurésie miliaire qui succède à la fièvre miliaire.

La pleurésie compliquée avec le catarrhe est appelée catarrhale
par Sauvages. Bianchi l'a décrite sous le nom de pleurésie lym-
phatique.

III. On doit mettre au nombre des pleurésies symptomatiques ,

souvent au printemps , lorsque les vicissitudes de chaud et de froid sont fréquentes. Néanmoins elle peut survenir dans toutes les saisons où de semblables vicissitudes ont lieu.

1º celle qui survient à la suite des fractures , des plaies ou des contusions des côtes ou du sternum; 2º la pleurésie vermineuse que Bianchi appelle stomachale , et qui ne diffère pas de la maladie que Sauvages nomme *pleurodyne verminosa;* 3º la pleurésie laiteuse, qui attaque les femmes grosses ou les nouvelles accouchées ; 4º celle qui est produite par le *plica polonica.*

IV. La fausse pleurésie est une douleur de rhumatisme qui affecte les muscles du thorax ; il est quelquefois difficile de distinguer cette maladie de la vraie pleurésie ; communément elle n'est accompagnée ni de fièvre ni de toux , mais elle peut se trouver compliquée avec la vraie pleurésie : le muscle le plus souvent affecté dans ce cas est le grand dentelé antérieur. Quand le catarrhe a donné lieu à la fausse pleurésie , il y a toux et fièvre ; mais la douleur est sensible au tact , ce qui n'arrive pas dans la vraie pleurésie. Quelquefois on ne sent pas de douleur au tact , mais uniquement quand tout le tronc est en mouvement ; dans la vraie pleurésie , au contraire , la douleur se fait sentir pendant l'inspiration.

Les suites de la pneumonie sont la vomique et l'empyème , dont M. Cullen donne les caractères suivants dans sa nosologie.

Caractère de la Vomique.

Cette maladie existe quand , après une fluxion de poitrine , qui ne s'est pas terminée par la résolution , la dyspnée et la toux continuent; en même temps le malade ne peut se coucher que difficilement sur le côté sain , et il y a une fièvre hectique.

L'auteur entend par vomique un amas de pus renfermé dans un kyste , ou l'état tuberculeux des poumons ; en conséquence le caractère qu'il vient de donner ne convient qu'à la vomique de Boërhaave.

Caractère de l'Empyème.

L'empyème survient après la fluxion de poitrine , qui s'est terminée par la suppuration , fréquemment après la vomique; alors

D'autres causes éloignées peuvent aussi contribuer à produire cette maladie ; telles que celles qui sont capables d'obstruer, forcer ou blesser, d'une manière quelconque, les organes de la respiration.

La fluxion de poitrine attaque des individus de tout âge, rarement ceux qui sont au-dessous de l'âge de puberté : mais communément ceux qui sont un peu avancés en âge ; tels que ceux qui sont entre quarante-cinq et soixante ans, et spécialement les hommes robustes et replets.

La fluxion de poitrine a été quelquefois tellement épidémique, qu'elle a donné lieu de soupçonner qu'elle dépendait d'une contagion particulière ; mais je n'en ai jamais vu de preuves évidentes. *Voyez* Morgagni, *de causis et sedibus morborum, epist. XXI, art.* 26 (1).

---

la douleur diminue, mais la dyspnée, la toux, la difficulté de rester couché subsistent, et il y a une fièvre hectique ; souvent le malade ressent en même temps une espèce de fluctuation produite par le liquide contenu dans la poitrine, et les signes d'hydrothorax se réunissent à ces symptômes.

M. Cullen joint à ce caractère les variétés suivantes, et convient néanmoins qu'il n'est pas toujours possible de les distinguer.

L'empyème succède, 1º à la péripneumonie ; 2º à la vomique ; 3º à la pleurésie ; 4º à l'inflammation du médiastin ; 5º à celle du diaphragme.

(1) Cette maladie est endémique dans les pays froids et élevés, exposés aux vents du nord. Elle attaque particulièrement ceux dont les poumons sont affectés d'un vice quelconque, et ceux qui ont été sujets à quelque évacuation habituelle qui s'est supprimée, telle que le flux menstruel chez les femmes, et les hémorrhoïdes chez les hommes.

Le passage de Morgagni, auquel M. Cullen renvoie, prouve combien les causes prédisposantes peuvent contribuer à produire cette maladie, lorsque la constitution de l'air la favorise. Morgagni rapporte qu'en 1738 la pleurésie régna dans quelques monastères de religieuses, au point qu'on la crut contagieuse ; néanmoins il fut

346. La pneumonie peut, de même que les autres inflammations, se terminer par la résolution, la suppuration,
ou la gangrène : mais elle a encore une terminaison qui lui
est particulière, comme je l'ai indiqué plus haut (§ 259) ;
elle est accompagnée d'un épanchement de sang dans le
tissu cellulaire des poumons, qui interrompt promptement
la circulation et suffoque le malade. Cette terminaison paraît
être la plus commune, lorsque la maladie est mortelle ; car
on a observé cet épanchement dans presque toutes les ouvertures des cadavres de ceux qui en sont morts.

347. Ces ouvertures nous apprennent aussi que dans la
fluxion de poitrine, il transsude communément de la surface
interne de la plèvre, une matière en partie semblable à
une espèce de croûte molle, visqueuse, souvent d'une
forme compacte, membraneuse, qui recouvre toute la surface de la plèvre, et particulièrement les parties où les
poumons adhèrent au *pleura costalis*, ou au médiastin.
Cette croûte paraît toujours être en quelque sorte le ciment
de ces espèces d'adhérences.

La même exsudation se manifeste également par une
quantité de fluide séreux et blanchâtre, que l'on rencontre
communément dans la cavité du thorax ; il se fait aussi une

---

aisé de prouver que la contagion n'y avait point de part, car aucune de celles qui avaient soigné les malades n'en fut attaquée ;
celles, au contraire, qui s'en étaient éloignées avec le plus de soin,
en furent affectées, et chez la plupart on pouvait reconnaître une
cause particulière qui les avait disposées à la pleurésie, ainsi l'une
avait porté long-temps aux jambes un ulcère qui s'était fermé ; une
autre était tombée peu avant sur le thorax, et avait craché beaucoup de sang ; chez d'autres il y avait disposition à la phthisie ou
quelque cause avait affaibli les viscères contenus dans la poitrine,
comme on l'observa particulièrement chez celles qui étaient d'un
âge décrépit.

exsudation ou un épanchement semblable dans la cavité du péricarde.

348. Il paraît probable qu'il arrive quelquefois un semblable épanchement dans la cavité des bronches. Car, chez les personnes qui sont mortes de fluxion de poitrine au bout de peu de jours, on a trouvé les bronches remplies d'une quantité considérable d'un fluide séreux et épais, qui, je crois, doit plutôt être considéré comme un épanchement semblable à celui dont j'ai parlé, dont les parties les plus ténues ont été enlevées par la respiration, que comme du pus formé aussi promptement dans la partie enflammée.

349. Il n'est cependant pas hors de probabilité que cet épanchement, ainsi que celui qui se fait dans les cavités du thorax et du péricarde, puisse être une matière du même genre que celle qui, dans les autres inflammations, s'épanche dans le tissu cellulaire des parties enflammées, où elle se convertit en pus; mais, dans le thorax et le péricarde, cette matière ne prend pas toujours cette apparence, parce que la croûte qui en recouvre la surface, empêche l'absorption de la partie la plus ténue. Néanmoins, l'effet de cette absorption peut être compensé dans les bronches par la puissance dessiccative de l'air; c'est pourquoi l'épanchement qui s'y fait peut prendre une apparence plus purulente.

Dans beaucoup de cas de fluxion de poitrine où les crachats sont très-abondants, il est difficile d'admettre qu'ils sortent tous des follicules muqueux des bronches. Il est plus probable qu'une grande partie est produite par l'épanchement du fluide séreux dont nous avons parlé; ceci servira aussi à rendre raison de l'apparence purulente que l'on remarque si fréquemment dans les crachats. Peut-être est-il possible d'expliquer par ce moyen l'expectoration purulente, et la matière de même nature que l'on trouve dans les bronches, et que le savant de Haen dit avoir souvent observée, lorsqu'il n'y avait pas d'ulcère aux poumons; cela est au moins plus probable que de supposer avec cet auteur, que le pus s'est formé dans le sang pendant qu'il circulait.

350. On peut conclure de ce que je viens de dire, que l'épanchement dont nous avons parlé, qui se fait dans les bronches, concourt souvent avec celui des globules rouges du sang, à produire la suffocation, qui termine la fluxion de poitrine par la mort. L'épanchement de sérum seul peut suffire, et sa quantité, plutôt que la faiblesse des poumons, est la cause qui supprime constamment l'expectoration peu de temps avant la mort; car souvent cette suppression arrive avant qu'il ait paru d'autres symptômes de faiblesse; et alors on a même trouvé, par l'ouverture des cadavres, les bronches remplies d'une matière liquide. Bien plus, il est probable qu'un semblable épanchement peut dans quelques cas avoir lieu, sans aucun symptôme d'inflammation violente, et, dans d'autres, il peut paraître dissiper les symptômes d'inflammation qui s'étaient manifestés, et servir à expliquer ces morts inattendues que l'on a observées quelquefois. Ce même épanchement peut aider à rendre raison d'un grand nombre de phénomènes de la fausse péripneumonie.

351. La fluxion de poitrine se termine rarement par résolution, sans être accompagnée de quelque évacuation évidente. L'hémorrhagie du nez survenant l'un des premiers jours de la maladie, a quelquefois produit une crise parfaite; on dit que le flux des veines hémorrhoïdales, une évacuation bilieuse par les selles, et des urines avec un sédiment copieux, ont produit un effet semblable; mais ces exemples sont rares et étrangers à la maladie (1).

____

(1) Les anciens avaient déjà observé que la crise la plus avantageuse dans les maladies inflammatoires de poitrine, était celle

L'évacuation qui accompagne communément, et qui paraît favoriser le plus la résolution, est l'expectoration d'une matière épaisse blanche ou jaunâtre, marquée de quelques filets de sang, qui sort en grande quantité, sans exciter de toux considérable ou violente.

Très-fréquemment la résolution est accompagnée et peut-être produite par une sueur chaude, fluide, abondamment répandue sur toute la surface du corps, à laquelle se joint la diminution de la fréquence du pouls, de la chaleur du corps et des autres symptômes fébriles.

352. Le pronostic de cette maladie se tire de l'observation des principaux symptômes.

Une pyrexie violente est toujours dangereuse.

La difficulté de respirer indique surtout le danger. Si le malade ne peut rester couché que sur un côté ou sur aucun, mais sur le dos seulement; s'il ne peut respirer avec

---

qui se faisait par l'expectoration; ils ne regardaient les autres évacuations, que comme des circonstances auxquelles on devait faire attention pour rendre le pronostic plus certain. Cependant ces évacuations sont plus communes dans les climats chauds que dans ceux que nous habitons, parce que les inflammations y sont souvent compliquées avec une fièvre primitive, qui donne lieu à différentes évacuations par les selles, les urines, à des hémorrhagies, etc., qui contribuent à opérer la résolution. Cette complication est commune dans les pays chauds, où les inflammations ne sont que symptomatiques, et où la fièvre est primitive, comme Cleghorn l'a observé dans l'île de Minorque; j'ai souvent fait la même remarque à Paris, dans les fluxions de poitrine qui surviennent à la fin du printemps; dans ce cas, on en voit un grand nombre se terminer par l'hémorrhagie du nez ou par des déjections sanglantes, le sept ou le neuf. Mais les urines forment rarement une crise, quoiqu'il y survienne, dans les phlegmasies, des changements plus fréquents que dans les fièvres, car cette évacuation est plutôt l'effet que la cause de la résolution; on peut dire la même chose de la crise qui se fait par les selles.

I.

25

une certaine facilité que quand le tronc est élevé ; si, dans cette position même, la respiration est très-difficile, accompagnée du gonflement et de la rougeur du visage, de sueurs partielles autour de la tête et du cou, et d'un pouls irrégulier ; tous ces symptômes indiquent l'accroissement graduel de la difficulté de respirer, et le danger augmente dans la même proportion.

Une toux fréquente et violente, qui aggrave la douleur, est toujours un symptôme d'une maladie rebelle.

Je pense qu'il est très-rare que la maladie se termine par la résolution sans expectoration ; en conséquence, on doit toujours regarder la toux sèche comme un symptôme fâcheux.

L'expectoration que j'ai décrite, indique que la maladie commence à se résoudre ; ainsi, lorsqu'elle n'a pas les conditions dont j'ai parlé, elle dénote au moins un état douteux ; mais les signes tirés de la couleur de la matière expectorée, sont la plupart trompeurs.

Une douleur aiguë, qui gêne considérablement l'inspiration, indique toujours que la maladie est violente ; néanmoins il n'y en a pas de plus dangereuse qu'une douleur obtuse, accompagnée d'une respiration très-difficile.

Les douleurs qui, après avoir affecté un côté seulement, s'étendent dans l'autre ; ou bien qui, quittant le premier, passent entièrement dans le côté opposé, sont toujours des signes que la maladie fait des progrès, et par conséquent qu'elle est dangereuse.

Le délire qui survient pendant la fluxion de poitrine est toujours un symptôme très-dangereux.

353. Lorsque la terminaison de cette maladie est fatale, elle se fait communément une semaine, depuis le troisième des jours de la première jusqu'au septième. La mort survient rarement à une période plus avancée de la maladie.

De même, lorsqu'on a lieu d'attendre la résolution, elle se fait fréquemment dans le cours de la première semaine, si la maladie est violente ; mais, lorsqu'elle est plus modérée, la résolution souvent se prolonge jusqu'à la seconde semaine.

Il survient, en général, une rémission l'un des jours de la première semaine, depuis le troisième jusqu'au septième. Mais elle est fréquemment trompeuse ; l'inflammation reparaît quelquefois avec autant de violence qu'avant, et est alors très-dangereuse.

Quelquefois la maladie disparaît le second ou le troisième jour, lorsqu'il survient un érysipèle sur quelque partie externe ; si cet érysipèle continue et se fixe, la fluxion de poitrine ne reparaît pas (1).

354. La pneumonie, de même que les autres inflammations, se termine souvent par la suppuration ou par la gangrène.

355. Lorsque la pneumonie est accompagnée de symptômes qui ne sont ni fort violents ni fort modérés, et qu'elle a continué plusieurs jours, il est à craindre qu'elle ne se termine par suppuration. Néanmoins, on ne peut précisément déterminer le temps où elle doit survenir par le nombre de jours : car il y a des exemples de pneumonie terminée par résolution, non-seulement passé le quatrième jour, mais même le dixième ; et si la maladie, après avoir eu quelque intermission, revient de nouveau, la résolution peut se faire beaucoup plus tard.

356. Si une inflammation modérée se prolonge malgré

____

(1) Stoll a vu une parotide survenue chez une jeune fille le second jour d'une pleurésie, dissiper la maladie : il a ensuite entretenu la liberté du ventre, et diminué considérablement la tumeur en y appliquant des herbes aromatiques associées au camphre. L'emplâtre de ciguë a dissipé ce qui avait résisté à ces remèdes. (B.)

l'emploi des remèdes convenables au-delà du quatorzième jour , sans aucune rémission considérable, on peut alors attendre avec assez de certitude la suppuration ; mais on doit la redouter encore plus, s'il ne paraît aucun signe de résolution , ou si l'expectoration cesse après s'être mani-festée, et que la difficulté de respirer continue ou aug-mente , quoique les autres symptômes diminuent.

357. On peut juger dans la pneumonie qu'il s'est fait un épanchement, qui peut être suivi de suppuration, par la difficulté de respirer qui augmente lorsque le malade est dans une position horizontale, ou qui est moins considérable quand il est couché sur le côté affecté.

358. On peut dans ces cas conclure que la suppuration est déjà commencée, quand le malade est souvent affecté de légers frissons , accompagnés d'un sentiment de froid, tantôt dans une partie et tantôt dans une autre. On tirera aussi le même pronostic de l'état du pouls, qui est commu-nément moins fréquent et plus mou, mais quelquefois plus vif et plus plein qu'avant (1).

359. On peut regarder la suppuration comme formée quand la douleur diminue considérablement quoique la toux et spécialement la dyspnée continuent, et même augmentent; la fréquence du pouls paraît aussi augmentée ; il y a des redoublements considérables tous les soirs, et la fièvre hectique se manifeste par degrés avec tous ses symp-tômes.

360. La terminaison de la pneumonie par gangrène est beaucoup plus rare qu'on ne le croit; lorsqu'elle survient,

______

(1) Il y a en outre, quand la suppuration est formée, des sueurs nocturnes, les urines déposent un sédiment furfuracé, la langue ne paraît plus chargée, la conjonctive et l'albuginée cessent d'être ternes, le malade ne peut plus se coucher que sur la partie af-fectée.

elle coïncide ordinairement avec la terminaison qui se fait par épanchement (§ 346), et leurs différents symptômes ne peuvent guère se distinguer (1).

361. La cure de la pneumonie doit être dirigée d'après le plan général (§ 264); mais l'importance de la partie affectée et le danger auquel elle est exposée exigent que l'on emploie les remèdes dans toute leur étendue, et le plus promptement possible.

362. Le remède sur lequel on doit particulièrement compter est la saignée du bras. On en tirera un très-grand avantage en la faisant du côté de la partie affectée ; néan-moins on peut la faire à l'un des deux bras, suivant qu'il sera plus commode pour le malade ou pour le chirurgien. La quantité de sang doit être proportionnée à la violence de la maladie, et à la force du malade ; et en général aussi copieuse que les forces le permettront. On réglera la quan-

---

(1) La gangrène se connaît à la cessation subite de la douleur, surtout si le pouls est en même temps faible et fréquent, s'il y a faiblesse générale, un délire léger, accompagné du froid des extrémités et de sueurs froides. Mais la cause la plus fréquente de la mort est l'épanchement qui se fait dans le tissu cellulaire. Quand cet épanchement est parvenu à un certain degré, et que l'impétuosité de la circulation est fort augmentée, l'action du poumon est interrompue, et la mort survient. Il y a peu de symp-tômes particuliers qui puissent indiquer cet épanchement ; cepen-dant la difficulté de respirer dépend alors plus de l'anxiété qu'é-prouve le malade que de la douleur même ; le sang s'accumule dans le ventricule droit, d'où résulte la rougeur du visage, symptôme toujours mortel, surtout quand cette couleur est lie de vin. Le malade ne peut, dans ce cas, respirer que la tête élevée ; quel-quefois cependant il reste couché horizontalement, mais il se plaint d'une anxiété et d'une prostration de force considérables, le pouls est très-petit et très-précipité, et la mort survient très-promptement.

tité de sang que l'on doit tirer sur la diminution de la
douleur et la liberté de respirer que le malade éprouvera
pendant la saignée ; mais s'il ne paraît pas soulagé , on
laissera couler le sang jusqu'à ce que les symptômes de
syncope commencent à se manifester. Il est rare qu'une
seule saignée, quelque copieuse qu'elle soit, procure la
guérison ; quoique la douleur et la difficulté de respirer
diminuent considérablement après la première saignée,
ces symptômes reparaissent communément au bout d'un
court intervalle , souvent avec autant de violence qu'auparavant. Dans ce cas , il faut réitérer la saignée dès le
même jour, et , s'il est nécessaire , tirer la même quantité
de sang.

On peut quelquefois faire la seconde saignée plus forte
que la première. Il y a des personnes qui , par leur constitution sont sujettes à tomber en syncope , même par une
petite saignée ; ce qui peut empêcher de tirer d'abord
autant de sang que l'exige l'inflammation ; mais , comme
on a fréquemment remarqué que ces personnes suppor-
taient plus facilement les saignées suivantes que la première,
on peut faire la seconde , ainsi que les autres , plus copieuses,
et tirer autant de sang que les symptômes de la maladie
paraissent l'exiger.

363. La violence des symptômes doit déterminer le
nombre des saignées , elles seront plus efficaces si on les
fait dans le cours des trois premiers jours, que les jours
suivants ; mais il ne faudrait pas les négliger, y eût-il
déjà quatre jours d'écoulés. Si le médecin n'a pas été appelé d'assez bonne heure, ou si les saignées pratiquées les
premiers jours n'ont pas été assez copieuses , ou si après
avoir procuré quelque rémission , les mêmes symptômes
urgents reparaissent, il faut réitérer la saignée quelle que
soit la période de la maladie , surtout pendant la première
quinzaine, et plus tard même, si la tendance à la suppu-

ration n'est pas évidente ; ou si , après une solution apparente , la maladie s'est renouvelée.

364. On ne peut, sans danger, donner aucune règle
générale sur la quantité de sang que l'on peut tirer ; elle
doit être très-différente, suivant l'état de la maladie et la
constitution du malade. Chez un adulte d'une force médiocre, seize onces de sang sont une saignée copieuse ;
toute saignée au-dessus de vingt onces est considérable ;
elle est petite au-dessous de douze onces. Quatre à cinq
livres (1) de sang dans deux ou trois jours , sont autant
que ces sortes de malades en peuvent supporter ; mais ; si
les intervalles que l'on a mis entre chaque saignée , et le
temps pendant lequel on les a faites ont été longs, on
peut sur le total en tirer une plus grande quantité.

365. Lorsqu'après de copieuses saignées du bras, il est
douteux que l'on puisse sans danger tirer davantage
de sang de cette manière , on peut encore en diminuer la
quantité par le moyen des ventouses scarifiées, surtout
lorsque la continuité ou le retour de la douleur plutôt que
la difficulté de respirer , devient le symptôme urgent ; et
il faut alors appliquer les ventouses le plus près possible de
la partie malade.

366. Quelquefois l'expectoration survient de très-bonne
heure ; mais elle ne doit pas empêcher de recourir aux
saignées dont j'ai parlé, si les symptômes les plus fâcheux
continuent ; car pendant les premiers jours, il ne faut pas
attendre la solution de l'expectoration. Ce n'est que dans
un état plus avancé de la maladie, lorsque l'on a précédemment employé les remèdes convenables , et que les
symptômes sont fort modérés , que l'on peut entièrement

---

(1) M. Cullen parle de la livre *avoir du poids*, composée de 16
onces, qui valent 14 onces de France.

se fier pour la guérison à une expectoration copieuse et facile.

367. Je n'ai pas remarqué que pendant les premiers jours la saignée arrètât l'expectoration ; j'ai observé , au contraire , qu'elle la favorisait ; ce n'est que dans une période plus avancée lorsque le malade est épuisé par de grandes évacuations, et par la durée de la maladie, que la saignée paraît produire cet effet. Il me semble même qu'alors elle arrête moins l'expectoration en diminuant les forces du malade, qu'en favorisant l'épanchement de sérosité qui se fait dans les bronches (§ 348), et qui devient un obstacle à l'expectoration.

368. Pendant que l'on fait usage des saignées que nous avons indiquées , il est encore nécessaire de recourir au régime antiphlogistique dans toute son étendue (§ 130-132), et particulièrement de prévenir l'irritation que pourrait produire l'accroissement de la chaleur. Pour cet effet il sera convenable de tenir le malade hors du lit , tant qu'il pourra le supporter facilement ; et s'il ne le peut, il faut le couvrir très-modérément. La température de sa chambre ne doit pas excéder soixante degrés du thermomètre de Farenheit (12°, 44 R.), et je ne sais si jamais elle doit être plus chaude.

369. Il faut donner abondamment , mais en petite quantité chaque fois , des boissons adoucissantes et délayantes , légèrement tièdes , ou du moins jamais chaudes. On peut les imprégner d'acides végétaux , et même y joindre du nitre, ou quelques autres sels neutres ; mais il faut donner ces sels séparément des boissons.

On a objecté que les acides et le nitre étaient sujets à exciter la toux ; il est certain qu'ils produisent cet effet sur quelques individus ; mais je n'ai jamais vu ces remèdes , excepté chez quelques personnes d'un tempérament particulier, exciter une toux assez considérable, ou assez fâcheuse, pour nous empêcher de tenter d'en obtenir les avantages que l'on doit d'ailleurs en espérer.

370. Quelques praticiens ont douté que les purgatifs pussent être employés sans danger dans cette maladie : en effet, la diarrhée spontanée a rarement été utile dans le commencement ; mais j'ai observé qu'on pouvait en général, sans courir aucun risque, faire un usage modéré des laxatifs rafraîchissants ; et j'ai toujours remarqué qu'il était utile d'entretenir la liberté du ventre par de fréquents lavements émollients (1).

371. Je pense que c'est une pratique dangereuse dans cette maladie, que d'exciter un vomissement copieux par les émétiques : mais j'ai observé qu'il était utile de les donner à des doses capables de produire la nausée ; et, dans l'état un peu avancé de la maladie, je n'ai pas trouvé de meilleur moyen de favoriser l'expectoration.

372. On a recommandé d'appliquer sur la partie douloureuse des fomentations et des bouillies : elles peuvent être utiles ; mais leur application est souvent embarrassante, et on peut les abandonner entièrement pour recourir à un remède plus efficace, qui est le vésicatoire.

On peut appliquer de très-bonne heure un vésicatoire le plus près possible de la partie douloureuse ; mais comme l'irritation qu'il produit rend, tant qu'elle subsiste, la saignée moins efficace, il faut en différer l'application jus-

____

(1) Stoll a vu (Rat. Med., tom. I, pag. 16) la diarrhée survenue dans le premier temps, modérer la maladie. La diarrhée est avantageuse tant que l'expectoration est facile ; mais si cette dernière venait à se supprimer, il faudrait modérer la diarrhée, surtout quand elle a subsisté un jour ou deux, en unissant l'opium au kermès, et même en ayant recours à l'application de plusieurs vésicatoires volants. (B.)

qu'à ce que l'on ait employé la saignée. On peut recourir au vésicatoire immédiatement après la première saignée, si la maladie est modérée; mais si elle est violente, et que l'on présume qu'une seconde saignée soit nécessaire immédiatement après la première, il sera bon de différer le vésicatoire jusqu'à ce que cette seconde saignée ait été faite, lorsqu'il y a lieu de croire que l'on pourra attendre pour pratiquer les autres saignées, que l'irritation produite par les vésicatoires ait cessé. Il peut être souvent nécessaire dans cette maladie de réitérer les vésicatoires; et dans ce cas, il faut toujours les appliquer sur quelqu'endroit du thorax; car, quand on les met sur des parties plus éloignées du siége du mal, ils produisent peu d'effet (1). L'usage d'entretenir la suppuration des parties sur lesquelles on a appliqué le vésicatoire et de faire ce qu'on appelle un vésicatoire perpétuel, est beaucoup moins efficace que l'application d'un nouveau vésicatoire.

373. Comme cette maladie se termine fréquemment par l'expectoration, on a proposé différents moyens de favoriser cette crise; mais aucun ne paraît être fort efficace; il y en a quelques-uns même, qui sont des substances âcres, stimulantes, dont l'usage ne peut être bien sûr.

Les gommes que l'on a coutume d'employer paraissent trop échauffantes : la scille paraît l'être moins; mais elle n'est pas fort active, et elle est quelquefois incommode par la nausée continuelle qu'elle produit (2).

---

(1) Les anciens ont eu recours aux sinapismes, on pourrait les imiter en cela.

(2) Il faut distinguer avec soin deux états dans la pneumonie; savoir : 1º celui où l'inflammation étant dans sa force, les remèdes antiphlogistiques sont les seuls applicables; 2º celui où l'inflammation étant apaisée et les forces diminuées par la longueur de la maladie comme par l'effet du traitement, la matière de l'expec-

L'alcali volatil (ammoniaque liquide) peut être utile comme expectorant ; mais il faut le réserver pour l'état avancé de la maladie.

Les mucilagineux et les adoucissants huileux paraissent être utiles, en modérant l'acrimonie du mucus qui occasione une toux trop fréquente ; car cette toux ne permet pas au mucus de s'épaissir en séjournant dans les glandes, et d'y perdre son acrimonie.

Il a été souvent utile pour favoriser l'expectoration, de déterminer vers les poumons la vapeur de l'eau tiède imprégnée de vinaigre. Mais il n'y a pas de remède plus puissant pour remplir cette indication que les antimoniaux donnés à des doses capables d'exciter la nausée (§ 371). Néanmoins, je n'ai pas observé que le kermès minéral (oxide brun sulfuré d'antimoine), fût plus efficace que le tartre émétique (tartrate antimonié de potasse), ou que le vin d'antimoine ; et la dose du kermès est beaucoup plus incertaine que celle des autres vomitifs (1).

374. Quoiqu'une sueur spontanée soit souvent la crise de cette maladie, l'art ne doit l'exciter qu'avec beaucoup de précaution ; au moins, je n'ai pas encore remarqué qu'elle fût aussi efficace et aussi sûre que l'ont prétendu quelques écrivains. Lorsque les symptômes se modèrent et qu'il survient des sueurs spontanées d'un genre favorable, on doit les aider, mais sans exciter beaucoup de chaleur, et sans avoir recours aux stimulants ; si au contraire les

---

toration ne peut être facilement rendue : c'est dans ce dernier cas que les stimulants, tels que l'émétique à faible dose, la scille, la gomme ammoniaque, vantée par Pringle, le polygala sénéga, l'ammoniaque même dont parle ici M. Cullen ; etc., peuvent être véritablement utiles. (B.)

(1) Les anciens employaient l'ellébore blanc dans les mêmes vues que les modernes emploient les vomitifs antimoniaux.

sueurs ne sont que partielles et gluantes, et qu'il reste encore une grande difficulté de respirer, il est dangereux de les exciter.

375. Les médecins ont adopté des opinions fort opposées relativement à l'usage des narcotiques dans la fluxion de poitrine ; il me paraît que, dans le commencement de la maladie, lorsque la saignée et les vésicatoires n'ont pas encore diminué la douleur, et la difficulté de respirer, les narcotiques produisent un très-mauvais effet, en augmentant la dyspnée et les autres symptômes de l'inflammation (1). Mais, dans une période plus avancée, lorsque la respiration est plus libre, que le symptôme urgent est la toux, et que c'est lui qui est la cause principale de la continuité de la douleur et du défaut de sommeil, on peut donner les narcotiques sans danger et même avec beaucoup d'avantage ; l'interruption de l'expectoration qu'ils semblent produire n'est que momentanée ; et souvent ils paraissent l'aider, parce qu'ils favorisent la stagnation de la matière que la fréquence de la toux dissipait insensiblement, et qu'ils lui donnent ainsi l'apparence de ce que les médecins ont appelé matière cuite.

---

(1) Il est certain que l'opium ne convient pas dans les inflammations. Storck et M. de Haen l'ont cependant recommandé dans les péripneumonies ; mais il paraît qu'il y a quelque erreur dans leurs observations, et qu'ils l'ont employé dans des affections plutôt catarrhales qu'inflammatoires. Cleghorn dit que l'opium diminue la toux, mais qu'on ne doit le prescrire que quand la violence de la maladie est diminuée. Pringle observe que les narcotiques ne conviennent que quand les symptômes inflammatoires sont considérablement modérés, que la tête n'est pas affectée, et que le malade, épuisé par l'insomnie, croit qu'il guérirait s'il pouvait dormir. Dans ces cas, surtout lorsque la crise approche ou qu'elle est commencée, l'opium convient; mais il est toujours nuisible quand le pouls est dur, que l'expectoration est difficile, et que l'insomnie est due à la fièvre.

CHAPITRE VII.

De la fausse Péripneumonie (1).

376. Quelques médecins du seizième siècle parlent d'une maladie à laquelle ils ont donné ce nom ; mais il est très-douteux que ce soit la même que celle dont nous parlons ; il me paraît que personne ne l'a décrite avant Sydenham, sous le titre dont je me sers ici, à moins qu'on ne regarde comme du même genre, quelques - uns des cas désignés sous le nom de catarrhe suffocant.

377. Boërhaave est , après Sydenham, le premier qui, dans ses aphorismes, en a parlé comme d'une maladie distincte , et cependant il l'a décrite avec quelques circonstances différentes de celles qui se trouvent dans la description de Sydenham. M. Lieutaud a depuis peu assuré avec beaucoup de confiance, que Sydenham et Boërhaave avaient décrit deux maladies différentes sous le même titre ; et que l'un et l'autre n'avaient peut-être donné qu'une hypothèse sur ce sujet.

378. Malgré cette assertion hardie, je soumets humble-

---

(1) La fausse péripneumonie ne diffère de la vraie que par le degré ; c'est pourquoi M. Cullen l'a mise, dans sa Nosologie, au nombre des variétés : dans la *fausse* péripneumonie, l'inflammation est plus légère, et l'affluence des humeurs vers les poumons est plus grande que dans la *vraie.* Les degrés de fièvre, de douleur, de dyspnée et de toux, varient beaucoup dans cette maladie ; c'est ce qui a donné lieu aux différentes descriptions que l'on en a données. Cette maladie est la même que celle qui a été observée par *Valsalva* sur *François Coralli* ; et par *Morgagni* sur le célèbre *Valisneri.*

ment au jugement des lecteurs mon opinion, qui paraît être la même que celle du baron van Swieten, et je pense que Sydenham et Boërhaave ont décrit une seule et même maladie sous le même titre. Bien plus, celle dont M. Lieutaud donne l'histoire, ne me paraît pas essentiellement différente de la maladie dont parlent les deux auteurs qui l'ont précédé. Les doutes du très-savant, mais modeste Morgagni, sur cet objet, ne nous arrêteront pas, si nous faisons réflexion que parmi ceux qui nous ont donné des descriptions de maladies, il n'y en a eu qu'un très-petit nombre qui aient été à même de distinguer les symptômes essentiels de ceux qui ne sont qu'accidentels, ou qui aient apporté une attention suffisante pour le faire; il n'est pas, en conséquence, étonnant de trouver quelques différences dans les descriptions que plusieurs auteurs ont données d'une maladie dont les symptômes peuvent non-seulement varier, mais être en plus grand nombre chez un individu que chez un autre. Néanmoins, sans m'occuper davantage de cette discussion, je vais tâcher de décrire la maladie telle que je l'ai observée; et autant que je puis en juger, elle est la même, quant à ses symptômes essentiels, que celle des auteurs dont je viens de parler.

379. Cette maladie se manifeste dans les saisons où règnent communément les autres inflammations de poitrine et les affections catarrhales; c'est-à-dire, l'automne et le printemps. Elle semble aussi, de même que ces maladies, être produite par les changements subits de l'atmosphère du chaud au froid. Elle règne également en même temps que les catarrhes contagieux; et c'est fréquemment sous la forme de fausse péripneumonie que ces catarrhes font périr les vieillards.

Cette maladie attaque communément ceux qui sont un peu avancés en âge, surtout les pléthoriques phlegmatiques :

ceux qui ont été fréquemment sujets aux affections catarrhales, et ceux qui se sont beaucoup livrés à l'usage immodéré des liqueurs fermentées et spiritueuses.

Elle s'annonce communément par les mêmes symptômes
que les autres maladies fébriles ; c'est-à-dire, par un sentiment alternatif de froid et de chaud : quelquefois les
symptômes de pyrexie sont assez évidents ; mais le plus
souvent ils sont très-modérés, et dans quelques cas à peine
se manifestent-ils. Dès la première attaque de la maladie,
il survient une toux, accompagnée ordinairement de quelque expectoration, et fréquemment les malades rejettent
une quantité considérable d'un mucus visqueux et opaque.
Souvent la toux devient fréquente et violente ; elle est
quelquefois accompagnée d'un mal de tête avec sensation
de déchirement, et elle excite quelquefois le vomissement,
de même que les autres toux. Le visage est parfois rouge,
et il y a fréquemment une espèce de vertige ou d'assoupissement; mais le symptôme le plus constant est la difficulté
de respirer qui est jointe à un sentiment d'oppression ou
de resserrement de la poitrine, à quelques douleurs sourdes
dans la même partie, et à un sentiment de lassitude dans
tout le corps. La superficie du sang que l'on tire dans
cette maladie paraît couverte d'une croûte semblable à
un cuir, comme dans les autres affections inflammatoires.

Souvent la maladie n'a que l'apparence d'un catarrhe
fort violent, et après avoir mis en usage quelques remèdes,
elle se dissipe entièrement par une expectoration facile et
abondante ; néanmoins dans d'autres cas les symptômes
fébriles et catarrheux sont d'abord très-modérés, et même
légers ; mais au bout de peu de jours, ils deviennent tout
à coup violents, et enlèvent le malade dans le temps où
les signes fâcheux qui avaient précédé sont très-peu évidents.

380. Les différentes circonstances qui accompagnent

cette maladie en rendent la pathologie difficile. Il est certain qu'elle commence souvent par une simple affection
catarrhale, qui, chez les personnes âgées, est fréquemment
accompagnée d'une affluence considérable de mucus vers
les poumons. C'est sous ce point de vue que Sydenham
l'a considérée lorsqu'il dit qu'elle ne diffère que par le degré,
de sa *fièvre d'hiver*. Mais le catarrhe n'est strictement qu'une
affection de la membrane muqueuse et des follicules des
bronches, à laquelle peut se joindre, comme il arrive
fréquemment, un certain degré d'inflammation ; ce qui
alors constitue plus particulièrement la maladie dont nous
parlons. En outre, un degré léger d'inflammation, peut,
comme il arrive très-souvent dans la fluxion de poitrine
(§ 348), produire chez les vieillards un épanchement de
sérum dans les bronches, et donner lieu aux symptômes qui
caractérisent particulièrement la fausse péripneumonie la
plus fâcheuse.

381. D'après cette tentative pour établir la pathologie
de cette maladie, il ne sera pas difficile de déterminer la
méthode curative que l'on doit suivre dans les différentes
circonstances qui l'accompagnent.

Dans le cas où la fièvre et les symptômes de catarrhe et
de pneumonie sont tout à coup considérables, la saignée
est certainement convenable et nécessaire : mais lorsque ces
symptômes sont modérés, elle n'est guère admissible, et il
peut être très-nuisible de la réitérer lorsque l'on craint
l'épanchement.

Les remèdes sur lesquels on doit particulièrement compter
dans tous les cas, sont les vomitifs et les vésicatoires (1).
On peut exciter fréquemment un vomissement abondant,

---

(1) Ce remède est le premier de tous et doit être appliqué le
plus près possible de la partie affectée. (B.)

et l'on doit donner continuellement les émétiques à des doses suffisantes pour exciter la nausée (1).

Il peut être utile de purger ; mais comme les purgatifs conviennent rarement dans les affections inflammatoires de la poitrine , il faut se borner aux doux laxatifs.

Le régime antiphlogistique convient toujours dans cette maladie : mais il faut se garder du froid, et éviter avec autant de soin une chaleur externe considérable.

382. Si le malade sue facilement et que des boissons tièdes et adoucissantes suffisent pour exciter les sueurs , on pourra tenter de les favoriser. *Voyez Morgagni , de sed. et caus. morb*. epist. XIII , art. 4.

383. J'aurais pu donner ici une section séparée sur le carditis et le péricarditis , c'est-à-dire , sur les inflamma-tions du cœur et du péricarde (2) ; mais elles ne méritent

------

(1) Dans les cas où la fièvre est modérée et où l'inflammation n'est que locale, on peut employer les remèdes capables de favo-riser l'expectoration. (*Voy*. la note du § 373.)

(2) M. Cullen a cependant fait un genre particulier du carditis dans sa Nosologie; mais il observe, avec Vogel, que les symp-tômes de cette inflammation ne diffèrent que par leur violence de la péripneumonie ; et que souvent le péricarde a été enflammé sans autres signes que ceux qui caractérisent la fluxion de poi-trine. Néanmoins le carditis peut souvent se distinguer par les symptômes suivants, qui annoncent particulièrement la lésion de l'action du cœur.

Caractère du Carditis. Genre XIII.

Il y a pyrexie , douleur dans la région du cœur, anxiété, difficulté de respirer, toux, pouls inégal, palpitation, syncope. N. C.

L'inflammation du cœur est idiopathique ou symptomatique. Elle est idiopathique lorsqu'elle vient spontanément, et sympto-matique quand elle est produite par des blessures. M. Cullen rap-porte au carditis idiopathique l'érysipèle du poumon décrit par Lommius, *Observ*. lib. II.

guère d'être considérées en particulier. L'inflammation aiguë du péricarde constitue presque toujours une partie de l'affection inflammatoire de poitrine dont j'ai parlé, et n'est pas constamment distinguée par des symptômes différents ; ou elle n'exige aucun traitement particulier : on peut dire la même chose de l'inflammation aiguë du cœur. Quand l'une ou l'autre peut se reconnaître par les symptômes de palpitation ou de syncope, on doit uniquement en conclure qu'il faut employer le plus promptement possible, les remèdes qui conviennent dans les inflammations de poitrine.

On trouve à l'ouverture des cadavres, le cœur et le péricarde corrodés, ulcérés et abcédés, ce qui est une preuve que ces parties ont été précédemment enflammées ; cela arrive même sans qu'il ait paru aucun symptôme de fluxion de poitrine. On peut par conséquent objecter que ces inflammations du cœur et du péricarde, devraient être considérées comme des maladies indépendantes de la pneumonie : l'objection est juste : mais l'histoire de cas semblables prouve qu'ils étaient du genre des inflammations chroniques, et difficiles à découvrir par des symptômes particuliers; ou si ces cas étaient accompagnés de symptômes qui indiquassent l'affection du cœur, ces derniers étaient au moins de la nature de ceux que l'on sait être fréquemment produits par d'autres causes que l'inflammation ; d'où l'on doit conclure que rien en général ne peut nous déterminer à traiter plus particulièrement de l'inflammation du cœur et du péricarde (1).

____

(1) Les travaux des modernes, et particulièrement ceux de M. Corvisart, ont beaucoup contribué à éclaircir ce point longtemps obscur de la pratique médicale. Aussi les diverses maladies, réunies dans cet article sous le titre commun de *Fluxion de poitrine* (titre ajouté par M. Bosquillon et préférable en ce sens à

CHAPITRE VIII.

Du Gastritis, ou Inflammation de l'estomac.

384. J'ai mis, dans ma nosologie, au nombre des inflammations de la région abdominale, le péritonitis (1), en comprenant sous ce titre, non-seulement les inflammations

---

celui de pneumonie assigné par Cullen), sont-elles aujourd'hui généralement reconnues pour autant d'affections particulières, et peuvent-elles être le plus souvent distinguées les unes des autres par les praticiens exercés. La pleurésie, la péripneumonie, la cardite et la péricardite forment donc maintenant, dans les nosographies comme dans les ouvrages de médecine pratique, autant d'espèces distinctes de phlegmasies qui, malgré les fréquentes combinaisons dont elles sont susceptibles, diffèrent de toutes les autres par l'ensemble de leurs symptômes et par la marche qu'elles présentent, non moins que par leur siége et par la variété des altérations de tissu qu'elles déterminent.

(Des remarques analogues seraient applicables à ce que, dans l'article suivant, Cullen dit au sujet de la péritonite; mais plus soigneux de réduire le nombre ou l'étendue des notes déjà faites que d'en ajouter de nouvelles, je n'ai point eu l'intention de faire disparaître les lacunes que les progrès de la science ont introduites depuis trente ans dans l'ouvrage, d'ailleurs si justement estimé, du célèbre professeur d'Edimbourg; tout au plus me suis-je permis quelquefois de les signaler. (D. L.)

(1) L'auteur donne le caractère suivant de cette inflammation.

Caractère du Péritonitis. Genre XIV.

Il y a pyrexie, douleur de l'abdomen, qui augmente lorsque le corps est dans une position droite, et on n'aperçoit aucun des signes propres aux autres inflammations.

Il admet trois espèces de péritonitis. La première, qui constitue le péritonitis proprement dit, est l'inflammation de la partie

26

de la partie du péritoine qui tapisse la cavité de l'abdomen, mais même celles des parties de cette membrane qui s'étendent sur l'omentum et le mésentère ; néanmoins je ne me suis pas proposé d'en parler ici, parce qu'il est très-difficile de dire quels sont les symptômes auxquels on peut constamment reconnaître ces inflammations, et que, quand on les connaît, elles n'exigent pas d'autrés remèdes que ceux qui conviennent à l'inflammation en général. C'est pourquoi je vais parler des inflammations qui, affectant des viscères doués de fonctions toutes particulières, produisent des symptômes particuliers, et exigent quelques changements dans la méthode curative ; je commencerai par l'inflammation de l'estomac.

385. Il y a deux espèces d'inflammations de l'estomac, la phlegmoneuse, et l'érythématique (1). La première peut avoir son siége dans ce que l'on appelle la tunique nerveuse de l'estomac, ou dans la partie du péritoine qui le recouvre. La seconde réside toujours dans la tunique veloutée ou dans le tissu cellulaire qui est immédiatement au-dessous.

386. L'inflammation phlegmoneuse de l'estomac, ou celle que l'on traite communément sous le nom de *gastritis*, se connaît à une douleur aiguë de quelque partie de l'épigastre accompagnée de pyrexie, de vomissements fréquents, surtout lorsque le malade avale quelque chose, et auxquels se joint souvent le hoquet. Le pouls est communément petit

---

du péritoine qui tapisse l'abdomen ; la seconde, l'inflammation de la partie de cette membrane qui s'étend sur l'épiploon ; la troisième, l'inflammation du péritoine, qui s'étend sur le mésentère.

(1) Ce terme est nouveau ; mais quiconque considère ce que j'ai dit § 274, en connaîtra, à ce que je pense, la propriété, et sentira même la nécessité de l'admettre. (*Note de M. Cullen.*)

et dur ; et il y a un abattement de force plus considérable dans toutes les fonctions, que dans la plupart des autres nflammations (1).

387. Différentes causes peuvent produire cette inflammation ; telles sont les contusions externes ; les matières âcres de différents genres reçues dans l'estomac ; fréquemment les boissons très-froides, prises pendant que le corps est fort échauffé, et quelquefois une distension extraordinaire, produite par une grande quantité d'aliments de difficile digestion. On peut considérer toutes ces causes comme externes ; mais la maladie est aussi quelquefois occasionée par des causes internes qui ne sont pas aussi aisées à concevoir. Elle peut être due à la communication de quelqu'inflammation des parties voisines de l'estomac, et alors on doit ne la considérer que comme une affection

(1) Cette maladie est le quinzième genre de la nosologie de l'auteur ; il n'ajoute que l'anxiété au caractère qu'il en donne ici. Il comprend, sous le nom de gastritis, l'inflammation du ventricule de Boërhaave, et la fièvre stomachique inflammatoire d'Hoffmann.

L'inflammation de l'estomac est idiopathique ou symptomatique. Le gastritis idiopathique est produit par des causes internes ou externes. Le vrai gastritis qui se reconnaît à la violence de la douleur et de la fièvre est occasioné par des causes internes. L'inflammation érysipélateuse de l'estomac et la cardialgie inflammatoire de Sauvages doivent être rapportées à l'inflammation phlegmoneuse.

Les poisons donnent lieu au gastritis produit par des causes externes. Je ne parlerai pas de l'inflammation érythématique, parce que les signes auxquels on peut la reconnaître sont exposés très-clairement dans les paragraphes suivants.

Le gastritis symptomatique comprend l'inflammation exanthématique produite par les aphthes, et celle qui est occasionée par les hernies. M. Cullen dit qu'il ne sait pas si l'on doit rapporter à ce genre le gastritis sternocostal dont parle Sauvages,

symptomatique. Différentes acrimonies engendrées dans l'intérieur du corps, soit dans l'estomac, ou dans les autres parties, et versées dans la cavité de ce viscère, peuvent aussi y donner lieu. Telles sont les causes qui agissent le plus directement sur l'estomac; mais il y en a peut être d'autres qui résident dans des parties éloignées, et qui ne l'affectent que par sympathie. On peut supposer que de semblables causes ont agi dans les cas de fièvres putrides et de pyrexies exanthématiques, à la suite desquelles l'ouverture des cadavres a fait voir que l'estomac avait été enflammé.

388. La sensibilité de l'estomac, et sa sympathie avec le reste du système, prouvent que les inflammations de cet organe, quelles qu'en soient les causes, peuvent avoir des suites funestes. La grande faiblesse surtout, que produit tout à coup une pareille inflammation, peut la rendre très-promptement mortelle, avant qu'elle ait parcouru les pé-riodes ordinaires des inflammations.

Lorsqu'elle dure assez long-temps pour suivre le cours ordinaire des autres inflammations, elle peut se terminer par la résolution, la gangrène, ou la suppuration. Il est rare que les squirrhosités, qui souvent affectent l'estomac, soient reconnues pour être des suites de l'inflammation.

389. La tendance de cette maladie à la résolution peut se connaître au peu de violence de sa cause, à l'état mo-déré de ses symptômes, et à leur diminution graduelle, surtout par suite des remèdes que l'on a employés dans le cours de la première, ou au plus tard de la seconde semaine.

390. La tendance à la suppuration peut se connaître à la persistance des symptômes durant plus d'une semaine ou deux à un degré modéré; et à la diminution considérable de la douleur, quoiqu'il subsiste encore un sentiment de pesanteur, et de l'anxiété.

Lorsque l'abcès est formé , la fréquence du pouls diminue d'abord ; mais immédiatement après, elle augmente de nouveau ; elle est accompagnée de fréquents frissons ; il y a l'après-midi et le soir des redoublements marqués, suivis de sueurs nocturnes et d'autres symptômes de fièvre hectique , qui se terminent par la mort , à moins que l'abcès ne s'ouvre dans la cavité de l'estomac., que le pus ne s'évacue par le vomissement, et que l'ulcère ne se guérisse promptement.

391. On peut soupçonner la tendance à la gangrène d'après la violence des symptômes qui ne cèdent pas aux remèdes que l'on a employés les premiers jours de la maladie. Quand la douleur cesse subitement, que la fréquence du pouls continue , en même temps qu'il devient plus faible et qu'il est accompagné des autres signes qui annoncent l'augmentation de faiblesse dans tout le système , la gangrène est déjà commencée (1).

392. Comme il paraît , d'après l'ouverture des cadavres , que l'estomac a très-souvent été enflammé, sans que les symptômes qui en caractérisent l'inflammation (§ 386) se fussent manifestés ; il est très-difficile d'établir aucune règle générale pour le traitement de cette maladie.

393. Ce n'est que dans le cas d'inflammation phlegmoneuse , telle qu'elle est caractérisée § 386 , que nous pouvons conseiller de tenter la guérison ou la résolution par des saignées copieuses et réitérées , employées dès le commencement de la maladie : la faiblesse du pouls ne doit pas nous en détourner ; car, après la saignée , il devient communément plus plein et plus mou. Il faut ensuite appli-

---

(1) Le délire est un des symptômes qui accompagnent le plus communément l'accroissement de la faiblesse générale , et on peut le regarder alors comme signe diagnostique. (B.)

quer un vésicatoire sur la région de l'estomac (1), et aider
la guérison par des fomentations sur tout l'abdomen, et par
de fréquents lavements émollients et laxatifs.

394. Dans cette maladie, l'irritabilité de l'estomac ne permet pas d'y faire passer aucun médicament ; et, si l'on juge
que quelques remèdes internes soient nécessaires, il faut
les donner en lavements. On peut essayer de faire boire ;
mais il faut choisir les boissons les plus douces, et en donner très-peu à la fois (2).

395. Les narcotiques, de quelque manière qu'on les
donne, sont très-nuisibles les premiers jours de la maladie ;
mais lorsque sa violence est diminuée, et que la douleur vive
et les vomissements ne reviennent que par intervalles, on
peut tenter avec précaution les narcotiques en lavements ;
ils ont été quelquefois avantageux.

396. Les moyens qui viennent d'être proposés convien-

----

(1) On peut même recourir aux vésicatoires lorsque l'on a des
doutes sur la nature de la maladie, parce qu'il sont utiles dans le
cas de spasme ou d'inflammation.

(2) J'ai vu de très-bons effets de l'huile d'amandes douces,
réitérée souvent par petites cuillerées ; les émulsions légères m'ont
également réussi et c'est à tort que l'on craint qu'elles ne s'aigris-
sent dans l'estomac ; ces remèdes, ainsi que le bouillon de pou-
let et l'eau de graine de lin, sont ordinairement les seuls que ce
viscère peut supporter ; je les ai également donnés en lavement
avec succès, lorsqu'il était impossible de les faire prendre d'une
autre manière. J'ai observé des cas où l'eau pure était la seule
boisson qui ne fût pas rejetée par le vomissement ; les infusions
de fleurs de mauve et de guimauve, ou l'eau chargée de quelques grains de sel de nitre irritaient l'estomac ; enfin chez une
malade de dix-huit ans, où les lavements même occasionaient une
irritation et des vomissements considérables, les bains furent le
seul remède qui dissipa en peu de temps des accidents qui mena-
çaient d'une mort prochaine.

nent pour prévenir la tendance à la suppuration ; mais, au bout d'un certain temps, on ne peut plus l'arrêter par aucun moyen ; lorsqu'elle commence, il faut l'abandonner à la nature ; le devoir du médecin est uniquement d'éviter toute espèce d'irritation.

397. On ne peut s'opposer à la gangrène que par les moyens indiqués § 393 : il faut les employer dès que la maladie se manifeste ; mais lorsque la gangrène commence, elle n'est susceptible d'aucun remède.

398. Les inflammations érythématiques de l'estomac sont plus fréquentes que celles du genre phlegmoneux. Il paraît au moins, d'après l'ouverture des cadavres, que l'estomac a souvent été affecté d'inflammation, qui n'a été indiquée ni par la douleur ni par la fièvre ; et je pense que cette inflammation était particulièrement du genre érythématique. On doit surtout s'attendre à cette espèce d'inflammation, lorsque des matières âcres d'un genre quelconque ont été introduites dans l'estomac ; et elle serait certainement produite plus souvent par une semblable cause, si la surface interne de ce viscère n'était pas ordinairement défendue par le mucus qui transsude en grande quantité des follicules nombreux placés immédiatement au-dessous de sa tunique villeuse. Néanmoins, dans beaucoup de cas, l'exsudation du mucus est supprimée, ou le liquide qui sort des follicules est moins visqueux, et par conséquent moins propre à défendre les nerfs qui sont au-dessous ; dans ce cas, des matières qui n'ont même qu'une légère acrimonie, peuvent produire l'affection érythématique de l'estomac.

399. D'après ce que je viens de dire, on doit voir que l'inflammation érythématique de l'estomac peut fréquemment avoir lieu, mais qu'elle ne se manifeste pas toujours, parce qu'elle survient quelquefois sans fièvre, sans douleur ou sans vomissement.

400. Il y a cependant des cas où on peut la reconnaître. Quelquefois elle s'étend jusqu'à l'œsophage, se manifeste dans le pharynx, et sur toute la surface interne de la bouche. En conséquence, lorsque l'inflammation érythématique affecte la bouche et le gosier, que l'estomac a une sensibilité extraordinaire pour tout ce qui est âcre, et qu'il s'y joint des vomissements fréquents, on ne peut guère douter que ce viscère ne soit affecté d'une inflammation semblable à celle qui s'est manifestée dans la gorge. Lors même qu'il ne paraît pas d'inflammation dans cette dernière partie, si le malade ressent un certain degré de douleur dans l'estomac, s'il y a défaut d'appétit, anxiété, vomissement fréquent, une sensibilité extraordinaire pour toutes les matières âcres, soif, et fréquence dans le pouls, on pourra soupçonner que l'inflammation érythématique existe. J'ai vu de semblables symptômes indiquer plus évidemment, au bout de quelque temps, quelle était leur cause, par l'inflammation de la gorge ou de la bouche.

L'inflammation érythématique s'étend souvent d'un endroit à l'autre sur la même surface, et abandonne le lieu qu'elle occupait d'abord. Ainsi on l'a vue se répandre successivement dans tout le canal alimentaire, occasioner la diarrhée dans les intestins, des vomissements dans l'estomac, et la diarrhée cesser lorsque les vomissements survenaient, ou ces derniers succéder à la diarrhée.

401. L'inflammation érythématique de l'estomac étant connue, il faut la traiter différemment, suivant la différence de ses causes et de ses symptômes.

Lorsqu'elle est produite par des matières âcres que le malade a avalées, et qu'il y a lieu de croire que ces matières sont encore dans l'estomac, il faut tâcher de les entraîner par une grande quantité de boissons chaudes et adoucissantes, et par le vomissement. Si, en même temps, l'on connaît la nature de l'acrimonie et son vrai correctif, on fera prendre ce dernier; mais si on ne le connaît pas, on aura recours à quelque adoucissant général.

402. Ces mesures néanmoins sont plus convenables pour prévenir l'inflammation que pour la guérir lorsqu'elle est décidée. Dans ce dernier cas, s'il y a un sentiment de chaleur, avec douleur et pyrexie, on fera plus ou moins usage des moyens indiqués § 393, suivant la violence de ces symptômes.

403. Lorsque l'inflammation érythématique de l'estomac est occasionée par des causes internes, s'il y a douleur et pyrexie, on peut recourir à la saignée, chez les personnes qui d'ailleurs ne sont pas affaiblies. Mais cette affection survient souvent dans les maladies putrides et dans la convalescence des fièvres; alors la saignée n'est pas admissible : on n'a d'autre ressource que d'éviter l'irritation et de faire prendre une aussi grande quantité d'acides et d'aliments acescents que l'estomac peut en supporter.

Certaines dispositions du corps dans lesquelles cette maladie survient, semblent indiquer le quinquina et les amers; mais l'état érythématique de l'estomac n'en permet pas communément l'usage.

CHAPITRE IX.

De l'Entéritis, ou Inflammation des intestins.

404. L'inflammation des intestins, de même que celle de l'estomac, est ou phlegmoneuse ou érythématique : comme je n'ai rien à ajouter à ce que j'ai dit sur la dernière dans le chapitre précédent, je ne parlerai ici que de l'inflammation phlegmoneuse (1).

___

(1) Dans l'inflammation érythématique des intestins, la fièvre et les douleurs sont moins violentes, il n'y a pas de vomissement, mais diarrhée.

405. Cette inflammation se connaît à une douleur fixe de l'abdomen, accompagnée de pyrexie, de constipation et de vomissement. Ceux qui ont écrit sur la médecine pratique disent que la douleur se ressent dans différentes parties de l'abdomen, suivant le siége de l'inflammation : cela arrive quelquefois ; mais très-souvent la douleur s'étend dans tout le bas-ventre, et est particulièrement sensible autour du nombril (1).

406. L'*entéritis* et le *gastritis* sont produits par des causes semblables ; mais le premier est, plus facilement que le dernier, occasioné par le froid des extrémités inférieures ou du bas-ventre même. L'*entéritis* a aussi ses causes particulières ; il survient à la suite de la colique spasmodique, de la hernie avec étranglement, et du volvulus.

408. Les inflammations des intestins se terminent de même que celles de l'estomac, et leurs différentes terminaisons sont indiquées par les mêmes symptômes (§ 389 à 391).

409. La cure de l'entéritis est, en général, la même que celle du gastritis (§ 393 et suiv.) ; mais dans l'entéritis, il est communément plus facile d'introduire des liquides acides, acescents, et d'autres remèdes rafraîchissants, même des laxatifs (2). Néanmoins, comme le vomissement l'accompa-

---

(1) L'entéritis est le seizième genre de la Nosologie de l'auteur. Cette maladie est symptomatique ou idiopathique. On doit regarder comme des espèces d'entéritis phlegmoneux idiopathiques, la fièvre iliaque d'Hoffmann et l'*enteritis iliaca* de Sauvages, ou le *chordapsus* de Galien.

Les espèces d'*entéritis* symptomatiques sont l'*entéritis* produit par les vents, *météorisme*, qui est un symptôme commun des maladies inflammatoires ; et l'*entéritis* produit par les hernies.

(2) Avant de déterminer la méthode curative, il faut comparer avec soin les symptômes de la colique avec ceux de l'inflammation. Si la maladie ne dépend pas d'une fièvre rémittente, le régime antiphlogistique est le plus convenable ; les bains sont très-utiles ; les

gne très-fréquemment, il faut prendre garde de ne point exciter ce vomissement par la quantité ou par la qualité des liquides que l'on introduit dans l'estomac.

La remarque que nous avons faite, relativement à l'usage des narcotiques dans le cas de *gastritis*, convient ici.

410. L'usage est de parler, sous le titre d'entéritis, des remèdes propres dans la colique, et pour la maladie appelée *ileus*, qui n'est qu'un degré plus considérable de colique. Quoique ces maladies soient fréquemment réunies, je les regarde comme distinctes; souvent elles existent séparément : en conséquence, elles exigent et sont susceptibles de remèdes différents. C'est pourquoi je ne parlerai des remèdes propres pour la colique que quand je traiterai de cette maladie dans le lieu qui lui convient.

411. Ce que je pourrais ajouter relativement à la suppuration et à la gangrène qui surviennent dans l'*entéritis*, est aisé à concevoir d'après ce que j'ai dit sur le même sujet, en parlant du *gastritis*.

---

fomentations émollientes faites sur les extrémités inférieures, doivent constituer une grande partie du traitement; car de même que le froid des pieds occasione un spasme des intestins, l'application contraire le fait cesser; les lavements sont encore plus nécessaires dans ce cas. On peut donner les sels neutres et les doux laxatifs lorsque le vomissement n'est pas considérable.

M. Cullen observe, à l'occasion des doux laxatifs, qu'il a vu l'huile douce de ricin réussir, dans un cas où l'on avait employé inutilement tous les remèdes, contre une constipation accompagnée de douleurs violentes, et qui subsistait depuis six semaines. Les laxatifs augmentaient les douleurs sans produire aucun effet. L'huile de ricin en causa moins, et agit en peu de temps par les selles. Il sortit deux grosses boules d'excréments, si dures qu'on ne pouvait les écraser qu'avec peine. Le malade était menacé d'une inflammation qu'on ne pouvait prévenir qu'en débarrassant les intestins.

CHAPITRE X.

De l'Hépatitis, ou Inflammation du foie.

412. L'inflammation du foie paraît être de deux espèces; l'une aiguë, l'autre chronique (1).

413. L'inflammation aiguë du foie est accompagnée d'une douleur pungitive, d'une pyrexie considérable, d'un pouls fréquent, fort et dur, et d'urines très-colorées.

414. Il n'y a très-souvent aucun de ces symptômes dans l'hépatitis chronique, et l'on ne découvre qu'il a existé que par l'ouverture des cadavres, qui fait voir dans le foie des abcès considérables, que l'on doit présumer être l'effet de quelque degré d'inflammation qui a précédé. Il est rare que l'on puisse s'assurer avec certitude de l'existence de cette inflammation chronique; comme on ne peut, en conséquence, en tirer aucune indication pour la pratique, nous ne nous en occuperons pas ici, et nous ne parlerons que de l'hépatitis aigu.

415. L'*hépatitis* aigu se peut connaître à une douleur plus ou moins vive de l'hypochondre droit, qui augmente en pressant la partie. Très-souvent cette douleur ressemble,

---

(1) Ce genre est le dix-septième de la Nosologie de l'auteur. Les espèces sont, 1° l'hépatitis érysipélateux de Sauvages; 2° l'hépatitis pleurétique, qui est la même maladie que la pleurésie hépatique; 3° l'hépatitis cystique, qui peut être produit par la contusion ou par d'autres causes qui agissent sur la vésicule du fiel ou sur le conduit cholédoque; mais cette maladie ne peut se reconnaître que quand elle est occasionée par un calcul arrêté dans le conduit cholédoque; alors il y a une jaunisse accompagnée d'une douleur aiguë dans la région épigastrique; 4° l'hépatitis chronique, que Sauvages appelle hépatitis obscur.

par la partie qu'elle occupe, à celle de la pleurésie; et elle augmente fréquemment, de même que cette dernière, pendant la respiration. Cette maladie est aussi, dans quelques cas, accompagnée d'une toux, qui est communément sèche, mais quelquefois humide; et lorsque la douleur ressemble ainsi à celle de la pleurésie, le malade ne peut se coucher facilement que sur la partie affectée.

Dans toute espèce d'hépatitis aigu, la douleur s'étend souvent jusqu'à la clavicule et jusqu'au sommet de l'épaule. Il y a quelquefois hoquet, et d'autres fois vomissement. Un grand nombre de praticiens ont parlé de la jaunisse, ou de la couleur jaune de la peau et des yeux, comme d'un symptôme très-constant de l'hépatitis; mais l'expérience a prouvé que cette maladie peut souvent exister sans ce symptôme (1).

416. On ne reconnaît pas toujours les causes éloignées de l'hépatitis, et on en a admis un grand nombre sur des fondements très - incertains. Les suivantes paraissent être les plus évidentes : 1° des violences externes telles que les contusions ou les chutes, et spécialement celles qui ont

---

(1) Quand la partie convexe du foie est affectée, et que le poids de ce viscère tiraille le diaphragme, la douleur se communique à l'épaule; mais quand l'inflammation attaque la partie concave, ce symptôme peut bien ne pas exister. La présence même de cette douleur ne décide pas le genre de la maladie; car on l'observe aussi dans les inflammations de poitrine.

La difficulté de respirer, que le malade ressent quand il est couché sur le côté gauche, prouve que l'inflammation occasione une adhérence de la partie externe du foie avec le péritoine, qui s'enflamme aussi, et donne lieu à la douleur du foie quand le malade veut se coucher sur le côté opposé. Lorsque l'inflammation attaque la partie concave, il y a rarement adhérence.

La dyspnée, la toux sèche, le vomissement, le hoquet, ne sont pas non plus des symptômes essentiels et constants; mais souvent ils servent à désigner les différentes circonstances de l'hépatitis.

occasioné la fracture du crâne ; 2° certaines passions de l'ame ; 3° les chaleurs considérables de l'été ; 4° les exercices violents ; 5° les fièvres intermittentes et rémittentes ; 6° le froid appliqué extérieurement ou intérieurement : les mêmes causes qui, dans beaucoup de cas, produisent l'inflammation de la poitrine, donnent donc lieu à l'hépatitis ; c'est pourquoi ces maladies sont quelquefois réunies ; 7° les différentes concrétions solides, ou les matières liquides accumulées dans la substance du foie, et produites par des causes inconnues. Enfin, l'inflammation aiguë est souvent la suite de l'inflammation chronique de ce viscère.

417. On a supposé que l'hépatitis pouvait être une affection ou des dernières ramifications de l'artère hépatique, ou de celles de la veine porte ; mais rien ne rend cette supposition évidente ou probable.

418. Il est probable que l'hépatitis aigu est toujours une affection de la membrane externe du foie ; et que l'inflammation du parenchyme est du genre des inflammations chroniques. L'hépatitis aigu peut affecter la partie convexe, ou la partie concave de la surface du foie. Dans le premier cas, la douleur est souvent plus pungitive, il y a hoquet, et la respiration est beaucoup plus gênée. Dans le dernier cas, la douleur est moins vive ; et le vomissement survient communément par la communication de l'inflammation à l'estomac. L'inflammation de la surface concave du foie peut se communiquer facilement à la vésicule du fiel et aux conduits biliaires ; et c'est peut-être le seul cas où l'hépatitis idiopathique est accompagné de jaunisse.

419. L'hépatitis, de même que les autres inflammations, se termine par la résolution, la suppuration, ou la gangrène ; et la tendance à l'une ou l'autre de ces terminaisons peut se reconnaître par ce qui a été dit plus haut.

420. La résolution de l'hépatitis est souvent la suite de différentes espèces d'évacuations, ou s'y réunit; quelquefois l'hémorrhagie de la narine droite (1) ou des vaisseaux hémorrhoïdaux, produit la solution de la maladie ; d'autres fois la diarrhée bilieuse y contribue. La résolution de l'hépatitis est aussi accompagnée, de même que les autres inflammations, de sueurs et d'urines abondantes, qui déposent un sédiment copieux. Cette maladie peut-elle se résoudre par l'expectoration ? L'érysipèle se manifestant sur quelque partie externe, a paru quelquefois la guérir.

421. Lorsque la maladie se termine par la suppuration, le pus peut s'évacuer par les conduits biliaires; ou s'épancher dans la cavité de l'abdomen, si la partie en suppuration n'adhère pas étroitement de quelque côté à celles qui l'environnent : mais si, pendant le premier état de l'inflammation il s'est formé une adhérence de cette nature, l'évacuation du pus variera suivant le siége de l'abcès. Lorsqu'il est situé sur la partie convexe du foie, et qu'il y a adhérence à la partie du péritoine qui tapisse les téguments communs, le pus peut s'ouvrir un passage à travers ceux-ci, et sortir extérieurement; si l'adhérence est au diaphragme, le pus peut le percer, s'épancher dans la cavité du thorax, ou dans les poumons, et sortir à l'aide de la toux par les derniers. Lorsque l'abcès est situé sur la partie concave du foie, le pus peut, par le moyen des adhérences, s'épancher dans l'estomac, ou les intestins, soit directement, soit en passant par les conduits biliaires.

---

(1) Et même de la gauche. Galien s'était imaginé que les maladies inflammatoires ne pouvaient se résoudre que par les hémorrhagies qui surviennent du côté affecté : ainsi l'hémorrhagie de la narine droite favorisait la résolution de l'inflammation du foie, et l'hémorrhagie de la narine gauche était avantageuse dans l'inflammation de la rate. (B.)

I. 27

422. On doit établir le pronostic d'après les principes généraux de l'inflammation, d'après les circonstances particulières où se trouve le foie, et d'après la nature de la maladie.

La cure sera dirigée suivant le plan général (1) ; on aura recours aux saignées, plus ou moins réitérées, suivant la violence de la douleur et de la pyrexie ; à l'application des vésicatoires ; aux fomentations sur les parties externes, comme on le pratique communément (2), et sur les parties internes, par l'usage fréquent des lavements émollients ; on entretiendra le ventre libre par les doux laxatifs, les délayants et les rafraîchissants.

423. Il arrive fréquemment que l'hépatitis chronique ne se manifeste pas [par des signes évidents ; mais il est souvent possible de le découvrir, ou au moins de le soupçonner en faisant attention aux causes capables d'affecter le foie ($ 416) ; à la plénitude et au sentiment de pesanteur que le malade ressent dans l'hypochondre droit ; aux douleurs passagères qu'il éprouve de temps en temps dans cette région ; au malaise, ou à la douleur que la compression y produit ; à la gêne dont il se plaint quand il est couché sur le côté gauche ; enfin, au degré de pyrexie, combiné avec plus ou moins de ces symptômes. —

---

(1) L'inflammation du foie exige beaucoup d'attention quand elle dépend des fièvres rémittentes qui produisent les inflammations abdominales, comme on l'observe particulièrement dans les climats chauds, surtout dans les Indes occidentales. Ceux qui ont écrit sur les maladies qui règnent dans ces climats, ont proposé, pour dissiper les congestions inflammatoires, qui sont une suite des intermittentes, un remède auquel on n'aurait pas songé d'après la théorie, c'est l'usage des mercuriaux.

(2) Quelques auteurs ont proposé d'appliquer sur le ventre des topiques froids ; mais ils sont toujours très-pernicieux dans la véritable inflammation du foie.

Lorsque quelques-unes de ces circonstances donnent lieu de soupçonner l'inflammation chronique, il faut la traiter par les remèdes proposés dans le dernier paragraphe, et les mettre plus ou moins en usage, suivant l'indication déduite du degré des différents symptômes de la maladie.

424. Quand à la suite de l'une ou de l'autre espèce d'inflammation, que la suppuration du foie est décidée, et que l'abcès forme une éminence à l'extérieur, il faut ouvrir la partie ; évacuer le pus, et guérir l'ulcère en suivant la méthode communément adoptée pour déterger et cicatriser les abcès et les ulcères de ce genre.

425. J'aurais pu considérer ici le splénitis, ou inflammation de la rate ; mais cela me paraît inutile, parce que cette maladie est très-rare ; d'ailleurs, il sera aisé de le distinguer par le caractère que j'en ai donné dans ma nosologie (1) ; et ce que j'ai dit des inflammations des autres viscères de l'abdomen, suffit pour faire connaître ses différentes terminaisons et le traitement qui lui convient.

CHAPITRE XI.

De la Néphrétique ou Inflammation des reins.

426. Cette maladie, de même que les autres inflammations internes, est toujours accompagnée de pyrexie ; on la reconnaît particulièrement à une douleur, commu-

---

(1) L'auteur donne le caractère suivant de l'inflammation de la rate, qui est le dix-huitième genre de sa nosologie.

Il y a, dans le splénitis, pyrexie, tension dans l'hypochondre gauche, accompagnée de chaleur, de gonflement, et d'une douleur qui augmente par la compression, sans aucun des signes qui indiquent la néphrétique.

Il n'y a qu'une espèce de splénitis à laquelle on doit rapporter

nément obtuse, quelquefois pungitive, que le malade ressent dans la région des reins. Cette douleur n'augmente pas autant par les mouvements du tronc, que celle du rhumatisme qui affecte la même région. On peut souvent la distinguer, en ce qu'elle s'étend le long de l'uretère ; et qu'elle est fréquemment jointe à la rétraction du testicule, et à l'engourdissement de la cuisse du côté affecté : cependant ces symptômes accompagnent d'ordinaire l'inflammation produite par le calcul contenu dans les reins ou l'uretère (1). La néphrétique est presque toujours accompagnée de vomissements fréquents, et souvent de constipation et de coliques. Communément les urines changent ; elles sont ordinairement d'une couleur rouge foncée ; le

---

la pleurésie splénique dont parle van Swieten, et la douleur de la rate produite par la propre suppuration de ce viscère.

(1) Il y a deux espèces de néphrétique, l'une idiopathique (qui forme le dix-neuvième genre de la nosologie), l'autre symptomatique. La première est celle qui vient spontanément ; la seconde est la suite du calcul, de la goutte répercutée, ou de l'abcès des reins.

Quoique la néphrétique soit souvent produite par le calcul, d'autres causes peuvent aussi y donner lieu ; mais ces deux espèces sont très-difficiles à distinguer, parce que leurs symptômes se ressemblent beaucoup. On peut soupçonner la néphrétique calculeuse, chez ceux où l'on a lieu de croire que le calcul est héréditaire ; et chez les goutteux, parce qu'ils sont tôt ou tard attaqués de la pierre, surtout quand ils ont ressenti de bonne heure des accès de goutte. On peut ajouter que la néphrétique calculeuse est généralement annoncée par des maux d'estomac qui précèdent quelquefois d'une année les caractères propres au calcul rénal. Dans la vraie néphrétique la douleur et la fièvre sont toujours réunies ; dans l'autre la douleur précède la fièvre et l'inflammation. Dans la vraie néphrétique on observe les mêmes rémissions que dans les autres inflammations, mais dans le cas de calcul souvent la fièvre et la douleur cessent tout-à-coup.

malade urine fréquemment et en petite quantité à chaque fois ; mais quand l'inflammation est très-violente, l'urine est quelquefois sans couleur.

427. Les causes éloignées qui produisent cette maladie sont fort variées ; tels sont les contusions externes, l'exercice du cheval ou long-temps continué ou forcé, les efforts violents des muscles qui avoisinent les reins, les différents acides entraînés dans le cours de la circulation vers ces organes, et peut-être quelques autres causes internes qui ne sont pas encore bien connues : les plus fréquentes sont la matière calculeuse qui bouche les conduits de l'urine, ou les calculs formés dans le bassinet du rein, soit qu'ils y restent et y adhèrent, ou soit qu'ils tombent dans l'uretère.

428. Les différentes terminaisons de cette maladie sont faciles à connaître, d'après ce qui a été dit des autres inflammations.

429. La plupart des auteurs qui ont traité de la néphrétique, se sont en même temps occupés des moyens de guérir le calcul des reins. Mais, quoiqu'il produise souvent la néphrétique, on doit le considérer comme une maladie distincte et séparée ; je réserve, en conséquence à parler en son lieu de ce que j'ai à proposer sur le traitement du calcul. Je ne m'occuperai ici que de la cure de la néphrétique vraie ou idiopathique (1).

____

(1) Il est essentiel de bien distinguer la néphrétique idiopathique de la symptomatique, parce que ces deux maladies exigent un traitement différent. On doit saigner dans l'un et l'autre cas quand il y a fièvre ; mais quand la maladie n'est pas purement inflammatoire, on peut employer les narcotiques, tandis qu'ils seraient nuisibles dans le cas contraire.

Dans les deux espèces de néphrétiques il faut tenir le ventre libre, la stagnation des matières fécales pouvant accroître l'irrita-

430. La cure de cette maladie doit être basée, suivant le plan général, sur les saignées, les fomentations externes, les lavements émollients fréquents, les purgatifs antiphlogistiques, et l'usage abondant des boissons douces et adoucissantes. L'application des vésicatoires n'est guère admissible; ou, au moins elle exige beaucoup de précaution, parce qu'il est à craindre qu'il ne se fasse une absorption considérable des cantharides (1).

431. Le cystitis (2), ou l'inflammation de la vessie,. est rarement une maladie primitive ; en conséquence elle ne

---

tion des reins enflammés. C'est peut-être pour cette raison que les laxatifs ont été si utiles dans ces maladies.

(1) Quant au danger que peuvent offrir les vésicatoires ordinaires, on l'évitera en se servant pour produire la vésication de moutarde, d'ammoniaque, d'acide acétique concentré, de plantes âcres, telles que les feuilles récentes du *ranunculus acris*, etc. Les taffetas vésicants et les emplâtres dans lesquels les cantharides sont incorporées en poudre très-fines, paraissent eux-mêmes exempts de tout inconvénient, dans le cas dont il s'agit, puisqu'ils ne portent jamais sur les voies urinaires ou sur les organes génitaux comme le font quelquefois ceux que l'on saupoudre de cantharides. (D. L.)

(2) L'auteur donne le caractère suivant de l'inflammation de la vessie, qui forme le vingtième genre de sa nosologie.

Il y a, dans le cystitis, pyrexie, tumeur et douleur de l'hypogastre, des envies fréquentes d'uriner, accompagnées de douleur, ou d'ischurie et de tenesme.

L'inflammation de la vessie est produite par des causes internes, ou externes. Celle qui est occasionée par des causes internes se nomme cystitis spontané. La seconde espèce peut être produite par les cantharides, ou par les plaies de la vessie.

Le diagnostic de cette maladie est facile. Quant au traitement il n'offre rien de particulier ; il faut faire usage des saignées réitérées, appliquer des sangsues à l'anus ou au périnée, faire des fomentations émollientes, etc. Souvent rien ne soulage davantage dans la strangurie qu'une grande quantité d'huile injectée dans le rectum.

doit pas trouver place ici. Le traitement qui lui convient est aisé à connaître d'après ce que j'ai déjà dit.

432. Il ne me resterait plus pour terminer ce qui regarde les inflammations des viscères, qu'à parler de l'inflammation de l'utérus (1) ; mais je ne m'en occuperai pas ici, parce qu'on ne peut guère séparer cette maladie de celles qui surviennent aux femmes nouvellement accouchées.

---

(1) L'inflammation de l'utérus est le vingtième genre de la nosologie ; elle est désignée sous le nom d'hystéritis, et l'auteur en donne le caractère suivant.

Caractère de l'inflammation de la matrice.

Il y a, quand l'utérus est enflammé, pyrexie, chaleur, tension, tumeur et douleur de l'hypogastre ; l'orifice de la matrice est douloureux au toucher, et il y a vomissement.

Ces symptômes suffisent pour faire reconnaître l'inflammation de la matrice ; néanmoins, quelquefois ils ne sont pas fort sensibles, et il n'y a qu'une légère phlogose avec une douleur fixe dans la partie affectée. M. Cullen n'a point parlé de la douleur que les malades ressentent quelquefois dans les lombes et les aines, parce qu'elle annonce uniquement que l'inflammation s'étend jusqu'aux ligaments.

M. Cullen regarde comme des espèces d'hystéritis, 1º l'inflammation qui survient à la matrice après l'accouchement ; 2º la fièvre maligne avec inflammation de l'utérus que Sauvages nomme *metritis typhodes* ; 3º le *metritis lactea*, ou le dépôt laiteux, avec fièvre aiguë.

Il est essentiel de distinguer le cas où la fièvre lente nerveuse domine de celui où l'affection est purement inflammatoire ; car dans le premier cas il ne faut pas de saignées, et dans le second elles sont absolument nécessaires. Comme l'opinion des médecins diffère sur le traitement, ou sur la nature des fièvres qui suivent les couches, j'ai cru devoir ajouter ici quelques réflexions sur cet objet.

Des fièvres qui surviennent aux nouvelles accouchées. *

On s'est occupé plus que jamais, depuis quelques années, des fièvres qui surviennent à la suites des couches : Nathaniel Hulme paraît être le premier qui a ranimé l'attention des médecins sur cet objet dans son traité de la fièvre puerpérale qui parut en 1772. Le docteur Leake donna, aussi en 1773, dans ses observations pratiques sur les maladies aiguës des accouchées, la pathologie et la cure de la fièvre puerpérale ; ce qu'il en a dit ressemble beaucoup à ce qu'en a publié M. Hulme, dont il réclame la découverte dans son introduction, et il assure qu'il avait émis trois ans avant, dans des leçons publiques, les opinions qui sont contenues dans ses ouvrages. Charles White s'est aussi occupé du même objet, dans son traité sur la manière de conduire les nouvelles accouchées, publié dans le même temps. En 1774, le docteur Kirkland a joint de nouvelles observations à celles des médecins qui l'ont précédé. Enfin M. de la Roche, profitant des écrits de ces hommes célèbres, a donné sur la fièvre puerpérale un traité qui mérite d'être lu.

J'ai médité les ouvrages de ces différents auteurs, j'ai vu avec plaisir que leurs écrits avaient contribué à détruire des préjugés auxquels tenaient fortement un grand nombre de praticiens célèbres ; ils ont donné d'excellents préceptes qu'aucun médecin ne peut ignorer. Néanmoins en comparant ce qu'ils ont avancé sur la fièvre puerpérale, avec ce que vingt années de pratique m'ont appris, je ne puis croire qu'il existe aucun genre particulier de fièvre, qui mérite strictement ce nom ; à moins que l'on n'appelle ainsi l'inflammation de la matrice, qui est quelquefois la suite de l'accouchement. Mais comme, d'après les observations de ces mêmes auteurs, il paraît certain que l'inflammation de cet organe est une

* Quoique la doctrine des prétendues fièvres puerpérales soit aujourd'hui complétement éclaircie, et que les remarques de M. Bosquillon ne puissent plus offrir tout l'intérêt qu'elles durent avoir à l'époque où il les publia pour la première fois, nous avons crû devoir les conserver comme un monument de la sagesse des vues de leur auteur dans cette question, l'une des plus ardues que le dix-huitième siècle ait vu naître, et comme un des morceaux qui ont dû le plus contribuer à sa complète solution : mais nous avons rejeté, comme désormais superflues, les nombreuses additions que nous présentaient les notes manuscrites de M. Bosquillon. (D. L.)

maladie rare , la vraie fièvre puerpérale ne doit pas être aussi commune qu'on se l'imagine.

La fièvre que l'on appelle puerpérale est regardée par les uns comme une fièvre putride , et par d'autres comme une fièvre inflammatoire ; et aucune ne paraît plus difficile à distinguer : aucun des symptômes qu'on lui attribue ne sont pathognomoniques, la plupart, même la douleur continuelle et la sensibilité extrême du basventre , sont communs à différentes affections morbifiques des accouchées, et ne suffisent point pour nous alarmer , à moins qu'ils ne soient réunis à un pouls vif et à la fièvre. Car après les accouchements longs et difficiles , les femmes se plaignent souvent d'une douleur générale de l'abdomen, qui leur permet à peine de se retourner dans leur lit ; cependant quand la fièvre ne survient pas , elles se rétablissent facilement.

On a reconnu que les causes éloignées de cette maladie étaient l'air froid et humide , les miasmes putrides suspendus dans l'atmosphère, ou la contagion : elle règne particulièrement dans les temps froids et humides et dans les hôpitaux ; elle paraît produite par les mêmes causes que la fièvre inflammatoire, et que la fièvre lente nerveuse ; elle affecte particulièrement les femmes pléthoriques chez lesquelles la diathèse inflammatoire domine , et celles chez lesquelles l'irritabilité est portée à un degré considérable. Tantôt elle offre sensiblement tous les symptômes qui dénotent que l'impétuosité de la circulation est considérablement augmentée , et tantôt ceux qui sont l'effet de la diminution de l'énergie du cerveau , tels que la prostration des forces , et la faiblesse du pouls. C'est pourquoi M. Hulme a considéré cette fièvre comme inflammatoire ; et M. White, au contraire comme putride.

Une maladie qui présente , non-seulement des symptômes différents , mais même opposés, et qui dépend de la constitution particulière de l'atmosphère , ne peut pas être regardée uniquement comme l'effet de l'accouchement.

Il est cependant constant que les accouchées sont plus sujettes que d'autres aux maladies épidémiques , mais cela dépend de l'augmentation d'irritabilité , de l'état particulier du sang qui est disposé à l'inflammation, ou de la faiblesse qui suit l'accouchement.

On ne peut pas dire, comme l'observe Kirkland, que les femmes en couche qui étaient attaquées de la peste à Constantinople mouraient d'une autre maladie que de la peste. La fièvre qui, dans certaines saisons a enlevé grand nombre de femmes dans l'Hôtel-Dieu de Paris, peu de temps après l'accouchement, n'est autre chose que la fièvre putride des hôpitaux, ou la fièvre lente nerveuse, portée à son plus haut degré, à raison des circonstances particulières où se trouvaient les malades. Certainement on ne donnera pas le nom de fièvre puerpérale à la petite-vérole, qui survient aux accouchées, quoique dans ce cas elle soit accompagnée de symptômes particuliers. On ne doit pas plus donner ce nom à toute autre maladie épidémique, qui produit la fièvre, surtout lorsqu'une pareille dénomination peut donner lieu à des erreurs très-fâcheuses. On peut dire la même chose des rhumes et de quantité d'autres maladies qui ne sont pas particulières aux accouchées, quoique l'état de l'abdomen, l'évacuation utérine, l'écoulement du lait et l'irritabilité extrême des nerfs donnent lieu à quelques-uns des symptômes qui se manifestent dans la plupart des fièvres qui suivent immédiatement l'accouchement, quelle que soit leur cause. On doit donc toujours faire une distinction entre la fièvre et la maladie, et la désigner par une épithète qui caractérise la nature de cette dernière, et non la situation de la malade, comme l'observe très-judicieusement le docteur Kirkland.

Les changements que les femmes éprouvent immédiatement après la conception, contribueront beaucoup à nous faire connaître l'état particulier où elles se trouvent pendant la grossesse et après l'accouchement. La nausée, le vomissement, le gonflement des seins, les symptômes d'hystéricisme, le ptyalisme, les maux de tête, les douleurs de dents qui surviennent alors, sont des indices certains que l'irritabilité est considérablement augmentée, et que la diathèse inflammatoire domine ; la cause de ces symptômes paraît résider dans l'utérus ; quelques-uns se dissipent à mesure que la grossesse avance ; néanmoins ceux qui restent suffisent pour prouver que l'irritabilité subsiste toujours. Elle se renouvelle même pendant le temps du travail, l'orifice de la matrice devient alors plus sensible ; souvent la pression que l'enfant exerce sur l'orifice de l'utérus, excite des convulsions. Cette irritabilité s'étend à différentes parties du corps : elle dure communément deux ou trois semaines après les couches, et même quelquefois davantage. Les sueurs modérées, l'écoulement convenable du lait et des lochies, sont les symptômes qui annoncent la cessation de l'irritabilité et de la contraction spasmodique qui en est la suite ; c'est pourquoi toutes les maladies qui attaquent les nouvelles accouchées sont d'autant moins dangereuses qu'elles s'éloignent plus du terme de l'accouchement ; et les fièvres sont particulièrement funestes quand elles surviennent l'un des vingt premiers jours qui le suivent, comme l'a indiqué Hippocrate (*sent.* 20, *sect. III des Pronostics*), qui pense que l'on doit observer les jours quartenaires chez les nouvelles accouchées, et que l'on ne doit regarder comme fièvre puerpérale que celle qui paraît à la suite d'un accouchement contre nature. (*Voyez* la note ajoutée à cette sentence, dans l'édition que j'ai donnée des pronostics en 1784.) Néanmoins la diathèse inflammatoire subsiste encore jusqu'à un certain point chez les nourrices, et paraît chez un grand nombre de femmes pendant que les règles coulent.

Tous les accidents qui surviennent lorsqu'une cause quelconque augmente l'irritabilité nerveuse, sont alors plus fâcheux que dans toute autre circonstance : ainsi les maladies qui se manifestent chez les enfants pendant la dentition, sont toujours fâcheuses et difficiles à détruire ; et l'on a observé que l'inoculation était souvent dangereuse dans ce temps. Chez ceux qui ont la poitrine affectée depuis long-temps, les causes des maladies agissent particulièrement sur cette partie, comme l'a prouvé Morgagni à l'égard de la pleurésie. C'est également à raison de l'irritabilité extraordinaire qui subsiste chez les nouvelles accouchées, jointe à un état de faiblesse considérable, qu'elles gagnent plus facilement les maladies épidémiques, et que les autres sont plus fâcheuses chez elles. Ainsi celles qui ont la poitrine affectée avant la grossesse, périssent souvent de phthisie peu de temps après les couches.

L'irritabilité, qui de l'utérus se communique à tout le reste du système, se manifeste particulièrement sur les viscères de l'abdomen ; c'est pourquoi ils sont toujours vivement affectés dans les fièvres des nouvelles accouchées : très-peu de temps après la mort, le ventre devient vert, et présente les marques d'un état de putridité ou d'inflammation considérable. Non-seulement on y trouve des abcès, mais les intestins, ainsi que les poumons, sont souvent couverts d'une matière semblable à du lait ; l'abdomen et le thorax contiennent une grande quantité de sérum blanchâtre.

Souvent les seins deviennent flasques dans les fièvres des accouchées, et le lait cesse de monter aux mamelles : quelques auteurs ont en conséquence pensé que le défaut de sécrétion du lait était la cause de la fièvre, et ils en ont donné pour preuve la matière laiteuse que l'on trouve dans l'abdomen et la poitrine. Mais la suppression du lait paraît être l'effet et non la cause de la fièvre ; communément elle ne survient que quand la maladie est portée à un degré considérable ; d'autres fois le lait coule pendant les premiers jours de la fièvre. Il peut même cesser de couler sans produire aucun accident fâcheux, comme il arrive quand il se fait une évacuation abondante pendant le temps de la délivrance, ou qu'il survient du dévoiement ou des sueurs copieuses.

En outre, la partie du sang qui se transforme en lait, ne constitue pas un fluide distinct, tant qu'elle est entraînée dans le torrent de la circulation. Par conséquent, lorsque la sécrétion du lait est interrompue, ce liquide ne peut pas plus produire la fièvre ou donner lieu à des métastases laiteuses, que la jaunisse survenir quand la sécrétion de la bile est entièrement supprimée. Ce que l'on appelle métastase laiteuse n'est que l'effet de la diathèse inflammatoire et de l'irritabilité qui domine chez les accouchées : si ces métastases étaient l'effet du lait, elles ne surviendraient que lorsque cette liqueur aurait coulé quelque temps, et elles seraient particulières aux nourrices. Le sérum blanchâtre que l'on a trouvé dans le thorax et l'abdomen, ne peut être une matière produite par le lait ; on l'a souvent observé dans des cas où la sécrétion de ce liquide était impossible. Il est beaucoup plus probable que ce sérum est une exsudation inflammatoire du genre de celle que Hunter (vol. II, *of med. Observ. and inquir.*, pag. 61) regarde comme une espèce particulière de pus qui se forme sans aucune dissolution apparente des solides. On trouve des épanchements semblables dans toutes les cavités du corps qui ne sont pas recouvertes de la cuticule ; et qui sont naturellement humectées. Hunter en a observé une grande quantité dans la cavité de l'abdomen, dans le thorax et dans le péricarde, lorsqu'il n'y avait aucune suppuration apparente, ni ulcère dans les parties voisines; ce pus est en général plus ténu que celui que l'on trouve dans les abcès, et la surface de la cavité qui le renferme est plus ou moins couverte d'une concrétion gélatineuse de la même couleur : dans quelques endroits, cette concrétion n'a qu'une légère adhérence; dans d'autres, elle est tellement adhérente qu'on ne peut l'enlever que difficilement.

La flaccidité des seins, que l'on observe dans les fièvres des nouvelles accouchées, est l'effet du spasme général qui domine dans toutes les fièvres, et qui supprime les sécrétions. Les selles caillées ne prouvent point le contraire, parce qu'il est très-probable qu'elles sont l'effet de la matière ichoreuse qui transsude de la superficie de tous les viscères contenus dans l'abdomen, et qui est absorbée par les intestins ; ou cette matière est produite par l'irritation même de la membrane veloutée, comme on l'observe dans toutes les inflammations.

Le docteur Hulme pense que l'inflammation de l'omentum et des intestins est toujours la cause de la fièvre puerpérale, et que ces organes sont disposés à l'inflammation par la pression que l'utérus y exerce pendant la grossesse. Mais comme cette cause est commune à toutes les saisons et à tous les climats, la maladie devrait être beaucoup plus générale et plus difficile à prévenir. Cependant on observe le contraire, et on peut mettre les femmes à l'abri de cette fièvre par des précautions très-simples.

D'autres ont pensé que la suppression des lochies était la cause de l'inflammation ; mais souvent cette suppression arrive sans aucun accident fâcheux : elle ne peut donc pas produire l'inflammation ; elle peut néanmoins en être un des effets.

White regarde la fièvre puerpérale comme une vraie fièvre putride, et il pense que les désordres qu'on observe dans les intestins et l'épiploon ne sont pas les effets de l'inflammation, mais de la putridité. Il en donne pour preuve les ouvertures des cadavres faites par Cleghorn, Pringle, etc., qui, à la suite des fièvres putrides, ont trouvé les intestins dans un état de mortification, et enflammés ainsi que tous les viscères du bas-ventre. Il croit que la texture particulière de ces parties, leur situation, et la nature des matières qui y sont contenues, les rendent plus propres que d'autres à se putréfier, et que c'est pour cette raison qu'on les a trouvées souvent enflammées dans les fièvres malignes dont on ne pouvait soupçonner le siége dans les viscères du bas-ventre.

Il paraît que la gangrène survient avec une promptitude étonnante dans des organes très-irritables, surtout dans les cas où la tendance à la putréfaction est considérable. Si la fièvre putride était une suite nécessaire de l'accouchement, ou l'effet du sang retenu dans l'utérus, elle serait plus commune, et elle suivrait toujours immédiatement l'accouchement; mais on observe communément le contraire. La fièvre putride est toujours produite par des causes étrangères à l'état où se trouve l'accouchée, telles que les exhalaisons putrides, etc. ; elle se manifeste plusieurs jours après l'accouchement, quelquefois le quinzième jour, quoique les lochies et le lait aient coulé suffisamment, et ses symptômes varient suivant le temps où elle survient : on ne peut, en conséquence, la regarder comme particulière aux accouchées.

Il faut conclure de tout ceci, qu'on ne doit regarder comme fièvre puerpérale que celle qui est due à l'inflammation de l'utérus même, qui commence pendant le temps du travail, ou peu après; qui est accompagnée d'une sensibilité extrême de l'orifice de la matrice, et de douleurs qui, à mesure que l'inflammation fait des progrès, s'étendent dans les aines, les lombes et les cuisses, sans aucune intermission et sans être suivies de la sortie de caillots de sang. Cette inflammation est presque toujours la suite des mauvaises manœuvres que l'on a employées dans le temps de l'accouchement. Ainsi elle survient dans le cas où le fond de l'utérus a été déchiré en faisant l'extraction du placenta, ou lorsqu'on en a enlevé une partie. On doit redouter cette inflammation lorsque le lait ne monte pas aux seins, qu'il y a une chaleur considérable à la peau, qui a été précédée de frissons, lorsque le pouls est vif et dur et la langue sèche : c'est à ces signes que l'on distingue l'irritabilité inflammatoire de celle qui est purement spasmodique; car, dans cette dernière, il n'y a pas de chaleur à la peau, le pouls n'est ni vif ni dur, la langue n'est pas sèche.

Pour former le pronostic dans les fièvres puerpérales, il faut faire attention aux symptômes de putridité qui se trouvent combinés avec ceux d'inflammation ; les premiers sont toujours promptement suivis d'une prostration de force extrême : il y a alors peu de chaleur à la peau, le pouls est petit et précipité, le visage est pâle, les yeux ternes, les seins s'affaissent et deviennent flasques, le ventre se tend considérablement sans être fort douloureux, il survient une diarrhée séreuse et très-fétide, les lochies se suppriment ou sont ichoreuses, la respiration est très-gênée, et la mort arrive en très-peu de jours.

Lorsque la fièvre est purement inflammatoire, les accidents sont moins graves et la guérison moins incertaine.

La connaissance des causes de la maladie contribue aussi à rendre le pronostic plus certain. Ainsi la fièvre produite chez les accouchées par de vives émotions de l'ame, telles que la frayeur, le chagrin, etc., est presque toujours une fièvre lente nerveuse, surtout lorsque ces causes se trouvent réunies à la contagion et aux miasmes putrides, comme on l'observe dans les hôpitaux.

Dans les maladies des nouvelles accouchées, la curation doit varier suivant les symptômes qui dominent.

Lorsque les signes d'inflammation sont évidents, il faut avoir recours aux saignées promptement réitérées, parce qu'il n'y a pas de maladie où il faille perdre moins de temps : souvent en effet les fièvres des nouvelles accouchées font des progrès très-rapides, et toutes nos tentatives deviennent inutiles en peu d'heures. Le dévoiement ne doit pas nous arrêter sur l'usage des saignées ; il survient fréquemment sans aucun signe de putridité, lorsque les lochies sont supprimées par un certain degré de spasme inflammatoire : j'ai quelquefois tiré de grands avantages de la saignée dans ce cas. Plusieurs médecins anciens l'ont employée ; mais Valerius Martinius, vénitien, paraît être celui qui, dans son livre *de Magnitudine morbi sanguinea urgente sanguinis missionem*, en a le mieux déterminé l'usage dans cette circonstance. Il y eut recours la première fois chez une nouvelle accouchée qui, ayant eu au cinquième jour une suppression des lochies, fut prise de fièvre, d'insomnie, de délire et de plusieurs autres symptômes très-graves en même temps que de diarrhée : il fit faire plusieurs saignées à la malade, et elle guérit, il fit ensuite usage du même remède chez huit autres femmes nouvellement accouchées, qui se rétablirent de même.

Lorsqu'il y a des signes évidents de putridité, il faut commencer par le vomitif, surtout s'il y a contagion; ce qui est conforme à la pratique que Lind a recommandée dans les maladies de ce genre. C'est pourquoi les vomitifs ont particulièrement réussi dans la fièvre lente nerveuse, dont les nouvelles accouchées sont fréquemment attaquées dans les hôpitaux. Hulme et Leake, qui regardent la fièvre comme inflammatoire, donnent le tartre stibié à petite dose toutes les deux ou trois heures. White recommande un doux vomitif, réitéré une ou deux fois le jour, lorsque la tête est troublée, qu'il y a douleur de l'abdomen, diarrhée, vomissement. Kirkland, dans les cas où la fièvre est produite par l'air putride que la malade respire, commence la cure par un vomitif composé de vin d'ipécacuanha et d'émétique, afin qu'il puisse agir avant que l'inflammation des viscères survienne. On a eu depuis long-temps recours aux vomitifs dans ces espèces de fièvres : ils paraissent être un des plus sûrs moyens d'évacuer le foyer putride qui réside dans les premières voies, et de dissiper le spasme de la surface du corps. Je les ai employés depuis vingt ans avec avantage, immédiatement après les couches ; mais jamais ils n'ont produit un succès plus marqué que dans la fièvre qui attaqua les nouvelles accouchées de l'Hôtel-Dieu de Paris. Tous les remèdes avaient été inutiles lorsque M. Doulcet, médecin de la Faculté de Paris, tenta, en 1782, la méthode suivante.

Dès que la fièvre se manifestait, on donnait deux prises d'ipécacuanha de sept à huit grains, à une heure et demie de distance l'une de l'autre ; le vomissement et l'évacuation résultant de ce remède, diminuaient sensiblement les douleurs et la tension de la région abdominale ; on soutenait la liberté du ventre avec un julep composé d'huile d'amandes douces, de sirop de guimauve et de kermès minéral (oxide d'antimoine sulfuré brun) : lorsque les accidents persistaient, on réitérait le lendemain l'ipécacuanha de la même manière; et, suivant l'observation de M. Doulcet, ils cédaient à l'effet de ce second vomitif. On continuait enfin pendant sept à huit jours l'usage du julep, et alors on purgeait avec la

CHAPITRE XII.

Du Rhumatisme.

433. Il y a deux espèces de rhumatisme, l'une aiguë, l'autre chronique.

434. Le rhumatisme aigu doit être particulièrement placé ici ; car il sera aisé de voir, d'après ses causes, ses symptômes et sa méthode curative, qu'il est une espèce de phlegmasie ou d'inflammation.

435. Cette maladie est plus fréquente dans les climats froids, que dans les pays chauds : elle paraît communément l'automne et le printemps ; elle règne moins l'hiver, lorsque le froid est vif et constant, et très-rarement pendant les chaleurs de l'été. Elle peut cependant survenir dans toutes les saisons, lorsque les vicissitudes de chaud et de froid sont fréquentes.

436. Le rhumatisme aigu est généralement dû à l'action du froid sur le corps, dans le temps où il est extraordinairement échauffé d'une manière quelconque ; il suffit même, pour le produire, qu'une partie soit exposée au froid pendant que les autres sont tenues chaudement ; ou que l'application du froid soit continuée long-temps, comme il arrive lorsqu'une partie est recouverte de vêtements humides ou mouillés.

437. Ces causes peuvent affecter des personnes de tout

---

manne et le sel de duobus ; ce qui achevait de détruire la fièvre et les autres accidents.

Néanmoins, lorsque la putridité est portée à un degré considérable, les vomitifs seuls ne suffisent pas pour l'arrêter ; il faut recourir aux antiseptiques les plus puissants, et surtout au quinquina, donné à très-grande dose.

âge ; cependant on observe rarement le rhumatisme chez ceux qui sont fort jeunes ou très-vieux ; communément il survient depuis l'âge de puberté jusqu'à trente-cinq ans.

438. Ces causes (§ 436) n'épargnent aucune constitution ; mais elles agissent plus communément sur les individus d'un tempérament sanguin.

439. Cette maladie est particulièrement caractérisée par des douleurs d'articulations ; en général ces dernières sont seules affectées. Mais quelquefois les parties musculaires le sont aussi : très-souvent les douleurs suivent le trajet des muscles, et passent d'une articulation à l'autre ; elles augmentent toujours beaucoup lorsque les muscles de la jointure malade sont en action.

440. Les articulations les plus grandes sont très - fréquemment affectées : telles que la hanche et les genoux dans les extrémités inférieures, les épaules et le coude dans les extrémités supérieures : souvent la malléole et le poignet le sont aussi ; mais les articulations plus petites, telles que celles des orteils ou des doigts, souffrent rarement du rhumatisme (1).

---

(1) M. Cullen est le premier des nosologistes qui ait convenablement distingué le rhumatisme de la goutte ; ce qui est cependant essentiel pour la pratique. Le rhumatisme est le vingt-deuxième genre de sa Nosologie, et il en donne le caractère suivant.

Le rhumatisme est une maladie produite par une cause externe et communément évidente ; il y a pyrexie, douleur des articulations, qui suit le cours des muscles, affecte les genoux et les autres grandes articulations, plutôt que celles des pieds et des mains, et augmente par la chaleur externe.

Comparaison de la goutte et du rhumatisme.

Les définitions de Vogel, Linné et Sauvages, sont fondées sur des faits inexacts ; le caractère tiré de la douleur des muscles est rare. La douleur des articulations existe dans le rhumatisme de

441. Cette maladie est quelquefois bornée à une seule partie, mais elle en affecte très-souvent plusieurs; alors

---

même que dans la goutte. On prétend que dans le premier la douleur s'étend plus dans les muscles que dans la seconde; mais cela n'est pas constant. On ne remue pas plus les muscles dans la goutte que dans le rhumatisme.

On doit donc distinguer d'abord ces deux maladies par les causes qui y donnent lieu. Le rhumatisme est produit par une *cause externe et communément évidente*. La goutte, au contraire, survient *sans cause externe évidente*. Sur cent rhumatismes, il y en a quatre-vingt-dix-neuf qui sont dus au froid.

Un effort, une compression donnent quelquefois lieu en apparence aux deux maladies : mais à l'égard de la goutte, cela est imaginaire; il faut considérer les symptômes qui ont précédé.

Lorsque la disposition à la goutte est certaine, alors la compression, telle que celle d'un soulier étroit, n'en est que la cause occasionelle.

Le rhumatisme vient communément tout à coup sans avoir été précédé d'aucune autre cause que le froid.

La goutte attaque rarement sans avoir été précédée d'autres symptômes, tels que le dérangement de l'estomac. Tantôt c'est un manque d'appétit, d'autres fois un appétit plus considérable que de coutume, qui dure une semaine ou plusieurs jours; souvent même elle est immédiatement précédée d'indigestion, et il est ordinaire d'avoir l'appétit bon avant l'attaque.

Sur cent rhumatismes il y en a quatre-vingt-dix-neuf qui n'attaquent pas au-dessous des poignets et des jarrets. Le rhumatisme se fixe d'ordinaire sur les articulations les plus larges, telles que celles des bras, des épaules, de la cuisse et des genoux.

Dans la goutte, la douleur commence généralement par attaquer les poignets, et, quand elle a duré quelques années, elle affecte quelquefois toutes les jointures et les muscles. Il y a quelques exemples d'attaques de goutte qui ont commencé par l'articulation de la cuisse; mais cela est rare. La goutte commence communément par une seule jointure, telle que celle du gros orteil ou du pouce de la main.

28.

elle commence par un accès de froid, auquel succèdent immédiatement les autres symptômes de pyrexie, et parti-

---

Le rhumatisme attaque rarement une seule articulation ; mais il est plus violent dans l'une que dans l'autre.

La goutte est plus fixe ; et, quand la douleur cesse, le malade éprouve plus de soulagement que dans le cas de rhumatisme.

Ces deux maladies diffèrent encore par leurs périodes. Quantité de personnes sont attaquées de rhumatisme pendant plusieurs années, d'autres ne l'ont été qu'une fois dans leur vie ; et, s'il revient, c'est toujours à l'occasion des mêmes causes qui l'ont originairement produit. Mais lorsque la goutte s'est une fois manifestée, elle revient de temps en temps le reste de la vie. Ses retours ne sont accompagnés d'aucune cause externe évidente, et sont plus réguliers ; c'est pourquoi Sauvages l'a définie *une douleur périodique des articulations* ; néanmoins ses périodes ne sont pas toujours fort exactes.

Ces deux maladies reviennent communément l'automne et le printemps ; mais la goutte reparaît d'une manière plus marquée dans ces deux saisons.

On les distingue encore par leur connexion avec le reste du système. Il est rare d'observer cette connexion dans le rhumatisme ; c'est-à-dire qu'il commence rarement par une affection de l'estomac et des viscères ; au lieu que la goutte ne paraît presque jamais sans que l'estomac ait été affecté ; et lorsque l'humeur est mobile, elle se jette tantôt sur un viscère, tantôt sur un autre. La goutte paraît rarement avant trente-cinq ans, qui est le temps où la constitution du système décline plus ou moins. Le rhumatisme peut aussi survenir dans l'âge mûr ; mais communément on en ressent des attaques avant trente-cinq ans. Plus les douleurs se manifestent de bonne heure, plus on doit soupçonner le rhumatisme.

Les distinctions prises du tempérament sont difficiles à saisir ; les pléthoriques et les sanguins se rapprochent beaucoup. Les sanguins, qui ont la peau unie et une complexion forte, sont plus sujets aux rhumatismes. Les goutteux sont souvent forts et vigoureux : ces maladies se trouvent fréquemment compliquées avec différents virus, comme on le verra dans l'énumération des espèces.

culièrement un pouls fréquent, plein et dur. Quelquefois
la pyrexie se forme avant qu'aucune douleur se fasse sentir;

Des différentes espèces de Rhumatisme.

On voit, d'après ce qui vient d'être dit, que le rhumatisme doit
se distinguer en idiopathique et en symptomatique.

Le rhumatisme idiopathique est le rhumatisme aigu ordinaire,
et il varie à raison de la partie qu'il occupe. Quand il est fixé dans
les muscles des lombes, on le nomme lumbago ou néphralgie rhumatisante; lorsqu'il attaque ceux des hanches, il prend le nom
de sciatique. Boërhaave a nommé fausse pleurésie la douleur de
rhumatisme qui affecte les muscles de la poitrine; et Sauvages la
désigne sous le nom de *pleurodyne rheumatica.*

Les espèces de rhumatisme symptomatique sont celles que produisent,

1º La pléthore : tel est le lumbago produit par la suppression des
règles, des hémorrhoïdes, des flueurs blanches, ou même par la
continence; on doit y rapporter la sciatique qui est occasionée par
les mêmes causes. Sauvages distingue cette espèce du rhumatisme
ordinaire en ce que le sang n'est point couvert d'une gelée blanche
que l'on observe dans ce dernier ; mais cette distinction est sujette à
induire en erreur, et doit être rejetée. Lorsque la fausse pleurésie
est produite par les mêmes causes, Sauvages la nomme *pleurodyne
plethorica.*

2º L'affection hystérique, comme il arrive quand les femmes attaquées de cette maladie, ressentent une douleur qui se porte à la
tête, au scrobicule du cœur, au dos, aux hanches et aux extrémités. La sciatique hystérique, et la douleur de côté produite par
l'hystéricisme, dont parle van Swiéten (*Com. aph.* 633 et 675),
sont des variétés de cette espèce, de même que les douleurs qui
sont l'effet de l'affection hypochondriaque.

3º Les vents : tel est le rhumatisme auquel les enfants sont
sujets chez les Suisses, qui s'annonce par des douleurs si violentes
et si universelles que, dans quelque endroit que l'on touche les malades, ils poussent des cris aigus. Cardan nomme cette maladie
rheumatismus saltatorius; Plater l'appelle *spasme venteux.* On l'a

mais plus communément on sent des douleurs dans quelques parties, avant qu'aucun symptôme de pyrexie se manifeste.

---

aussi désignée sous le nom de *rhumatisme vermineux*, parce qu'elle dépend quelquefois des vers. On doit regarder comme des variétés la pleurésie venteuse, qui dépend souvent de vents ou de matières endurcies retenues dans le colon au-dessous du diaphragme, et la douleur de côté qui est la suite des efforts. Les anciens pensaient que toutes ces douleurs étaient occasionées par des vents renfermés dans les muscles ; mais cette opinion n'est pas probable ; il est plus vraisemblable que ces douleurs sont dues à une espèce d'affection spasmodique.

4° Le scorbut, où les douleurs sont tantôt universelles et d'autres fois fixées à certaines parties telles que les lombes et le thorax.

5° La maladie vénérienne, où la douleur se fixe quelquefois aux hanches ou à la poitrine.

6° La sympathie qui existe entre différentes parties. Ainsi le lumbago peut être produit par l'engorgement des glandes du mésentère, par la tumeur, le squirrhe ou la suppuration du pancréas, par les squirrhes du pylore, de la veine cave et des reins ; par un abcès vers la bifurcation de la veine cave ; par des vers contenus dans les reins : on doit rapporter encore à cette espèce la douleur de côté produite par l'embarras des viscères du bas-ventre.

7° Les vers, qui produisent quelquefois des douleurs qui imitent la sciatique ou la pleurésie.

8° Les substances métalliques : telle est l'espèce de rhumatisme à laquelle sont sujets les peintres, les potiers de terre, les doreurs, les cordonniers pour femmes, et tous ceux qui emploient les différentes préparations de plomb.

9° La distension des parties voisines : tel est le lumbago produit par l'hydrothorax, l'inflammation des reins et l'anévrysme ; on doit regarder comme des variétés de cette espèce la douleur de côté qui accompagne l'anévrysme de l'aorte ou de l'artère pulmonaire ; celle qui est occasionée par la rupture de l'œsophage, ou par le rachitis.

10° Les dépôts : telle est la sciatique, que l'on regarde comme

442. Lorsqu'il n'y a pas de pyrexie, la douleur est quelquefois bornée à une seule jointure ; mais quand la pyrexie est considérable , quoique la douleur réside par-

produite par les dépôts laiteux, mais qui est plutôt l'effet de la diathèse inflammatoire qui existe chez les nouvelles accouchées, et même chez les femmes qui nourrissent. La douleur de côté, qui accompagne quelquefois le catarrhe , et celle que l'on observe dans la phthisie, sont des variétés de cette espèce.

11° La gangrène sèche : telle que celle qui attaque les extrémités, le dos, et les lombes de ceux qui ont fait usage du seigle ergoté. La douleur dans ce cas est très-violente ; elle est accompagnée de la rétraction spasmodique des extrémités , et se termine par la stupeur ou la gangrène sèche de ces parties.

12° Les compressions ou les efforts : telles sont les douleurs des cuisses et des jambes chez les femmes grosses ; la sciatique, qui suit le tiraillement des ligaments qui retiennent le fémur dans la cavité cotyloïde ; l'espèce de lumbago qui survient pendant l'accouchement, et les douleurs que l'on appelle vulgairement *effort des reins* ou *reins entr'ouverts*, qui succèdent aux efforts que l'on a faits pour porter ou soulever des fardeaux considérables, ou qui surviennent à la suite de l'exercice du cheval chez ceux qui n'y sont pas accoutumés. Dans cette espèce de lumbago les extenseurs des lombes, savoir, le sacro-lombaire , le très-long du dos et le demi-épineux ont été tiraillés et meurtris. On peut rapporter à cette espèce le rhumatisme dorsal et le lumbago , qui sont produits par l'excès des plaisirs de Vénus.

13° Les fièvres : tels sont le rhumatisme fébrile , qui accompagne les fièvres intermittentes ; le lumbago, qui paraît au commencement des maladies fébriles et inflammatoires ; la douleur pongitive de côté, sous laquelle se masque quelquefois la fièvre intermittente, et que Sauvages appelle *pleurodyne febricosa*.

14° Les exanthèmes : tel est le rhumatisme qui est commun aux nouvelles accouchées, lorsque l'éruption miliaire se dissipe et forme des espèces d'écailles sur la peau. On doit regarder comme des variétés le lumbago et le point de côté , qui précèdent souvent l'éruption miliaire.

ticulièrement dans une articulation, plusieurs sont souvent affectées en même temps; en général, quand cela arrive, les douleurs changent communément de place, et lorsqu'elles diminuent dans une articulation, elles deviennent plus vives dans une autre; elles ne se fixent pas long-temps dans la même, mais passent fréquemment d'une jointure à l'autre, et quelquefois reviennent sur celles qui étaient premièrement affectées : la maladie dure souvent long-temps de cette manière.

443. La pyrexie qui accompagne le rhumatisme aigu, a un redoublement tous les soirs, et est plus considérable la nuit, qui est aussi le temps où les douleurs deviennent plus violentes, et où elles changent de place et se portent d'une articulation à l'autre. Cette augmentation de douleur paraît due à ce que le corps est mieux couvert, et tenu plus chaudement.

444. Quand l'articulation a été quelque temps douloureuse, il y survient ordinairement de la rougeur et un gonflement douloureux au toucher. Il est rare que ce gonflement ne diminue pas la douleur dès qu'il se manifeste ; cependant il ne la dissipe pas toujours entièrement, et ne met pas l'articulation à l'abri de nouvelles douleurs.

445. Cette maladie est communément accompagnée d'une sueur, qui paraît de bonne heure ; mais il est rare qu'elle coule facilement ou qu'elle soit abondante, et qu'elle diminue les douleurs ou soit critique.

446. Dans le cours de cette maladie l'urine est fort colorée, et ne dépose pas de sédiment dans le commencement; mais à mesure que la maladie avance et que la pyrexie a des rémissions plus considérables, l'urine dépose un sédiment briqueté, qui néanmoins n'est pas entièrement critique ; car souvent la maladie continue long-temps après qu'il a paru.

447. Le sang que l'on tire dans cette maladie a toujours l'apparence dont il est parlé dans le § 237.

448. Le rhumatisme aigu tient beaucoup de la nature des autres phlegmasies ; il diffère néanmoins de toutes celles dont j'ai parlé jusqu'ici, en ce qu'il n'a pas de tendance à se terminer par la suppuration. Cette dernière ne se voit presque jamais dans le rhumatisme ; mais il occasione quelquefois dans la gaîne des tendons, des épanchements d'un fluide transparent gélatineux. Si l'on nous permet d'admettre que ces épanchements sont fréquents, il faut que le fluide épanché soit communément repris par les vaisseaux absorbants ; car il est rare que le rhumatisme produise des tumeurs considérables ou permanentes, ou telles que l'on soit obligé d'en faire l'ouverture, et de donner issue au fluide qui y était contenu ; je n'ai même jamais observé de ces tumeurs, mais d'autres en ont vu, et leur ouverture a produit des ulcères difficiles à guérir. Voyez Storck, ann. méd. II, p. 116.

449. La maladie continue souvent plusieurs semaines avec les symptômes dont j'ai parlé depuis le § 439, jusqu'au 448°. Néanmoins il est rare qu'elle soit mortelle, et que la pyrexie soit considérable pendant plus de deux ou trois semaines. Lorsque la violence de la pyrexie diminue, si les douleurs des jointures subsistent, elles sont moins vives, leur siége est plus limité, elles sont communément bornées à un petit nombre d'articulations, ou à une seule, et elles changent moins de place.

450. Lorsque la pyrexie qui accompagne le rhumatisme a complétement cessé, que la tuméfaction, et particuliè-rement la rougeur des jointures, sont entièrement dissipées, mais que les douleurs continuent encore à affecter certaines articulations qui restent roides, et sont douloureuses dans leurs mouvements ou lorsque le temps vient à changer, la maladie se nomme rhumatisme chronique, et continue

souvent long - temps. Comme elle est communément la suite du rhumatisme aigu , je pense qu'il est convenable d'en parler ici.

451. Les limites entre le rhumatisme aigu et le rhumatisme chronique , ne sont pas toujours fort sensibles.

Tant que les douleurs changent facilement de place qu'elles se font particulièrement ressentir pendant la nuit; qu'elles sont accompagnées de quelque degré de pyrexie, de gonflement , et surtout de la rougeur des jointures, on doit considérer la maladie comme participant encore à la nature du rhumatisme aigu.

Au contraire dans le rhumatisme chronique il ne reste aucun degré de pyrexie , et il n'y a pas de rougeur sur les articulations douloureuses ; elles sont froides et roides ; on ne peut facilement y exciter la sueur, ou bien, pendant qu'une sueur abondante et visqueuse sort du reste du corps, les articulations douloureuses ne se couvrent que d'une sueur visqueuse et épaisse : les douleurs augmentent surtout par le froid , et diminuent par la chaleur.

452. Le rhumatisme chronique peut affecter différentes jointures ; mais il se porte particulièrement sur celles qui sont environnées d'un grand nombre de muscles , et sur celles dont les muscles servent aux mouvements les plus constants et les plus considérables. C'est ce qui arrive , par exemple , aux vertèbres des lombes dont l'affection se nomme lumbago ; ou à l'articulation de la hanche, et alors la maladie se nomme sciatique.

453. Les efforts violents et les spasmes produits par des mouvements subits et un peu considérables , donnent lieu à des affections rhumatisantes , qui d'abord tiennent du rhumatisme aigu , mais bientôt se changent en rhumatisme chronique.

454. Telle est l'histoire du rhumatisme; il sera aisé , d'après ce que j'ai dit , d'en connaître les causes éloignées

et de former le diagnostic et le pronostic; on pourra même distinguer les douleurs de rhumatisme d'avec celles qui leur ressemblent, comme il arrive dans la maladie vénérienne et dans le scorbut, en faisant attention au siége de ces douleurs, ou aux symptômes particuliers à ces maladies. La distinction du rhumatisme d'avec la goutte, se connaîtra mieux d'après ce que je dirai dans le chapitre XIV (1).

455. Les opinions ont été partagées relativement à la cause prochaine du rhumatisme; on l'a attribué à une acrimonie particulière, dont je ne vois néanmoins aucune preuve évidente dans les causes ordinaires du rhumatisme; et en considérant tant les causes éloignées que les symptômes et la cure de la maladie, cette supposition ne me paraît nullement probable.

La cause que COTUGNO (2) assigne à l'*ischias nervosa*

---

(1) Voyez note 1 du § 440.

(2) Cotugno pense que la cause de la sciatique réside dans les nerfs même, particulièrement dans leurs troncs ou dans leurs gros rameaux. Il croit que les vaisseaux sanguins qui se distribuent dans la gaîne qui enveloppe les nerfs, fournissent une lymphe subtile qui les humecte continuellement, et qui, après avoir rempli les fonctions auxquelles elle est destinée, est reprise par les vaisseaux absorbants. C'est, suivant cet auteur, dans cette lymphe que réside l'acrimonie, qui excite une douleur considérable dans la substance nerveuse qui est recouverte de cette gaîne. D'après les expériences qu'il a tentées, il assure que les nerfs qui sortent par les grands trous antérieurs de l'os sacrum, sont enveloppés d'une gaîne plus lâche, et que leurs artères sont plus grosses que celles des autres gaînes des nerfs : c'est à cette structure particulière que Cotugno attribue la cause de la sciatique. La lymphe accumulée dans ces parties en trop grande quantité, ou devenue âcre par une cause quelconque, distend la gaîne dont les nerfs sont enveloppés, les comprime ou les irrite, et produit une douleur plus ou moins vive *.

* Sans adopter la théorie de Cotugno sur la cause immédiate de la sciatique, les modernes partagent sa manière de voir sur le véritable siége de cette affection : l

ou à la sciatique nerveuse, me paraît hypothétique : elle n'est confirmée ni par les phénomènes de la maladie, ni par la méthode curative ; cependant il est évident qu'une matière âcre appliquée aux nerfs peut produire une maladie qui tient de la nature du rhumatisme, comme le prouve le mal de dents, qui est une affection rhumatisante généralement occasionée par la carie d'une dent.

Des suppurations profondes peuvent produire des douleurs semblables à celles du rhumatisme ; j'en ai vu quelques exemples, dont les symptômes ressemblaient au lumbago ou à la sciatique. Néanmoins, je pense que, en y faisant une attention convenable, on peut communément distinguer ces cas qui dépendent de la suppuration, du véritable lumbago ou de la sciatique ; et, d'après ce que j'ai dit § 448, il n'est pas au moins probable que le vrai lumbago ou la sciatique se terminent jamais par la suppuration (1).

______

(1) Plusieurs médecins regardent le rhumatisme chronique comme un genre de maladie entièrement différent du rhumatisme aigu ; en conséquence, M. Cullen croit qu'on doit le désigner par un nom particulier, et que celui d'*arthrodynia* est assez convenable. Il en donne le caractère suivant :

L'arthrodynie se connaît quand, après le rhumatisme, un effort ou une luxation imparfaite, il y a dans les articulations ou les muscles des douleurs plus ou moins passagères, qui augmentent particulièrement par le mouvement, et diminuent par la chaleur du lit ou par toute autre chaleur externe ; les extrémités sont foibles, elles ont une certaine rigidité, se refroidissent facilement, et souvent sans qu'aucune cause y donne lieu ; il n'y a pas de pyrexie, et communément on n'y voit aucune tumeur. N. C.

Comme le lumbago et la sciatique sont souvent des maladies chroniques, on doit, quand cela arrive, les rapporter à l'arthrodynie.

aussi l'ont-ils séparée du rhumatisme pour la réunir, sous le titre commun de *névralgies*, aux autres douleurs qui paraissent affecter uniquement les nerfs ou leurs enveloppes. (D. L.)

456. Plusieurs auteurs ont supposé que la cause prochaine du rhumatisme était une viscosité des fluides, qui bouchait les vaisseaux de la partie ; mais on peut appliquer ici ce que nous avons dit § 241, 1°, 2°, 3°, 4° et 5°, pour rejeter cette hypothèse.

457. Je ne connais, en conséquence, aucune preuve évidente, ni aucune raison qui puisse nous engager à supposer que cette maladie dépende d'un changement dans l'état des fluides ; d'où je conclus que la cause prochaine du rhumatisme aigu, est communément la même que celle des autres inflammations qui ne sont pas produites par un stimulus direct.

458. Je suppose que la cause éloignée la plus commune du rhumatisme, savoir, le froid, agit spécialement sur les vaisseaux des articulations, parce qu'ils sont moins couverts de tissu cellulaire que ceux des parties intermédiaires des extrémités. L'action du froid produit en outre une constriction dans l'extrémité des vaisseaux de la surface, et augmente en même temps le ton ou la diathèse inflammatoire dans le reste de ces mêmes vaisseaux ; ce qui accélère la circulation du sang, devient en même temps un obstacle à son passage, et donne lieu à l'inflammation ou à la douleur. Enfin, la résistance que le sang trouve, oblige la force médicatrice de la nature d'accélérer la vélocité de la circulation ; c'est pourquoi l'accès de froid survient, le spasme se forme, la pyrexie et la diathèse inflammatoire se manifestent dans tout le système.

459. La cause du rhumatisme aigu paraît donc être exactement analogue à celle des inflammations qui dépendent de la quantité extraordinaire de sang que reçoit une partie dans le temps où elle est exposée à l'action du froid.

Il me semble cependant qu'il y a en outre, dans le rhumatisme, une affection particulière des fibres musculaires. Ces fibres paraissent avoir alors un certain degré de rigidité, qui les rend moins propres au mouvement; et la douleur s'y fait sentir quand elles sont en action.

C'est aussi l'affection de ces fibres qui donne lieu aux douleurs de s'étendre d'une articulation à l'autre, suivant la direction des muscles, et elles sont beaucoup plus aiguës dans les extrémités des muscles qui se terminent dans les jointures, parce que les oscillations ne peuvent pas se propager au-delà.

Cette affection des fibres musculaires qui accompagne le rhumatisme, paraît expliquer pourquoi les efforts et les spasmes produisent les douleurs rhumatisantes; et prouve, enfin que, outre la diathèse inflammatoire du système sanguin, il y a encore dans le rhumatisme une affection particulière des fibres musculaires, qui contribue beaucoup à produire les phénomènes de la maladie.

460. Après avoir ainsi exposé mon opinion sur la cause prochaine du rhumatisme, je vais passer à sa cure.

461. Quelque difficulté que l'on puisse trouver dans l'explication que j'ai donnée § 458 et 459, il est certain que, dans le rhumatisme aigu, au moins toutes les fois qu'il n'est pas produit par des stimulus directs, il existe une affection inflammatoire des parties malades et une diathèse phlogistique dans tout le système; c'est sur ces faits qu'est fondée la méthode curative, qu'une longue expérience a confirmée.

462. La cure du rhumatisme exige donc d'abord le régime antiphlogistique, et surtout l'abstinence totale des nourritures animales et de toutes les liqueurs fermentées ou spiritueuses, auxquelles il faut substituer l'usage des végétaux ou du lait, et des boissons douces délayantes prises abondamment.

463. D'après le principe établi plus haut (§ 450), ou au moins en admettant, si l'on veut, la même exception, la saignée doit être le remède principal du rhumatisme

aigu. Il faut tirer une grande quantité de sang, et réitérer la saignée en proportion de la fréquence , de la plénitude, de la dureté du pouls, et de la violence de la douleur. Les saignées copieuses et réitérées paraissent en général nécessaires dans les premiers jours de la maladie, et elles ont été, en conséquence, fort en usage (1), néanmoins il faut y mettre des bornes ; car les saignées très-copieuses occasionent une convalescence lente ; et si elles ne guérissent pas entièrement, elles peuvent produire le rhumatisme chronique.

464. Pour éviter cette faiblesse du système qui est à craindre à la suite des saignées générales, on peut souvent modérer la violence de la douleur par les saignées locales ; on en obtient surtout cet effet avec certitude quand il y a gonflement et rougeur sur l'articulation ; mais comme la continuité de la maladie paraît plutôt dépendre de la diathèse inflammatoire de tout le système, que de l'affection de la partie malade, ces saignées ne peuvent pas toujours suppléer aux saignées générales que j'ai proposées plus-haut.

465. Les purgations peuvent être utiles pour détruire la diathèse inflammatoire qui domine ; mais il faut faire usage de médicaments qui ne stimulent pas tout le système, tels que les sels neutres, qui jouissent aussi, en quelque sorte, d'une vertu rafraîchissante (2). Néanmoins,

---

(1) Lieutaud a rejeté la saignée ; mais ce qu'il dit est fondé sur une vaine théorie et non sur l'expérience : il prétend que le rhumatisme n'est pas inflammatoire; mais il est le seul en Europe de cette opinion.

(2) Ici M. Bosquillon faisait remarquer dans une note, que le nître, comme purgatif, a été particulièrement recommandé dans le rhumatisme ; qu'il est *le moins stimulant* des sels neutres, et que Robert White en avait donné *jusqu'à deux onces dans une pinte d'eau.* Voyez à se sujet la note 1 du § 135, et la note * du § 160. (D. L.)

les purgatifs ne sont pas aussi puissants que la saignée,
pour détruire la diathèse inflammatoire ; et lorsque la
maladie est devenue générale et vive, les déjections fréquentes ne conviennent pas ; elles sont même nuisibles ,
par le mouvement et la douleur qu'elles occasionent (1).

466. Dans le rhumatisme aigu, les applications que l'on
fait sur les parties douloureuses sont de peu d'utilité. Les
fomentations, dans le commencement de la maladie , aggravent plutôt les douleurs qu'elles ne les diminuent (2).
Les rubéfiants et le camphre les modèrent davantage ; mais
en général ils ne font que déterminer la douleur à se porter
d'une partie à l'autre, et contribuent peu à la guérison de
l'affection générale. Le vésicatoire , appliqué sur la partie
douloureuse , peut aussi être très-efficace pour enlever la
douleur; mais il est peu utile, à moins qu'elle ne soit entièrement fixée dans une partie.

467. Les différents remèdes dont j'ai parlé, du § 461
au § 465 , modèrent la violence de la maladie, et la
dissipent quelquefois entièrement; mais d'autres fois ils
manquent leur effet, et laissent la cure imparfaite. Il y a
beaucoup d'inconvénients à tenter la guérison par les saignées copieuses et réitérées (§ 140); la méthode la plus
efficace et la moins dangereuse est de faire d'abord quelques
saignées générales pour dissiper, ou au moins diminuer
la diathèse inflammatoire, et d'exciter ensuite les sueurs ;

---

(1) Les malades ressentent , en allant à la selle, une irritation
qui affecte tout le système. M. Cullen recommande de donner les
purgatifs à grande dose, quand on croit leur usage convenable,
afin de compenser, par l'évacuation qu'ils procurent , l'irritation
qui suit leur action.

(2) Les bains chauds sont également nuisibles dans le commencement de la maladie ; on ne doit y avoir recours que quand le
spasme de la partie affectée a été dissipé par la saignée.

que l'on dirigera d'après les règles établies depuis le § 168 jusqu'au 169°.

468. Les narcotiques, à moins qu'on ne les donne de manière à exciter les sueurs, sont toujours nuisibles dans tous les temps de la maladie.

469. On a cru qu'il y avait quelques circonstances dans cette maladie où l'on pouvait donner l'écorce du Pérou ; mais je l'ai rarement trouvée utile, et je l'ai vue quelquefois nuire. Il me paraît qu'elle ne convient que dans les cas où la diathèse inflammatoire est déjà fort diminuée, ou lorsque les redoublements de la maladie sont évidemment périodiques, et que les rémissions sont considérables.

470. On a recommandé dans le rhumatisme aigu le calomel, et les autres préparations mercurielles ; mais je pense qu'elles ne sont utiles que dans le rhumatisme chronique, ou au moins dans les cas qui approchent de sa nature.

471. Après avoir donné en détail la cure du rhumatisme aigu, je vais parler de celle du rhumatisme chronique, qui est très-fréquemment la suite du premier.

472. Les phénomènes du vrai rhumatisme chronique, que j'ai exposés § 439 et 440, me portent à conclure que sa cause prochaine consiste dans l'atonie des vaisseaux sanguins et des fibres musculaires de la partie affectée, jointe à un certain degré de rigidité et de contraction des dernières, comme il arrive fréquemment dans le cas d'atonie (1).

____

(1) Les symptômes du rhumatisme chronique surviennent communément à la suite du rhumatisme aigu, sans aucune marque de fièvre ni d'inflammation ; mais comme plusieurs douleurs qui n'ont pas été précédées du rhumatisme aigu, ont le même caractère, telles que celles qui sont l'effet d'un vice vénérien, arthritique, scorbutique ou autre, on doit tâcher de les distinguer par les symptômes qui ont précédé, et par ceux qui dominent.

473. D'après cette idée de la cause prochaine, l'indication curative générale doit être de rétablir l'activité et la vigueur du principe vital dans la partie ; les remèdes convenables dans cette maladie, dont l'usage est confirmé par l'expérience, sont particulièrement ceux qui sont évidemment propres à remplir l'indication proposée.

474. Ces remèdes sont ou externes ou internes.

Les remèdes externes consistent à entretenir la chaleur de la partie, en la tenant continuellement couverte de flanelle, ou à l'augmenter en y appliquant la chaleur externe sous forme sèche ou humide (1) ; on fera un usage constant de brosses pour la peau, ou l'on y fera des frictions par d'autres moyens ; on emploiera les étincelles ou les commotions électriques ; on douchera la partie avec de l'eau froide ou on la plongera dans ce liquide ; on fera des onctions avec les huiles essentielles les plus chaudes

---

(1) J'ai guéri par les bains chauds, chez un homme de quarante ans, qui était pléthorique, une sciatique qui était survenue à la suite d'un effort, et qui durait depuis près de dix ans ; mais j'avais eu recours avant aux saignées et à l'usage de l'opium combiné avec le nitre et le kermès minéral. Les bains n'ont été si renommés pour la goutte, que parce qu'on l'a souvent confondue avec le rhumatisme chronique.

Les frictions, continuées jusqu'à ce que la peau commence à rougir, sont très-utiles.

Les vésicatoires et les sinapismes peuvent rétablir l'action des vaisseaux.

Les cautères peuvent être utiles, mais sont sujets à s'arrêter.

Le rhumatisme chronique qui affecte l'articulation de la cuisse, est le plus terrible de tous, parce qu'il se fait dans cette partie un grand nombre d'insertions tendineuses et qu'il y a beaucoup de gros vaisseaux. Boërhaave, qui y fut sujet, parvint à s'en délivrer en appliquant un vésicatoire qu'il renouvelait lorsqu'il cessait d'agir.

et les plus pénétrantes ; on appliquera de la saumure ;
enfin, on aura recours à l'exercice, soit de la partie
même, autant qu'elle pourra le supporter sans douleur,
soit de tout le corps, en recommandant l'usage du cheval,
ou les autres moyens de *gestation*.

475. Les remèdes internes sont, 1° les huiles essentielles
tirées des substances résineuses, telles que la térébenthine,
données à grandes doses ; 2° les substances qui contiennent
ces huiles, telles que le gaïac ; 3° les sels alcalins volatils ;
4° ces médicaments, ou d'autres, dirigés de manière à
exciter la sueur (§ 169) ; et enfin, le calomel, ou d'autres
préparations mercurielles données à petites doses, et continuées pendant quelque temps.

476. Ces remèdes (§ 463 et 464) ont été employés avec
succès dans le rhumatisme chronique ; on en a encore
recommandé d'autres, tels que les saignées générales et
locales, la brûlure, les vésicatoires et le cautère ; mais il
me paraît que ces derniers conviennent particulièrement,
et peut-être uniquement, lorsque la maladie tient encore de
la nature du rhumatisme aigu.

CHAPITRE XIII.

De l'Odontalgie ou mal de dents.

477. J'avais autrefois considéré cette maladie comme une
espèce de rhumatisme, que l'on devait traiter d'après les
principes que j'ai établis dans le chapitre précédent ; mais
un examen plus réfléchi me détermine aujourd'hui à considérer le mal de dents comme une maladie distincte. Tout
ce qui a été dit dans le dernier chapitre est fondé sur la
supposition que le rhumatisme dépend d'un certain état
des vaisseaux sanguins, et du mouvement du sang qui y

est contenu, et l'irritation occasionée par une matière âcre, appliquée sur ces vaisseaux n'y a aucune part. Dans le mal de dents l'état des vaisseaux sanguins est souvent le même, mais je pense qu'il est toujours l'effet de l'application d'une matière âcre sur les nerfs des dents.

478. L'odontalgie ne consiste souvent que dans une douleur qui se fait sentir dans une seule dent, sans qu'aucune affection inflammatoire se communique en même temps aux parties voisines. Néanmoins ce cas se voit rarement; la maladie de la dent est en général accompagnée d'un certain degré de douleur et d'affection inflammatoire qui se communique aux parties voisines, et quelquefois même à toutes celles du côté de la tête où est la dent malade (1).

479. Cette affection inflammatoire me paraît résider tou-

----

(1) L'odontalgie est le vingt-troisième genre de la Nosologie de l'auteur. Il en donne le caractère suivant :

L'odontalgie est un rhumatisme ou une douleur des mâchoires produite par la carie des dents.

Les variétés de l'odontalgie sont les suivantes d'après Sauvages : 1º l'odontalgie produite par la carie; cette carie est toujours humide, parce que la carie sèche n'excite aucune douleur; 2º l'odontalgie scorbutique, qui se connaît aux signes du scorbut, dont elle est accompagnée; elle peut exister sans carie de même que la suivante, et c'est improprement qu'on la nomme odontalgie, puisque la dent n'est pas affectée; 3º l'odontalgie catarrhale, qui est produite par l'action du froid, et qui peut exister sans carie : elle se distingue des précédentes, parce que la douleur n'est pas bornée à une dent; toute la mâchoire du côté affecté est douloureuse, la gencive est tuméfiée; et il y a un ptyalisme considérable; 4º l'odontalgie arthritique, qui survient aux goutteux et se dissipe quand la goutte se porte aux articulations; 5º l'odontalgie des femmes grosses et des nourrices; 6º l'odontalgie hystérique, qui affecte les femmes hystériques; 7º l'odontalgie stomachique, qui dépend de la saburre contenue dans l'estomac, et se guérit par le vomissement.

jours dans les muscles et dans les parties membraneuses qui leur sont unies ; elle ne présente aucune tendance à la suppuration, et est de la même nature que celle que produit le froid, lorsqu'il agit sur des parties semblables. D'où je conclus que cette affection est du genre du rhumatisme.

480. Les mêmes causes qui occasionent le rhumatisme dans d'autres parties, peuvent affecter les muscles et les membranes de la mâchoire ; la disposition au rhumatisme, produite d'abord par l'irritation, peut aussi subsister, de manière que certaines causes rappellent l'affection inflammatoire sans aucune application nouvelle de matière âcre : mais je suis persuadé que ces deux circonstances sont très-rares, et jamais je n'ai pu m'assurer que l'une ou l'autre eût donné lieu à l'odontalgie ; c'est ce qui me porte à regarder comme très - probable que cette affection rhumatisante des mâchoires, que nous nommons mal de dents, dépend toujours de l'application immédiate d'une matière âcre sur les nerfs des dents.

481. Il faut néanmoins observer qu'il n'en résulte pas toujours une douleur dans la dent même, ou une affection inflammatoire dans les parties voisines ; très-souvent cette matière âcre ne produit qu'une diathèse inflammatoire ; d'où il arrive que l'action du froid sur les parties voisines y excite une affection inflammatoire, et une douleur dans la dent, qui ne paraissaient pas avant.

Il semble aussi qu'il y a certains états du corps qui agissent sur la même diathèse, de manière à produire le mal de dents. Tel paraît être l'état des femmes grosses, qui y sont plus sujettes que les autres femmes. Il est encore probable qu'il y a quelques cas où l'irritabilité augmentée favorise le mal de dents. Ainsi les femmes en sont plus souvent affectées que les hommes, surtout celles qui sont sujettes à la maladie hystérique.

482. La matière âcre qui produit cette maladie, semble

être d'abord engendrée dans la substance dure des dents ; elle commence souvent par se manifester sur leur surface externe ; on pourrait croire en conséquence que la douleur est due à l'action des matières âcres appliquées extérieurement ; mais cette acrimonie prend souvent naissance dans la cavité interne des dents, où l'on ne peut soupçonner l'action des matières appliquées extérieurement. En outre, quand l'acrimonie commence à agir sur la surface externe des dents, elle n'en attaque d'abord qu'une petite portion, et il est difficile d'admettre qu'aucune substance appliquée extérieurement puisse ainsi agir d'une manière partielle ; on doit donc présumer que la matière âcre qui occasione le mal de dents, est due à quelque vice originel de la substance de la dent même. Lorsque cette matière commence à agir sur la surface externe, elle attaque l'émail de la dent ; mais lorsqu'elle agit sur la surface interne, elle doit affecter la partie osseuse. Je ne connais nullement les causes qui peuvent donner naissance à cette matière dans l'une ou l'autre de ces substances de la dent ; je soupçonne qu'elle est souvent due à quelque vice plus général des fluides. Le fréquent usage du mercure, surtout lorsque l'on en fait prendre une grande quantité par la bouche, et l'état des fluides dans le scorbut paraissent disposer à la carie des dents ; quelques autres acrimonies des fluides peuvent aussi produire le même effet.

483. Il est très-évident que la cause de l'odontalgie, et de ses premières attaques, est la carie qui commence par attaquer la surface interne ou externe des dents, et s'étend jusqu'aux nerfs qui sont dans leur cavité ; mais lorsque cette cavité est découverte, et que l'air extérieur ou d'autres matières peuvent y pénétrer, ces causes déterminent souvent le mal de dents, et servent à prouver en général, que les matières âcres appliquées sur les nerfs donnent lieu à la maladie.

484. Je ne connais pas la nature de la matière qui produit la carie des dents, et je n'ai pu en trouver le vrai correctif; mais je présume que cette matière est d'un genre putride, parce que souvent elle communique une odeur fétide à l'haleine.

485. Une longue expérience a prouvé que le remède le plus efficace, et souvent l'unique, pour guérir cette maladie, était d'arracher la dent cariée. Mais dans quelques cas l'extraction ne convient pas, et très-souvent on s'obstine à l'éviter; en conséquence, on a recherché et souvent mis en usage d'autres moyens pour guérir ou modérer au moins la douleur.

486. Les remèdes qui paraissent les plus efficaces sont ceux qui détruisent entièrement le nerf affecté, ou la partie du nerf qui est exposée à l'action de la matière âcre qui réside dans la dent. Lorsqu'il y a une ouverture qui pénètre dans l'intérieur de la dent, il est très-facile d'en détruire le nerf au moyen du cautère actuel; on peut même le faire par l'application des caustiques potentiels du genre des acides ou des alcalis.

487. Lorsque ces moyens sont sans efficacité, on peut encore soulager le malade en diminuant la sensibilité du nerf affecté, en appliquant directement de l'opium, ou des huiles aromatiques des plus âcres, sur le nerf de la dent. Souvent on peut aussi, à ce qu'il semble, diminuer pendant quelque temps la sensibilité du nerf affecté, par l'application externe de l'opium, sur les extrémités des nerfs qui pénètrent la peau, lesquels sont, de même que ceux des dents, des rameaux de la cinquième paire.

488. Lorsque l'odontalgie consiste uniquement dans une douleur du nerf de la dent, et qu'aucune affection considérable ne se communique aux parties voisines, on doit avoir particulièrement recours aux remèdes dont je viens de parler; mais lorsque la maladie dépend principalement

d'une affection inflammatoire des muscles et des membranes de la mâchoire, et que les remèdes indiqués plus haut ne peuvent agir que faiblement, ou point du tout, sur le nerf affecté, il faut employer d'autres moyens pour diminuer la douleur.

489. Si la maladie est accompagnée d'une diathèse inflammatoire générale du système, ou d'un degré considérable de pyrexie, la saignée générale peut être utile pour modérer la douleur; mais ces circonstances se rencontrent rarement, et l'odontalgie est généralement une affection purement topique, dans laquelle, comme je l'ai observé plus haut, la saignée générale est fort peu utile. On pourrait cependant croire que les saignées locales doivent être très-utiles dans ce cas, parce que l'inflammation est locale, et en effet elles le sont quelquefois; mais il est rare que leurs effets soient ou considérables ou permanents. Cela est dû je pense à ce que l'odontalgie ne consiste pas dans l'affection seule des vaisseaux sanguins, comme il arrive dans les cas ordinaires du rhumatisme; mais dans une affection particulière des fibres qui constituent les muscles et les vaisseaux de la partie; cette affection est l'effet de l'irritation. Le peu d'efficacité des saignées locales est, à ce que je crois, une preuve que la maladie est de ce dernier genre.

490. En conséquence, les remèdes nécessaires pour procurer du soulagement, sont ceux qui détruisent le spasme des vaisseaux, et particulièrement des muscles et des membranes affectés. Tels sont les vésicatoires appliqués le plus près possible de la partie malade; telle est aussi l'augmentation des excrétions dans les parties voisines, comme l'excrétion de la salive et du mucus de la bouche provoquée par l'usage des masticatoires âcres. Souvent même il suffit d'exciter une sensation vive dans les parties voisines; d'introduire par exemple, dans les narines, de l'eau de Luce, de l'eau-de-vie de lavande, de l'eau de la reine

de Hongrie, ou d'appliquer avec précaution de l'éther vitriolique sur les joues. Les mêmes raisons me déterminent à croire que l'eau-de-vie ou les autres liqueurs spiritueuses gardées dans la bouche peuvent être souvent utiles.

491. Il y a des maux de dents qui ne paraissent pas produits par une matière âcre appliquée immédiatement sur le nerf de la dent, mais être l'effet de l'action externe du froid, ou de quelques autres causes qui agissent immédiatement sur les muscles ou les membranes de la mâchoire, ces cas semblent, en conséquence, exiger d'autres remèdes que ceux dont j'ai parlé plus haut. Cependant on doit toujours soupçonner que les effets du froid ou des autres causes semblables sont dus à une disposition particulière occasionée par une matière âcre appliquée sur le nerf de la dent, et qui continue à agir jusqu'à un certain point; aussi j'ai souvent observé que l'on ne pouvait arrêter l'action de ces causes externes qu'en arrachant la dent qui donnait lieu à la disposition particulière des parties.

CHAPITRE XIV.

De la Goutte.

492. La goutte est une maladie qui présente tant de variétés, non-seulement chez les différentes personnes qui en sont attaquées, mais encore chez le même individu dans différents temps, qu'il est difficile d'en faire une histoire complète et exacte, ou d'en donner un caractère qui puisse s'appliquer universellement à tous les cas. Néanmoins je tâcherai de la décrire, telle qu'elle se manifeste communément, et d'en indiquer, autant qu'il me sera possible, les variétés. J'espère que l'on pourra, d'après une telle description, établir un caractère général; tel est je pense

le suivant , que j'ai donné dans la dernière édition de ma nosologie.

GENRE XXIV. *Podagra.*

« *Morbus hæreditarius , oriens sine causâ externâ evi-*
» *dente , sed præunte plerumque ventriculi affectione in-*
» *solitâ ; pyrexia ; dolor ad articulum , et plerumque*
» *pedis pollici , certè pedum et manuum juncturis , potis-*
» *simum infestus ; per intervalla revertens , et sæpè cum*
» *ventriculi, vel aliarum internarum partium , affectionibus*
» *alternans (1).* »

---

(1) La goutte se distingue en ce que 1° elle est héréditaire ; 2° elle survient sans avoir été précédée d'aucune cause externe évidente ; 3° elle ne paraît pas avant trente-cinq ans ; 4° elle n'attaque que ceux qui sont d'un tempérament particulier ; 5° ses symptômes généraux sont précédés de douleurs de l'estomac ; 6° elle se manifeste d'abord aux pieds ; 7° ses retours sont périodiques ; 8° elle est toujours liée avec le système nerveux indépendamment du système vasculaire. Comme les mouvements de cette espèce vont et viennent , la goutte attaque diverses parties , et surtout l'estomac.

M. Cullen a rejeté le terme d'*arthritis* et préfère, avec Boërhaave , celui de *podagra* , parce qu'il désigne le type principal de la maladie. Il pense que Sauvages a eu raison d'assurer, contre son usage , qu'il n'y avait qu'une seule espèce de goutte. Il ajoute cependant que l'on peut en observer quatre variétés , qui sont , 1° la goutte régulière ; 2° la goutte atonique ; 3° la goutte rentrée ; 4° la goutte mal placée , dont on verra les caractères dans la suite de ce chapitre.

On doit rapporter à la goutte régulière , 1° la goutte qui succède à la colique produite par l'usage du cidre aigre , observée par Musgrave et Huxham ; 2° la goutte chaude , à laquelle était sujet Sauvages , et qui se manifeste l'été. Néanmoins , comme Sauvages n'a pas toujours bien défini les espèces , ni distingué la goutte régulière de la goutte atonique , M. Cullen n'assure pas avoir tou-

493. La goutte est en général une maladie héréditaire ; mais il paraît que quelques personnes en sont attaquées sans disposition héréditaire ; et que cette disposition peut quelquefois se contracter par différentes causes. Ces circonstances paraissent former des exceptions à la proposition générale que nous avons établie ; mais les faits qui l'appuient directement sont très-nombreux.

494. Cette maladie est particulière aux hommes ; cependant elle attaque aussi les femmes, mais plus rarement ; les plus robustes et les pléthoriques y sont le plus sujettes , et chez elles, la goutte se manifeste très-souvent long-temps

---

jours été fort exact dans l'application qu'il a faite des espèces de cet auteur.

Les variétés de la goutte atonique sont, 1° la goutte mélancolique de Musgrave , qui attaque ceux qui sont affaiblis par les chagrins et l'étude , ou qui sont sujets à l'affection hypochondriaque ou hystérique ; dans ce cas, la goutte succède à l'abattement de l'esprit , et disparaît quand le contentement revient ; 2° la goutte d'hiver, qui ne laisse le malade libre que pendant l'été ; 3° la goutte chlorotique ou blanche , dont parle Musgrave , à laquelle sont sujettes les femmes nées de parents goutteux , affectées de chlorose et mal ou point réglées ; 4° la goutte qui se trouve réunie à l'asthme humide.

La goutte se trouve aussi quelquefois compliquée avec d'autres maladies , telles que le rhumatisme , le scorbut et la maladie vénérienne.

On ne doit pas rapporter à la goutte 1° les douleurs des os , que ressentent les rachitiques , et qui augmentent par le tact ; 2° la goutte américaine, ou les douleurs occasionées par le pian ; 3° les douleurs vives des articulations , que produit l'usage des poissons de l'île de Bahama , et qui se terminent en peu de temps par une démangeaison qui dure trois jours.

Musgrave , qui est l'auteur qui a le mieux décrit la goutte irrégulière , a trop multiplié les variétés , et paraît avoir souvent suivi son imagination.

avant que l'évacuation menstruelle ait cessé. Je l'ai observée chez plusieurs femmes, dont le flux périodique était plus abondant que de coutume.

495. Cette maladie se voit rarement chez les eunuques; et, quand cela arrive, il paraît qu'elle affecte ceux qui sont d'une constitution robuste, qui mènent une vie indolente, et qui mangent beaucoup.

496. La goutte attaque spécialement les hommes dont le corps est robuste et gros, ceux qui ont une grosse tête, qui sont pléthoriques et gras, et ceux dont la peau est couverte d'un tissu muqueux plus épais, qui forme une surface plus grossière.

497. Si nous pouvions, avec les anciens, déterminer par certains termes, les différents tempéraments, je dirais que la goutte est particulière aux hommes d'un tempérament *cholérico - sanguin*, et très - rare chez ceux qui sont d'un tempérament purement sanguin ou mélancolique. Néanmoins, il est très-difficile de traiter cette matière avec une précision convenable.

498. Ceux qui s'occupent à des travaux constants du corps, ou qui vivent particulièrement de végétaux, sont rarement sujets à la goutte; on dit aussi qu'elle est moins fréquente parmi ceux qui ne font pas usage de vin ou d'autres liqueurs fermentées.

499. La goutte n'attaque communément les hommes que passé l'âge de trente-cinq ans; et même généralement un peu plus tard. Il y a des exemples où elle s'est manifestée plus tôt; mais ils sont en petit nombre en comparaison de ceux qui confirment la règle générale que nous avons admise. Lorsque la goutte se déclare de bonne heure, il paraît que c'est chez ceux qui ont une disposition héréditaire très-forte, et chez lesquels les causes éloignées dont nous parlerons par la suite, ont agi à un degré considérable.

500. Comme la goutte est une maladie héréditaire, qu'elle attaque spécialement les hommes qui ont un tempérament particulier, on peut considérer ses causes éloignées comme prédisposantes et comme occasionelles.

501. Nous venons d'indiquer suffisamment la cause prédisposante, autant qu'on peut la connaître par les apparences externes, ou par le tempérament général; les médecins ont assigné avec beaucoup de confiance les causes occasionelles; mais dans une maladie qui dépend autant d'une disposition particulière, les causes occasionelles doivent être incertaines, parce qu'elles ne se manifestent pas toujours chez ceux qui y sont disposés, et elles peuvent paraître chez ceux qui n'y sont pas disposés, sans produire aucun effet. Cette incertitude a particulièrement lieu à l'égard de la goutte; mais je vais offrir ce qui me semble le plus probable sur cet objet.

502. Les causes occasionelles de la goutte paraissent être de deux espèces : premièrement, celles qui produisent un état de pléthore; secondement, celles qui, chez les pléthoriques, donnent lieu à un état de faiblesse.

503. Les causes de la première espèce sont un genre de vie sédentaire et indolent, une nourriture animale abondante, l'usage habituel du vin ou des autres liqueurs fermentées. Ces circonstances précèdent communément la maladie; et si l'on doute qu'elles puissent la produire, ce fait deviendra suffisamment probable d'après ce qui a été observé § 498.

504. Les causes occasionelles de la seconde espèce qui produisent la faiblesse sont, les excès des plaisirs de Vénus; l'intempérance dans l'usage des liqueurs enivrantes; les indigestions produites par la quantité ou la qualité des aliments; une grande application à l'étude ou aux affaires; les veilles prolongées fort avant dans la nuit; les évacuations excessives; la cessation des travaux habituels; le

changement subit d'une nourriture abondante en un régime sévère ; l'usage considérable des acides et des acescents ; enfin , le froid appliqué aux extrémités inférieures.

5o5. Les premières causes (§ 5o3) paraissent agir en augmentant la disposition qui existait déjà. Les dernières (§ 5o4) sont communément celles qui déterminent les premières attaques, et les retours de la maladie.

5o6. L'affection inflammatoire de quelques - unes des articulations , constitue spécialement ce que nous appelons un paroxysme de goutte. Quelquefois il vient tout-à-coup sans que rien ait pu le faire soupçonner ; mais il est généralement précédé de différents symptômes, tels que la cessation d'une sueur qui avait coutume de se manifester aux pieds ; un froid extraordinaire des pieds et des jambes; un engourdissement fréquent , auquel succède alternativement un sentiment de picottement , qui s'étend le long des extrémités inférieures ; de fréquentes crampes des muscles des jambes ; et un gonflement extraordinaire des veines.

5o7. Lorsque ces symptômes ont lieu dans les extrémités inférieures , tout le corps est affecté d'un certain degré d'engourdissement et de langueur , et les fonctions de l'estomac en particulier sont plus ou moins troublées, l'appétit est diminué , on ressent de la flatulence, ou d'autres symptômes d'indigestion. Ces symptômes , et ceux du paragraphe 5o6 ont lieu plusieurs jours , quelquefois une semaine ou deux , avant que le paroxysme paraisse : mais communément le jour qui précède immédiatement le paroxysme , l'appétit devient meilleur que de coutume.

5o8. Les paroxysmes sont accompagnés des circonstances suivantes. Ils paraissent communément au printemps ; tantôt plus tôt, tantôt plus tard, suivant que la chaleur qui succède au froid de l'hiver est plus ou moins prématurée ; et peut-être même suivant que le corps a été plus ou moins exposé aux vicissitudes de chaud et de froid.

509. Quelquefois les attaques se font d'abord sentir le soir, mais communément c'est vers deux ou trois heures du matin. Le paroxysme commence par une douleur qui affecte un pied ; c'est le plus souvent l'articulation ou la première jointure du gros orteil qui est affectée, et quelquefois d'autres parties du pied. Lorsque cette douleur se fait sentir, il y a ordinairement un frisson plus ou moins considérable, qui cesse par degrés, à mesure que la douleur augmente, et est remplacé par un accès de chaud de pyrexie, qui continue autant que la douleur même. Du moment de la première attaque, la douleur devient de plus en plus violente, et continue ainsi avec une agitation considérable de tout le corps, jusqu'au milieu de la nuit suivante ; ensuite elle se modère par degrés ; au bout de vingt-quatre heures, à compter du commencement de la première attaque, la douleur cesse communément entièrement par une sueur modérée, et permet au malade de s'endormir. Mais en se réveillant le matin, il trouve la partie douloureuse affectée de rougeur et de gonflement, qui, après avoir duré quelques jours, se dissipent par degrés.

510. Lorsque le paroxysme s'est ainsi manifesté, quoique la douleur aiguë soit considérablement diminuée au bout de vingt-quatre heures, le malade n'en est pas encore parfaitement débarrassé. Il éprouve pendant quelques jours, tous les soirs, un retour de douleur et de pyrexie très-considérables, qui continuent avec plus ou moins de violence jusqu'au matin. La maladie, après avoir duré plusieurs jours de cette manière, disparaît quelquefois entièrement, et ne revient qu'après un long intervalle.

511. La goutte, après s'être ainsi fixée quelque temps sur une articulation, cesse entièrement, et laisse, en général, le malade dans une santé très-parfaite ; il ressent plus d'aisance et plus de vivacité dans l'exercice des fonctions du

corps et de l'ame, qu'il n'en avait éprouvé depuis long-temps.

512. Lorsque la maladie est récente, elle peut ne reparaître qu'une fois en trois ou quatre ans; mais, au bout de quelque temps, les intervalles deviennent plus courts, et ses attaques reparaissent annuellement; elles reviennent ensuite deux fois l'an, et enfin se réitèrent plusieurs fois dans le cours de l'automne, de l'hiver et du printemps. Quand les accès sont plus fréquents, les paroxysmes deviennent aussi plus longs : c'est pourquoi, dans l'état avancé de la maladie, il est rare d'en être entièrement exempt, excepté peut-être deux ou trois mois dans le cours de l'été.

513. On juge aussi des progrès de la goutte par les parties qu'elle attaque. Il n'y a communément d'abord qu'un seul pied d'affecté ; ensuite les deux le sont l'un après l'autre à chaque paroxysme ; et, la maladie continuant à reparaître, elle se porte non-seulement sur les deux pieds en même temps, mais après avoir cessé dans celui qu'elle avait attaqué en second lieu, elle reparaît de nouveau dans le premier, et même quelquefois dans l'autre une seconde fois. Elle se porte non-seulement d'un pied à l'autre, quand elle change de place, mais même des pieds aux autres articulations, surtout à celles des extrémités supérieures et inférieures ; et il n'y a guère d'articulation qui n'en soit affectée dans un temps ou dans un autre. Elle attaque quelquefois deux jointures différentes en même temps, mais communément la douleur n'est vive que dans une, et elle passe successivement d'une articulation à l'autre, de manière que les tourments du malade sont souvent long - temps prolongés.

514. Lorsque la goutte a souvent reparu, et que ses paroxysmes sont devenus très-fréquents, les douleurs sont communément moins violentes qu'elles ne l'étaient d'a-

bord; mais le malade souffre davantage du malaise, et des autres symptômes de goutte atonique, dont je parlerai par la suite.

515. Lorsque les premiers paroxysmes sont dissipés, les jointures qui étaient affectées reprennent entièrement la souplesse et la vigueur dont elles jouissaient avant; mais après des attaques très-souvent réitérées, ces mêmes jointures ne reviennent pas aussi promptement ni aussi parfaitement à leur premier état; elles conservent de la faiblesse et de la rigidité, et ces effets sont par la suite portés à un tel degré, qu'elles perdent totalement la faculté de se mouvoir.

516. Lorsque la maladie a reparu fréquemment, il se forme des concrétions de nature calcaire à l'extérieur des jointures, communément ces concrétions sont immédiatement au-dessous de la peau; on les observe chez beaucoup de goutteux, mais plusieurs en sont exempts. La matière paraît d'abord se déposer sous une forme fluide, qui se dessèche ensuite et durcit. Ces concrétions dans leur état de sécheresse, sont une substance terreuse friable, parfaitement soluble dans les acides. Lorsqu'elles sont formées, elles contribuent, conjointement avec d'autres circonstances, à détruire le mouvement de l'articulation (1).

(1) Les recherches de Tennant, confirmées par Fourcroy et par plusieurs autres chimistes de l'époque actuelle, ont prouvé que la matière solide des concrétions goutteuses n'était pas de nature calcaire, mais que c'était de l'urate de soude. Des expériences plus récentes encore ont fait voir à M. Vauquelin que, de même qu'on l'observe pour les pierres urinaires, la composition de ces calculs est loin d'être toujours identique : ainsi, quoique l'urate ou le sur-urate de soude en constitue toujours la plus grande partie, l'un d'eux lui a offert de l'urate de chaux et des débris cellulaires; un autre de l'urate de chaux, du phosphate de chaux et une matière fibreuse animale. (D. L.)

517. La plupart de ceux qui ont été attaqués de la goutte durant un grand nombre d'années, sont sujets à une affection néphrétique, qui se manifeste par tous les symptômes qui accompagnent communément les concrétions calcaires des reins, et que nous aurons occasion de décrire dans un autre endroit. Il suffit d'observer ici que l'affection néphrétique alterne avec les paroxysmes de la goutte, et que ces deux affections ne se rencontrent presque jamais en même temps. On peut aussi remarquer que les enfants de ceux qui ont été sujets à la goutte ou à la néphrétique, héritent communément de l'une de ces deux maladies ; et, quelle qu'ait été celle dont les parents ont été principalement affectés, parmi les enfants, les uns ont l'une et les autres l'autre. Chez plusieurs d'entre eux, l'affection néphrétique seule survient, sans aucune attaque de goutte ; c'est ce qui arrive fréquemment chez les femmes nées de parents goutteux.

518. J'ai décrit dans l'histoire que je viens de donner, le type le plus ordinaire de la maladie ; on peut, en conséquence, malgré les variétés dont j'ai fait mention, l'appeler l'état régulier de la goutte. Néanmoins, la maladie prend différentes apparences, suivant les circonstances ; mais comme je suppose qu'elle dépend toujours d'une certaine diathèse, ou disposition du système, je considère comme symptôme ou comme accès de goutte, chaque forme qui paraît dépendre de la même disposition. La principale circonstance qui s'observe dans ce que j'appelle *goutte régulière*, est l'affection inflammatoire des jointures (1) ; et je nomme *goutte irrégulière*, tous les symptômes qui paraissent avoir quelque connexion avec la diathèse qui produit

---

(1) Dans la goutte *régulière* il y a une inflammation assez vive des articulations, qui subsiste quelques jours, et se dissipe insensiblement avec tumeur, démangeaison et desquamation de la partie. N. C.

l'affection inflammatoire, ou en dépendre, sans cependant que cette affection ait lieu, ou existe en même temps.

519. Cette espèce de goutte irrégulière comprend trois états différents, que je nomme goutte *atonique*, goutte *rentrée* et goutte *mal placée*.

520. La goutte atonique (1) existe lorsque la diathèse goutteuse domine dans tout le système, sans que cependant, à raison de certaines causes, elle produise l'affection inflammatoire des jointures. Dans ce cas, les symptômes morbifiques qui se manifestent, sont particulièrement des affections de l'estomac; telles que le défaut d'appétit, l'indigestion et les différents malaises qui l'accompagnent, la nausée, le vomissement, la flatulence, les rapports acides, et les douleurs dans la région de l'estomac. A ces symptômes se joignent fréquemment des douleurs et des crampes dans différentes parties du tronc, et dans les extrémités supérieures, qui se dissipent lorsqu'il sort des vents de l'estomac; il y a aussi communément constipation, quelquefois un dévoiement accompagné de coliques. Ces affections du canal alimentaire se trouvent souvent réunies à tous les symptômes de l'hypochondriacisme; tels que l'abattement de l'esprit, une attention constante et inquiète aux sensations les plus légères, l'exagération imaginaire de ces sensations et la crainte qu'elles n'aient des suites dangereuses.

Dans cette espèce de goutte les viscères du thorax sont aussi quelquefois affectés, il survient des palpitations, des faiblesses, et l'asthme.

---

(1) La goutte *atonique* se manifeste par l'atonie de l'estomac ou d'une autre partie interne; elle survient sans l'inflammation des articulations, à laquelle on doit s'attendre, ou qui annonce communément la goutte; ou bien elle n'est accompagnée que de douleurs légères des articulations, et de peu de durée, auxquelles succèdent souvent tout à coup la dyspepsie ou d'autres symptômes d'atonie. N. C.

3o.

La tête a aussi ses symptômes particuliers, tels que les douleurs, les vertiges, les affections apoplectiques et paralytiques.

521. On peut soupçonner que les différents symptômes dont je viens de faire l'énumération, sont dus à la diathèse goutteuse, lorsqu'ils se manifestent chez ceux où les signes de cette diathèse existent; on doit même, sans hésiter, considérer leur ensemble comme constituant la goutte, lorsque l'on a déjà aperçu, chez ces sortes de personnes, une tendance manifeste à l'affection inflammatoire; ou lorsque les mêmes symptômes sont mélangés de quelque degré de goutte inflammatoire, et qu'ils se calment quand cette dernière paraît.

522. Je nomme le second état goutte *rentrée* (1). Dans ce cas, l'état inflammatoire des jointures se manifeste comme de coutume, mais ne parvient pas au degré ordinaire de douleur et d'inflammation; ou, au moins, ces symptômes durent moins de temps, et au lieu de se dissiper par degrés, ils cessent tout à coup et totalement, dans le temps que quelque partie interne s'affecte. Le plus communément c'est l'estomac, qui alors est attaqué de malaise, de vomissement, ou d'une douleur violente; quelquefois le cœur l'est aussi, ce qui donne lieu à la syncope; d'autres fois ce sont les poumons, et l'asthme survient. Enfin, la tête même est quelquefois affectée, ce qui donne lieu à l'apoplexie ou à la paralysie. Dans tous ces cas, on ne peut douter que tous ces symptômes ne soient une partie de la même maladie, quoique l'affection paraisse différente, suivant les viscères où elle se porte.

523. Le troisième état de goutte irrégulière, que je nom-

---

(1) La goutte rentrée commence par l'inflammation des articulations qui cesse tout à coup, et est en même temps suivie de l'atonie de l'estomac ou d'une autre partie interne. N. C.

me goutte *mal placée* (2), est celui où la diathèse goutteuse, au lieu de produire l'affection inflammatoire des jointures, occasione dans quelque partie interne une affection semblable, laquelle se manifeste par les mêmes symptômes qui accompagnent l'inflammation de ces parties, lorsqu'elle est due à d'autres causes.

. Je n'ose décider si la diathèse goutteuse produit quelquefois une pareille inflammation des parties internes, sans s'être d'abord manifestée sur les jointures, ou si l'inflammation des parties internes est toujours l'effet d'une métastase de la goutte, qui a d'abord affecté les jointures ; mais, en supposant même que la métastase a toujours lieu, je pense que l'affection différente des parties internes doit suffire pour distinguer la goutte mal placée, de ce que j'ai appelé la goutte rentrée.

524. Je ne puis précisément dire quelles sont les parties internes qui peuvent être affectées par la goutte mal placée, parce que jamais je ne l'ai observée dans ma pratique, et je n'en ai même trouvé aucun exemple clairement décrit dans les auteurs, excepté celui d'inflammation de poitrine.

525. Il y a deux cas de métastase de goutte, dont l'un est une affection du col de la vessie, qui produit douleur, strangurie, et un catarrhe vésical : l'autre est une affection du rectum, qui quelquefois ne se manifeste que par une douleur de cette partie, et d'autres fois par des tumeurs hémorrhoïdales. J'ai vu chez les goutteux de semblables affections succéder à l'inflammation des jointures ; mais je ne me flatte pas de pouvoir déterminer si ces affections doivent se rapporter à la goutte rentrée ou à la goutte mal placée.

---

(2) La goutte mal placée consiste dans l'inflammation d'une partie interne, qui n'a pas été précédée de l'inflammation des articulations, ou, si cette dernière a paru, elle a cessé tout à coup. N. C.

526. Je crois que l'on pourra, d'après l'histoire que je viens de donner de la goutte, la reconnaître sous quelque forme qu'elle se présente. Néanmoins, on suppose communément, qu'il y a des cas où il est difficile de distinguer la goutte du rhumatisme ; il est possible d'en rencontrer de semblables ; mais on peut en général distinguer ces deux maladies avec beaucoup de certitude, en observant la disposition préexistante, les signes antécédents, les parties affectées, les retours de la maladie, et sa connexion avec les autres parties du système ; toutes ces circonstances se manifestent communément d'une manière très-différente dans ces deux maladies.

527. Il me reste à rechercher la cause prochaine de la goutte ; cette tâche est difficile, et je ne m'en charge qu'avec quelque méfiance.

528 L'opinion généralement adoptée, est que la goutte dépend d'une certaine matière morbifique, toujours présente dans le corps ; et que cette matière déterminée par des causes variées à se porter sur les jointures ou sur d'autres parties, produit les différents phénomènes de la maladie.

529. Cette doctrine, quoiqu'ancienne et généralement admise, me paraît très-douteuse.

Premièrement, il n'y a aucune preuve directe de l'existence d'une matière morbifique chez les personnes disposées à la goutte (1) ; aucune expérience ni aucune observation ne démontre que le sang ou les autres humeurs des goutteux diffèrent, à quelque égard, du sang ou des autres hu-

____

(1) Le célèbre Stahl est le premier qui ait avancé que la goutte dépendait d'un état particulier du système, et non de la présence d'une matière morbifique. M. Cullen est le seul qui ait suivi cette théorie ; les preuves qu'il en donne sont appuyées d'un si grand nombre de faits qu'il est difficile de rejeter, que je regarde son opinion sur la cause de la goutte comme la seule qui soit admissible.

meurs du commun des hommes. Les paroxysmes de la goutte ne sont précédés d'aucun signe qui annonce un état morbifique des fluides ; cette maladie attaque généralement les personnes qui ont joui de la plus parfaite santé, et elles paraissent en jouir jusqu'au moment de l'accès. Il est vrai, qu'à une certaine période de la maladie, on aperçoit chez les goutteux une matière particulière (§ 516) ; mais cette matière ne se montre pas toujours, on ne la voit que quand la goutte a subsisté long-temps ; d'où il est évident qu'elle en est l'effet et non la cause. En outre, quoique certaines substances âcres introduites dans le corps, paraissent déterminer la goutte (§ 504), il est probable qu'elles n'agissent pas en produisant la cause matérielle de lá maladie, mais d'une toute autre manière. Par conséquent on peut assurer, en général, qu'il n'y a pas de preuves que la goutte soit l'effet d'une matière morbifique.

Secondement, les différentes hypothèses que l'on a adoptées sur la nature particulière de la matière capable de produire la goutte, sont si variées et si opposées, qu'on peut en conclure qu'elles ne sont réellement fondées sur aucune preuve. Plusieurs de ces hypothèses sont si peu conformes aux connaissances chimiques, et aux lois de l'économie animale, que l'on doit entièrement les rejeter.

Troisièmement, en supposant qu'une matière morbifique est la cause de la goutte, l'explication des phénomènes de la maladie, surtout ses métastases fréquentes et soudaines d'une partie à l'autre devient impossible (1).

____

(1) En admettant la matière morbifique, on ne peut expliquer 1º. pourquoi elle se porte particulièrement sur les jointures. Il n'est pas dans l'ordre d'une sécrétion quelconque de charier des fluides âcres. Il se fait une sécrétion dans les jointures, qui n'est pas entièrement réabsorbée ; mais elle ne contient aucune acrimonie particulière. La synovie n'est pas réellement affectée ; la maladie n'attaque que les parties externes de l'articulation, et les concrétions

Quatrièmement, cette supposition ne paraît pas probable; car s'il existait une matière morbifique, son action serait semblable dans les différentes parties qu'elle affecte : au contraire, elle paraît fort variée, elle est stimulante, et produit l'inflammation dans les articulations; mais lorsqu'elle attaque l'estomac, elle est sédative et détruit le ton de ce viscère. En admettant dans ces deux cas une matière particulière, on ne peut rendre raison de la diversité de son action, par la différence de la partie affectée.

Cinquièmement, quelques-uns des faits, que l'on cite en faveur de l'existence de la matière morbifique, ne sont pas suffisamment établis : tels sont ceux par lesquels on prétend démontrer que la maladie est contagieuse; car rien ne le prouve évidemment : les faits que l'on a rapportés sont non-seulement en petit nombre, mais même sujets à beaucoup

---

crétacées se forment immédiatement au-dessous de la peau. 2° On n'explique pas comment se dépose la matière morbifique, et encore moins comment se fait sa réabsorption ; on ne peut pas douter que tous les fluides puissent être absorbés ; mais l'absorption ne peut avoir lieu ici, parce qu'il faudrait qu'elle fût momentanée. Les réabsorptions soudaines dont on parle, sont plutôt une détumescence des parties, dont on peut rendre raison par la diminution de l'impétuosité de la circulation qui existait avant. On ne peut, en admettant la réabsorption, expliquer comment une matière se porte du gros orteil vers l'estomac, ni indiquer le cours qu'elle pourrait prendre; il faudrait d'abord qu'elle se répandît dans toute la masse des fluides, ce qui exige quelque temps. On ne connaît pas encore l'affinité que peut avoir une matière avec l'estomac et les articulations. Souvent l'application d'un remède répercussif fait, en moins d'une demi-heure, passer la goutte d'un pied à l'autre. En admettant que la maladie dépend d'un mouvement particulier qui peut se communiquer très soudainement à deux parties éloignées, il sera plus facile d'expliquer ce fait. Or quand, entre deux hypothèses, l'une paraît si difficile à saisir et l'autre si aisée, il ne reste aucun doute sur le choix.

d'objections ; et les observations négatives sont innombrables (1).

Sixièmement, quelques-unes des preuves que l'on a apportées en faveur de la matière morbifique, sont fondées sur un raisonnement faux. On a supposé que la maladie dépendait d'une matière morbifique, parce qu'elle est héréditaire. Mais la conclusion n'est pas juste ; car la plupart des maladies héréditaires ne dépendent pas d'une matière morbifique, mais d'une conformation particulière de la structure du corps, transmise des pères aux enfants. C'est ce qui paraît arriver, surtout dans la goutte. On peut aussi observer que les maladies héréditaires qui dépendent d'une matière morbifique, se manifestent toujours beaucoup plus tôt que la goutte ne le fait communément.

Septièmement, la supposition d'une matière morbifique comme cause de la goutte, a été jusqu'ici inutile ; elle n'a suggéré aucune méthode curative heureuse. Les hypothèses particulières ont souvent nui à la pratique de la médecine ; elles ont fréquemment détourné les médecins des vues qui auraient pu être utiles, et les ont éloignés de la méthode curative que l'expérience avait confirmée. Bien plus, la sup—

---

(1) Warner, Sydenham et Hoffmann prétendent que la goutte peut se communiquer par contagion. Boërhaave l'a pensé aussi ; mais il n'apporte aucune observation qui le prouve. Van Swieten a fait tous ses efforts pour soutenir cette opinion : il cite des médecins allemands qui racontent que deux personnes furent attaquées de cette maladie pour avoir porté des souliers qui avaient servi à des goutteux. Un chien même, à ce que l'on prétend, peut gagner la goutte en couchant sur les pieds d'un goutteux. Van Helmont dit qu'une femme gagna la goutte en se servant d'une chaise dont un de ses frères goutteux s'était servi long-temps *.

* Dans ces derniers temps, M. Chambon de Montaux, par des faits non moins bizarres, dont il a été lui-même, ou l'acteur ou le témoin, et qu'il a consignés dans un mémoire lu à l'Académie royale des sciences ; s'est efforcé, mais en vain, de faire revivre cette hypothèse aujourd'hui justement abandonnée. (D. L.)

position d'une matière morbifique, quoique généralement
adoptée, a néanmoins été aussi généralement négligée dans
la pratique. Lorsque la goutte affecte l'estomac, aucun médecin ne songe à corriger la prétendue matière morbifique
qui s'est portée sur ce viscère, mais s'occupe uniquement
de rétablir le ton des fibres motrices.

Huitièmement, cette hypothèse est entièrement superflue ; elle ne peut servir à rien expliquer, à moins que de
supposer en même temps que la matière morbifique produit un changement dans l'état des puissances motrices ; or,
un changement qui serait l'effet d'autres causes, suffit pour
expliquer toutes les circonstances de la maladie, sans avoir
recours à une matière morbifique. On peut encore observer
à ce sujet, que plusieurs des causes (§ 504.) qui déterminent la goutte, n'agissent pas sur l'état des fluides, mais directement et uniquement sur celui des puissances motrices.

Enfin, on peut, sans une pareille supposition, rendre,
à ce que je pense, raison de la maladie d'une manière plus
conforme à ses phénomènes, aux lois de l'économie animale, et à la méthode curative que l'expérience a confirmée.

C'est ce que je vais tenter de faire, après avoir donné
quelques observations générales.

530. Premièrement, la goutte est une maladie de tout le
système, c'est-à-dire, qui dépend d'une certaine conformation générale et d'un état particulier du corps ; comme il est
évident d'après les faits indiqués depuis le § 494, jusqu'au
497° ; mais l'état général du système dépend particulièrement de l'état des premières puissances motrices ; par conséquent, on peut supposer que la goutte consiste principalement dans l'affection de ces puissances (1).

____

(1) On doit distinguer les maladies par leur siége ; quelques-unes
sont purement locales, n'affectent qu'un seul organe ; elles n'ont

531. Secondement, la goutte est évidemment une affection du système nerveux, dans lequel résident les premières

---

aucune connexion avec le reste du système, et sont dues à une organisation particulière de la partie ; d'autres, quoique locales,
diffèrent cependant des premières en ce qu'elles affectent les puissances générales du système. Ainsi l'inflammation d'une partie,
produite par une cause locale, dépend cependant d'une augmentation de vélocité de la circulation, qui peut s'étendre à tout le
système et se terminer en une maladie qui l'affecte en entier, telle
que la fièvre. Les causes même qui déterminent l'affection locale
n'agissent pas sur une seule partie, mais sur les puissances générales de tout le système. Néanmoins les causes qui, dans ce cas,
agissent immédiatement sur ces puissances, ne suffisent pas pour
produire des maladies universelles ; il faut qu'elles se trouvent
réunies à d'autres causes capables d'exciter un mouvement semblable dans tout le système : les maladies universelles qui succèdent aux affections locales, dépendent souvent de l'habitude du
corps et du tempérament ; elles viennent uniquement chez ceux qui
y sont disposés par leur tempérament, qui est une suite de la constitution originelle. Cette constitution est due aux premières fibrilles
qui composent le corps ; elle imprime un caractère qui subsiste
toute la vie, elle dépend de l'état général des solides et des fluides, et des puissances motrices. Ainsi le rhumatisme peut, à raison
des causes qui y donnent lieu, attaquer toutes sortes de personnes ; mais les causes éloignées qui déterminent la goutte n'opèrent
que sur ceux qui y sont disposés : la constitution originelle ou un
vice héréditaire sont en général nécessaires. Néanmoins cette constitution particulière peut aussi s'acquérir ; mais elle ne survient
jamais sur-le-champ ; elle est la suite de la manière de vivre.

La goutte se distingue particulièrement en ce qu'elle dépend
d'une certaine disposition du tempérament : ainsi elle attaque surtout les hommes. On pourra objecter que cette règle et les suivantes sont sujettes à beaucoup d'exceptions ; mais une exception
confirme quelquefois la règle générale ; ainsi la constitution des
femmes chez lesquelles on observe la goutte, se rapproche de
celle des hommes. Les eunuques sont aussi en général exempts de

puissances motrices de tout le système. Les causes occasionelles ou qui déterminent la maladie (§ 5o4) sont presque

cette maladie ; peut-être cela est-il dû à quelque qualité particulière de la liqueur séminale de l'homme : mais si on admet cette
opinion, il est difficile d'expliquer pourquoi les femmes y sont sujettes. Cependant la castration donne aux mâles la constitution
des femmes ; et la goutte paraît n'attaquer, parmi les hommes,
que ceux qui sont d'un tempérament particulier, ceux surtout qui
ont un degré de vigueur considérable, et ceux qui sont d'une corpulence robuste. Les gens maigres, et ceux qui ont la peau tendre
et fine, en sont généralement exempts. Les goutteux ont une certaine rudesse de la peau qui leur est particulière.

La goutte attaque plutôt les tempéraments combinés, tels que
le cholérique sanguin, le phlegmatique sanguin, que les tempéraments simples : on l'observe rarement chez les atrabilaires et chez
ceux qui sont d'un tempérament simple sanguin, quoique d'ailleurs
robustes. Les hommes sanguins, surtout ceux qui sont sujets à des
hémorrhagies, ne deviennent guère goutteux, mais sont souvent affectés de rhumatisme.

On voit, il est vrai, beaucoup d'hémorrhoïdaires attaqués de la
goutte : mais les hémorrhoïdes arrivent particulièrement à la suite
des congestions de la veine porte. D'ailleurs ces mêmes personnes
sont naturellement pléthoriques, et le défaut d'exercice les dispose
davantage à ces congestions. On peut expliquer par-là pourquoi
les indolents, attaqués de la goutte, sont souvent sujets au flux hémorrhoïdal.

Quant au tempérament acquis qui dispose à la goutte, il faut
observer que les indolents, les luxurieux y sont particulièrement
sujets ; mais les gens laborieux et abstèmes ne l'ont jamais : il y a
peu d'exceptions à faire à cet égard.

On a demandé quelle espèce d'excès diposait à la goutte ? On a ac-
cusé en général l'intempérance dans la boisson. M. Cullen est, avec
raison, d'une opinion différente. Le plus grand nombre des buveurs
ne l'ont jamais ; mais ceux qui mangent à l'excès y sont plus sujets ;
c'est pourquoi on voit peu de goutteux parmi les pauvres qui se livrent à la boisson, et on en voit un grand nombre parmi les riches

toutes de nature à agir directement sur les nerfs et sur le système nerveux ; et la plupart des symptômes de la goutte atonique ou rentrée, sont certainement des affections du même système (§ 520 et 522), ce qui nous oblige d'avoir recours, pour expliquer l'ensemble de la maladie, aux lois du système nerveux, et en particulier aux changements qui peuvent survenir dans l'équilibre de ses différentes parties.

532. Troisièmement, l'estomac qui a une sympathie si universelle avec le reste du système, est de toutes les parties internes celle qui est le plus fréquemment, et souvent le plus vivement, affectée par la goutte. Les paroxysmes de la maladie sont communément précédés d'une affection de l'estomac (§ 507) ; une grande partie des causes déterminantes (§ 504) agissent d'abord sur ce viscère ; les symptômes de la goutte atonique et de la goutte rentrée (§ 520 et 522) sont communément et particulièrement des affections du même organe. Cette observation nous conduit à remarquer qu'il y a un équilibre entre l'état des parties internes et celui des parties externes ; et, en particulier, que

---

qui ont toujours une bonne table. On a aussi observé que les personnes sages étaient très-souvent affectées de la goutte ; mais il y a une infinité de preuves du contraire.

Une autre preuve enfin que la goutte dépend de l'état général de la constitution, c'est qu'elle ne paraît jamais qu'à une certaine période de la vie. On en voit peu d'exemples avant la puberté : on peut l'appeler une *maladie de l'âge ;* donc elle dépend davantage de la constitution générale que d'une matière particulière.

On objecte, avec le docteur Warner, que la goutte continue avec la même force jusqu'à ce que la matière morbifique soit entièrement dissipée. Mais cette continuité de la maladie dépend plutôt d'une disposition du système qui est toujours présente : on expliquera plus facilement par ce moyen pourquoi le retour de la maladie est déterminé par les causes occasionelles dont nous avons fait mention.

l'état de l'estomac a une connexion avec celui des parties externes (§ 44), de manière que le ton qui existe dans l'un, peut se communiquer aux autres.

533. Je vais, d'après ces observations, proposer la pathologie suivante de la goutte.

Il y a chez quelques personnes un certain état de vigueur et de pléthore du système (§ 496), qui, à une période particulière de la vie, est sujet à une perte de ton dans les extrémités (§ 499, 506). Cette perte de ton se communique jusqu'à un certain point à tout le système (1), mais se mani-

---

(1) Suivant la théorie de M. Cullen, la goutte est due à une perte de ton du système, et en particulier de certaines parties du système ; et cette perte de ton, en conséquence de la communication des diverses parties, se manifeste par une affection inflammatoire des jointures : ceci est un fait. Il est difficile d'en concevoir la connexion mécanique, et de rendre raison de ces deux états, savoir, l'impulsion et l'atonie, qui tantôt agissent comme causes, et d'autres fois comme effets : mais il suffit que le fait soit démontré. On ne peut douter que la goutte ne soit toujours produite par des causes de faiblesse, puisqu'elle paraît vers la fin de la vie, et dans le temps où il est certain que la vigueur du système ne s'étend plus jusqu'aux extrémités des petits vaisseaux. Elle est la conséquence d'une vie inactive, parce que l'unique moyen de soutenir la vigueur convenable est l'exercice ; quand il survient quelque douleur par le défaut d'exercice, on doit l'imputer aux causes de faiblesse. Mais la nécessité de l'exercice dépend beaucoup du tempérament ; car, pour entretenir la vigueur, il faut aux uns plus et aux autres moins d'exercice.

La goutte attaque souvent ceux qui ont été accoutumés à l'exercice et au travail et qui y renoncent tout à coup. L'excès des plaisirs de Vénus, l'ivresse, l'intempérance, trop de nourriture affaiblissent le système, de même que les veilles excessives ; car le sang ne se distribue pas également dans tout le système, si l'on ne choisit dans les vingt-quatre heures un certain temps de repos. Celui qui veille pendant les heures destinées au sommeil en souffre

feste particulièrement dans les fonctions de l'estomac
(§ 507). Lorsqu'elle survient pendant que l'énergie du

---

toujours, quoiqu'il compense la veille en dormant dans un autre
temps. L'étude des choses sérieuses, les passions, l'usage des
acides disposent à la goutte, parce qu'ils diminuent le ton de l'estomac. Toutes ces causes donnent lieu à la faiblesse, et la goutte
est produite par une faiblesse générale ou locale.

La goutte, quelle qu'en soit la cause, paraît avec des symptômes
de faiblesse qui se manifestent d'abord dans les extrémités inférieures. Ainsi, chez ceux qui suent habituellement des pieds, la
sueur commence par s'arrêter, ce qui est dû à ce que l'action des
vaisseaux capillaires est affaiblie ; comme les extrémités ont une
correspondance avec tout le reste du système, les membres deviennent languissants, l'estomac et les intestins sont remplis de
vents, il y a des soubresauts, des crampes, des spasmes, etc.
On pourrait ajouter les gonflements variqueux des veines des pieds ;
car ces gonflements annoncent l'affaiblissement des artères et des
muscles, dont l'action aide la circulation du sang veineux. La
transpiration de toute la surface du corps est aussi diminuée, car
le linge est moins sale que de coutume. Enfin, aux approches de
l'accès de goutte, on éprouve une certaine faiblesse qui commence
par l'estomac, que l'on peut regarder comme l'index de l'état du
sensorium commun ou du système nerveux. Par conséquent, on
ne peut douter que la goutte ne soit occasionée par un certain
degré d'atonie du système, qui se manifeste par les extrémités inférieures, à laquelle succède communément une réaction et un état
inflammatoire des articulations.

Mais si la goutte est due à la faiblesse, on demandera comment
elle affecte les constitutions robustes : le fait est vrai, et peut s'expliquer d'après certaines lois de l'économie animale : 1° les personnes vigoureuses sont sujettes, même en raison de leur vigueur,
à cette perte de ton ; 2° la vigueur dépend d'un degré de tension
considérable ; et ceux chez qui cette tension existe, sont plus exposés à être affectés par la plus petite diminution du degré de
tension.

Il est évident qu'il y a toujours dans l'économie animale une al-

cerveau conserve encore sa vigueur, la nature redouble ses efforts pour rétablir le ton des parties, et elle y parvient en

---

ternative d'excitement et de collapsus. Il paraît même que le degré de collapsus est proportionné à l'excitement qui a précédé, de même que l'on dort d'un sommeil plus profond en raison de l'exercice que l'on a fait. On peut soupçonner, d'après l'analogie, que les constitutions vigoureuses qui étaient soutenues par un plus grand excitement dans la première partie de la vie, peuvent être plus sujettes à un certain degré de collapsus vers leur déclin, surtout lorsque les personnes d'une semblable constitution mènent une vie sédentaire en proportion de l'exercice auquel elles se livraient avant.

Il peut encore exister d'autres causes de faiblesse en raison de la vigueur qui a précédé. Les mêmes personnes sont souvent plus portées aux plaisirs de Vénus, ou mangent davantage que d'autres. Ces deux excès augmentent la maladie. On peut objecter que l'excès est toujours relatif à la vigueur du tempérament. Aussi le meilleur moyen de préserver de l'intempérance, est de supprimer les désirs qui sont toujours en proportion des forces. Un homme faible ne pourra pas, il est vrai, boire autant qu'un autre plus vigoureux ; mais si celui-ci n'en est pas incommodé pour le moment, il s'en ressentira par la suite. Quiconque vit modérément évitera la goutte, à laquelle il aurait été d'ailleurs sujet. Il est exempt du degré de collapsus capable de la produire, parce qu'il n'y a pas eu chez lui de tension trop forte. On peut en donner pour preuve l'exemple de ceux qui, en mangeant peu, ont évité pendant plusieurs années la goutte. Tout le monde sait combien il est difficile de vaincre cette disposition à la goutte ; le moindre excès la rappelle, ce qui démontre que la trop grande distension des vaisseaux ou la plénitude y donne lieu, comme il arrive chez les hommes les plus vigoureux : car lorsque la tension est extrême, et que l'équilibre est des plus justes, la moindre variation ou la moindre rémission peut causer la faiblesse. Plus la constitution est disposée à la goutte, plus elle est susceptible de pléthore. Dans l'état de pléthore, la quantité des fluides est en plus grande proportion que le ton des vaisseaux qui doivent les contenir, ce qui

excitant une affection inflammatoire dans quelque partie des extrémités. Lorsque cette affection inflammatoire a subsisté quelques jours, le ton des extrémités et de tout le système se rétablit et le malade recouvre son état ordinaire de santé (§ 511).

534. Tel est l'ordre des symptômes, dans le type ordinaire de la maladie, que nous nommons *goutte régulière*; mais il y a des circonstances où cet ordre est interrompu, ou varie. Ainsi quand l'atonie (§ 506 et 507) subsiste, sans être suivie de réaction (§ 509), elle continue dans l'estomac, ou peut-être dans d'autres parties internes, et produit l'état que nous avons nommé, pour des raisons qui sont maintenant sensibles, *goutte atonique*.

535. Le second cas où l'ordre des symptômes varie, est celui où il succède à l'atonie un certain degré de réaction et d'inflammation, mais dans lequel le ton des extrémités, et peut-être de tout le système, est affaibli par des causes internes ou externes, de manière que l'état inflammatoire cesse tout-à-coup et entièrement, sans parvenir au degré convenable, ou durer un temps suffisant, pour rétablir le ton du système. C'est pourquoi l'estomac et les autres par-

---

donné lieu à l'accumulation de ces mêmes fluides. C'est pourquoi la vigueur dépend de la tension que cette plénitude occasione : elle a lieu dans différentes parties du système et à différentes périodes de la vie; dans la jeunesse elle est bornée au système artériel; mais, vers le déclin de la vie, elle se porte de plus en plus sur le système veineux, et alors les artères deviennent plus sujettes aux causes de faiblesse. Le travail et l'abstinence, en prévenant la pléthore, préviennent aussi la goutte chez ceux qui ont déjà acquis la diathèse goutteuse et l'état pléthorique. Néanmoins il est quelquefois dangereux de tenter d'y remédier par l'abstinence, parce qu'elle cause une atonie qui peut exciter le premier état de la diathèse goutteuse, et prévenir le second, qui est celui d'inflammation.

ties internes retombent dans l'état d'atonie ; et quelquefois même cet état est augmenté par l'atonie qui leur est communiquée des extrémités. Tous ces symptômes se manifestent dans ce que nous avons nommé *goutte rentrée*.

536. Le troisième cas où l'ordre ordinaire des symptômes de la goutte varie, est celui où l'atonie qui précède communément l'accès est suivie d'une réaction inflammatoire parfaite ; mais où cette réaction, par quelques circonstances particulières, ne peut se porter comme de coutume aux articulations, et est en conséquence déterminée sur une partie interne, où elle produit une affection inflammatoire : c'est cet état que nous avons appelé *goutte mal placée*.

537. J'ai ainsi tâché de rendre raison des circonstances où se trouve le système dans les différents états de la goutte ; je regarde cette explication comme conforme aux phénomènes que présente la maladie, et aux lois de l'économie animale. On pourrait néanmoins faire sur la théorie de cette maladie, plusieurs questions auxquelles je n'ai donné aucune réponse. Il est peut-être possible de répondre à un grand nombre ; mais cela ne me paraît pas nécessaire ici. Je me suis proposé uniquement d'établir des faits généraux, qui pussent servir de base au traitement de cette maladie, autant que l'expérience peut permettre de le faire. Je regarde, en conséquence, comme autant de faits, les différentes parties de la pathologie que je viens de donner, et je vais examiner ce que l'on peut tenter pour guérir la goutte.

538. Avant que de m'occuper de cet objet, je dois d'abord observer que la guérison de la goutte a communément été regardée comme impossible ; j'avoue qu'il est fort probable que la goutte, qui est une maladie de toute l'habitude du corps, et qui très-souvent dépend d'une conformation originelle, ne peut se guérir par les médi-

caments , dont les effets sont toujours très-passagers et produisent rarement un changement considérable dans toute l'habitude du corps. —

539. Il serait peut-être fort avantageux pour les goutteux d'adopter implicitement cette opinion ; ils ne seraient pas si souvent dupes de personnes intéressées , qui , sous prétexte de les guérir , les amusent par des remèdes sans action , ou emploient sans jugement ceux qui peuvent avoir les suites les plus fâcheuses. Je suis très-disposé à croire qu'il est impossible de guérir la goutte par les médicaments ; et quelle que puisse être leur puissance , je regarde en quelque sorte comme certain, qu'on n'en a jusqu'ici trouvé aucun capable de guérir la goutte. On a proposé un nouveau remède dans presque chaque siècle ; cependant tous ceux que l'on a recommandés jusqu'à ce jour, ont été très-peu de temps après ou négligés comme inutiles , ou condamnés comme pernicieux.

540. Je prétends néanmoins , malgré l'inefficacité des médicaments , que l'on peut en grande partie parvenir à la guérison de la goutte, en suivant un régime convenable : d'après ce que j'ai observé (§ 498), je suis très-persuadé que tout homme qui, dès son enfance, fera un exercice constant du corps, et s'abstiendra de toute nourriture animale, pourra entièrement se préserver de cette maladie.

Je ne puis assurer s'il y a d'autres moyens de guérir radicalement la goutte. On rapporte que de vives émotions de l'âme, des blessures et d'autres accidents en ont dissipé tout-à-coup les symptômes, sans qu'ils aient jamais reparu ; mais il est au moins très-incertain que l'on puisse déterminer jusqu'à quel point ces cures accidentelles pourraient être imitées par l'art, ou réussir dans d'autres cas.

541. On peut réduire à deux chefs les moyens conve-

nables et nécessaires pour le traitement de la goutte : on peut les administrer, premièrement, pendant l'intervalle des paroxysmes; ou secondement, pendant le temps de ces mêmes paroxysmes.

542. Les indications à remplir, pendant l'intervalle des paroxysmes, sont d'en prévenir le retour, ou au moins de les rendre moins fréquents, et plus modérés; pendant le temps des paroxysmes, il faut modérer leur violence, et abréger leur durée autant qu'on le peut sans danger.

543. J'ai déjà observé que l'on pouvait entièrement prévenir la goutte par l'exercice constant du corps, et par une diète sévère; je crois que cela est possible, même chez les personnes qui ont une disposition héréditaire à cette maladie; j'ajouterai même que je suis persuadé que, lorsque la disposition s'est manifestée par plusieurs paroxysmes de goutte inflammatoire, le travail et l'abstinence peuvent absolument en prévenir le retour pour le reste de la vie. Tels sont les moyens propres à remplir la première indication que l'on doit suivre pendant l'intervalle des paroxysmes; je vais proposer quelques remarques sur l'usage convenable de ces remèdes.

544. L'exercice, chez les personnes disposées à la goutte, doit avoir deux objets : dont l'un est d'augmenter le ton des petits vaisseaux; et l'autre, de prévenir l'état de pléthore. Un degré très-modéré d'exercice remplira le premier objet, si l'on y a recours dans la plus tendre jeunesse, et avant que l'intempérance ait affaibli le corps; un exercice médiocre suffira aussi pour remplir le second objet, si l'on vit en même temps dans l'abstinence.

545. Il faut en général observer que l'exercice ne doit jamais être violent; parce qu'alors on ne peut le continuer long-temps, et il est toujours à craindre qu'il ne produise

une atonie proportionnée à la violence de l'exercice qui a précédé.

546. Il faut encore observer que l'exercice de la *gestation*, quoique considérable et constant, ne suffit pas pour prévenir la goutte si l'on n'y joint quelquefois celui du corps. En conséquence, il ne faut pas négliger ce dernier; mais il doit être modéré, quoique constant, et continué toute la vie.

547. Toutes les fois que dans la goutte, de quelque espèce qu'elle soit, le malade conserve l'usage de ses membres, l'exercice du corps est utile, pendant l'intervalle des paroxysmes ; il peut même dans les commencements, lorsque la disposition à la maladie n'est pas encore forte, prévenir un paroxysme qui aurait pu survenir sans cela. Cependant, dans des états plus avancés, lorsqu'il y a quelque disposition au paroxysme, une marche forcée pourrait le rappeler, en affaiblissant le ton des extrémités inférieures, ou en y excitant une disposition inflammatoire ; et il est probable que c'est de cette manière que les efforts où les contusions produisent souvent un paroxysme de goutte.

548. Il est plus difficile de déterminer les bornes de l'abstinence, qui est la seconde partie du régime que nous avons proposé (§ 540) pour prévenir la goutte. Si l'on commence à s'abstenir de la nourriture animale dès les premières années de la vie, lorsque la vigueur du système subsiste encore dans toute son intégrité, il n'est pas douteux que cette abstinence ne soit sans danger et efficace ; mais si l'on n'a eu aucun motif pour y recourir avant que la constitution ait été affaiblie par l'intempérance, ou par le déclin de la vie, il est alors à craindre qu'une diète austère ne produise un état d'atonie.

549. En outre, lorsque l'on n'a recours à la diète que vers le déclin de la vie, et que l'on fait en même temps un grand changement dans sa manière de vivre, le système

privé du stimulus auquel il était accoutumé, peut facilement tomber dans un état d'atonie.

550. Les avantages d'un genre de vie abstème peuvent être plus ou moins grands, suivant la manière dont on le dirige. La nourriture animale dispose particulièrement à l'état pléthorique et inflammatoire; c'est pourquoi il faut spécialement éviter ce genre d'aliments : ceux au contraire, qui sont tirés des végétaux, trop faibles pour fournir une nourriture suffisante, sont en danger de trop affaiblir le système, et en particulier de diminuer le ton de l'estomac par leur acescence. On doit, en conséquence, adopter un régime qui tienne le milieu entre les deux précédents ; l'usage du lait est exactement de ce genre, parce qu'il contient une substance animale et végétale.

On choisira ensuite les farineux, parce qu'ils approchent de la nature du lait, et sont entre les végétaux, ceux qui contiennent la plus grande quantité de substance nutritive ; il n'y a pas d'aliments qui conviennent mieux avec le lait.

551. Quant à la boisson, les liqueurs fermentées ne sont utiles que quand on les joint à la nourriture animale ; elles conviennent alors, à cause de leur acescence, et leur stimulus n'est nécessaire que par l'habitude : elles ne sont, en conséquence, d'aucune utilité lorsque l'on doit éviter les nourritures animales ; et elles peuvent même nuire, en augmentant l'acescence des végétaux. Les liqueurs fermentées ou spiritueuses ne sont pas nécessaires à ceux qui sont jeunes et vigoureux ; et lorsque l'on en fait un usage habituel, elles affaiblissent le ton du système. Il faut donc toujours les éviter, excepté dans les cas où l'habitude et l'état de déclin du système peuvent les rendre nécessaires. L'eau est l'unique boisson convenable, pour prévenir ou modérer la goutte régulière.

552. Quant au genre de vie abstème, on a cru que l'absti-

nence des nourritures animales et des liqueurs fermentées, ou l'usage seul du lait et des farineux continué pendant un an, pouvaient suffire pour la cure radicale de la goutte : il est possible que, à une certaine période de la vie, dans quelques circonstances particulières de la constitution, ce temps suffise pour remplir l'objet que l'on a en vue. Cependant cela est très-douteux, et il est plus probable que l'on doit continuer, en grande partie, le reste de la vie, l'abstinence, et l'usage du lait. Tout le monde sait que plusieurs personnes qui s'étaient délivrées de la goutte en suivant un genre de vie abstème, en ont été attaquées de nouveau, avec autant de violence qu'avant, ou d'une manière plus régulière et plus dangereuse, lorsqu'elles ont voulu reprendre leur ancienne manière de vivre.

553. On a prétendu que, pour prévenir le retour de la goutte, la saignée, ou les scarifications des pieds, souvent réitérées, dans des temps marqués, pouvaient être mises en usage avec succès ; mais je n'ai aucune expérience sur ces moyens.

554. L'exercice et l'abstinence sont les moyens d'éviter l'état pléthorique qui dispose à la goutte ; on les a, en conséquence, proposés pour prévenir les paroxysmes, ou au moins pour les rendre moins fréquents et plus modérés. Mais un grand nombre de circonstances empêchent de les continuer autant qu'il est nécessaire ; c'est pourquoi, si dans de semblables cas, on n'évite avec la plus grande attention les causes capables de déterminer la maladie, elle peut fréquemment revenir ; et dans beaucoup de cas, on parvient particulièrement à prévenir les paroxysmes en évitant les causes occasionelles (1), dont j'ai fait l'énumération § 504.

____

(1) Les causes occasionelles capables de produire la goutte sont, 1° le froid long-temps continué ; 2° l'intempérance dans la boisson ; 3° l'excès dans les plaisirs de Vénus ; 4° l'étude ; 5° les passions de l'âme.

La conduite que l'on doit alors tenir sera aisée à connaître d'après les principes de l'hygiène, dont je suppose que le lecteur est d'ailleurs instruit.

1° Le froid long-temps continué affaiblit le ton des vaisseaux capillaires des extrémités où la circulation est plus lente, et les dispose à devenir le siége de la goutte. L'observation prouve que rien n'est plus propre à prévenir cette maladie qu'une bonne transpiration et que l'action des petits vaisseaux. C'est pourquoi on voit beaucoup de personnes qui ne sont exemptes de la goutte atonique que pendant les grandes chaleurs de l'été. Rien n'est plus fréquent que de voir la goutte revenir avec un accès de catarrhe. C'est pourquoi il faut éviter tout ce qui peut diminuer la transpiration.

On a proposé, pour l'entretenir, les frictions, les habits chauds et les bains chauds.

Les frictions sont en général très-nécessaires; mais communément elles ne produisent pas beaucoup d'effet, parce qu'on ne les continue pas assez long-temps. Quelques médecins pensent qu'une friction vive et légère suffit; cependant il faut qu'elle soit modérée, afin que la peau puisse la supporter long-temps. M. Cullen a vu de bons effets de cette pratique; elle a dissipé la diathèse goutteuse atonique qui existait depuis long-temps dans les pieds, au point que le mouvement des jointures fut rétabli et que l'accès ne reparut pas.

Les habits chauds sont essentiels, parce qu'on doit avoir soin de se bien couvrir toutes les fois qu'il y a une maladie qui dispose à une diminution de la transpiration ou à l'atonie des petits vaisseaux. Les goutteux doivent être entièrement couverts de flanelle; mais lorsqu'on la porte long-temps, elle se remplit de la matière de la transpiration; quand elle en est saturée, elle ne vaut plus rien. C'est pourquoi il faut, si l'on peut, en changer tous les jours.

Les bains chauds ne procurent qu'un soulagement momentané, et ils disposent le corps au collapsus, qui rend plus sensible à l'action du froid. C'est pourquoi M. Cullen ne permet pas même les pédiluves. Cependant on peut les accorder lorsque la goutte atonique a duré long-temps, car ils modèrent quelquefois l'accès.

2° L'intempérance dans la boisson est toujours pernicieuse aux

555. Il est certain que l'on préviendra les accès en apportant une attention convenable à éviter ces différentes causes (§ 503 et 504); et s'ils reviennent, on les modérera certainement en veillant à ce que les causes occasionelles n'agissent pas à un degré considérable ; en général, il paraît que dans ce cas il est nécessaire de porter une attention sévère sur toute la manière de vivre ; c'est pourquoi lorsque la disposition à la goutte s'est manifestée, il est extrêmement difficile d'éviter la maladie.

556. Je suis très-persuadé que, en prévenant la disposition, et en évitant les causes occasionelles, on peut absolument prévenir la goutte : mais le plus souvent on ne persévère que difficilement, et même avec répugnance, dans l'usage des moyens nécessaires pour parvenir à ce but ; c'est

---

goutteux. Quoique l'on s'y soit livré long-temps sans accident, elle nuit à la longue à tout le système. Néanmoins M. Cullen a connu un goutteux qui buvait tous les jours sa bouteille de vin ; mais il y avait certains temps où il ne pouvait le faire sans s'en trouver mal, savoir, les mois de janvier et de février, et dans le temps qui précédait l'accès de printemps : passé ce temps il buvait tant qu'il voulait impunément ; mais, vers la fin de l'automne, il ne pouvait boire ses deux bouteilles de clairet sans avoir un nouvel accès.

3° Les plaisirs prématurés de Vénus disposent à la goutte. Ce fait est très-vraisemblable, quoique très-difficile à prouver. On doit donc éviter les plaisirs vénériens, puisque, de l'aveu de tous les goutteux, ils sont toujours une cause prédisposante de la maladie.

4° L'étude doit être modérée et interrompue par l'exercice. Mais les jeux qui exigent de l'étude sont toujours nuisibles, et même terribles aux goutteux, quand ils sont continués bien avant dans la nuit.

5° Les passions de l'âme sont une cause puissante de faiblesse ; plus l'excitation est considérable, plus l'état d'affaissement qui succède est grand.

pourquoi on a singulièrement désiré trouver un médicament qui pût guérir sans s'assujettir à aucune gêne dans la manière de vivre. Les médecins, pour répondre aux désirs des malades, ont proposé différents remèdes ; et les empiriques, pour en tirer parti, en ont supposé un grand nombre, comme nous l'avons déjà observé. Je ne puis assurer de quelle nature étaient plusieurs de ces remèdes. Mais comme la réputation de ceux que nous ne connaissons pas, n'a été que momentanée, et qu'ils ont été bientôt négligés, on peut en conclure qu'ils étaient ou sans action, ou pernicieux : c'est pourquoi je n'en ferai pas l'objet de mes recherches ; je me contenterai de quelques remarques sur un ou deux remèdes connus, qui ont été depuis peu en vogue pour la guérison de la goutte.

557. L'un est celui que l'on a nommé en Angleterre la poudre de Portland (1) : ce remède n'est pas nouveau ; Ga-

---

(1) Cette poudre a été ainsi nommée, parce que le duc de Portland, qui souffrait depuis plusieurs années d'une goutte héréditaire, fut guéri par son usage. Le docteur Clephane, dans les observations et recherches de médecine des médecins de Londres, tom. I, pag. 126 et suivantes, a comparé ce remède avec ceux dont les anciens faisaient usage dans la goutte, et a prouvé qu'il différait très-peu du *diacentaurium* de Cælius Aurelianus, et de l'antidote *ex duobus centaureæ generibus*, décrit par Ætius. Il est composé de racines d'aristoloche ronde et de gentiane, de sommités de chamædrys, de chamæpitys et de petite centaurée, réduites en poudre très-fine, mêlées à parties égales avec soin : on fait prendre un gros de ce mélange le matin à jeun dans un verre d'eau et de vin, de bouillon, de thé, ou dans tel autre véhicule qui sera plus agréable au malade. Il faut continuer cette dose pendant trois mois, la réduire à trois quarts de gros pendant les trois mois suivants, ensuite en prendre un demi-gros tous les jours pendant six autres mois. La seconde année on se contentera d'en prendre un demi-gros de deux jours l'un. L'auteur avertit qu'il faut quelquefois continuer ce remède deux ans avant que d'en éprouver aucun

lien en a parlé, et depuis ce temps, il en a été fait mention, avec très-peu de variation dans sa composition, par les écri-

soulagement : il recommande en même temps de vivre sobrement, et d'éviter les aliments et les liqueurs dont l'usage est regardé comme pernicieux dans la goutte.

Les anciens mêlaient ces poudres avec le miel, et en formaient un électuaire ; ils paraissent s'être beaucoup plus occupés que les modernes des moyens de guérir la goutte : ils en distinguaient trois espèces ; savoir, la sanguine, la bilieuse et la pituiteuse : ils les nommaient ainsi, parce qu'ils pensaient que l'humeur qui produit cette maladie, différait en raison de la partie affectée.

Leur pratique était conforme à cette distinction ; ils saignaient largement ceux qui étaient d'un tempérament sanguin ; ils avaient aussi recours souvent à la saignée pour les bilieux, et ils donnaient à tous, particulièrement aux pituiteux, leurs purgatifs lents et sujets à produire des coliques, tels que les hermodactes, les my-robolans, l'agaric, après quoi ils mettaient pendant long-temps le malade à l'usage des stomachiques amers échauffants, dont on trouve un grand nombre de formules dans leurs ouvrages, qui toutes sont à peu près semblables à la poudre du duc de Portland. Néanmoins il paraît qu'ils usaient de beaucoup de précautions dans l'administration de ces remèdes ; ils les défendaient à ceux qui avaient la goutte depuis plus de cinq ans. Cælius Aurelianus ob-serve, d'après Soranus, qu'il peut être dangereux de les continuer long-temps. Il ajoute que plusieurs médecins anciens rapportent que des goutteux qui avaient fait un usage continuel de ce remède ont été attaqués de maladies chroniques ou aiguës ; que les uns sont morts d'apoplexie, d'autres de pleurésie ou de péripneumonie, et quelques-uns d'asthme.

Les anciens recommandaient les purgatifs tous les deux ou trois mois pendant l'usage des amers ; ils commençaient au printemps le traitement de ceux qui étaient d'une constitution froide et phleg-matique, et ils préféraient la fin de l'automne pour ceux qui étaient d'une constitution chaude, sèche et bilieuse.

Il paraît qu'ils se sont particulièrement occupés du soin de dis-tinguer les différents tempéraments auxquels leurs antidotes pou-

vains de presque chaque siècle. Il paraît avoir été à la mode
dans des temps, et avoir été ensuite négligé ; le discrédit où

---

vaient être utiles ou nuisibles. Alexandre de Tralles, Paul d'Æ-
gine, Ætius, qui vantent beaucoup ces remèdes, observent que
leur usage exige beaucoup de précaution ; ils assurent qu'ils sont
très-nuisibles aux personnes d'un tempérament chaud et bilieux,
et qu'ils ne conviennent qu'à celles qui sont d'une constitution
froide et phlegmatique.

Il serait à désirer que l'on pût déterminer d'une manière précise
les cas où les amers conviennent, et la méthode convenable de les
prescrire ; car il paraît, d'après ce qu'ont écrit les anciens, que
l'on pourrait en tirer de grands avantages. Sydenham, après avoir
parlé des différents moyens de guérir la goutte, recommande les
remèdes qui peuvent, par une douce chaleur ou par leur amertume, fortifier l'estomac et donner plus d'action à la masse du
sang ; et il donne le premier rang au quinquina. Il ajoutait aux
amers les antiscorbutiques, tels que le raifort sauvage, le cochléa-
ria, le cresson de fontaine, etc. Boërhaave a recommandé les
mêmes remèdes. J'ai vu plusieurs vieillards qui, depuis plus de
vingt ans, faisaient impunément usage de la poudre arthritique
amère du codex de Paris, et qui m'ont même assuré en avoir éprouvé
de bons effets. Il y a donc des personnes auxquelles on peut sans
danger donner les amers pendant long-temps ; et un médecin habile pourra, dans quelques circonstances, en tirer de grands avantages. Je n'ai vu qu'un goutteux périr d'apoplexie après les avoir
continués un grand nombre d'années : cet homme était fort, robuste et très-sanguin, et ne vivait pas avec autant de sobriété que
l'exige l'usage de ces remèdes.

On ne peut cependant dissimuler que les amers peuvent être pernicieux, soit en augmentant le ton à un degré trop considérable,
qui est ensuite suivi d'un état proportionné d'atonie, soit en agissant comme narcotiques ; car ils sont un poison pour un grand
nombre d'animaux. Il est certain que leurs derniers effets sont une
perte de ton. M. Cullen disait, dans ses leçons, avoir connu douze
personnes qui avaient pris de la poudre du duc de Portland sans
avoir aucun retour de goutte, mais que toutes étaient mortes la

il est tombé est dû sans doute aux effets pernicieux que
l'on en aura observés dans beaucoup de cas. Tous ceux à
qui j'en ai vu faire usage pendant le temps prescrit ont été
en effet délivrés entièrement de l'affection inflammatoire des
articulations ; mais ils ont ressenti plusieurs symptômes de
goutte atonique ; et tous, immédiatement après avoir fini ce
traitement, ont été attaqués d'apoplexie, d'asthme, ou
d'hydropisie mortels.

---

troisième année avec des symptômes d'hydropisie qui se masquaient
sous différentes formes, telles que la paralysie et l'apoplexie dépendantes d'épanchements dans le cerveau. Le célèbre Gaubius,
cité par van Swieten, aph. 1275, donne aussi un exemple frappant
des effets pernicieux des amers chez les personnes d'une constitution bilieuse. Un homme de quarante ans, chez qui cette constitution était remarquable, ennuyé d'être tourmenté de la goutte,
quoiqu'il eût toujours vécu assez sobrement, prit tous les jours,
pendant environ dix-huit mois, le remède du duc de Portland ; les
accès de goutte disparurent, mais il éprouva une gêne de la respiration qui augmenta de jour en jour, au point qu'au bout de plusieurs mois il ne pouvait plus se remuer ni parler sans être hors
d'haleine ; il avait une toux sèche ; la peau était d'une pâleur extrême ; les mains, les pieds et le bord des paupières étaient légèrement œdématiés ; la langue était sèche et blanche ; le pouls plein
et lent ; il y avait une soif considérable ; les urines étaient abondantes
et sans couleur ; la peau sèche ; le malade manquait d'appétit et
dormait peu ; il pouvait se coucher des deux côtés, pourvu qu'il
eût la tête un peu élevée. Enfin il mourut après avoir tenté inutilement différents remèdes. On ne trouva rien à l'ouverture du cadavre à quoi l'on pût attribuer la maladie qui avait précédé. La
cavité de la poitrine contenait environ vingt onces de sérosité. Les
deux tiers de la substance du poumon étaient blancs, compacts
et semblables à du cuir ; on y remarqua des tubercules gros comme
des pois, qui contenaient une matière semblable à celle que l'on
trouve dans les dépôts que produit la goutte. Il paraît que l'on n'a
pas ouvert la tête, où l'on aurait peut-être trouvé un épanchement
de sérosité considérable.

558. Un autre remède qui a paru prévenir les accès de goutte, est l'alcali sous ses différentes formes, telles que l'alcali minéral et l'alcali végétal, l'eau de chaux, le savon, et les terres absorbantes. Depuis que l'usage de ces médicaments est devenu commun dans la néphrétique et le calcul, il est souvent arrivé qu'on les a donnés à ceux qui étaient en même temps sujets à la goutte; et l'on a observé qu'alors les goutteux étaient plus long-temps exempts de leurs accès. Néanmoins je ne connais pas d'exemple où ces médicaments aient entièrement prévenu les retours de la goutte, car je ne les ai jamais continués long-temps, dans la crainte qu'ils ne produisissent un changement fâcheux dans l'état des fluides.

559. Il ne me reste plus qu'une remarque à faire sur les moyens de prévenir la goutte : il est fort essentiel pour cet effet de soutenir le ton de l'estomac, et d'éviter les indigestions; ainsi la constipation qui occasione ces dernières est très-nuisible aux goutteux. Il faut par conséquent la prévenir ou la modérer par l'usage des laxatifs, lorsqu'on les juge nécessaires; mais il convient de préférer ceux qui peuvent entretenir la liberté du ventre, sans purger beaucoup : telles sont les différentes préparations d'aloës, la rhubarbe, la magnésie blanche, ou les fleurs de soufre; on choisira entre ces purgatifs ceux qui paraîtront le mieux convenir à chaque malade (1).

---

(1) Sydenham regarde les purgatifs comme nuisibles avant et après l'accès. Lister les considère comme les principaux remèdes propres à modérer la goutte. Quel'parti prendre ? les purgatifs peuvent convenir dans le cas de plénitude. Dans les cas contraires, si le système est faible, ils sont pernicieux. Quoiqu'ils dissipent la pléthore actuelle, ils ne sont pas un moyen capable de la prévenir, ils paraissent au contraire favoriser son retour. C'est pourquoi ils ne sont nécessaires que dans certains états du

560. Telles sont les différentes mesures (§ 542 à 559) à prendre pendant l'intervalle des paroxysmes ; nous allons

---

canal alimentaire ; par exemple, lorsqu'il y a des crudités dans les premières voies qui rappellent les paroxysmes, quand il y a une constipation nuisible, une suppression du flux hémorrhoïdal et congestion dans les viscères de l'abdomen.

On a encore proposé, pour prévenir les paroxysmes de la goutte, la saignée, les vomitifs et les sudorifiques.

Sydenham n'attendait aucun avantage de la saignée ; il la croyait même nuisible. Les saignées souvent réitérées le sont en effet, surtout chez ceux qui mènent une vie sédentaire, parce qu'elles donnent lieu à la pléthore. Mais quand la pléthore existe, et qu'il est à craindre qu'elle n'augmente l'atonie, on peut avoir recours à la saignée pour modérer l'accès. Il faut cependant se garder de la réitérer à des périodes marquées, de manière à favoriser la pléthore. La saignée peut être utile à ceux qui sont vigoureux, dans la première attaque de la maladie. Le docteur Tompson regarde la goutte comme un état inflammatoire, et veut que l'on saigne beaucoup. Cet état inflammatoire existe réellement ; mais comme il dépend d'une disposition particulière, les saignées y sont moins convenables ; elles sont surtout pernicieuses aux vieillards. Plusieurs médecins ne veulent pas que l'on saigne les goutteux dans quelques circonstances que ce soit. Cependant la saignée est absolument indispensable dans l'espèce de goutte où l'inflammation se porte sur les viscères. Les goutteux peuvent d'ailleurs être attaqués d'inflammations qui exigent le même traitement que s'ils n'étaient pas sujets à cette maladie : il n'y a que les cas de goutte atonique où les saignées copieuses pourraient être dangereuses.

Les vomitifs peuvent être employés sous différents points de vue. Il y a souvent dans la goutte des symptômes d'atonie qui s'annoncent par des crudités et des acidités de l'estomac. Dans ce cas, il est évident que le vomissement fréquent et modéré peut être un moyen de prévenir le paroxysme, parce qu'il ranime l'action de l'estomac et le fortifie. Néanmoins il ne faut pas recourir trop souvent aux vomitifs, parce qu'alors ils diminuent le ton de l'estomac, surtout lorsqu'on fait boire beaucoup d'eau tiède. On ne

maintenant nous occuper de celles qui conviennent pendant leur durée.

---

doit aider la nausée que par quelques verres d'une légère infusion de fleurs de camomille romaine ; une trop grande quantité affaiblirait plus qu'elle ne fortifierait. Les émétiques augmentent aussi la transpiration, donnent du ton au système, et empêchent les retours de la goutte.

Quand on veut sortir, il ne faut pas donner le vomitif le matin, parce que l'irritation qu'il occasione est suivie d'un affaissement qui rend le malade sensible aux impressions de l'air froid. Il faut en conséquence rester au lit après le vomitif. Des personnes nées de parents goutteux sont parvenues jusqu'à un âge avancé sans ressentir d'attaque de goutte, en prenant la précaution de vomir une fois en huit ou quinze jours. C'est le moyen d'en prévenir le retour ou d'en modérer les accès. On craint, sans fondement, que les vomitifs réitérés ne produisent des effets pernicieux et qu'ils n'affectent la poitrine ; dans la plus haute antiquité l'on en faisait un usage habituel. Les Egyptiens, les Grecs et les Romains se baignaient et se faisaient impunément vomir tous les jours.

Les sudorifiques ont été recommandés par Sydenham et Boërhaave. Ils sont préférables aux purgatifs, parce qu'ils excitent une détermination plus forte vers les petits vaisseaux de la surface du corps. Sydenham observe que les sudorifiques chauds nuisent, parce qu'ils augmentent la diathèse inflammatoire. Sanctorius remarque qu'ils sont un moyen de diminuer la transpiration ; ce qui est dû à l'état de collapsus des petits vaisseaux, qui est proportionné à l'excitement qui a précédé. Après les sueurs, les petits vaisseaux sont plus facilement affectés par le froid externe, quoiqu'ils ne perdent pas leur action. Si l'on excite les sueurs, il faut que ce soit en employant le moins de chaleur possible, et rester au lit long-temps après. On doit en général les regarder comme un remède très-précaire, et c'est avec raison qu'on les a blâmées. Cependant on peut éviter leurs mauvaises conséquences en rendant aux vaisseaux la force nécessaire pour prévenir l'atonie. Les sudorifiques pourront être utiles dans la goutte atonique qui existe sans accès violent, sans affection entière des join-

561. Il faut, pendant le temps des paroxysmes, éviter tout ce qui peut augmenter l'irritation, parce que le corps est dans un état fébrile; en conséquence, on observera strictement le régime antiphlogistique (§ 130 à 132) dans toute son étendue, en évitant seulement l'application du froid.

On peut encore ajouter une autre exception à la règle générale : par exemple, lorsque le ton de l'estomac est affaibli, et que le malade est habitué à l'usage des liqueurs spiritueuses, il est permis, et même quelquefois nécessaire, de donner de la nourriture animale, et un peu de vin.

562. Tous les médecins conviennent qu'il ne faut pas augmenter l'irritation du système pendant les paroxysmes de la goutte, excepté dans les cas que je viens d'indiquer : mais il est plus difficile de déterminer si, pendant leur durée, on doit prendre quelque mesure pour modérer la violence de la réaction et de l'inflammation. Sydenham pense que plus l'inflammation et la douleur sont violentes, plus les paroxysmes sont courts, et plus les intervalles entre le paroxysme actuel et le suivant sont longs; en admettant cette opinion particulière, on doit proscrire l'usage de tous les remèdes qui peuvent modérer l'inflammation. Il est certain que cela est, jusqu'à un certain point, nécessaire pour la santé. Mais la douleur aiguë presse, d'une autre part, le malade de chercher du soulagement, et quoiqu'un cer-

---

tures, sans concrétions terrenses, et dont les paroxysmes sont souvent réitérés. Pour cet effet, on donnera le matin, immédiatement après le sommeil, une dose d'alcali volatil dans une décoction aromatique chaude, telle que celle de sassafras, et le malade restera au lit pendant son action. Cette pratique était en usage il y a environ deux cents ans, et Boërhaave l'a fait revivre. M. Cullen en a vu de bons effets dans de légères attaques de goutte; les malades prenaient une infusion de sauge; ce qui, après les avoir fait suer une heure ou deux, dissipait le gonflement et la douleur.

tain degré d'inflammation puisse paraître absolument nécessaire, il n'est pas certain qu'un degré modéré suffise pour
remplir l'objet qu'on se propose : il est même probable que,
dans beaucoup de cas, la violence de l'inflammation peut
affaiblir le ton des parties, et donner lieu à des rechutes.
Il me semble que c'est pour cette raison que, plus la maladie est ancienne, plus les paroxysmes deviennent fréquents.

563. D'après ces dernières considérations, il paraît probable que, pendant les paroxysmes, on doit prendre quel-
ques-mesures pour modérer la violence de l'inflammation et
de la douleur. Chez ceux qui sont jeunes et vigoureux, on
peut recourir avec avantage à la saignée du bras, particulièrement dans les premiers paroxysmes : mais je suis persuadé que cette pratique ne peut être réitérée souvent sans
danger ; parce que la saignée non-seulement diminue le ton
du système, mais peut même contribuer à produire la pléthore. Néanmoins, je crois que l'on peut pratiquer et réitérer avec plus de sûreté, les saignées faites par l'application des sangsues sur le pied, et sur la partie enflammée ; j'ai
vu des cas, où l'on y a eu recours sans inconvénient, pour
modérer et abréger les paroxysmes ; mais je n'ai pas assez
d'expérience pour déterminer jusqu'à quel point on peut
user de ce remède (1).

564. Outre la saignée et le régime antiphlogistique, on a

---

(1) On ne doit employer la saignée locale que quand il y a rougeur sur la partie. Les anciens l'ont souvent mise en usage ; Hoffmann la recommande comme un moyen d'enlever l'inflammation *.

* L'application locale des sangsues dans la goutte *chaude ou aiguë*, vient d'être
recommandée de nouveau, comme un *moyen infaillible*, par M. Lœnillart d'Avri-
gni. Dans le mémoire qu'il a lu à ce sujet à la Société de médecine de Paris, et
qui a été inséré dans le tome LX du Journal général de médecine, ce jeune médecin
a déterminé avec soin les règles à suivre dans l'emploi de cette méthode déjà pré-
conisée par Paulmier, de qui elle a pris le nom, et dont le succès doit dépendre
de la bonne et sage application qu'on en fait. (D. L.)

proposé des remèdes capables de modérer le spasme inflammatoire de la partie affectée, tels que le bain chaud, et les bouillies émollientes. On les a quelquefois employés avec avantage et sans inconvénient; mais, d'autres fois, on a remarqué qu'ils avaient fait rentrer la goutte (1).

565. Le vésicatoire est un moyen très-efficace de modérer et de dissiper le paroxysme de la goutte; mais il l'a aussi répercutée fréquemment.

566. Je regarde l'urtication comme un moyen analogue aux vésicatoires; et il est, je pense, probable qu'il pourrait être aussi dangereux.

567. Je considère la brûlure faite avec le moxa, ou avec d'autres substances, comme un remède du même genre. Je n'ai aucune preuve évidente qu'il ait été nuisible; mais je ne connais non plus aucune cure radicale bien constatée opérée par son moyen.

568. Le camphre, et quelques huiles aromatiques, ont la vertu de modérer la douleur, et de dissiper l'inflammation de la partie affectée; mais communément ces remèdes font uniquement passer l'inflammation d'une partie à l'autre; il est par conséquent à craindre qu'elle ne se porte sur un endroit où elle pourrait être plus dangereuse; d'ailleurs ces remèdes ont quelquefois fait rentrer la goutte.

569. On voit d'après ces réflexions (§ 564 et suivants), qu'il n'y a aucune application externe faite sur la partie affectée, pendant le paroxysme, qui soit entièrement exempte de danger, et qu'en conséquence la pratique commune de recommander uniquement au malade la patience et l'usage de la flanelle, est très-bien fondée.

____

(1) Puisque ces applications, qui paraissent être les moins dangereuses, ont quelquefois des suites funestes, il est inutile d'observer que les rafraîchissants et les narcotiques, que l'on a proposé d'appliquer sur les parties malades, sont encore plus dangereux.

570. Les narcotiques diminuent très-sûrement la douleur ; cependant lorsqu'on les donne au commencement des paroxysmes, ils les font revenir avec plus de violence ; ces remèdes ne sont avantageux et sans danger, que quand les paroxysmes, quoique modérés, continuent encore à revenir, de manière que le malade ressent des douleurs toutes les nuits, et est privé de sommeil : ils conviennent surtout à ceux qui sont avancés en âge, et qui ont souvent été attaqués de la goutte.

571. S'il reste de la rougeur et du gonflement dans les articulations après les paroxysmes, l'usage assidu des brosses pour la peau dissipe ces symptômes.

572. Si l'on purge immédiatement après le paroxysme, on courra toujours les risques de le faire revenir.

573. Je viens d'exposer tout ce que j'avais à dire sur les moyens de prévenir et de guérir la goutte régulière ; je vais maintenant considérer la manière dont on doit la traiter lorsqu'elle est devenue irrégulière ; il y en a trois espèces différentes, comme je l'ai observé plus haut.

574. Dans la première espèce, que j'ai nommée goutte atonique, la cure consiste à éviter soigneusement toutes les causes capables d'affaiblir ; et à employer, en même temps, les moyens de fortifier le système en général, et l'estomac en particulier.

575. Quant aux moyens d'éviter les causes capables d'affaiblir, je renvoie aux préceptes de l'hygiène, comme je l'ai fait plus haut § 554.

576. L'exercice fréquent du cheval (1), et la marche modérée, sont des moyens de fortifier le système en général.

---

(1) Sydenham faisait d'abord aller en voiture et ensuite à cheval. Lorsque les forces le permettront, le malade se promenera habituellement, même une journée entière. Quand l'exercice est impraticable, il faut faire des frictions.

Le bain froid peut aussi remplir le même objet, et s'employer sans danger, si on le croit capable de stimuler le système; mais il faut éviter d'en faire usage lorsque les extrémités sont menacées de douleur.

Pour soutenir le ton du système en général, lorsqu'il est menacé de la goutte atonique, il faut donner des nourritures animales en petite quantité, et éviter les végétaux fort acides. Le vin peut aussi être nécessaire, dans ce cas, pourvu que l'on en use modérément, et qu'on choisisse les moins acescents; si même toute espèce de vin augmentait l'acidité de l'estomac, on donnerait les esprits ardents avec de l'eau.

577. Pour fortifier l'estomac, on peut employer les amers et l'écorce du Pérou; mais on aura soin de ne pas les faire prendre durant un temps considérable. Comparez ceci à ce qui a été dit § 557.

Le remède le plus efficace pour fortifier l'estomac, est le fer; on peut l'employer sous différentes formes; mais la meilleure me paraît être la rouille réduite en poudre très-fine, dont on peut donner de très-grandes doses.

On peut, pour soutenir le ton de l'estomac, employer les aromatiques; mais il faut en user avec précaution, parce que leur usage fréquent et considérable peut produire un effet opposé; on ne doit, en conséquence, les donner que par condescendance pour l'ancienne habitude, ou pour pallier les symptômes.

Lorsque l'estomac est sujet aux indigestions, on peut donner fréquemment de légers vomitifs; mais on doit toujours employer des laxatifs convenables pour prévenir, ou dissiper, la constipation.

578. Dans la goutte atonique, ou chez les personnes qui y sont sujettes, il est absolument nécessaire d'éviter le froid; et le meilleur moyen d'y parvenir est d'aller habiter des climats chauds l'hiver.

579. Dans les accès les plus violents de la goutte atonique, l'application des vésicatoires sur les extrémités inférieures peut être utile; mais il faut éviter ce remède lorsque les extrémités sont menacées de douleur : chez les personnes sujettes à cette espèce de goutte, on peut établir des cautères aux extrémités pour suppléer en quelque manière à la maladie.

580. La seconde espèce de goutte irrégulière, est celle que j'ai nommée goutte rentrée. Lorsqu'elle affecte l'estomac et les intestins, il faut tenter sur-le-champ de soulager le malade par l'usage libre des vins vigoureux, unis aux aromatiques, et donnés chauds; ou recourir, si ces vins ne sont pas assez puissants, aux esprits ardents, et les prescrire à grande dose (1); dans les attaques modérées, on peut imprégner ces derniers d'ail, ou d'assa-fœtida; la solution même d'assa-fœtida dans l'alcali volatil (ammoniaque liquide), donnée avec les esprits ardents, peut remplir l'indication qu'on se propose. Les narcotiques sont souvent un remède efficace; on peut les joindre utilement avec les aromatiques, comme ils le sont dans l'Electuarium Thebaïcum, ou avec l'alcali volatil et le camphre. Le musc a aussi été utile dans cette maladie.

Lorsque l'affection de l'estomac est accompagnée de vo-

---

(1) Lorsque la goutte s'est portée sur l'estomac, et est accompagnée d'affection spasmodique, les spiritueux sont très-convenables. Un malade qui, dans l'état de santé, ne supporte pas quelques onces d'eau-de-vie, en peut boire alors une chopine sans aucune marque d'ivresse, comme le prouve la pratique de Musgrave. On a pendant quelque temps fait usage en France du remède des Caraïbes, ou du tafia, dans lequel on faisait dissoudre la résine de gaïac. Ce remède a réussi dans quelques cas de goutte atonique; mais je l'ai vu produire les effets les plus funestes dans la goutte régulière. Tous les remèdes de ce genre demandent en général à être administrés avec les plus grandes précautions.

missement, on peut aider ce dernier en donnant quelques verres de vin chaud, que l'on mêlera d'abord avec de l'eau, et que l'on donnera ensuite pur; et après l'on aura recours, s'il est nécessaire, à quelques-uns des remèdes indiqués ci-dessus, et surtout aux narcotiques.

De même, si les intestins sont affectés de diarrhée, on doit l'entretenir un temps suffisant, en faisant boire beaucoup de bouillon léger, et calmer ensuite l'agitation des intestins par les narcotiques.

581. Lorsque la goutte rentrée affecte les poumons, et produit l'asthme, il faut alors employer les narcotiques, les antispasmodiques, et peut-être même les vésicatoires, que l'on appliquera sur la poitrine ou sur le dos.

582. Mais nous n'avons que des ressources très-précaires dans les cas où la goutte, abandonnant les extrémités, affecte la tête et produit la douleur, le vertige, l'apoplexie, ou la paralysie. Le remède dont on peut espérer le plus de soulagement est le vésicatoire, appliqué sur la tête; et même sur les extrémités, si elles ne sont plus du tout affectées de goutte. On fera en même temps passer dans l'estomac des aromatiques, et l'alcali volatil.

583. La troisième espèce de goutte irrégulière est celle que j'ai nommée goutte mal placée, dans laquelle l'affection inflammatoire, au lieu de se porter sur les extrémités, attaque quelque partie interne. Dans ce cas il faut traiter la maladie par la saignée, et par les autres remèdes qui conviennent dans l'inflammation idiopathique des mêmes parties.

584. Il paraît incertain, comme je l'ai dit plus haut, que cette métastase fréquente où la goutte se porte des extrémités aux reins, puisse être considérée comme un exemple de goutte mal placée; je suis cependant disposé à croire qu'elle en diffère en quelque chose; c'est pourquoi je pense qu'on ne doit, dans la néphralgie calculeuse qui survient

alors, employer les remèdes convenables dans l'inflammation, qu'autant qu'ils seraient d'ailleurs nécessaires dans cette maladie, si elle était produite par d'autres causes que la goutte (1).

(1) Comme M. Cullen ne croit pas que la goutte et le rhumatisme puissent jamais se terminer par la suppuration, il admet un genre particulier sous le nom d'*Arthropuosis*, qu'il regarde comme fort différent des deux précédents, et qu'il tâche de distinguer du rhumatisme, de l'arthrodynie, de l'arthrocace ou épine venteuse, et de la phlogose, par le caractère suivant, sans cependant assurer que l'on puisse toujours les distinguer avec certitude.

Caractère de l'Arthropuosis. GENRE XXV.

Cette maladie se reconnaît à des douleurs profondes, obtuses et de longue durée, qui affectent les articulations ou les parties musculaires : ces douleurs succèdent souvent à une contusion ; on n'aperçoit pas de tumeur, ou elle est modérée et étendue ; il n'y a pas de phlogose ; d'abord la pyrexie est légère, elle se change ensuite en fièvre hectique, et enfin la suppuration se manifeste dans la partie.

M. Cullen rapporte à ce genre, 1° l'inflammation du psoas ; 2° et 3° le lumbago occasioné par un abcès dans la région lombaire, ou par la suppuration de la moelle épinière ; 4° la sciatique produite par l'abcès formé au-dessus de l'articulation du fémur avec l'ischion ; 5° la maladie que M. de Haen appelle *morbus coxarius*.

Lorsque cette maladie affecte l'articulation du fémur avec les os innominés, soit qu'elle survienne à la suite de causes externes ou internes, le diagnostic est souvent difficile : le pronostic n'est pas mieux déterminé.

L'indication à remplir dans ces cas est de faire l'ouverture de la partie malade, afin de pouvoir donner issue à la matière purulente. *Voyez* sur cet objet de Haen, *Rat. Med. part. IV, chap. III.*

FIN DU TOME PREMIER.

De l'Imprimerie de CELLOT, rue des Grands-Augustins, n° 9.